国医大师独特临床精粹丛书

总主编 何清湖 刘建和

主 编 刘建和 王建国

副主编 石玲燕 彭程

李杏瑶 李苏

湖南科学技术出版社

国医大师方药心悟

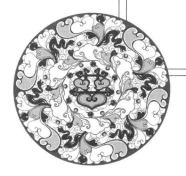

国医大师独特临床精粹丛书

《国医大师方药心悟》编委会

总主编：何清湖　刘建和

主　编：刘建和　王建国

副主编：石玲燕　彭　程　李杳瑶　李　苏

编　委：（按姓氏笔画为序）

丁忠光	马鸿钧	王　敏	王伟松	王建国	毛宗裕
尹　萍	石玲燕	龙　云	叶志松	冉俊宇	冯　君
刘　俊	刘秀琴	刘建和	刘越美	刘璿臻	孙　涛
寿鑫甜	苏联军	李　立	李　苏	李玉馨	李杳瑶
李学思	李渊芳	李舒琪	杨　杨	杨成龙	杨艳萍
杨晓丹	肖冰凌	邹吉涛	宋雪云	张　婷	陈　程
陈龙琼	陈雅婷	范建民	周　正	周小明	赵吉锐
姚福胜	袁　华	袁恒佑	夏晟宁	顾　诚	钱舒乐
唐　飞	唐　云	黄　巍	曹　辉	龚培培	盖亭伊
彭　程	曾　英	谭　彩	谭　琦	谭娣娣	潘建彬

学术秘书：苏联军　黄　巍

序

　　"中医看名医，西医看名院"，这是我在做中西医文化比较研究时总结的两者差异之一。西医看病，看重的是医院的级别和排名；中医求诊，看重的是医生的个人名声和威望。这个现象其实折射出更深层次的本质差别：西医更倚重技术进步，中医更强调个人经验。国医大师熊继柏认为，以整体观念、辨证论治为核心的中医诊疗过程，特别强调个体化差异，要因时、因地、因人而制宜，需要医生有扎实的理论基础、丰富的临床经验以及敏捷的思辨能力，要做到精准辨证比西医更难，其思辨过程比西医更复杂。因此，名中医的成才周期较之西医更长，"中医越老越吃香"的大众认知，有内在的科学道理。当前，国家特别重视当代名老中医学术思想与临证经验的传承研究，设立的国家级专项有："名老中医工作室""学术流派研究"以及"全国老中医药专家学术思想与临证经验传承"等，给予的研究经费支持力度都很大。国医大师孙光荣撰文指出：当代名老中医的学术思想与临证经验，是中医学术发展的活水源头。

　　由人力资源和社会保障部、原国家卫生和计划生育委员会、国家中医药管理局三部门共同组织先后评选出的"国医大师"，他们从事中医临床或中药工作至少在50年以上，长期坚守在中医药临床工作一线，中医药理论造诣深厚，学术成就卓越，德艺双馨，在全国及行业内具有重大影响，在群众中享有很高声誉。毫无疑问，"国医大师"是当代中国名老中医群体中最杰出的代表！

　　为了更好地弘扬"国医大师"们宝贵的学术经验，启发后学，造福病患，我们和湖南科学技术出版社共同策划，历时两年余编写了这套《国医大师独特临床精粹丛书》，共3个分册，分别是：《国医大师临证心悟》《国医大师方药心悟》《国医大师验案心悟》。

　　"国医大师"大部分都是临床专家，在临床上各有专长，长期的临床积累，加上勤奋思考，"国医大师"们对临床诸多病种，从病因病机到诊断治疗，以及预防调护，都有诸多独到的认识和体会。《国医大师临证心悟》主要辑结了"国医大师"们对内、外、妇、儿、五官科各科不同病证的独到临证心得及感悟。以病证为纲，每一病证下汇聚"国医大师"的临证体会，读者既可以学习到丰富的临床诊疗经验和方法，又可以通过"国医大师"们的"学术争鸣"，启迪思维。

以中医经典理论为指导，四诊合参，确定病性与病位，辨析病理，确定治法，方随法出，因方遣药，这是一名真正的中医医师的诊疗思辨过程。"理、法、方、药"俱备，这是中医诊疗的基本要求。其中，方和药是中医诊疗的最终落脚点，方药是中医治病的"弹药"。"国医大师"们都谙熟经典，对"经方"的运用得心应手，并且在"博极医源"的同时，根据长期的临床经验，独创了诸多经验方剂，对某些药物及药对的运用，也"别出心裁"。《国医大师方药心悟》分册主要汇集了"国医大师"们对经方、验方、成方及药味使用心得，这些具体经验在临床中都可直接借鉴运用。

中医医案是医家临床辨治疾病的真实记录，为中医学术传承与发展提供了珍贵的原始资料和素材。中医历来重视医案的整理与挖掘。在葛洪《肘后备急方》"青蒿一握，水一升渍，绞取汁尽服之"文献启发下，屠呦呦历经 191 次实验，在 1971 年提取出青蒿素，有效降低了疟疾患者死亡率，这中间亦离不开她查阅大量文献，借鉴了古代用药的经验，离不开医案的贡献。2015 年世界传统医药日的主题是"医案的临床应用与标准化"，由此可见当代中医药发展对医案的高度重视。《国医大师验案心悟》主要辑录了"国医大师"本人亲撰，或其随诊门人所撰的大量医案。这些医案，内容十分丰富，覆盖面十分广阔，记录和解析了国医大师诊疗的全过程，体现了国医大师对中医"理、法、方、药"的综合应用，凝聚着国医大师的智慧和心血。值得广大中医临床医生和喜爱中医的读者朋友仔细揣摩，举一反三。

国医大师孙光荣在思考分析当代中医教育现状时一针见血地指出，新一代中医医师存在明显的"三个不足"和"三个不突出"，即：中医药文化素养不足、中医药基本理论修养不足、解决中医临床的能力不足及"中医人"的标识不突出、中医临证思辨特点不突出、中医临床疗效的贡献率不突出。国医大师们的成长成才经历为新一代中医师学习奋斗树立了榜样和标杆。从与我们同时代的国医大师们的丰富学术宝库中汲取独到经验，为我所用，是我辈中医医师提升中医药文化素养、提高中医临床解决问题能力的蹊径。然而，当代"国医大师"们目前都年逾古稀，甚至是耄耋老人，还有部分先生已经逝世。对他们丰富的临床经验进行抢救性挖掘和传承，是刻不容缓的一项重要工作。目前，已有一些针对"国医大师"临证经验挖掘的专著出版，但像本套丛书这样，从病证、方药及医案等各个方面全方位展开研究的丛书还是鲜见。我们相信本套丛书的出版将为弘扬"国医大师"的精彩学术起到积极的作用。在此，要特别感谢各位领导和专家教授在丛书编纂出版过程中给予的大力支持。由于"国医大师"们的学术经验和学术内涵广博丰厚，我们所辑选的这些内容，只是国医大师丰富临床经验中的很少一部分，挂一漏万之处在所难免。加之我们自身的学术水平有限，有些按语、评语或有牵强之处，不能精准阐释国医大师们的"匠心独运"之处，还请"国医大师"们给予包容。"医者意也"，"一千个人眼中有一千个哈姆雷特"，我相信每一位读者在学习、思悟、运用国医大师的独到学术经验的时候，都会有不同的感悟和心得，编者所不能完全解读的学术精髓，可以由万千读者来丰富补充。但我们的目的和大家一样：学中医，用中医，爱中医，传承中医，发扬中医。

湖南中医药大学副校长、教授、博士生导师　何清湖

2021 年 4 月·长沙

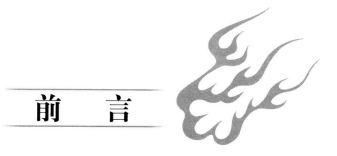

前　言

　　中华人民共和国成立以来，卫生事业的发展突飞猛进，一批德高望重、医术精湛的名老中医呕心沥血，建言献策，为中医药事业的继承与发展做出了重要贡献。由国家人力资源和社会保障部、原国家卫生和计划生育委员会、国家中医药管理局共同组织评选出"国医大师"，他们从事中医临床或中药工作至少50年以上，长期坚守在中医药临床工作一线，中医药理论造诣深厚，学术成就卓越，德艺双馨，在全国及行业内具有重大影响，在群众中享有很高声誉。评选国医大师，证明中华民族优秀中医药的科学价值和重要地位得到了国家的高度认可，正是由于他们的传承与发扬，才有了今天中医的复兴。

　　国医大师是当代名老中医的杰出代表和优秀中医药学术的泰斗，体现着当前中医学术和临床发展的水平，他们的学术思想和临证经验是中医药学宝库的珍贵财富，因为中医是一门实践科学，那么深入挖掘、收集和整理国医大师的用药、用方心得显得尤为重要。

　　此书是《国医大师独特临床精粹丛书》中的分册之一。在参阅了大量国医大师相关医学论著、学术期刊及其他资料的基础上，我们收集、整理了国医大师的许多独特的用药、用方经验，高度体现了他们的学术思想和临证精华。这本《国医大师方药心悟》分为4个部分。第一部分为验方心悟，将国医大师验方按肺系病证、心系病证、肝胆病证、脾胃病证、肾系病证、脑病证、肢体经络病证、气血津液病证、外科病证、妇产科病证以及五官科病证11章进行归类整理，每章后按病证分节介绍国医大师治疗该病证的验方，每方均介绍其组成（部分含剂量）、用法、功效和主治，着重介绍国医大师应用验方的心悟，部分验方介绍其加减应用方法，更加实用和贴近临床。第二部分为成方心悟，主要介绍国医大师应用经方的特殊经验；第三、第四部分分别为单药和药对应用的独特用法和经验。本书方便临床工作者查阅、学习和使用，以提高临床疗效，也便于中医爱好者阅读。

　　本书资料主要来源于专业学术期刊、各种媒体公开发表的国医大师相关养生资料，文后附有主要的参考文献，在此对原资料整理者表示敬意和感谢。本书所选取的内容只是大师们临床经验的缩影，不能完全概括大师们的经验，更不能完全体现其学术的博大精深，同时，书中部分方剂药物的剂量原资料中缺少，现笔者根据多年的临床经验，将药物的常用剂量予以补充，以充实书稿。如有疏漏和不足之处，恳请读者们不吝指正，以便再版时修订。

刘建和

（湖南中医药大学第一附属医院主任医师、教授、博士生导师）

目　录

第一部分　验方心悟
第一章　肺系病证

第二章　心系病证

第三章　肝胆病证

第四章　脾胃病证

第五章　肾系病证

第六章　脑病证

第八章　气血津液病证

第九章　外科病证

第十一章　五官科病证

第二部分　成方心悟

第三部分　单药心悟

第一章　解表药

第二章　清热药

第三章　祛风湿药

第四章　化湿药

第五章　利水渗湿药

第六章　理气药

第七章　温里药

第八章 止血药

第九章 止血化瘀药

第十章 化痰止咳平喘药

第十一章 安神药

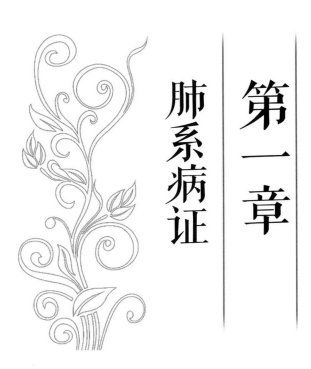

第一章 肺系病证

第一节 感 冒

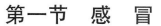

清解散（李辅仁）

【组成】金银花 20～30g，炙麻黄 3g，枳壳 10g，全瓜蒌 20g，荆芥 10g，防风 10g，柴胡 10g，薄荷（后下）5g，苦杏仁 10g，桔梗 10g，生甘草 3g。

【用法】水煎服。

【功效】宣肺解表，清热排痰。

【主治】感冒发热者。

【心悟】外感之热，一靠解表汗出而散，一靠宣肺清热而解。故遣方用药，主张给邪以出路。本方金银花、薄荷疏散风热，清热解毒；炙麻黄宣肺平喘；枳壳、全瓜蒌清热化痰；荆芥、防风辛而微温，解表散邪；柴胡解表退热；桔梗、苦杏仁一宣一降，以复肺气宣降而止咳；生甘草润肺止咳，调和诸药。此方配伍，不仅外散表邪，更注重通宣肺气，用以治疗感冒发热，疗效满意。

宣肺利气化痰汤（任继学）

【组成】百部 15g，白前 10g，苦杏仁 20g，荆芥 10g，羌活 10g，紫菀 20g，款冬花 15g，马兜铃 15g，苍术 15g，厚朴 10g，陈皮 10g，白果仁 15g。

【用法】水煎服。

【功效】宣通肺气，利气化痰。

【主治】感冒咳吐痰涎。

【心悟】方中百部、紫菀、款冬花、马兜铃（应注意其毒性）均入肺经，皆可止咳化痰；白前降气化痰；苦杏仁止咳平喘；荆芥、羌活疏风解表；苍术、厚朴燥湿健脾，祛风消痰；陈皮理气化痰；白果仁敛肺化痰定喘。诸药合用，既能宣肺以解外，又能利气化痰以除内，临床灵活运用，往往能取良效。

青英颗粒（颜德馨）

【组成】羌活 3～9g，蒲公英 9～15g，大青叶 9～15g，鸭跖草 15～30g。

【用法】开水冲服。

【功效】发散解表，清解热毒。

【主治】上呼吸道感染、流行性感冒、大叶性肺炎所致的发热、恶寒、咽痛、鼻塞流涕等。

【心悟】全方具辛温辛凉、清热解毒之功效，有寒热并用之特点，有别于以往辛凉之剂。方中羌活一味，性辛温，功善解表。《雷公炮制药性论》说："羌活气清属阳，善行气分，舒而不敛，升而能沉，雄而善散，可发表邪。"但解表之功当归其祛风力雄，《用药法象》说："治风寒湿痹，酸痛不仁，诸风掉眩，颈项难伸。"《汤液本草》则说："羌活气雄，治足太阳风湿相搏，头痛、肢节痛、一身尽痛者，非此不能除。"此药之应用紧扣风邪之病因。此外，本方剂的独特之处在于羌活虽为辛温之品，但也可用于治疗风热病证，与蒲公英、大青叶、鸭跖草三种清热药配伍，能充分发挥羌活疏风散邪之效，并鼓舞阳气达肺卫之表，助祛邪之力，肺卫气充，腠理固密，不被外邪所侵，同时又能抑其辛热之烈。

解表宣肺饮（张灿玾）

【组成】金银花9g，薄荷6g，前胡6g，白前6g，桔梗6g，桑叶6g，牛蒡子6g，川贝母6g，连翘6g，炒苦杏仁6g，甘草3g。

【用法】水煎服。

【功效】辛凉透表，宣肺止咳。

【主治】风热感冒，邪热犯肺者。

【心悟】方中金银花、连翘既能疏散风热、清热解毒，又可辟秽化浊，在透散卫分表邪的同时，兼顾了温热病邪易蕴结成毒及多夹秽浊之气的特点；薄荷、牛蒡子辛凉，疏散风热，清利头目，且可解毒利咽；前胡降气化痰，疏散风热；白前味辛甘性平，长于降气化痰；桔梗味辛苦性亦平，善于开宣肺气；桑叶疏散风热，善走肺络，能清宣肺热而止咳嗽；炒苦杏仁苦降，肃降肺气；川贝母清热化痰，润肺止咳；甘草调和诸药。综观全方，体现了张大师辛凉宣肺的治疗特点，临床若运用得当，效果显著。

二陈宁嗽饮（张灿玾）

【组成】陈皮9g，制半夏9g，茯苓9g，金银花15g，川贝母6g，桔梗6g，炙枇杷叶6g，白前6g，前胡6g，旋覆花6g，甘草6g。

【用法】水煎服。

【功效】燥湿化痰，降逆止咳。

【主治】湿邪犯肺，肺气不宣，咳逆不止之感冒者。

【心悟】此方为燥湿化痰基础方二陈汤加味而成。制半夏、陈皮理气行滞、燥湿化痰；佐以茯苓健脾渗湿，渗湿以助化痰之力，健脾可杜生痰之源；金银花疏散风热，解毒清热；川贝母清热化痰，润肺止咳；炙枇杷叶止咳平喘；旋覆花、白前、前胡、桔梗降气化痰；甘草健脾和中，调和诸药。综合本方，结构严谨，散收结合，标本兼顾，共奏燥湿化痰，降逆止咳之功。

银翘甘桔汤（张灿玾）

【组成】金银花 15g，连翘 12g，桔梗 9g，甘草 6g，蝉蜕 6g，僵蚕 6g，马勃（包煎）6g，薄荷 6g，牛蒡子 6g，重楼 6g，升麻 6g。

【用法】水煎服。

【功效】疏散风热，利咽开音。

【主治】感冒上受，热结咽喉者。

【心悟】本方由银翘散加减而成，取金银花、连翘疏散风热，清热解毒之功；薄荷、牛蒡子辛凉，疏散风热，清利头目；桔梗开宣肺气而止咳利咽；蝉蜕、僵蚕、马勃、重楼、升麻合用加强利咽开音之效；甘草既可调和性味，又可利咽止咳。诸药相伍，使上焦风热得以疏散，咽喉肿痛得以消减。

玳瑁郁金汤（任继学）

【组成】生玳瑁（研碎）3g，生栀子 9g，细木通 3g，淡竹沥（冲）20mL，广郁金（生打）6g，青连翘（带心）6g，牡丹皮 6g，生姜汁（冲）2 滴，鲜石菖蒲汁（冲）10mL，紫金片（开水烊化）1g，野菇根 60g，鲜竹叶 40g，灯心草 2g。

【用法】水煎服。

【功效】开窍通络，解毒泻火。

【主治】持续性高热，剧烈头痛，神昏谵语，循衣摸床，烦躁不安，惊厥抽搐，小便赤涩，舌红赤，苔黄厚而干，脉洪数。

【心悟】药用生玳瑁、广郁金、紫金片通窍开郁，泄热解毒；青连翘、细木通、生栀子、野菇根直达包络，诱导热毒层层下行，由小便而去；佐以牡丹皮清络热以泻火；使以生姜汁、淡竹沥、鲜石菖蒲汁辛润利络祛痰；配以鲜竹叶、灯心草轻清透络。总之，本方妙在促使内陷包络之邪热，即弥漫脑髓之邪一举而清，为开窍透络之良剂。若神识狂乱不安，壮热烦渴，必配以安宫牛黄丸治之。

参考文献

[1] 史学军 . 李辅仁治疗呼吸系统疾病经验浅谈 [J]. 中国医药学报，2001，16(1)：56-58

[2] 任继学 . 中国名老中医经验集萃 [M]. 北京：北京科学技术出版社，1993：191-192

[3] 胡晓贞，颜乾麟，颜德馨 . 青英颗粒治疗急性上呼吸道感染临床观察 [J]. 上海中医药大学学报，2007，21(4)：42-44

[4] 张灿玾 . 感冒病证治浅见 [J]. 天津中医药，2010，27(1)：1-4

[5] 任继学 . 时行感冒 [J]. 中国中医药现代远程教育，2004，5(2)：26-28

第二节　发　热

清解饮（张学文）

【组成】生石膏（先煎）30 ～ 60g，黄芩 10g，柴胡 10g，葛根 10g，野菊花 10g，薄荷（后下）10g，金银花（或连翘）15g，丹参 15g。

【用法】上药清水煎服，武火急煎，勿过煎，每日 2 剂。热甚病重者，可 4 小时服 1 剂，夜服 2 剂。

【功效】疏表清气，生津除烦，解毒化瘀。

【主治】各种急性传染性、感染性疾病的初期或中期以高热，微恶寒，烦渴，口咽干燥或肿痛，或咳嗽少痰，微汗出或汗不出，舌边尖红、苔白或黄白相兼，脉浮数。

【加减】口渴甚者，加天花粉 10g；阴伤者（尤其是素体阴亏者），加生地黄 10g，沙参 10g；鼻衄或咳血丝者，加焦栀子 10g，白茅根 30 ～ 60g；咽喉肿痛甚者，加马勃（包煎）10g，山豆根 10g，玄参 15g；热甚并见斑疹者，加牡丹皮 10g，赤芍 10g，生地黄 10g，大青叶 15g；咳嗽咯吐黄痰者，加桑白皮 10g，黛蛤散（包煎）10g；热甚动风而抽搐者，加钩藤 10g，羚羊角（另煎）6g；兼食滞不化者，加焦麦芽 15g，焦山楂 15g，焦神曲 15g。

【心悟】温热病卫气同病的出现，邪毒壅盛是关键。若邪毒壅盛，毒随邪入，热由毒生，侵犯机体后往往径入卫气分或留恋卫分不解，又深入气分，而出现该证。肺卫失宣，气热壅阻，津液损伤是该证的主要病理变化。邪毒壅盛，侵袭人体，充斥卫气分所造成的脏腑功能失调及实质损害，是该证的主要病理变化。温病过程始终，皆可出现程度不同的血行失畅现象，而不独见于营血分，故在卫气同病阶段，不可忽视血行失畅之病机。

方中重用生石膏为君，取其辛寒清气，透表解肌，既可内清肺胃之火，又可透热达表，而取卫气同治之效。柴胡气质轻清，味苦最薄，可透表泄热，调畅三焦气机；黄芩苦寒，气味较重，直折内盛热毒，二药相伍，一清里，一透表，取和解表里之意，共为臣药。野菊花芳香轻清，可清热解毒、疏风散热；葛根解肌退热、生津除烦；薄荷味辛气清香窜，使邪外达肌表、宣通经络；金银花、连翘均可清热解毒，疏风散热，内热甚者用连翘，表热甚者用金银花；丹参味苦性寒，入血归心，可凉血解毒，祛瘀生新，一则内清热毒，防其入营动血，一则又可化瘀，畅达气血运行，疏导热瘀，使毒瘀外解，以上药共为佐使。综观全方，用药气质轻清，辛散透达，表里兼顾。

益气养阴汤（李士懋）

【组成】党参12g，黄芪12g，白术10g，陈皮10g，升麻6g，柴胡9g，熟地黄12g，当归12g，炮姜7g，甘草9g。

【用法】每日1剂，水煎服，早、晚分服。

【功效】补气养阴。

【主治】气虚相火妄动。症见身热畏冷或身热经久不愈，头痛心烦，四肢倦怠，神疲气短，食少懒言，自汗口渴，但不喜冷饮。

【心悟】益气养阴汤由补中益气汤合理阴煎化裁而来。补中益气汤为李东垣之方，原为饥饱劳倦内伤元气，内生虚热，症状类似伤寒之证而设。证属气虚发热。遵照《内经》"劳者温之""损者益之"的治则选用甘温之品补其中气，升其中阳。理阴煎出自《景岳全书》，原书说："此方通治真阴虚弱，胀满呕哕，痰饮恶心，吐泻腹痛，妇人经迟血滞等证。又凡真阴不足，或素多劳倦之辈，因而忽感寒邪，不能解散，或发热，或头身疼痛，或面赤舌焦，或虽渴而不喜冷饮，或背心肢体畏寒，但脉见无力者，悉是假热之证。若用寒凉攻之必死，宜速用此汤，照后加减以温补阴分，托散表邪，速进数服。使阴气渐充，则汗从阴达，而寒邪不攻自散，此最切于时用者也，神效不可尽述。"李大师将两方加减化裁成补气养阴治疗气虚相火妄动的益气养阴汤，用补中益气汤补土以制火。李东垣曾说："既脾胃虚衰，元气不足，而心火独盛。心火者阴火也，起于下焦，其系系于心，心不主令，相火代之；相火，下焦包络之火，元气之贼也。火与元气不两立，一胜则一负。脾胃气虚，则下流于肾，阴火得以乘其土位。"由此可见阴火乃起于下焦之相火。肝肾心包皆有相火。"君火以明，相火以位"，而脾虚元气不足，"心不主令"时，"相火代之"，此即君火不明，相火不能安于其位，于是相火飞腾而暴虐，焚屋燎原，此即阴火。由于饮食失节，寒温不适，喜怒忧恐，戕伤脾胃，损耗元气。脾胃气虚，则阴浊内生，下流于肾。阴霾秽浊伤于肾中元气，相火不藏，飞腾暴虐，此即起于下焦之阴火。元气愈虚，阴火愈盛，故说"火与元气不两立"。若元气复，乾坤朗，离照当空，阴霾自散，阴火自然潜敛。肾脉与心相连，相火腾起，上达于心，心不受邪，心之包络代之，因而心包络之相火亦起。此即李东垣所说"心火独盛""心不主令，相火代之"。心火实指相火、阴火。

由上述分析可知，李东垣所说的阴火，就是指脾胃伤，元气虚，君火不明，相火代之而起的阴火，亦即虚火。这种虚火，李大师认为，不可直折，不可火灭，必甘温扶脾胃、益元气，则阴火自敛，相火自潜。黄芪入脾、肺经，补中益气、升阳固表；党参、甘草、白术补气健脾，与黄芪合用增强其补益中气之功；陈皮理气和胃，使补药补而不滞；升麻、柴胡升阳明、少阳之清气，提中焦下陷之清气，清阳升而浊阴降。中虚得补，使脾土得健，元气得充，阴火自敛。即补土以制相火。另肾为水火之脏，内寄元阴元阳，肾阴亏虚，阴不敛阳，则相火妄动。熟地黄、当归补养阴血，配以炮姜温中逐寒，然恐其刚燥太盛，故以甘草之和中补土，缓以监之；且当归、熟地黄得炮姜不仅不见其滞，而补阴之力愈见其功，此阳中求阴也。故能使肾阴得充，相火得制。诸药合用补气养阴以制相火。

参考文献

[1] 王立新. 张学文教授治疗温病卫气同病证经验 [J]. 新中医，1998，30(12)：7-8

[2] 路广林，吕淑静，王四平，等. 李士懋教授应用益气养阴汤经验 [J]. 北京中医药大学学报 (中医临床版)，2011，18（04）：26-28

第三节　咳　嗽

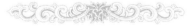

内伤咳嗽自拟方（何任）

【组成】天冬 20g，麦冬 12g，桑叶 9g，枇杷叶 9g，桑白皮 9g，黄芩 9g，当归 9g，川贝母 9g，生甘草 6g，茯苓 12g，白术 9g，炙百部 20g。

【用法】水煎服。

【功效】滋阴，润肺，止咳。

【主治】久咳伤阴，阴虚火旺之咳痰者。

【心悟】方中天冬、麦冬养阴润燥，清肺生津；枇杷叶、桑白皮、炙百部止咳平喘；川贝母、黄芩清热化痰，润肺止咳；白术健脾益气；茯苓健脾渗湿；生甘草止咳祛痰，调和诸药。

宣化理肺汤（李辅仁）

【组成】南沙参 15g，桑白皮 15g，苦杏仁 10g，橘红 10g，紫苏梗 10g，桔梗 10g，炙枇杷叶 10g，紫菀 15g，款冬花 10g，炙前胡 15g，炒远志 10g，川贝母 10g，甘草 3g。

【用法】水煎服。

【功效】宣肺平喘，化痰利气。

【主治】肺失宣降之咳嗽咯痰者。

【心悟】方中南沙参养阴清肺，益气祛痰；桑白皮、苦杏仁、炙枇杷叶、紫菀、款冬花止咳平喘；紫苏梗、桔梗、炙前胡、炒远志、川贝母清热化痰；甘草止咳祛痰，调和性味。综合本方，配伍严谨，用以治疗肺失宣降之咳嗽咯痰患者，常获良效。

清润平降方（路志正）

【组成】南沙参 15g，麦冬 12g，桃仁 12g，苦杏仁 12g，炒紫苏子 9g，黛蛤散（包煎）9g，炙百部 9g，白茅根 15g，芦根 15g，炙甘草 6g。

【用法】水煎服。

【功效】清肺润肺，降气化痰。

【主治】长期慢性咳嗽。

【加减】久咳不止，加五味子 9g；咽痒不适，加玉蝴蝶 9g，或青果 9g；痰滞难咯，加紫菀 9g；痰白量多，加清半夏 12g，茯苓 9g，薏苡仁 12g；肺气虚，加太子参 15g；肾阴虚，加枸杞子 9g，山茱萸 9g，制何首乌 9g，河车大造丸 9g（早、晚白开水送服）。

【心悟】此方用三子养亲汤之炒紫苏子，苦微辛平以降气化痰；止嗽散之百部，苦平润肺止咳，前人治疗久咳多选用；苦平辛润之桃仁、苦杏仁同用，既能肃降肺气止咳，又可辛润通络和血以利气机，熔降气、化痰、和血为一炉，共为佐药；南沙参、麦冬滋阴润肺；另选少量甘而微温之炙甘草甘缓止咳，调和诸药。该方清润为主，苦平润降为辅，滋而不腻，凉而不寒，有补益之力而无升提之弊，不燥不烈，寓奇巧于平淡之中，气、血、痰标本兼顾，符合大多数咳嗽顽疾的病机特点，故收良效。

宣肺利水汤（张琪）

【组成】麻黄 15g，生石膏 50g，苍术 15g，苦杏仁 15g，生姜 15g，玉米须 50g，西瓜翠衣 50g，滑石 20g，木通 15g，大枣 3 枚，甘草 10g。

【用法】水煎服。

【功效】宣降肺气，利水消肿。

【主治】肺失宣降、水道失调、水湿泛滥之咳嗽身肿者。

【心悟】方中麻黄宣散肺气；生石膏解肌清热；苍术健脾燥湿；苦杏仁利肺气；生姜宣散发表；玉米须、西瓜翠衣、滑石、木通利水清热，助麻黄、石膏宣发肃降，通调水道；大枣、甘草健脾气，助脾运化水湿。

人参清肺汤（张琪）

【组成】人参 3～9g，炙甘草 1.5～9g，知母 6～12g，阿胶（烊化）5～15g，地骨皮 9～15g，桑白皮 9～15g，苦杏仁 3～10g，枳壳 3～9g，乌梅 3～10g。

【用法】水煎服。

【功效】滋阴益气，凉血止血。

【主治】气阴两虚的咳嗽、气喘、咯血者。

【心悟】方取人参、炙甘草补肺气，知母、阿胶、地骨皮滋肺阴，阿胶、地骨皮凉血止血，桑白皮、苦杏仁利肺气，枳壳、乌梅敛肺气。

化痰汤（张琪）

【组成】半夏 10g，橘红 10g，苍术 10g，川厚朴 15g，白茯苓 15g，薏苡仁 15g，苦杏仁 5g，莱菔子 10g，生姜 10g，甘草 10g。

【用法】水煎服。

【功效】温肺助脾，化痰利气。

【主治】脾肺阳虚，聚湿生痰之证。

【心悟】方中半夏、橘红、莱菔子、苦杏仁化痰利气，苍术、川厚朴健脾燥湿，白茯苓、薏苡仁、甘草健脾渗湿，五药合用，以杜生痰之源；生姜温肺助脾。

泻肺汤（张琪）

【组成】大黄 15g，瓜蒌 20g，黄芩 15g，柴胡 15g，苦杏仁 15g，薄荷 15g，紫菀 15g，紫苏 15g，甘草 10g。

【用法】水煎服。

【功效】通腑泄热，宣肺解表。

【主治】腑气不通、肺失宣降之咳嗽便结者。

【心悟】方中大黄通腑泄热，瓜蒌、黄芩清泄肺热，苦杏仁、紫菀化痰利气，柴胡、薄荷、紫苏宣肺解表。

顿咳散（朱良春）

【组成】蝉蜕 6g，僵蚕 6g，前胡 6g，生石膏 4.5g，苦杏仁 4.5g，川贝母 4.5g，浮海石 4.5g，六轴子 1.5g，北细辛 1.5g，陈京胆 1.5g。

【用法】研极细末，每次 0.3g，白糖开水送服，每日 4～5 次（间隔 3 小时）。

【功效】解痉止咳。

【主治】百日咳。

【心悟】顿咳的典型症状表现在痉咳期，持续性痉挛性呛咳，并伴有深长吸气声和哮鸣声，甚则吐食、鼻衄、目衄，系肺金严重受戕，导致津液枯乏，痰火上升。人身之中，只有肝气和肝火才能肆虐如此。因为肝气横恣上逆，可以导致肝火升腾莫制（气有余便是火），对照《易经》，肝属木，于卦为震，震为雷，则肝中所藏之相火为雷火，因其威力强大，又名霹雳火，故能反侮肺金，中医称为木火刑金或肝火刑肺。若再深入一层，雷火本来静谧地潜藏于肝木之中，何以会浮越于外而升腾莫制？可能是源于百日咳杆菌这种邪毒秉强烈的燔灼之性，而严重地耗伤了肝肾的真阴（根据乙癸同源之理，肝阴伤则肾阴多伤，肾阴伤水不涵木，又可加重肝阴伤），肝肾阴伤，则肝中所藏的雷火失于滋潜，必浮越于外而刑伤肺金。百日咳是一种顽固的痉咳，用顿咳散疗效较好。一般连服 2 日后可见缓解，五六日后可渐向愈。

五子镇咳汤（朱良春）

【组成】天竹子 6g，白紫苏子 6g，车前子 6g，甜葶苈子 4g，六轴子 1g，百部 8g，甘草 3g。

【用法】水煎服。

【功效】降逆镇咳。

【主治】百日咳（又名顿咳）。

【心悟】天竹子，为南天竹的果实，又名天竺子。性平，味酸甘，功能敛肺镇咳，用于久咳气喘、百日咳。六轴子，为杜鹃花科植物羊踯躅（闹羊花）的果实，味苦，性温，《饮片新参》说它"敛肺……化痰，定喘咳"。朱大师以之作为镇咳药，屡有效验。朱大师认为，百日咳又名顿咳，较为顽缠，可用本方治疗。

久咳丸（朱良春）

【组成】五味子50g，罂粟壳600g，枯矾30g，苦杏仁72g。

【用法】研极细末，炼蜜为丸，如绿豆大，每次10～15丸，每日2次。

【功效】定喘止嗽。

【主治】久咳不已，或频频咳嗽，影响休息或睡眠。

【心悟】本方中五味子味酸收敛，甘温而润，能上敛肺气，下滋肾阴，为治疗久咳虚喘之要药；罂粟壳酸收，主入肺经，具有较强的敛肺气上咳逆作用；枯矾、苦杏仁化痰止咳。全方有定喘止嗽之功，且无敛邪闭肺之弊，但外感发热者，暂勿服用。

邓氏咳嗽方（邓铁涛）

【组成】金银花15g，桑叶10g，连翘10g，玄参10g，百部10g，冬瓜子6g，苇茎30g，木蝴蝶10g，仙鹤草15g，芒果核30g，薏苡仁30g，甘草5g。

【用法】用净水750mL（三碗），煎煮为200mL（大半碗），复渣用净水500mL（两碗），煎煮为200mL（大半碗）。每日1剂，分2次服。

【功效】清肺止咳，化湿除痰。

【主治】上呼吸道感染（咽炎、喉炎），下呼吸道感染（支气管炎、肺部感染），证属内热（包括湿热）者。

【加减】咳嗽甚，损伤咽喉支气管黏膜，痰带腥味或有血丝者，可加鱼腥草15g，重楼15g；咳嗽痰稠、排痰困难者，加浙贝母15g，浮海石10g；老人咳嗽兼气促者，加莱菔子15g，紫苏子15g。

【心悟】此方是邓大师治疗外感咳嗽，治疗失当，或不注意禁口（如咳嗽初起饮了鸡汤、猪肉汤之类），外感传里者。

邓大师指出："咳嗽是最常见的、比较易治，有时又极不易治的一种病证。说它易治，如感冒咳嗽，按四时感冒辨证论治不难治愈。说它难治，除了如肺部病变如结核、肺癌等难治之病有咳嗽之外，有时外感咳嗽治疗失当，或不注意禁口（如咳嗽初起饮了鸡汤、猪肉汤之类）往往至一两月不愈。凡治咳嗽，只知消炎而不分天时，不知地理者，难治此等咳嗽。"此后，邓氏咳嗽方经邓大师弟子刘小斌作为临床治疗咳嗽常用方，治疗大量外感咳嗽患者，清肺止咳除痰化湿疗效确切。同时对于其他疾病并发咳嗽，如胸膜炎、气胸、肺纤维化等，也有阶段性效果。

温化止咳方（颜正华）

【组成】桑白皮 10g，黄芩 10g，浙贝母 10g，瓜蒌皮 10g，竹茹 5g，白前 10g，生甘草 5g，苦杏仁 10g，化橘红 10g，紫菀 15g，百部 10g，桔梗 5g。

【用法】水煎服。

【功效】清泄肺热，化痰止咳，温化宣降。

【主治】风温犯肺，发热咳嗽者。

【加减】若痰多未减，仍用原方，去桔梗，加紫苏子，以再增降气化痰止咳之功。

【心悟】颜大师认为，风温肺病，发热咳嗽，当恪守"治上焦如羽，非轻不举"之法，重在宣肺解表，表解方可清里，或用表里双解之法，如表邪未解，而单用清肃肺气化痰止咳，必致病情缠绵难愈，甚至发生变证。外感咳嗽，表证已解，而痰热阻肺，虽病情单纯，辨析不难，然欲数剂取效，亦属不易。颜大师告诫治疗痰黄稠量多，热与痰并盛之候，不能单用苦寒清泄之品，必须配伍适量温化宣降之品，只有这样才能尽快使痰热两清。倘若单用苦寒清泄之品，则易致肺热去而痰浊留伏，咳嗽难愈。桑白皮、黄芩、浙贝母、瓜蒌皮、竹茹、白前、生甘草旨在清泄肺热，化痰止咳；小量苦杏仁、化橘红、紫菀、百部、桔梗旨在增强化痰止咳之力。

健脾化痰止咳方（颜正华）

【组成】薏苡仁 30g，甘草 6g，茯苓 15g，冬瓜子 30g，姜半夏 10g，橘红 10g，竹茹 10g，苦杏仁 10g，川贝母 10g，瓦楞子 24g。

【用法】水煎服。

【功效】健脾化痰。

【主治】咳嗽之痰浊壅肺证。

【心悟】方中薏苡仁、甘草健脾补气；茯苓、冬瓜子能助脾利湿；姜半夏、橘红、竹茹行气化痰，三药相配，不燥不寒；苦杏仁、川贝母润肺止咳；瓦楞子软坚散结，化痰消瘀，调和胃气。颜大师认为：咳嗽先有脓痰，脉见滑象，舌苔黄腻，是湿痰久积、蕴而化热的症状，治疗仅补脾气，会助热生痰；仅清湿热，会苦寒伤脾，因此必须既顾脾胃，又清湿热，化痰止咳。

清热祛湿三叶汤（孙光荣）

【组成】太子参 6g，生北芪 5g，紫丹参 3g，藿香叶 10g，佩兰叶 10g，冬桑叶 10g，法半夏 6g，广陈皮 6g，连翘壳 6g，鸡内金 6g，生薏苡仁 10g，云茯苓 10g。嘱自制竹沥为引。

【用法】水煎服。

【功效】清热祛湿止咳。

【主治】脾胃湿热所致之咳嗽。

【心悟】方中以健脾益气活络之太子参、生北芪、紫丹参为君；以和胃化湿、开胃散热、清肺利气之藿香叶、佩兰叶、冬桑叶为臣；以燥湿化痰、理气和中之法半夏、广陈皮，利水渗湿、健脾宁心之生薏苡仁、云茯苓，清热解毒、消湿健胃之竹沥为使，共奏清热祛湿、化痰止咳、健胃和□之效。此为审因论治、标本兼顾之意。

参考文献

[1] 何任. 肺系病证诊治说略 [J]. 浙江中医学院学报，2003，27(2)：18–19

[2] 史学军. 李辅仁治疗呼吸系统疾病经验浅谈 [J]. 中国医药学报，2001，16(1)：56–58

[3] 冷厚香. 路志正治疗顽咳特色 [J]. 中医研究，2000，13(1)：16–17

[4] 葛红颖. 张琪辨治肺系疾病经验 [J]. 山东中医杂志，2003，22(7)：437–438

[5] 朱良春. 国医大师临床经验实录：国医大师朱良春 [M]. 北京：中国医药科技出版社 2011：151

[6] 郭子光. 现代中医治病学 [M]. 成都：四川科学技术出版社，2002：87–88

[7] 刘小斌，郑洪. 国医大师临床经验实录：国医大师邓铁涛 [M]. 北京：中国医药科技 出版社，2011：101

[8] 邓娟. 颜正华教授临床治疗咳嗽病经验 [J]. 世界中西医结合杂志，2008，3(5)：249，251

[9] 李彦知. 中和医派孙光荣教授典型验案赏析 [J]. 中国中医药现代远程教育，2012，10(10)：99–100

第四节　哮　喘

射麻平喘汤（李辅仁）

【组成】射干 10g，炙麻黄 3～10g，苦杏仁 10g，生石膏 30g，桑白皮 15g，紫苏子 5～10g，葶苈子 10g，白芥子 5g，紫苏梗 10g，桔梗 10g，橘红 10g，鱼腥草 15g，金银花 20g，炙紫菀 15g，甘草 3g。

【用法】水煎服。

【功效】清热化痰，止咳平喘。

【主治】哮喘急性期。

【心悟】哮喘病表现为上实下虚。所谓"上实"，就是痰饮内伏，肺之气道壅塞；"下虚"，就是肾虚不纳气。李大师指出：慢性咳喘疾患的发病机制是"内有伏痰，加之外邪引动"。强调"勿忘宣肺排痰，健脾化痰，以洁净肺之气道"。所谓"内奸"已除，"外贼"难犯。李大师在中医的"急则治其标，缓则治其本"的传统理论基础上，提出"缓则标本兼治"的原则。具体而言，治标——"洁净肺之气道"，应从化痰饮出发；治本——"绝痰之源"，从健脾化痰，补肾纳气入手。本方中射干、炙麻黄、苦杏仁、桑白皮、紫苏子、葶苈子、白芥子、炙紫菀、紫苏梗、桔梗、橘红化痰降气平喘；生石膏、鱼腥草清解肺热；金银花清热解毒，疏散风热；甘草甘缓止咳，调和诸药。此方用于痰热所致哮喘急性期，临床往往可取得良效。

咳喘丸（李辅仁）

【组成】冬虫夏草 50g，百合 50g，百部 50g，鱼腥草 30g，云茯苓 50g，款冬花 30g，前胡 50g，桑白皮 30g，炒远志 30g，半夏 30g，南沙参 50g，炙紫菀 50g，苦杏仁 30g，泽泻 50g，川贝母 30g，浙贝母 30g，枸杞子 50g，金银花 50g，丹参 50g。

【用法】共研极细末，水泛为丸。每次 6g，每日 2 次。

【功效】健脾化痰，补肾纳气。

【主治】慢性咳喘性疾病缓解期。

【心悟】本方遵从治本"绝痰之源"，从健脾化痰，补肾纳气入手。方中冬虫夏草与百合、南沙参、川贝母、浙贝母合用以补肾益肺，化痰止咳平喘；百部、款冬花、前胡、桑白皮、半夏、炙紫菀、苦杏仁化痰止咳平喘；云茯苓健脾益气；炒远志祛痰止咳。用于慢性咳喘性疾病缓解期，可取得较好的疗效。

宣肺降肃饮子（李玉奇）

【组成】炙麻黄 15g，桂枝 5g，蜜马兜铃 15g，白前 15g，干姜 5g，黄芩 10g，细辛 5g，炒苦杏仁 10g，桑白皮 20g，皂荚 5g，茯苓 20g，白芥子 10g，甘草 10g。

【用法】水煎服。

【功效】化痰平喘，清热利湿。

【主治】季节性哮喘，多发于初春、仲夏和金秋之时。

【心悟】李大师认为季节性哮喘发自于肺，责之于脾，究之于肾，或可在特定条件下发作。所谓特定条件，是指患者本身感受外邪，迥于寻常，例如因季节气候的改变和过敏而骤然发病。本方中炙麻黄、蜜马兜铃、白前、炒苦杏仁、桑白皮、皂荚、白芥子化痰止咳平喘；桂枝既可温扶脾阳以助水运，又可温肾阳，逐寒邪以助寒邪气化，而行水湿痰饮之邪；干姜、细辛温肺化饮；黄芩清热燥湿；茯苓健脾渗湿。全方配伍严谨，临床疗效显著。

宣肺一效汤（李玉奇）

【组成】蝉蜕 20g，僵蚕 15g，白前 15g，白鲜皮 15g，薤白 15g，白芥子 10g，五灵脂 10g，葶苈子 10g，白果 15g，款冬花 15g，甘草 15g。

【用法】水煎服。

【功效】宣肺祛邪。

【主治】过敏性哮喘。

【心悟】李大师多年来治验荨麻疹，方中必用白鲜皮。今将白鲜皮用于过敏性哮喘，在 10 例患者中，不加白鲜皮效果不佳，加白鲜皮效果满意。方中蝉蜕疏散风热；僵蚕化痰散结；白前、白芥子、葶苈子、白果、款冬花化痰止咳平喘；白鲜皮清热燥湿，祛风解毒。

益气平喘煎（李玉奇）

【组成】冬虫夏草 5g，蛤蚧 1 对，炒苦杏仁 15g，阿胶 10g，紫菀 15g，茯苓 20g，紫苏子 10g，天冬 20g，枇杷叶 20g，黄芩 5g，玄参 10g，款冬花 15g，甘草 10g。

【用法】水煎服。

【功效】滋补肾气，润肺清燥。

【主治】肾不纳气之哮喘。

【心悟】本方用冬虫夏草、蛤蚧补肾益肺，纳气平喘；炒苦杏仁、紫菀、紫苏子、阿胶滋阴润肺；天冬、枇杷叶、款冬花化痰止咳；黄芩清泄肺热；玄参滋阴润燥。诸药相配，肺肾并补，润燥得宜，共奏滋补肾气，润肺清燥之功。

温养化痰方（周仲瑛）

【组成】生黄芪 15g，紫河车粉 3g，山茱萸 9g，五味子 6g，淫羊藿 10g，紫石英 15g，姜半夏 10g，款冬花 10g，露蜂房 10g，僵蚕 10g，蝉蜕 6g，桃仁 10g。

【用法】水煎服。

【功效】温化寒痰，补益肺肾。

【主治】支气管哮喘。

【心悟】方中生黄芪补气固表，肺气充盛，则宣降自如，表固则不受邪侵；山茱萸酸温益肾，紫河车补肾纳气，淫羊藿温补肾阳，紫石英温肾纳气，五味子敛肺平喘；姜半夏、款冬花温肺化痰，止咳平喘；僵蚕、蝉蜕祛风化痰，以祛伏痰；露蜂房祛风解痉；桃仁活血化瘀。诸药相合，共奏扶正祛邪之功。

麻苍苏防汤（周仲瑛）

【组成】麻黄，紫苏叶，防风，苍耳草。

【用法】水煎服。

【功效】温散伏寒，宣通肺气，达邪外出。

【主治】风邪犯肺引起的变异性咳嗽、哮喘。

【心悟】风邪致病者，有肺风、脾风之异。肺风为痰伏于肺，外感风邪触发，表现有上呼吸道过敏症状。脾风为痰生于脾，饮食不当触动，上递于肺。如《证治要诀·发丹》说："有人一生不可食鸡肉及章鱼等物，才食则丹随发，以此见得系是脾风。"饮食过敏所致的脾风既可引发瘾疹，亦可发为哮喘，临床常见到因过敏所致的皮肤湿疹引发哮喘者。

本方选用麻黄、紫苏叶、防风、苍耳草祛风解痉之品，通过祛风，可使风邪外达，肺气得以宣发，清肃之令得行，气道通利，则哮喘缓解。中医之祛风药，大多寓有抗变态反应作用，特别是虫类祛风药擅长于祛风解痉，入络搜邪，如僵蚕、蝉蜕、地龙、露蜂房等，皆为周大师习用治哮之药。若痰浊偏重，则用三子养亲汤加厚朴、苦杏仁、葶苈子、猪牙皂等。

祛风定喘丸（朱良春）

【组成】蝉蜕 45g，黄荆子 15g。

【用法】共研细末，炼蜜为丸。每次 6g（幼儿酌减），每日 3 次。发作时服量可增至 9～12g，不发时可以小剂量，每日 3 次巩固之。

【功效】祛风定喘。

【主治】哮喘，荨麻疹。

【心悟】方中蝉蜕祛风平喘，现代药理研究有解除支气管平滑肌痉挛的作用，黄荆子镇咳平喘，现代药理研究除能解除支气管平滑肌痉挛外，还有一定的消炎作用。朱大师认为，某些哮喘与荨麻疹均为过敏性疾病，故在治疗上有其共同之处。临床以单方"祛风定喘丸"治疗，收效甚好。

固本定喘汤（李济仁）

【组成】党参 20g，五味子 10g，葶苈子 15g，怀山药 10g，苦杏仁 10g，白芥子 10g，生龙骨（先煎）25g，生牡蛎（先煎）25g。

【用法】水煎服。

【功效】肺肾同治，固本定喘。

【主治】虚证哮喘。

【加减】有寒饮者，加细辛、干姜；痰热者，加鱼腥草、桑白皮；痰多者，加半夏、海蛤粉。

【心悟】实证哮喘，其病在肺，宣肺、化痰、降逆最易平息。虚证哮喘，病久肺病累肾，且痰饮内伏，宿根难除，治疗颇为棘手。盖久病哮喘，本虚标实，虚则肺肾俱虚，实则夹痰伏饮，因而缠绵难已。近年来，西医常用激素之类以平喘，初则效如桴鼓，久则失效，且依赖激素而难以停药。另激素用久，莫不伤肾，患者常有背寒畏冷、颜面虚浮之症，给治疗带来一定困难，因此治虚证哮喘，必须标本兼顾，肺肾同治。

参考文献

[1] 史学军.李辅仁治疗呼吸系统疾病经验浅谈 [J].中国医药学报，2001，16(1)：56-58

[2] 李玉奇.中国百年百名中医临床家丛书：李玉奇 [M].北京：中国中医药出版社，2001：36-38

[3] 王志英,周学平,郭立中,等.周仲瑛教授从风痰论治支气管哮喘的经验介绍 [J].南京中医药大学学报,2010,26(1):67-69

[4] 周仲瑛.哮喘杂谈 [J].江苏中医，2000，21(8)：1-3

[5] 朱良春.国医大师临床经验实录：国医大师朱良春 [M].北京：中国医药科技出版社，2011：151

[6] 李艳.国医大师临床经验实录：国医大师李济仁 [M].北京：中国医药科技出版社，2011：77

第五节　支气管炎

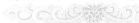

清肺定咳汤（朱良春）

【组成】金荞麦20g，鱼腥草（后下）15g，白花蛇舌草20g，天浆壳12g，化橘红6g，苍耳子10g，枇杷叶（去毛包煎）10g，生甘草5g。

【用法】水煎服。

【功效】清肺化痰，定咳退热。

【主治】支气管炎，风热流感，肺炎久咳而偏于痰热者。

【加减】高热咽喉肿痛，腮肿目赤者，加蝉蜕、僵蚕（借两者疏风热，利咽化痰，抗过敏之用）；恶寒者，加炙麻黄3g；高热便秘者，加牛蒡子或生大黄；咳喘甚者，加葶苈子、桑白皮。

【心悟】本方对风温咳嗽、痰多、发热、痰黏稠或黄脓痰、苔微黄、脉数并口渴欲饮之症，颇有速效。本方乃朱大师自拟之通治风热久咳方，对痰热蕴肺之久咳痰多或痰黏阻滞、咳唾不爽之证最为合宜。方中金荞麦又称天荞麦、野荞麦、开金锁，名出《植物名实图考》，性味甘寒，微苦涩，有清热解毒，祛风利湿，活血祛瘀功能。《分类草药性》谓其能补中气、养脾胃，治疗咽喉肿痛、肺脓肿、肝炎、筋骨酸痛、菌痢、白带等，有清化痰热之功。鱼腥草性味辛寒，功能清热、解毒、利尿、消肿。《分类草药性》谓其能去食积，补虚弱，亦是治疗肺及呼吸道感染的良药。药理研究有抗菌消炎、增强免疫功能和利尿通淋三大作用。二药相伍，其清化痰热和利湿之功相得益彰，盖无湿不生痰，无热不生痰，湿和热是酿痰之因，湿和热交混蕴结，则痰旋除旋生。今二药相伍同为清热祛湿，湿热二邪分化则痰无再生，不是祛痰，胜似祛痰，痰消则久咳自止。章次公言及"祛痰古称宣肺，镇咳古称肃肺"，故分化湿热二邪，即是杜绝痰热再生的治本之法。因甘可悦脾，甘寒能养阴，补益肝肾，且鱼腥草微辛，金荞麦微苦涩，微辛能开，微苦能降，微涩能补。方中白花蛇舌草除助其分化湿热二邪和清化痰热之外，还能提高机体抗病能力和调节免疫功能。天浆壳性味咸平，能软坚、化痰、清肺、止咳、平喘。枇杷叶微苦辛，清肺和胃，降气化痰，气下则火降痰顺，而逆者不逆，呕者不呕，咳者不咳矣。二药均可镇咳平喘，但用量不可过大。苍耳子有抑制流感病毒和抗过敏的作用，又能祛湿升阳通督，朱大师喜掺用于流感方中意寓扶正。化橘红调中化痰，生甘草润肺止咳，共奏清肺定咳之功。

旋覆夏麻芍草汤（朱良春）

【组成】旋覆花 8g，生旱半夏 6 ～ 10g，生麻黄 1.5g，茯苓 6g，生姜 3 片，生白芍 3g，甘草 3g。

【用法】水煎服。

【功效】降逆止咳。

【主治】凡因中西医误治之外感风寒久咳不愈者，无论新久虚实或寒热夹杂，甚至缠绵数月或半年未见化燥化火者，或遍用中西诸药未效者，尤其对老弱虚人、小儿不耐抗生素或市售中西止咳药无效者，更为适用。

【加减】咽痛喉痒者，加桔梗 5g，前胡 5g，薄荷 2g；恶风、食少乏力，手足不温者，加徐长卿 10g，荆芥 6g；久咳痰少黏稠者，加浙贝母 6g，桑叶 6g。

【心悟】此方以其简朴轻灵而屡建奇功，通治风寒久咳，熔仲景旋覆代赭汤、小半夏加茯苓汤、芍药甘草汤、甘草麻黄汤于一炉，并以旋覆花合小半夏汤为组方主药，辛开渗利，方中旋覆花、生旱半夏，降逆和胃之中，而又加茯苓以涤饮除痰。在《伤寒论》《金匮要略》中咳者加半夏，痰多加茯苓，几为定律。盖旋覆花、半夏降逆，则气降咳自止，茯苓利水则水去痰自除。观《金匮要略·痰饮咳嗽篇》，半夏原治支饮，苓甘五味姜辛条下，"咳者复内半夏以去其水"，此乃半夏既能治咳又能利水之明证也，故半夏治咳，何尝不利水，水为痰之源，茯苓渗利行水，何尝不治咳，更妙在轻用生麻黄意在通阳于外，少用茯苓则通阳于内。水气搏于外，则用麻黄，水气搏于内，则用茯苓，两端兼顾，寓化气止咳、利水除痰之妙。方中旋覆花咸温微辛，功能消痰、下气、软坚、行水。《本草正义》说："旋覆花，其主治当以泄散风寒，疏通脉络为专主。"又说："或谓旋覆花降气，寒邪在肺，不宜早用，则只知疏泄之力足以下降，而不知其飞扬之性本能上升。"伍半夏、生姜。又取三药之辛开，辛者能散能横行，故能携麻黄宣散肺气达于皮毛，降中有宣，宣中有降，肺之治节有权，取旋覆花之味咸，咸能入肾，故能纳气下行以归根，俾胃中之痰涎或水饮下行，即无上逆犯肺之害。方中少用生白芍、甘草，以酸甘合阴，既益肺津，又轻敛肺气，且二药为伍，有缓解支气管平滑肌痉挛之功，故有止咳作用。

朱大师治咳用药主张简朴轻灵，简朴轻灵之品能开达上焦，肺位上焦，"上焦如羽，非轻不举"。风寒郁闭于肺，是外感久咳不愈之主要原因。临证中见风寒久咳者较多。究有外感风寒误投辛凉或甘寒之过，有早用镇咳肃肺之品至风寒郁闭于肺。更值一提的是现代医生，统以炎症为热证，不论寒热气管炎、流行性感冒、上呼吸道感染，统以消炎论治，均投类似寒凉中药之类的抗生素和消炎药，或以清热解毒中药统治"炎症"，殊不知中医的辛温疏散、宣肺祛痰、发汗温阳等均有"消炎"之奇效。经云："咳嗽之总病机为痰涎或水饮，聚于胃，关于肺。"临床反复体会生半夏、旋覆花、生姜、生白芍、甘草五药在方中为举足轻重之品，不可代替，此方药简，剂小量轻，不取煎服，而取口杯加盖隔水炖服，亦是取效之关键。试以《伤寒论·太阳篇》桂枝汤煎服法为例，煎前简单加工、火候、加水量、煎出量、服药量、服药温度、服后辅助措施、药效观察、重症服法、变证服法、饮食禁忌等，交代得详细备至。先圣医嘱之周全，足为吾人师法。读《伤寒论》除学习仲景辨证论治法则外，务必注意细微之处，《伤寒论》中的煎药方法、服药方法均有妙意所在。更值一提的是朱大师用半夏乃是生旱半夏，近年全国大多地区均用水半夏，两者功效甚殊。

加味小青龙汤（张琪）

【组成】麻黄 10g，半夏 10g，五味子 10g，白芍 10g，桂枝 10g，甘草 10g，肉苁蓉 10g，细辛 5g，干姜 5g，熟地黄 25g，淫羊藿 15g，枸杞子 15g。

【用法】水煎服。

【功效】温寒化饮。

【主治】痰饮宿痰，外感寒邪之咳喘慢性支气管炎、肺气肿属痰饮病者。

【心悟】痰饮病，若复感外邪，则常见咳嗽，咳痰呈泡沫清稀，甚则气喘不得卧，伴发热恶寒，肢体酸楚，舌白润，脉浮滑等。此为表寒里饮之证，小青龙汤解表化饮止咳为首选方药，药后汗出而诸症缓解。张大师临床观察指出，如属新感，病愈不易复发；如属痰饮宿积咳喘之症不易根治，多遇寒而发。张大师根据此类患者临床常伴小便清频、手足逆冷，多在小青龙汤基础上加用肉苁蓉、熟地黄、淫羊藿、枸杞子等补肾之品，命名为加味小青龙汤，以增强疗效，控制复发。

清肺饮（张琪）

【组成】麦冬 20g，沙参 15g，知母 10g，川贝母 15g，桑白皮 10g，鱼腥草 30g，生地黄 15g，黄芩 10g，瓜蒌 20g，桔梗 15g，枳壳 15g，甘草 10g，半夏 15g。

【用法】水煎服。

【功效】清肺养阴，止咳化痰。

【主治】慢性支气管炎、支气管扩张、肺部感染等以咳逆上气，痰黏稠不爽或痰黄黏，胸闷或痛，舌红少津，脉滑或数等为主症者。

【加减】若喘不得卧加葶苈子、苦杏仁；身热不退加金银花、连翘；有表证外邪不解加麻黄。

【心悟】方中麦冬、沙参、知母、生地黄清肺养阴；黄芩、桑白皮泄肺热，枳壳、桔梗行肺气；瓜蒌开胸利膈；半夏化痰；鱼腥草清热解毒，专清肺经热邪，为治疗风热犯肺之要药。现代药理证实鱼腥草的主要有效成分鱼腥草素在体外实验对流感杆菌、肺炎球菌、金黄色葡萄球菌有明显抑制作用，故本方以此为主药，既能清泄肺热又能利尿消肿。

三阴固本方（郭子光）

【组成】蛤蚧（去眼珠）2对，冬虫夏草20g，紫石英60g，紫皮核桃60g，沉香30g，川贝母30g，五味子50g，山茱萸50g，枸杞子50g，白术50g，巴戟天50g，熟地黄50g，苦杏仁50g，茯苓50g，炒白果仁50g，半夏50g，人参50g，黄芪100g，桑白皮100g，山药100g，甘草40g。

【用法】上药一料为40日量，共研极细末，炼蜜为丸，每次服含生药8～10g的丸药，每日3次。

【功效】肺脾肾三脏并治，阴阳并调，气阴双补，扶正固本。

【主治】慢性支气管炎。

【加减】如畏寒肢冷，阳虚甚者，加肉桂40g，补骨脂50g，熟附片30g。

【心悟】咳喘反复发生，常见于慢性支气管炎、支气管哮喘和阻塞性肺气肿等多种肺部疾病，以预防为主已经成为共识。咳喘之病反复发作，它的病机本质为肺脾肾三脏交亏，肺虚则卫外不固，易自汗易外感，肃降失权；脾虚则运化失司，为生痰之源，痰阻气道则喘，痰触肺管则咳，甚至肾虚则纳气失司，短气不续，三脏交亏，每况愈下，水液的输布与化行受阻，最后以浊水停聚，瘀血阻滞，阳气格拒或气阴脱竭、升降出入废为终局。因此，咳喘急性发作时，当治标为主，即治痰、治咳、治喘，一旦缓解，就应扶正固本，三脏同治，以达到控制或减轻复发，终止或延缓其病情的发展为目标。三阴固本方能有效对肺脾肾三脏同治，以延缓病情的进展。三阴固本方用于该类疾病缓解期、间歇期从本图治，有"治未病之意"。

三阴固本方扶正固本，不论单纯型或喘息型，只要是迁延缓解期，均可以从本图治，以增强体质，增强抗病能力，改善肺功能。这类疾病其病机本质是阳虚。古谓"春夏养阳"顺天时阳气焕发而养阳最有效。本方也可在间歇期实行冬病夏治，作预防性治疗（在易发病季节之前服 2 个疗程，每个疗程 20 日，疗程间休息 3～5 日）。

小青龙汤变方（裴沛然）

【组成】麻黄 12～15g，桂枝 10～20g，细辛 6～12g，干姜 9～15g，龙胆 9～15g，黄芩 12～30g，甘草 9～15g，五味子（或诃子）9～12g，桃仁 12g，苦杏仁 12g，制半夏 15g，紫菀 15g，前胡 12g，枳壳（或枳实）15g。

【用法】水煎服。

【功效】辛温蠲饮，苦寒泻肺。

【主治】慢性支气管炎。

【加减】气喘较剧加葶苈子、白芥子、紫苏子；痰多加竹沥、天南星；肢体浮肿加猪苓、茯苓、车前子；气虚加人参、黄芪；肾虚加补骨脂、巴戟天等。

【心悟】方中麻黄、桂枝疏解表邪；细辛既可表散风寒，又能内化寒饮，并有止嗽之功，一药三用，其功颇宏。《长沙药解》曰其能"敛降逆而止咳，驱寒湿而荡浊，最清气道，兼通水源，温燥开通，利肺胃之壅阻……专止咳嗽。"其与五味子配伍，一散一收，既收敛耗散之肺气，又不致凝邪；干姜为温化寒饮之良药，同五味子通肺气而治寒嗽（《本草求真》）；龙胆、黄芩苦寒，降肺气，清痰热，其与细辛、干姜相伍，寒温并用，相反相成，为惯用的配伍方法，对慢性支气管炎等寒热兼夹之证颇为收效；尤其甘草一味，书皆云其有调和诸药之功，其实甘草还是一味极佳的止咳药，即使胸满痰涌之证，但用无妨。《汤液本草》说："中不满而用甘草之补，中满者用甘草之泄，此升降浮沉也。"枳壳（或枳实）利气宽胸，古贤所谓"治痰先理气"是也；余药为化痰止咳之品。全方清肺与温化合用，辛散与酸收并投，化痰与顺气兼顾，与慢性支气管炎的病机颇为切合，故有较好疗效。

生津益肺汤（李振华）

【组成】辽沙参 20g，石斛 15g，知母 12g，川贝母 12g，桔梗 10g，前胡 10g，黄芩 10g，苦杏仁 10g，生桑白皮 15g，地骨皮 18g。

【用法】水煎服。

【功效】补气养阴，生津润肺。

【主治】慢性支气管炎（久咳）之肺阴虚损者。

【加减】久咳肺张叶举，肺气浮散无根，咳不易止，可稍敛肺气，李大师常选用五味子、炙款冬花、百合、诃子之中一两味以收敛止咳。

【心悟】前人言"肺无补法"，是为告诫后学者，治疗咳嗽不可骤用补法，以免闭门留寇，因此补气阴应该用于久咳确无实邪。若阴虚合并有表邪未解，或内夹痰热实邪，则可在散表祛邪的同时，兼用补气养阴，如辽沙参、石斛、知母等。

参考文献

[1] 邱志济，朱建平，马璇卿. 朱良春治疗外感久咳的经验和特色选析：著名老中医学家朱良春临床经验 (25)〔J〕. 辽宁中医杂志，2002，29(1)：8-9

[2] 刘耒，迟继铭. 张琪教授运用仲景方治疗咳喘的经验 [J]. 中医药学报，2001(5)：36

[3] 张佩青. 国医大师临床经验实录：国医大师张琪 [M].北京：中国医药科技出版社，2011：133

[4] 郭子光. 现代中医治病学 [M]. 成都：四川科学技术出版社，2002：87-88

[5] 裘沛然. 裘沛然再谈疑难杂症——辛温蠲饮，苦寒泄肺：治疗慢性支气管炎、肺源性心脏病 [J]. 现代中医药（北京），2004（3）：30-33

[6] 杨晓庆，黄清. 李振华教授辨治咳嗽经验 [J]. 中国现代医生，2009，47(3)：456

第六节 支气管扩张

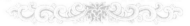

益气护卫汤（洪广祥）

【组成】生黄芪 30g，防风 10～15g，白术 10～15g，桂枝 10g，白芍 10g，大枣 6 枚，生姜 3 片，炙甘草 6g，仙茅 10g，淫羊藿 10～15g。

【用法】每日 1 剂，水煎服，早、晚分服。

【功效】温阳益气，调和营卫，振奋真元。

【主治】支气管扩张气阳虚弱征象突出者，呈现气短难续，自汗易感，背冷怯寒，咳嗽痰多，日咳痰量数十口，舌质暗淡，脉虚弦滑等证候。

【加减】若阳虚明显者，可将仙茅、淫羊藿易为补骨脂 10～15g，胡芦巴 10～15g。

【心悟】虽然卫气的作用早在《内经》中就有详细的论述，但在本病治疗中却常未得到重视。洪大师指出，支气管扩张患者防御外邪的能力较差，病情常反复发作，这也涉及卫气与肺、脾、肾的关系。卫气根于下焦，养于中焦，宣于上焦。尽管卫气与肺气、脾胃之气、肾气密切相关，但肺气、脾气、肾气并不能涵盖卫气的防御温煦和调节作用，只有将卫气与肺、脾、肾联系起来，才能更准确地描述卫气的功能。卫气功能的实质是人体对内外环境适应性调节的能力，卫阳（气）是机体抗感染拮抗变应性炎症的第一道防线，也是防止支气管扩张发作的重要屏障。

此方由玉屏风散合桂枝汤、二仙汤加减而成。方中生黄芪、白术、防风固护卫气，补益肺脾之气，防风走表散邪；桂枝、白芍、生姜、大枣调和营卫，祛邪外出，病情日久累及肾脏，加用二仙汤中仙茅、淫羊藿，一则温补肾阳，二则助阳化气，振奋真阳。

芪附汤（洪广祥）

【组成】 生黄芪 30g，熟附子 10～15g。

【用法】 每日 1 剂，水煎服，早、晚分服。附子先煎半小时，直至口尝无麻味止。

【功效】 补气温阳。

【主治】 支气管扩张属真元虚衰者。

【心悟】 支气管扩张患者不仅存在着呼吸系统的局部改变，而且常显现整体功能的减退。洪大师指出，这种整体的功能减退，甚至衰竭，最终可导致肺、脾、肾、心等脏器的虚损，即西医学的心肺功能衰竭。常见畏寒肢冷、背冷、喜温喜暖、面色无华、倦怠乏力、精神萎靡、大便溏泻、小便清长、呼吸怯弱、嗜睡、脉微欲绝、舌淡苔白等证候。正气不足，不仅使病程迁延病情反复，而且也是影响治疗药物（包括抗生素）充分发挥作用的重要内因。针对此类真元虚衰者，洪大师喜用芪附汤，以补气温阳。

温肺煎（洪广祥）

【组成】 生麻黄 10g，细辛 3g，法半夏 10g，紫菀 10g，款冬花 10g，生姜 3 片，矮地茶 20g，天浆壳 15g。

【用法】 每日 1 剂，水煎服，早、晚分服。

【功效】 温散寒邪，止咳平喘。

【主治】 急性支气管扩张患者未出现头痛鼻塞身痛等外感症状，而仅有咳嗽咯黄痰，或咯血气促等症状加重，证属气阳虚弱，卫外之气不固，风寒直中手太阴肺经者。

【加减】 风寒束肺证候较重者，可合用或改用小青龙汤加减；外有表寒，又见阳虚内寒者，可合用益气护卫汤或芪附汤；如白痰多，可合用苓桂术甘汤； 如痰出不利气道壅塞，酌加桔梗汤、千缗汤（半夏、皂角、甘草、生姜）、蠲哮汤（葶苈子、青皮、陈皮、槟榔、牡荆子、鬼箭羽、生姜、大黄）等；如发热，则不问寒热，均可加小柴胡汤（常用北柴胡 15～30g）以退热。寒郁化热是本病的特征性病理变化，故加麻杏石甘汤，或改用厚朴麻黄汤以清泄郁热。依据邪热的程度，还可适当选用黄芩 10g，白毛夏枯草 15～20g，金荞麦根 15～30g，败酱草 10～15g 等泄热之品。

【心悟】方中生麻黄发汗散寒，宣肺平喘；细辛解表散寒，温肺化饮；紫菀温肺，消痰，止咳；款冬花润肺下气，止咳化痰；四药合用，温肺散寒，止咳平喘。法半夏燥湿化痰；生姜散寒；矮地茶化痰止咳；天浆壳补虚助阳，止咳化痰。诸药合用，共奏温散寒邪、止咳平喘之功。

参考文献

张元兵，王丽华，洪广祥.洪广祥从"治肺不远温"辨治支气管扩张[J].上海中医药杂志，2013，02（19）：1-4

第七节　肺　炎

加味麻杏甘石汤（张琪）

【组成】麻黄 10g，苦杏仁 5g，生石膏 50～100g，甘草 10g，黄芩 10g，川贝母 10g，桔梗 10g，牛蒡子 5g。

【用法】水煎服。

【功效】解表清热，化痰止咳。

【主治】表邪不解，邪热迫肺之咳喘。

【心悟】加味麻杏甘石汤治疗上呼吸道感染，肺炎甚效，张大师常在此方基础上加鱼腥草、黄芩以增加清肺化痰之效，尤以小儿肺炎效佳。但石膏的剂量宜大于麻黄 10 倍为佳，故此方取名加味麻杏甘石汤。如见舌红少津，为肺阴亏耗，宜于方中加沙参、麦冬、玉竹、生地黄、石膏等质重之药，似与轻清宣透相悖，但张大师临床经验总结，石膏与麻黄合用，不仅不会遏制邪气外出，反而有解肌透表之功，尤其肺热甚者非此药不能收功。

肺炎方（颜德馨）

【组成】半枝莲 10～15g，鸭跖草 15～30g，金荞麦 15～45g，鱼腥草 15～25g，虎杖 9～15g，百部 5～15g。

【用法】水煎服。

【功效】清肺解毒，活血化痰。

【主治】急性肺炎者，湿邪入肺发热，恶风寒，咳嗽咯痰，气喘，胸痛，口渴，或伴高热呓语，神昏肢厥等变症。

【加减】若恶寒无汗者，加羌活发汗退热；高热便秘者，加生大黄通便泄热；咳喘甚者，加葶苈子宣泄肺热。

【心悟】肺炎涉及中医学"风温""咳喘""厥脱"等范畴，病初多见发热，恶风寒，咳喘，胸痛，口渴；倘若失治误治，病邪入里，则见高热呓语，神昏肢厥等变症。辨证虽有卫气营血之分，但其病机总由温邪直袭肺卫，热毒与气血相搏而为病，其主症高热、咳喘、脓痰均与热毒有关。热毒搏结营卫，卫强营闭而高热；壅遏肺道，气失肃降而咳喘；灼伤津液，炼津煎液而为脓痰。故治疗急性肺炎，当从热毒袭卫，痰瘀壅肺立法。颜大师自拟肺炎方，经临床多年应用，疗效显著。此方取半枝莲、鸭跖草为君，其性味苦寒，功效清热解毒、善退热毒之邪；金荞麦与鱼腥草均为治疗肺痈良药，既能清热解毒，又可活血化痰，辅助君药增强清肺解毒之力；肺与大肠相表里，故佐以虎杖泄腑通便，俾邪有出路；使以百部，润而不燥，开泄降气，化痰止咳。诸药合用，共奏清肺解毒、活血化痰之功效。

参考文献

[1] 刘耒，迟继铭．张琪教授运用仲景方治疗咳喘的经验［J］．中医药学报，2001(5)：36

[2] 颜德馨．国医大师临床经验实录：国医大师颜德馨[M]．北京：中国医药科技出版社，2011：109

第八节　肺结核

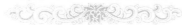

加味地黄丸（何任）

【组成】北沙参 12g，干地黄 20g，天冬 10g，麦冬 10g，牡丹皮

10g，青蒿子 10g，炙百部 20g，平地木 15g，煅龙骨 10g，煅牡蛎 10g，茯苓 20g，炙龟甲 15g，山茱萸 10g，仙鹤草 20g。

【用法】水煎服。

【功效】养阴益肺。

【主治】肺结核之肺阴虚证。症见潮热，盗汗，咳嗽，咯血，胸痛，消瘦，舌红脉细。

【心悟】痨瘵病程缓慢，并有传染，多由于痨伤正气，正不胜邪，而感受痨虫所致。此病与肺结核类似。故其治宜一面补虚，复其真元，一面杀虫，绝其病根。肺结核之补虚，主要是补阴虚，以滋阴为主。火旺者兼以降火，略助以益气。亦有少数兼见阴阳两虚者，则兼顾之。

保肺丸（朱良春）

【组成】地鳖虫 120g，紫河车 120g，百部 180g，制何首乌 450g，白及 450g。

【用法】共碾粉末，另以生地榆 180g，葎草 180g，黄精 180g，煎取浓汁泛丸烘干或晒干，每次 9g，口服，每日 2～3 次。

【功效】活血散瘀，培土生金。

【主治】肺结核。症见潮热盗汗、咳嗽、咯血。

【心悟】朱大师所创之"保肺丸"，乃其继承张锡纯学术的一大创新，后辈历年用之临床，屡收理想的效果，此方配伍精当，用地鳖虫活血散瘀，穿透厚壁空洞，推陈致新，配合白及补肺泄热，敛肺止血，逐瘀生新，消肿生肌。何首乌制用能滋补肝肾，李时珍谓其功在地黄、天冬之上。紫河车大补气血，《本草经疏》谓其"乃补阴阳两虚之药，有返本还元之功"。性虽温而不燥，有疗诸虚百损之功。现代药理证明紫河车含有多种抗体及垂体激素，能诱生干扰素以抑制多种病毒。其扶正祛邪排毒之力远胜于"十全育金汤"中之野台参。百部杀虫而不耗气血，《滇南本草》谓能"润肺，治肺热咳嗽，消痰定喘，止虚痨咳嗽，杀虫"。现代药理证明百部可抗多种病菌且抑制结核分枝杆菌。黄精功能补五脏，润心肺，填精髓，强筋骨，并有抗菌降压的作用，现代药理研究对结核分枝杆菌及多种真菌均有抑制作用，对肺结核之痨咳潮热尤有著效，临床体会对耐药性味强的肺结核病例，或用抗结核西药治愈的肺结核后遗症有卓效。

地榆葎草汤（朱良春）

【组成】生地榆 30g，山药 30g，青蒿子 20g，葎草 20g，百部 15g，甘草 6g。

【用法】水煎服。

【功效】凉血清热，补虚培元。

【主治】肺结核伴长期发热者。

【心悟】生地榆清热凉血，护胃抗痨，收敛止血。肺结核即肺痨，多有潮热盗汗、咳嗽、咯血等阴虚火旺症状。生地榆对肺结核之潮热尤有卓效，朱大师谓其微寒而不凝，性涩而不滞，止血尚能行血，敛热又可化瘀。蒡草散结除蒸，擅退虚热，对肺结核之低热，或谓痨热，朱大师尤喜用之。地榆蒡草汤配合使用在长期服抗痨西药而连续发热数月不退者，意在补"保肺丸"药量之不足，乃有调整平衡、汤丸互补之意，要知此类长期发热，朝轻暮重病例，必须停服一切抗痨西药，才能收到理想的退热效果。

肺痨方（洪广祥）

【组成】百部 30g，十大功劳叶 15g，夏枯草 15g，猫爪草 15g，山药 30g，黄精 15g，百合 15g。

【用法】水煎服，总疗程为 6 个月。

【功能】补虚培元，抗痨杀虫。

【主治】肺结核，症见咳嗽、咯血、潮热、盗汗四大主症者。

【加减】如低热，加银柴胡 15g，青蒿 15g，白薇 15g；盗汗，加豆衣 15g，浮小麦 30g，知母 10g；纳呆，加鸡内金 10g，白蔻仁 6g，炒麦芽 15～30g；胸痛，加瓜蒌皮 15g，郁金 15g；慢性纤维空洞型肺结核，可加生黄芪或棉花根 30g，羊乳或党参 30g，白及 30g，酥鳖甲 15g，三七 6g。咳嗽气机不畅者可加天浆壳 10～15g，瓜子金 15～30g，矮地茶 15～30g。必要时可配合使用炙麻黄 6～10g；痰少而黏或粘连成丝者，可选用川贝母、北苦杏仁、瓜蒌仁等以滑痰；痰黄稠黏，咯吐不爽者，可选用海蛤壳、金荞麦根、鱼腥草等以清痰；痰浊稠厚，胸满气急者，选用葶苈子、牡荆子、枳实以涤痰；合并支气管感染，临床虽无痰热见症，也可适当配合鱼腥草、黄芩、金荞麦根之类清肺热，有助于提高疗效；呛咳或干咳，伴咽喉不舒、干燥、喉痒等咽喉症状，局部可见充血、滤泡增生，此时可酌情选元参、麦冬、桔梗、藏青果、瓜子金、木蝴蝶、薄荷之类药品，有助于咳嗽症状的缓解；瘀血证候见胸痛，面黯，肌肤甲错，舌质暗红，舌下静脉延伸扩张等，祛瘀活血药可改善血脉运行，有利于推陈出新，促使硬结钙化或空洞闭合，常用药为桃仁、赤芍、地龙、鳖甲、郁金、丹参、土鳖虫等，并与辨证论治药结合使用。

【心悟】本方对浸润型肺结核有较好效果。洪大师认为肺结核病用药，不宜过于甘寒，因甘寒药久服亦能腻胃。方中百部润肺下气止咳，杀虫灭虱；十大功劳叶清热补虚，止咳化痰；夏枯草清热；猫爪草化痰散结，解毒消肿，用于瘰疬痰核，疔疮肿毒，蛇虫咬伤；山药生津益肺，用于肺虚喘咳；黄精补气养阴，健脾，润肺，益肾；百合润肺，诸药合用，共奏补虚培元、抗痨杀虫之效。

参考文献

[1] 何任. 肺系病证诊治说略［J］. 浙江中医学院学报，2003，27(3)：28-29

[2] 邱志平，朱建平，马璇卿. 朱良春治疗肺结核及后遗症特色选析：著名老中医学家朱良春教授临床经验 (29)［J］. 辽宁中医杂志，2002，29(5)：254-255

[3] 洪广祥. 肺痨辨治与用药经验 [J]. 中医药通报，2008，03(18)：6-8

第九节　急性呼吸窘迫综合征

加味大承气汤（张琪）

【组成】大黄 20g，芒硝 15g，枳实 15g，厚朴 15g，葶苈子 15g，黄芩 15g，甘草 10g，鱼腥草 30g。

【用法】水煎服。

【功效】通腑泄热解毒。

【主治】急性呼吸窘迫综合征，症见喘促不得卧，呼吸困难，胸满腹胀，大便不通，舌苔黄燥，脉滑实。

【心悟】重症感染性疾病易引起急性呼吸窘迫综合征，此为毒热壅肺、肺失肃降。用通腑泄热之剂，有利于腹胀减轻，膈肌下降，解除肺膨胀，改善肺的通气功能。张大师指出，承气汤（大黄、芒硝、枳实、厚朴）除用于热性病阳明腑证外，凡实热内结皆可用之，并加葶苈子、黄芩、鱼腥草等泄热毒。该方通腑泄热解毒，服药后大便通，肺气得下降，哮喘迅即缓解。

参考文献

刘耒，迟继铭. 张琪教授运用仲景方治疗咳喘的经验［J］. 中医药学报，2001(5)：36

第十节 肺脓肿（肺痈）

清宣汤（洪广祥）

【组成】 生麻黄 10g，桔梗 10g，鱼腥草（后下）50g，金银花 30g，连翘 15g，生甘草 10g。

【用法】 水煎服。

【功效】 清热宣肺。

【主治】 肺痈初期，症见咳嗽，咯白色黏沫痰，痰量由少渐多，胸痛，咳时尤甚，口干鼻燥，苔薄黄，脉浮数而滑。

【加减】 如寒热交作，加北柴胡 10g，黄芩 10g，以调和寒热；胸痛明显，加郁金 15g，瓜蒌皮 10g，以宽胸止痛；内热渐甚，加生石膏（先煎）20g，炒黄芩 10g，以清泄里热；咳痰不畅，加浙贝母 10g，远志 10g，以豁痰。

【心悟】 方中生麻黄是关键药之一，一取其宣肺而泄邪热，是"火郁发之"之意；其与清热药鱼腥草、金银花、连翘配伍，还可起到防止寒凉药物郁遏肺气之弊，有利于邪热消散。

泄热解毒汤（洪广祥）

【组成】 鱼腥草（后下）50g，野菊花 15g，败酱草 15g，生大黄（后下）10g，虎杖 15g，蒲公英 30g，黄芩 10g。

【用法】 每日 1 剂，水煎服，早、晚分服。

【功效】 清泄肺热。

【主治】 肺痈之成脓期及溃脓期。症见身热甚，咳嗽气急，咳吐脓痰，胸闷作痛，转侧不利，苔黄腻，脉滑数。

【加减】 寒热交作者，加北柴胡 20g，以解热；胸闷气急甚者，加葶苈子 10g，桑白皮 15g，以泄肺除壅。本组方药寒凉，易伤脾胃，必要时可酌加健脾和胃之品，如陈皮、白术等。

【心悟】 洪大师认为，影响肺脓肿疗效的主要原因是排脓不畅，所以有脓必排是治疗本病的重要原则。排脓方法有三：

一为透脓，用于脓毒壅盛，而排脓不畅者。洪大师在辨证用药的前提下，常重用穿山甲 15～30g，皂角刺 15g，金荞麦根 30～50g，桔梗 15～30g，以加大穿透排脓的力度。

二为清脓，即清除脓液之意，是本病排脓的常规治法，目的是加速脓液的清除，以缩短疗程，促进愈合。常用清脓药如薏苡仁 30g，冬瓜子 30g，桔梗 30g，浙贝母 15g，瓜蒌皮 15g，桃仁 10g 等，以清除脓液。

三为托脓，溃脓期，如气虚而无力排脓者可配合托脓法。常用托脓药如生黄芪 30g，党参 30g，或太子参 30g，棉花根 30g，以益气托脓。但在毒盛正不虚的情况下，不可施用托脓法，否则不但无益反使病势加剧，而犯"实实"之戒。

参考文献

陈建建，熊卫标. 洪广祥教授治疗肺痈经验 [J]. 广西中医药，2000（6）：28-31

第十一节　肺　癌

扶正抑癌汤（孙光荣）

【组成】生晒参 12g，生黄芪 12g，丹参 10g，全瓜蒌 15g，生薏苡仁 30g，炒芡实 30g，白花蛇舌草 15g，半枝莲 15g，猫爪草 15g，葶苈子 10g，制鳖甲（先煎）15g，珍珠母（先煎）15g，炙紫菀 10g，化橘红 16g，车前子（布包）5g，生甘草 5g。

【用法】水煎服。

【功效】利水除湿，散结化瘀。

【主治】肺癌伴胸腔积液。

【心悟】肺癌且伴有胸腔积液者，气滞、血瘀、痰凝、毒聚而伤肺也。故以生晒参、生黄芪、丹参之益气活血为其君；以全瓜蒌之清热涤痰、宽胸散结及白花蛇舌草、半枝莲、猫爪草、炒芡实之清热解毒、散结消痈、利水除湿为其臣；以制鳖甲、珍珠母、葶苈子滋阴潜阳、软坚散结、行水除满为其佐；以炙紫菀、化橘红、生甘草止咳化痰、健脾和中为其使。诸药合用，扶正固本、祛邪抑癌，以期收效。

自拟肺癌方（刘志明）

【组成】生黄芪 18g，当归 9g，太子参 12g，北沙参 12g，白芍 9g，苇茎 24g，半夏 9g，枳壳 9g，黄芩 9g，白花蛇舌草 21g，全瓜蒌 15g，柴胡 9g，云茯苓 12g，川贝母 6g，甘草 6g。

【用法】水煎服。另制乳香 30g，没药面 30g，每日 2g，分 2 次服。

【功效】益气养阴，清肺化痰。

【主治】肺癌气阴两虚，虚实夹杂，肺失肃降所致的形体消瘦，精神萎靡，面色晦暗，语声低弱，舌质淡，苔薄白微黄，脉沉细无力。

【心悟】全方以补气健脾、养阴清热为主，方中生黄芪、太子参、北沙参补气健脾，当归、白芍养阴，苇茎、川贝母清肺热，白花蛇舌草、云茯苓清热解毒。诸药合用益气养阴、清肺化痰。

参考文献

[1] 李彦知. 中和医派孙光荣教授典型验案赏析 [J]. 中国中医药现代远程教育，2012，10(10)：98-100

[2] 苏礼. 古今专科专病医案：肿瘤 [M]. 西安：陕西科学技术出版社，2001：26

第十二节　硅沉着病

止咳化矽糖浆（朱良春）

【组成】党参 9～30g，北沙参 4.5～9g，百合 6～12g，白及 3～10g，首乌藤 9～15g，金荞麦 15～45g，白花蛇舌草 15～60g，金钱草 15～60g，合欢皮 6～12g，石韦 6～12g，甘草 1.5～9g。

【用法】水煎服。

【功效】清热解毒，化痰止咳。

【主治】硅沉着病，症见咳呛，胸闷，气短，痰中带血，胸部刺痛。

【心悟】中医虽无硅沉着病之名，但在唐代就有"石瘝""石工肺瘝"之病名，宋代孔平仲《孔氏谈苑》更有"贾谷山采石人，末石伤肺，肺焦多死"的记载，明确指出硅沉着病的发生与职业和粉尘伤肺有关，并指出了它的慢性病程和严重预后。硅沉着病的病机，一是正虚，二是邪实。故在治疗上宜乎攻补兼顾，扶正以固本，祛邪而攻病。

党参，《本草正义》说它"力能补脾养胃，润肺生津，健运中气"，《本草从新》谓其"补中益气，和脾胃，治烦渴"，所以对于气虚不足，倦怠之力，气急喘促，脾虚食少等症有效。北沙参，《本草从新》谓其"专补肺阴，清肺火，治久咳肺瘝"，是治肺虚热咳的要药。百合，《本草纲目拾遗》说它"清痰火，补虚损"，用于肺燥、肺热之虚损久咳最合。白及，《滇南本草》称其"治痨伤肺气，补肺虚，止咳嗽，消肺瘝咳血，收敛肺气"，

《中国植物图鉴》则明确指出它善治硅沉着病。首乌藤，《本草从新》谓其"补中气，行经络，通血脉，治劳伤"，它与上述诸药相合，能增强补虚强壮作用，有利于功能之恢复。白花蛇舌草，《泉州本草》说它能"清热散瘀，消痈解毒，又能清肺火，泄肺热，治肺热喘促，咳逆胸闷"。据报道，它能刺激机体网状内皮系统和嗜银物质，可以提高机体免疫功能，对于硅沉着病肺热喘咳颇合。金钱草，《植物名实图考》说它能"治吐血，下血"，《中国植物图鉴》谓其"可作强壮剂，治慢性肺炎"。它实具有清热解毒，镇咳止血，活血化石之功，对消除肺中硅尘也有帮助。合欢皮，《本草纲目》说它能"活血、消肿、止痛"，《动植物民间药》称其可"治咳嗽"，具有强壮、兴奋、镇痛、安神、止咳及利尿等作用。石韦，《本草从新》载其"清肺气以滋化源，通膀胱而利水道"。由于本品有清肺泄热，止咳定喘，利水排石之功，因此亦可借用于排出肺中之硅尘。甘草能协和诸药而提高疗效。综合上述可知，每味中药都是多功能的，而集中多种中药于一方，可以协同而产生新的效能，提高治疗效果。硅沉着病患者正气亏虚，抵抗力较低，据统计有 1/3 至 1/2 的硅沉着病患者合并肺结核。本方还对结核分枝杆菌有抑制作用，并有收敛止血、消肿生肌之功。因此，它对肺尘埃沉着病、肺结核等均有效。

参考文献

朱良春."止咳化矽糖浆"配合"抗矽 14"治疗矽肺的疗效观察 [J]. 江苏中医杂志，1981(5)：22-23

第十三节 咯 血

何氏自拟咯血方（何任）

【组成】玄参 12g，麦冬 15g，旋覆花（包）12g，赭石 12g，仙鹤草 30g，茜草炭 12g，炙百部 20g，浮海石 12g，蛤粉炒阿胶 12g。

【用法】水煎服。

【功效】标本兼治，润肺清热，降逆止血。

【主治】支气管扩张、肺结核、肺癌等病证出现的属于肺阴不足，内热偏盛型的咳血、咯血。症见咳血（多由咳甚引发），纯血鲜红，或痰中带血，或反复咳血，干咳少痰，胸闷，舌质红少苔或苔薄黄，脉细数或滑数。

【加减】若咳血较多者，可加藕节、白茅根；若肺阴虚明显者，可加西洋参、生地黄、鲜石斛；病程日久，肺胃阴虚者，可加七味都气丸；胸闷痰多者，加浙贝母、瓜蒌皮、苦杏仁、桑白皮；若内热较盛者，加黄芩、知母、牡丹皮；若痰中脓血相兼者，加鱼腥草、薏苡仁；若鼻咽癌、肺癌患者，可加七叶一枝花、蒲公英；若肺结核低热、盗汗者，加野百合、糯稻根。若属风寒袭肺者，可用金沸草散加减；风热犯肺可用银翘散合苇茎汤；肝火犯肺可用泻白散合黛蛤散；气不摄血可用拯阳理劳汤加减。

【心悟】本方适用于肺阴亏虚、内热偏盛之咳血，方中玄参、麦冬、阿胶润肺清热，待阴液充足，虚火得制，咳血自止。用蛤粉炒阿胶，乃取化痰止咳止血之用。仙鹤草苦凉，为收敛止血之佳品，可用于各种出血。《本草纲目拾遗》曰："消宿食，散中满，下气，疗吐血各病。"茜草炭凉血止血，兼能行瘀，有止血而不留瘀之功，两草合用，凉血止血，为治咳血之要药。咳血由咳逆而出，故顺气降逆、化痰止咳乃是治咳血的重要环节。旋覆花消痰降气；赭石善镇逆气，兼能止血；炙百部化痰止咳。尤其值得一提的是浮海石一味，《本草备要》曰："入肺清其上源，止渴止嗽，通淋软坚，除上焦痰热，消瘿瘤结核。"四药合用化痰降逆止咳，能防止咳逆引动咳血。全方九味，合而用之，有润肺清热、消痰降逆、凉血止血之功，既针对病本以润肺清热，又面对病标以降逆止血，标本兼治，对肺阴亏虚、内热偏盛之咳血，方药与证候丝丝入扣。

使用本方还应注意以下几点：①咳血一般以内热炽盛、迫血妄行为多。本方主要适用于肺阴亏虚，内热偏盛之咳血。②咳血乃血随气逆，故降逆化痰止咳乃为治咳血重要一着，并且注意慎用升举之品。再者，肺为娇脏，喜润恶燥，咳血之时，切不可滥投温燥之品，半夏、桂枝亦当慎用，可适当加瓜蒌皮、橘络等润肺宁络之品。③治疗咳血期间，一般应尽量避免服辛辣炙煿及生痰动火之品，如生姜、大蒜、辣椒、龙眼肉等。吸烟及饮酒均不利于咳血治疗，应当戒除。

参考文献

何若苹，金国樑. 何任教授治疗咳血临床经验举隅［J］. 浙江中医学院学报，
　　1993，17(4)：31

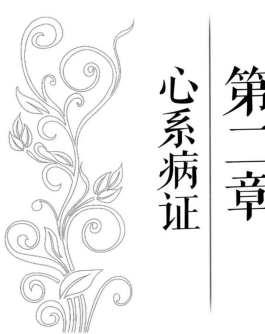

第二章

心系病证

第一节　高血压

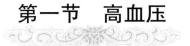

石决牡蛎汤（邓铁涛）

【组成】石决明（先煎）30g，生牡蛎（先煎）30g，白芍15g，牛膝15g，钩藤（后下）12g，莲子心3g，莲须10g。

【用法】水煎服。

【功效】平肝潜阳。

【主治】肝阳上亢之高血压病。症见头痛，头晕，易怒，夜睡不宁，口苦或干，舌边尖红（或如常），苔白或黄，脉弦有力者。

【加减】苔黄、脉数有力者加黄芩；兼阳明实热便秘者加大黄；苔厚腻者去莲须，加茯苓、泽泻；头痛甚者加菊花或龙胆；头晕甚者加天麻；失眠者加首乌藤或酸枣仁。

【心悟】此型多见于高血压病早期。此方用介类之石决明、生牡蛎以平肝潜阳为主药，钩藤、白芍平肝熄风为辅药，莲子心清心平肝，莲须益肾固精为佐，牛膝引药下行为使药。

莲椹汤（邓铁涛）

【组成】莲须10g，桑椹子12g，女贞子12g，墨旱莲12g，淮山药30g，龟甲（先煎）30g，牛膝15g。

【用法】水煎服。

【功效】滋肾养肝。

【主治】肝肾阴虚之高血压病。症见眩晕，精神不振，记忆力减退，耳鸣，失眠，心悸，腰膝无力或盗汗，舌质红嫩，苔少，脉弦细或细数者。

【加减】气虚者加太子参；舌光无苔者加麦冬、生地黄；失眠者加酸枣仁、柏子仁；血虚者加何首乌、黄精。

【心悟】本型常见于久患高血压病者。本病常因肝阳过亢不已而致伤阴伤肾所致。此方以莲须、桑椹子、女贞子、墨旱莲滋养肝肾为主药；淮山药、龟甲为辅药；牛膝为使药。

肝肾双补汤（邓铁涛）

【组成】桑寄生30g，何首乌30g，玉米须30g，磁石（先煎）30g，生龙骨（先煎）30g，川芎10g，淫羊藿10g，杜仲10g。

【用法】水煎服。

【功效】双补肝肾，兼予潜阳。

【主治】阴阳两虚之高血压病。症见头晕，眼花，耳鸣，腰酸、腰痛，阳痿，遗精，夜尿，或自汗盗汗，舌淡嫩或嫩红，苔白厚或薄白，脉虚弦或紧，或沉细尺弱者。

【加减】气虚者加黄芪 30g；肾阳虚为主者，可用附桂十味汤（肉桂、熟附子、黄精、桑椹子、牡丹皮、云茯苓、泽泻、莲须、玉米须、牛膝）；肾阳虚甚兼浮肿者，用真武汤加杜仲、黄芪。

【心悟】本型属本虚标实，在高血压病中期多见。以桑寄生、何首乌、淫羊藿、玉米须、杜仲双补肝肾，予磁石、生龙骨以潜阳。

赭决九味汤（邓铁涛）

【组成】黄芪 30g，赭石（先煎）30g，决明子 30g，党参 15g，云茯苓 15g，白术 15g，法半夏 10g，陈皮 3g，甘草 3g。

【用法】水煎服。

【功效】益气祛痰。

【主治】气虚痰浊之高血压病。症见眩晕，头脑欠清醒，胸闷，食少，倦怠乏力，或恶心，吐痰，舌胖嫩，舌边齿印，苔白厚油浊，脉弦滑，或虚大而滑者。

【加减】兼肝肾阴虚者，加何首乌、桑椹子、女贞子；兼肾阳虚者加肉桂心、仙茅、淫羊藿；兼血瘀者加川芎、丹参、三七粉等。

【心悟】本型因阴损及阳，以致阴阳两虚。常见于高血压病后期。重用黄芪合六君子汤补气以除痰浊，配以赭石、决明子以降逆平肝。

浴足方（邓铁涛）

【组成】怀牛膝 30g，川芎 30g，天麻 10g，钩藤（后下）10g，夏枯草 10g，吴茱萸 10g，肉桂 10g。

【用法】上方加水 2000mL 煎煮，水沸后再煮 20 分钟，取汁温热（夏季 38℃～41℃，冬季 41℃～43℃），倒进恒温浴足盆内浴足 30 分钟，每日 2 次，浴足后卧床休息。

【功效】调整人体气血阴阳，使上亢之虚阳、上逆之气血下行，疏通经络气血，恢复阴平阳秘、气血调畅的生理状态。

【主治】脏腑气血阴阳平衡失调，肝肾阴虚，肝阳上亢，气血上逆，上实下虚导致的高血压病。

【心悟】邓大师认为高血压病治疗的关键在于从整体调节。方中怀牛膝、川芎、肉桂活血行气通脉，补益肝肾；配合吴茱萸、夏枯草疏肝解郁，引肝气下降，气降火亦降；天麻、钩藤清热熄风，平肝潜阳。全方合用，含滋水涵木、釜底抽薪之义。现代中药药理研究表明，邓大师浴足方中怀牛膝、川芎、天麻、钩藤、肉桂、吴茱萸、夏枯草均有降压作用，其中怀牛膝、川芎、吴茱萸还有利尿作用，钩藤有钙拮抗作用，肉桂有扩张外周血管、降低外周血管阻力的作用。

降压汤（任继学）

【组成】炮附子 15g，吴茱萸 15g，透骨草 15g，罗布麻 15g，茺蔚子 15g。

【用法】水煎泡足，上药水煎取汁 2500mL，晨泡 20 分钟，晚泡 30 分钟，每剂用 3 日。

【功效】引火下行。

【主治】高血压病。

【加减】阴虚阳亢证，加生地黄、玄参、生龟甲、生石决明、女贞子；风阳上冒证，加熟地黄、钩藤、生牡蛎、刺蒺藜、灵磁石、天麻、赤芍；痰瘀阻络证，加地龙、酒大黄、红花、炙天南星、丝瓜络、生蒲黄、川芎、苏木。

【心悟】"降压汤"浸泡两足，上病下取。方中炮附子"禀雄壮之质，有斩关夺将之气"（虞抟），性味辛热，走而不守，通行诸经，助行药势，"能引火下行"（《本草备要》），炮制后，"毒性尽去，且令下行"（《药性解》），故外治高血压病效果良好，且可避免内服产生的毒副作用，但需重用至 15g。吴茱萸辛热性上，味苦善降，"下气最速"（《本草便读》），研末醋调敷足心，可治疗口舌生疮，高血压病，"其性虽热，而能引热下行，盖亦从治之义"（《本草纲目》）。《理瀹骈文》指出"引热下行……皆宜用附子、吴茱萸等药敷足心"，故两者配伍，可引火归元，导龙入窟以安其位。透骨草辛散善行，苦温燥湿，功专祛风湿，舒筋活血，止痛解毒。效如其名，透骨草还可引药入骨，促进药物的透皮吸收。汪连仕《采药书》中记载："透骨草……大能软坚，取汁浸龟甲，能化为水，合金疮，入骨补髓。"可为其透骨行伤作用的佐证。"凡药中用透骨草少许，即能深入骨髓。"（《理瀹骈文》）其在方中作为佐使药，引药力透皮入骨，直达病所，但宜重用至 30g。罗布麻平肝降压，茺蔚子"清肝散热和血"（《本草经疏》），"重坠下降，故能平逆"（《本草正义》）。全方配伍，药力透皮入骨，走窜经络，引火下行，平肝降压，且外用避免了内服易导致伤脾败胃等副作用。

双降汤（朱良春）

【组成】水蛭（粉碎装胶囊吞服）0.5～5g，生黄芪30g，丹参30g，生山楂30g，豨莶草30g，广地龙10g，当归10g，赤芍10g，川芎10g，泽泻18g，甘草6g。

【用法】水煎服。

【功效】益气活血，逐瘀化痰，降压降黏，降脂通脉。

【主治】气虚、血瘀、痰浊兼夹之高血压患者伴高血脂者。

【心悟】气虚兼夹痰瘀是高血压病的重要病机之一，盖气虚则血运无力，血流不畅久而成瘀。气虚则运化无能，膏粱厚味变生痰浊，乃致气虚痰瘀互为因果。如脂浊黏附脉络血管，络道狭窄，遂成高血压，脂浊溶于营血遂成高血黏，故变生诸症。方中用水蛭、广地龙破血逐瘀为主药；合丹参、当归、赤芍、川芎活血通脉；生山楂、泽泻、豨莶草降脂泄浊之外还有去瘀降压之效；重用生黄芪补气降压，取其双相调节之妙，补气则血行畅达，补气则可免除破瘀伤正之弊。更要提及的是黄芪降压和升陷之理，此乃"双相作用"。临床研究证明，本方具有改善微循环、增加血流量、改变血液黏稠度、改善脂质代谢等作用，服后既可降压降黏，降脂通脉，防止心脑血栓梗阻，又能减肥轻身。

潜降汤（颜正华）

【组成】何首乌30g，枸杞子15g，白芍30g，磁石30g，珍珠母30g，酸枣仁20g，茯苓10～30g，远志10g，首乌藤30g，益母草15g，怀牛膝12～15g，木香10g。

【用法】水煎服。

【功效】滋养肝肾，潜降虚阳。

【主治】肝肾阴虚、虚阳上亢之高血压病。头晕眼花，或头晕痛，耳鸣耳聋，盗汗遗精，腰酸腿软，心悸失眠，面红目赤，舌红少苔，脉弦细数，或寸脉摇摇者。

【加减】眩晕重者，加白蒺藜、钩藤、天麻、石决明平肝潜阳；便干者，加黑芝麻润肠通便；虚风内动、四肢麻木者，加桑枝、桑寄生、豨莶草、红花、鸡血藤祛风活血通络。

【心悟】颜大师强调治疗这类患者，用药不可忽略安神。"心为五脏六腑之大主"，神安则脏安，脏安则诸病自已。本方名"潜降"者，不独潜降虚阳，亦指安定神志。而安神定志，并用酸枣仁、远志与茯苓三味。

滋阴潜阳汤（张琪）

【组成】赭石30g，珍珠母30g，白芍20g，钩藤20g，决明子20g，玄参20g，生地黄20g，玉竹20g，生牡蛎20g，怀牛膝15g，黄芩15g，菊花15g，甘草15g。

【用法】水煎服。

【功效】滋阴潜阳，平肝清热。

【主治】阴虚阳亢证之高血压合并冠心病。症见头晕眩或痛胀，目干涩耳鸣，肢麻或手足震颤，烦躁易怒，心痛，胸憋闷，舌红绛，苔薄燥，脉弦数或弦滑。

【心悟】阴虚阳亢证多见于心肝同病。肝郁化热，心阴亏耗，阴虚阳亢，化热生风，此型多见于高血压合并冠心病。方以生地黄、玄参、玉竹滋阴养阴；赭石、珍珠母、生牡蛎平肝潜阳，白芍、黄芩、决明子平肝泄热；钩藤、菊花清头目熄风，怀牛膝引热下行。不少患者用降压药后血压下降，但症状不除，或仅头昏胀减轻，而心悸不宁，五心烦热，胸痛不减。用此方热除，胸痛减，诸症消除，血压亦随之下降。

清眩调压方颗粒剂（陈可冀）

【组成】苦丁茶30g，天麻30g，钩藤30g，黄芩10g，川牛膝10g，杜仲10g，首乌藤30g，生地黄30g，桑叶15g，菊花15g。

【用法】冲服。

【功效】清肝热，平肝阳，补益肝肾。

【主治】临床具有潮热汗出，感觉异常，失眠，易激动，抑郁，眩晕，头痛，疲乏，心悸，皮肤蚁走感，及泌尿系症状和骨关节肌肉痛中一种以上的绝经期女性高血压病患者。

【心悟】清眩调压方以苦丁茶散肝风、清头目、活血脉；天麻、钩藤平肝潜阳熄风为主；辅以杜仲补益肝肾；首乌藤搜风通络、养心安神；黄芩、桑叶、菊花清肝热、平肝阳；佐以川牛膝祛瘀通络，引血下行以折其阳亢；生地黄清热养阴以滋肾水。诸药合用，共奏益肝肾、清肝热、平肝阳之功。现代药理学研究表明，上述诸药其有效成分多有不同程度的扩血管、降压及抗炎作用。苦丁茶是我国南方的常用中草药，具有清热解毒、生津止渴、活血脉、提神醒脑等功效，其有效成分苦丁茶总皂苷有扩血管作用，可对抗去甲肾上腺素所致的血管收缩。天麻的有效成分之一天麻素已被证明有镇痛、镇静及增加脑血流量，减少脑血流阻力的作用；钩藤可通过直接或间接抑制血管运动中枢而引致周围血管扩张；杜仲可作用于血管平滑肌，使外周血管扩张，降低外周阻力；其中清热解毒类中药通过降血脂、拮抗内皮素、抑制平滑肌细胞增殖和抑制血小板聚集达到消炎的目的，因而具有防治动脉粥样硬化的功效。

长生降压液（陈可冀）

【组成】杜仲 10～15g，枸杞子 6～12g，牛膝 6～15g，生地黄 10～15g，五加皮 4.5～9g，白芍 5～15g，菊花 5～9g，肉苁蓉 5～15g。

【用法】水煎服，每次 10mL，每日 2 次。

【功效】滋补肾阴，温肾阳，益肾气。

【主治】肾虚者见腰膝酸软，手足心热，夜尿频多，健忘，遗精，盗汗，口干，多梦，舌红少苔，脉细数且合并高血压病患者。

【心悟】方中杜仲、肉苁蓉、牛膝补肾阳，枸杞子、白芍滋养肾阴，五加皮益肾气，生地黄、菊花清虚热。

参考文献

[1] 黄桂宝，陈笑银，张立军，等.邓铁涛浴足方治疗高血压病60例临床观察[J].辽宁中医杂志，2007，35(7)：1041–1042

[2] 任喜尧，吴强.任继学教授"降压汤"解[J].陕西中医药，2005，26（11）：1240–1241

[3] 邱志济，朱建平，马璇卿.朱良春治疗高血压病用药经验特色选析：著名老中医学家朱良春临床经验（28）[J].辽宁中医杂志，2002，4(29)：194–195

[4] 高承琪.颜正华辨治眩晕经验[J].北京中医药，2009，9(28)：669–670

[5] 马小青.张琪辨证治疗心系疾病的经验[J].陕西中医，2005，26(2)：144–146

[6] 陶丽丽，马晓昌，陈可冀.清眩调压方治疗更年期女性高血压病的临床研究[J].中国中西医结合杂志，2009，29（08）：680–684

[7] 文泉，高普，谢雁鸣，等.长生降压液对老年肾虚证高血压病的影响[J].中国中西医结合杂志，1995（09）：532–535

第二节　冠心病

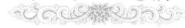

冠心病一号方（邓铁涛）

【组成】党参（或太子参）18g，丹参 18g，竹茹 10g，法半夏 10g，橘红 10g，云茯苓 15g，枳壳 6g，甘草 5g。

【用法】水煎服。

【功效】益气祛痰，以通心阳。

【主治】冠心病证属气虚痰阻者。

【加减】气阴两虚者合用生脉散；血瘀胸痛甚者加三七末、豨莶草或失笑散；气虚甚者合用四君子汤或重用黄芪；血压高加决明子、赭石、钩藤、牛膝；血脂高加山楂、布渣叶、决明子、何首乌。

【心悟】党参（或太子参）益气，竹茹、法半夏、橘红、云茯苓等祛痰以通心阳，丹参活血通络。

邓氏冠心胶囊（邓铁涛）

【组成】党参15g，五爪龙15～30g，白术9g，法半夏9g，川芎9g，竹茹9g，枳壳9g，云茯苓12g，橘红5g，三七5g，甘草5g。

【用法】口服。

【功效】健脾化痰，活血化瘀。

【主治】冠心病证属脾虚痰瘀阻滞者。

【加减】若瘀血明显，胸闷痛频作，舌紫暗、舌下脉络迂曲怒张者，合用邓大师家传"五灵止痛散"（蒲黄2份，五灵脂2份，冰片1份）1.5～3g冲服；若阳虚而心动过缓者，合用补中益气汤或黄芪桂枝五物汤加减；若阳气虚衰，四肢厥冷，脉微细或脉微欲绝者，选用独参汤、参附汤或四逆汤加人参（参用吉林参、高丽参或西洋参）。邓大师常以吉林参或高丽参，配合西洋参，根据阳气虚程度调整两种参的比例，并选加少量除痰和祛瘀药如三七、陈皮（一般1～3g），一同炖服。

【心悟】本方以四君子汤、温胆汤为主，加入五爪龙益气，三七和川芎活血。五爪龙即五指毛桃根，又名南芪，相比黄芪而言，补气力稍逊，但补不助火、不伤阴，大剂量应用亦较安全，更适于两广地区使用。三七活血则不峻，化瘀而不伤正；川芎宽胸活血，止痛较好。综观本方配伍，以益气健脾为主，其次化痰、活血，体现了邓大师论治冠心病的学术思想。

冠心病介入术后方（邓铁涛）

【组成】三七10g，法半夏10g，红参（另炖后兑入）10g，苍术30g，枳壳6g，橘红6g。

【用法】水煎服。

【功效】益气除痰，祛瘀通络。

【主治】急性冠脉综合征介入术后证属气虚夹瘀或气虚夹痰夹瘀者。

【心悟】急性冠脉综合征（ACS）多属中医胸痹重症，标实明显，痰瘀互结，心脉痹阻。邓大师通过大量临证提出，冠脉介入术可以直达病变，开通闭塞之经络，可归属于中医"祛邪"治法，具有活血破瘀之功效。故冠心病冠脉介入术后以本虚为主，加之冠脉介入术的"破血"作用易耗伤正气，故本虚症状较前还可能加重。正气不足，邪必所凑，气血不能调和，瘀血、痰浊内生，再次瘀阻脉络，发为胸痛，其治疗以扶正为主、祛邪为辅。临床也发现ACS患者经冠脉介入后胸闷、胸痛症状可迅速、显著减轻甚至消除，但气短、疲倦、心悸、汗出等症状并没有随着患者胸痹的缓解而改善，从而影响患者生存质量。冠脉介入术后证候表现主要为气虚夹瘀或气虚夹痰夹瘀，这已为临床观察所证实。根据邓大师对ACS冠脉介入术后正虚突出的辨证认识，结合介入后多使用抗凝、强化抗血小板聚集的疗法（类似于中医活血、破血之功用），以益气化痰为主，辅以活血。

方中以红参为君大补元气、温通心阳以扶正；以法半夏、橘红、苍术为臣药，法半夏辛温性燥，为燥湿祛痰之要药，可杜生痰之源，橘红苦温芳香，芳香则醒脾行气，气化则痰消，燥湿可助法半夏祛痰，理气可使气顺痰消，苍术重用燥湿化痰；三七入肝经血分而善活血通脉止痛；枳壳轻用开胸行气，气行则痰瘀自行，又可防破气伤正。二者均起佐使之功。全方通、补同用，共奏益气除痰、祛瘀通络之功。

五灵止痛散（邓铁涛）

【组成】蒲黄30g，五灵脂30g，冰片15g。

【用法】每次1.5～3g，用温开水送服或舌上含服。

【功效】活血化瘀，通络止痛。

【主治】瘀血明显之冠心病心绞痛。症见胸闷痛频作，舌紫暗，舌下脉络迂曲怒张者。

【心悟】五灵止痛散即由失笑散（五灵脂、蒲黄）合冰片（梅片）组成。它是邓大师父亲邓梦觉所拟的止痛药散，用以治疗各种急性痛证，加之邓梦觉长期临床实践验证疗效确切。失笑散源出于宋代《太平惠民和剂局方》，失笑散性味平和，味数简单，五灵脂、蒲黄活血祛瘀，通利血脉止痛。古人谓用本方后，痛者每在不觉之中诸痛悉除，不禁欣然失笑，故名失笑散。近人对失笑散进行药理研究，证明对机体有明显的镇静止痛作用。失笑散中的单味药物，五灵脂能够缓解平滑肌痉挛，蒲黄可缩短凝血时间。所以，明代李时珍《本草纲目》上记载：五灵脂"主气血诸痛"，男女一切心腹、胁肋、少腹诸痛、疝痛、血痢、肠风、腹痛、身体血瘀刺痛；蒲黄"凉血活血，止心腹诸痛"。古人的临床经验与现代药理研究结果是一致的。前人用失笑散止痛，偏重于血瘀方面，而对气滞、邪闭所致的痛证似兼顾不够。不通则痛，痛则不通，这是中医认识痛证的高度理论概括，也是临床用药的理论依据。因此，如果在失笑散中再加入一种强有力的通利脉络、走窜气分的药物，其止痛效力会得到更大发挥。邓梦觉经过几十年的临床摸索，认为冰片（梅片更佳）最合适。冰片是凉开药，气味芳香走窜，有行气通络、辟秽开窍、清热止痛的作用，加入失笑散方中，相得益彰。然药方分量之比例，又几经研究加以调整，历时半个世纪方才定型。按定型后的分量配制的药散疗效肯定，嗣后该药交广州中药三厂采用新工艺研制成成品药投放市场。

益气养心汤（张琪）

【组成】黄芪30g，人参15～20g，甘草15g，川芎15g，当归15g，茯苓15g，麦冬15g，五味子15g，石菖蒲15g，远志15g，丹参15g，桂枝10g，三七末10g。

【用法】水煎服。

【功效】益气养心。

【主治】冠心病证属气虚者。症见气短乏力，怔忡，自汗，胸闷或疼痛（多为隐痛），活动后加重，舌淡，脉虚或沉弱。

【心悟】宗气积于胸中，游走息道，司呼吸，贯心脉，行气血的功能。宗气贯心脉，心血才能运行不息。反之，如气虚无力推动血液运行，则形成胸痹、心痛。方中人参、黄芪益气为主，川芎、当归、丹参养血行血，麦冬、五味子与人参为生脉饮，补心气养阴，桂枝、甘草助心阳，使阴阳相济。茯苓、石菖蒲、远志养心宁神，三七活血，合丹参、川芎行血通络，与补气养心之药配伍，可奏补中有通之功。

益气滋阴饮（张琪）

【组成】生地黄20g，玉竹20g，西洋参15g，麦冬15g，五味子15g，玄参15g，牡丹皮15g，丹参15g，川楝子10g。

【用法】水煎服。

【功效】益气滋阴，养营通络。

【主治】气阴两虚证，证属冠心病、心肌炎等。症见胸闷痛，气憋，心烦，手足心热，心悸烦热，口干，舌红少苔或暗红有薄苔，脉细数或弦数者。

【心悟】心气虚，心阴不足，气阴两虚。一方面无力推动营血之运行，另一方面又不能达到营养濡润之功能。除冠心病外，尤多见于心肌炎一类病。方中西洋参、麦冬、五味子、生地黄、玄参、玉竹益气滋阴，丹参、牡丹皮、川楝子行气活血通络，使补中有通，以补为主，以通为辅，取相辅相成之效。

重订加味瓜蒌薤白汤（张琪）

【组成】栝楼 20g，薤白 20g，桂枝 15g，半夏 15g，茯苓 15g，人参 15g，郁金 10g。

【用法】水煎服。

【功效】益气通阳宣痹。

【主治】气虚胸阳痹阻证之冠心病。症见胸前痛，或连后背，短气，舌体胖嫩，苔白腻，脉沉滑或短促者。

【心悟】胸中阳气充沛，如"离照当空"，阴得阳气之施化，则水津四布，灌溉周身，气血运行调达无阻。若胸中阳气不振，痰饮结聚，痹阻气机，影响气血之运行，心之脉络瘀阻，则产生冠心病一系列症状。方中瓜蒌开胸涤痰，薤白辛温散胸膈结气，二者并为主药，以开胸宣痹通阳；半夏、茯苓化痰，桂枝温通和营，郁金开郁理气。然本病例之根源为心气不足，故加人参补气养心，通补兼施，使痹开阳气通，疼痛缓解。

重订加味血府逐瘀汤（张琪）

【组成】当归 15g，生地黄 15g，桃仁 15g，红花 15g，枳壳 15g，赤芍 15g，川芎 15g，柴胡 15g，怀牛膝 15g，丹参 15g，牡丹皮 15g，桔梗 10g，甘草 10g。

【用法】水煎服。

【功效】活血化瘀，通络宣痹。

【主治】心血瘀阻证之冠心病。症见心悸胸闷，心前区憋闷或刺痛，痛引肩背，重则痛不可忍，唇甲青紫，舌暗红或有瘀斑，脉涩。

【心悟】心主血脉，血行不畅，日久则酿成心血瘀阻证，此因瘀血内阻，心脉气机不畅所致。本方活血化瘀，可调整心血运行，降低血液黏度，改善和促进血液循环，增加肺血流量和心肌供血，故用于肺心病心衰有良好疗效；也可用于脑动脉硬化、腔隙性脑梗死、高脂血症，临证见头昏健忘、心烦易怒等属气滞血瘀者。

重订加味温胆汤（张琪）

【组成】半夏 20g，茯苓 20g，陈皮 15g，甘草 15g，竹茹 15g，枳实

15g，石菖蒲 15g，苦杏仁 15g，生姜 15g，郁金 10g。

【用法】水煎服。

【功效】和胃化痰通络。

【主治】气滞痰湿阻络证之冠心病。症见恶心吐逆，心绞痛发作时气憋欲吐，伴有气上逆攻冲；舌体肿大，苔白腻；体质多肥胖、多痰，头晕，心悸等。

【加减】阴虚加石斛、五味子、麦冬滋养胃阴；阳虚加白术、肉桂健脾温中。冠心病此证型与胃病极易相混，误诊者较多，临证须详加诊察，必要时做心电图等检查排除心绞痛，以免误诊误治。

【心悟】本方的特点是心胃同治。以温胆汤和胃化痰，降逆和中；郁金、石菖蒲开郁通络，苦杏仁利肺降气，生姜温中。

归芎参芪麦味汤（李济仁）

【组成】当归 15g，川芎 10g，潞党参 15g，紫丹参 15g，五味子 10g，黄芪 20g，麦冬 12g。

【用法】水煎服。

【功效】益气温阳，滋阴活血。

【主治】心脾肾亏损，瘀血痰浊之冠心病心绞痛。

【加减】气虚、阳虚者，症见心悸心慌，心中惕惕而动，阵发性气喘，体乏无力，畏寒胸闷，气短自汗，舌淡或有瘀点，苔薄白，脉细弱或虚大无力，其气虚甚者，加大黄芪用量，潞党参易为红参，其阳虚征象明显者，则加肉桂、附子；气滞者，症见胸痛走窜或刺痛，胸胁满闷，气短，每因情绪波动而增减，纳食少，喜太息，舌暗苔薄，脉多弦，加金铃子散、广郁金、枳实调治；痰凝者，症见胸中痞塞闷痛，心悸气少，虚里脉动应衣或动乱不定，喘咳频作，痰呈粉红色泡沫状，呼吸急促，不得平卧，舌淡苔厚腻，脉滑，以基本方合瓜蒌薤白汤加枳实调治；肝肾阴虚者，症见眩晕，心悸而烦，惊惕不安，失眠怔忡，心中灼热似饥，肢麻，口干面赤，舌质绛，苔少或无，脉细数或结代，早、晚分服柏子养心丸，伴高血压者酌加何首乌、白芍、干地龙调治；瘀血阻滞者，症见胸痛如针刺，痛有定处或牵引肩背，拒按，夜痛甚，心悸气短呈阵发性，舌质紫暗，脉沉涩，当活血祛瘀，通络止痛，以基本方加失笑散及红花、甘松，若见结代脉则加苦参、甘松调治。

【心悟】冠心病属中医学"胸痹""心痹""真心痛"等范畴。其病机多为本虚标实，虚实夹杂。其本为心脾肾亏损，其标为瘀血痰浊。对各型冠心病，李大师均以自拟"归芎参芪麦味汤"加减施治。方中当归专擅补血，又能行血，养血中实寓活血之力，与川芎配伍，益增活血祛瘀，养血和血之功，故推为主药。潞党参、黄芪益气补中，实为治本求源之施，辅主药以共同扶正。紫丹参长于治瘀治血，麦冬养阴益肾，润肺清心，于冠心病确有佳效。又取五味子以益气生津，以改善血液循环。

益心汤（颜德馨）

【组成】党参15g，黄芪15g，川芎9g，丹参15g，赤芍9g，山楂30g，葛根9g，石菖蒲4.5g，降香3g，决明子30g，三七粉（冲）1.5g，血竭粉（冲）1.5g。

【用法】水煎服。

【功效】益气化瘀，升清降浊。

【主治】气虚血瘀之心绞痛、心肌梗死。

【加减】瘀阻心脉，胸痛剧烈，加失笑散4.5g，乳香4.5g，没药4.5g；胸部窒闷加枳壳4.5g，牛膝4.5g以调畅气机，开通胸阳；痰壅气滞，胸痛及背者，加瓜蒌15g，薤白9g以宣痹化饮；气虚及阳，面青唇紫，汗出肢冷者，加人参9g，附子6g以温阳通脉；气阴两虚，口干苔少者，加麦冬12g，玉竹12g，五味子5g或配生脉饮、天王补心丹，以益气养阴，复脉安神。

【心悟】颜大师认为，心绞痛、心肌梗死以心脏气阳亏损为本，气滞、血瘀阻于心脉为标。故若纯用温补之品，则气愈滞，血愈虚；单用活血化瘀，则气愈耗，血愈亏，此病实为虚不能补，瘀不受攻。颜大师遵循王清任"气通血活，何患不除"之说，强调血气以通为用。心绞痛、心肌梗死反复发作损伤心气，瘀阻心脉，一味补益，胸闷心痛难除；一味逐瘀，正气更见耗伤，必把握补泻分寸。故方中党参、黄芪益气；川芎、丹参化瘀。上下兼顾是指升清阳与降浊阴药物配伍使用的升清降浊之法。此病气滞血瘀阻于心脉，导致气机升降失常，又进一步加重或诱发心系疾病。用药遵气血论治，又能降泄亢盛之阳。或常用药对葛根、石菖蒲、决明子配伍，其中葛根升发清阳，宣通胸痹；决明子微寒，既可制升阳药的辛燥之性，又可清热凉血泄浊，葛根与决明子升降相配，疏通上下气机，加强运化，则无壅碍；石菖蒲开窍通络，引诸药入血，能宣畅气血，定神益智。或以降香与决明子相配，降泄浊气，使气机升降有序，从而"清阳出上窍，浊阴出下窍"，心有所养，腠理固密，湿浊渗泄，下窍通利，脏腑调和。故方中葛根、石菖蒲、降香、决明子升清降浊。三七粉、血竭粉化瘀力强而无伤正之虞。

温阳活血方（颜德馨）

【组成】 熟附子 5g，当归 9g，赤芍 15g，生蒲黄 9g。

【用法】 水煎服。

【功效】 温补心阳，活血开窍，防治冠脉介入术后再狭窄。

【主治】 冠脉介入术后阳虚血瘀证者。

【心悟】 冠脉介入术后患者，中医证型分布的流行病学调查显示，阳虚血瘀证在冠脉介入术后患者中占有近三分之一的比例。方中以辛温大热之熟附子为君，助阳生火，大补心阳，其性善走，又能疏通心脉，有一举两得之功；配以生蒲黄活血化瘀，芳香开窍；佐使当归、赤芍养血和营。

痰痹验方（任继学）

【组成】 生槐花 50g，葛根 25g，瓜蒌皮 25g，胆南星 10g，桂枝 10g，橘络 10g，旋覆花 15g，山楂 15g，厚朴花 15g，半夏 15g，郁金 30g。

【用法】 水煎服。

【功效】 温阳涤痰。

【主治】 痰浊痹阻胸阳之冠心病，亦称痰痹。症见胸闷如窒，胀痛彻背，如物之塞，时缓时急，心悸、痰黏气短，肢体沉重，恶心头晕，舌体肥胖有齿痕，质淡或舌裂，苔白腻或薄白，脉多弦滑或沉滑者。

【心悟】 桂枝、瓜蒌皮、胆南星、葛根、半夏以温阳涤痰，旋覆花、厚朴花、郁金、山楂、生槐花理气活血，橘络活络止痛。

理气化瘀验方（任继学）

【组成】 生蒲黄 15g，五灵脂 15g，延胡索 15g，川楝子 15g，川芎 15g，青皮 15g，鹿衔草 15g，生槐花 50g，葛根 25g，生山楂 25g，沉香 10g，三七粉（冲）10g。

【用法】 水煎服。

【功效】 理气化瘀，导滞止痛。

【主治】 气滞血瘀之冠心病。症见心区痞闷刺痛，心悸气促，左肩胛及臂内酸麻而痛，可伴有夜间呼吸气促，胸闷加重，口唇爪甲青暗，舌红，边有瘀斑，苔少或淡灰而腻，脉多沉涩，或结、促、代，或雀啄之象者。

【心悟】 延胡索、川楝子、青皮理气导滞，生槐花、生蒲黄、五灵脂、三七粉、川芎、生山楂化瘀止痛。

养阴降复汤（任继学）

【组成】 生地黄 15g，旋覆花 15g，降香 15g，合欢 15g，枸杞子

15g，生白芍 15g，当归 15g，沙参 15g，麦冬 15g，郁金 30g，生槐花 50g，葛根 25g，三七粉（冲）10g。

【用法】水煎服。

【功效】滋阴补血，活络止痛。

【主治】阴血虚之冠心病。症见头晕，心区烦闷，绵绵作痛，热极而痛，失眠多梦，二目视物不清，腰酸肢软，口燥咽干，手足心热，善怒，舌深红、少苔，脉多细数或代、促者。

【心悟】生地黄、沙参、麦冬、枸杞子、生白芍、当归等滋阴补血，旋覆花、降香、合欢、郁金、生槐花、三七粉等活络止痛。

温阳通络饮（任继学）

【组成】鹿胶 15g，淡菜 15g，降香 15g，川芎 15g，桂枝 15g，炮附子 15g，白胶香 15g，生槐花 50g，葛根 25g，枸杞子 25g，细辛 2.5g，三七粉（冲）10g。

【用法】水煎服。

【功效】补阳益气，活络止痛。

【主治】阳气虚之冠心病。症见心悸气短、自汗，心区闷痛，动则痛益甚，畏寒肢冷，舌淡苔白，脉多沉细而迟或结代者。

【心悟】鹿胶、桂枝、炮附子、细辛等补阳益气，川芎、生槐花、三七粉等活络止痛。

益气活血通络方（郭子光）

【组成】黄芪 30～50g，制何首乌 20～30g，川芎 15～20g，丹参 20～30g，葛根 20～30g。

【用法】水煎服。

【功效】益气活血通络。

【主治】气虚血瘀，心脉痹阻不通而发的心绞痛。

【加减】若兼阳虚者，加桂枝、良姜，甚则附片以温通心阳；兼阴虚者，酌加牡丹皮、麦冬、生地黄之类；夹痰湿气郁者，酌加全瓜蒌、薤白、法半夏、郁金、香橼、枳壳之类；若疼痛较剧或以刺痛为主者，是血瘀重，酌加三七粉、延胡索、桃仁、红花、蒲黄、五灵脂之类以加重活血化瘀力量，临时缓解绞痛可用速效救心丸、麝香保心丸、复方丹参滴丸之类。若腑气不通，大便秘结，务必使大便通畅，腑气通行则血脉畅利，酌加瓜蒌仁、决明子、鸡血藤等以润肠通便。有心绞痛反复发作，经久不愈者，或一般活血化瘀药治疗不效者，此为气血久不行，瘀血入络，当配合应用虫类通络药物，如全蝎、蜈蚣、僵蚕、水蛭等以搜剔络脉，或用通心络、活血通脉胶囊等含有虫类药物的中成药。

【心悟】郭大师通过大量的临床观察认为气虚血瘀，虚实夹杂是本病的基本病机。心主血，若气虚运血无力，血行瘀滞，心脉痹阻不通，遂发生心绞痛。患者常常有心累、气短，稍活动则心悸、气急、自汗，甚则诱发心绞痛等气虚见症，以及胸痛而有定处，舌紫暗或有瘀点，血液检查可见高凝状态和血黏度升高等血瘀表现。气虚和血瘀常合而为病，单纯的气虚或血瘀少见，多因气虚致运血无力，血行瘀滞而生血瘀，故治疗上主要以益气活血为法。方中以黄芪益气，"血为气母"故用制何首乌养血，旨在益气；川芎、丹参行血活血；葛根升散，性动，用之以减弱经络中阴血凝聚属静的性质，达到通经活血的目的。同时，郭大师认为冠心病心绞痛的发生、发展和预后受多种因素的影响，故应减少恣食肥甘，食逸少劳，烟酒嗜好，情绪激动，环境污染，社会压力等因素。

填精补血化瘀方（颜正华）

【组成】熟地黄 15g，制何首乌 15g，黄精 10g，枸杞子 10g，当归 10g，川芎 10g，丹参 10g，蜂蜜 20g。

【用法】水煎服。

【功效】补肾精，养心血，化瘀滞，通脉络。

【主治】冠心病之精血亏虚，瘀血阻络证者。

【加减】如兼食欲不振者，去熟地黄，加陈皮 10g，炒麦芽 10g；兼耳鸣者，加磁石 30g；兼腰痛者，加杜仲 10g，桑寄生 30g；兼盗汗者，加五味子 6g，浮小麦 30g；兼大便黏滞不爽者，加决明子 30g，全瓜蒌 30g；偏于阴虚火旺者，去熟地黄，加生地黄 15g，麦冬 15g；肝火偏旺，症见急躁易怒、目赤者，加龙胆草 6g，夏枯草 15g；头痛者，加白蒺藜 12g，蔓荆子 12g；眩晕者，加天麻 6～10g，钩藤 15g；失眠较重者，加炒酸枣仁 30g，生龙牡各 30g，首乌藤 30g。

【心悟】方中以甘温、走肝入肾、填精补血的熟地黄为君药，培固下元、生精填髓。《本草从新》称其可"滋肾水、填骨髓、利血脉、补益真阴"，用治一切精亏血少之证。制何首乌既可补肾精、益血气，又可止心痛，协助君药补肝肾、利血脉；黄精、枸杞子味甘、性平，前者气阴双补，入脾经补脾气而益脾阴，入肺经滋肺阴，入肾经填肾精。李时珍称之："补诸虚，止寒热，填精髓。"枸杞为填补下元精气、明目之要药，《新修本草》曰："补益精气，强盛阴道。"三药共助君药补肝肾、益精血，兼能通血脉，为臣药。当归味甘性温，入肝脾，补血活血而和血止痛，为治血虚血滞证之常用药物；川芎味辛性温，入肝胆心包络，具有辛散、温通之性，功可活血化瘀、行气止痛，疏通痹阻之心脉；丹参味苦微寒，入心肝血分，既可活血养血，通行脉滞，又可清心除烦，善疗瘀血通阻络、心腹刺痛。此三药共为佐药，既助君臣药养精血，又能活血通脉。蜂蜜甘平，安五脏而和百药，为诸药使。上述诸药和合而用，补精血而无滞邪之弊，行瘀血而无伤正之虞。共达填精养血，祛瘀止痛，上下同治，标本兼固之效。

从现代药理学角度分析，富含磷脂的何首乌具有促进机体脂质代谢、降低血脂，并阻止脂质向血管壁的渗透，降低动脉硬化指数，减少机体过氧化脂质的作用。同时还可降低血液黏稠度，改善微循环，增加冠脉血流量，从而发挥保护心肌、防治冠心病的作用。近年来何首乌已成为临床抗动脉粥样硬化的常用药物。黄精降低三酰甘油、低密度脂蛋白及胆固醇，增加冠脉血流量，抗实验性动脉粥样硬化。地黄醇提取物可增加动物心肌血流量，改善心肌血氧供给。枸杞子水提取物甜菜碱，可升高血及肝中磷脂水平，防止脂质在肝中沉积，抗脂肪肝，抗四氯化碳引起的肝损害，能增强机体免疫系统功能，促进骨髓造血干细胞增殖，提高造血功能。丹参具有增加冠脉血流量、抗凝血、促纤溶、抗血栓形成；降低血清总胆固醇水平，抑制动脉粥样硬化斑块形成等多方面效应。川芎、当归均可扩张冠脉、增加心肌血流、降低血脂和血液黏稠度，对实验性的动脉粥样硬化症有一定的防治作用。总之，方中药物相辅相成、相互协同，对防治冠心病有相得益彰之妙。

瓜蒌薤白加减方（颜正华）

【组成】全瓜蒌 20g，薤白 12g，丹参 20g，赤芍 15g，川芎 10g，红花 10g，降香 6g，佛手 6g。

【用法】水煎服。

【功效】理气活血，疏通心络。

【主治】冠心病之气滞血瘀，心络痹阻者。

【加减】临床若兼纳呆腹满者，则佐以陈皮、枳壳等理气和胃之品；若痛如针刺，舌暗有瘀斑，舌下青紫者，可酌情加入一些活血化瘀药，如郁金、姜黄等；若痰浊痹阻心络而致痞满胸闷者，可配伍开窍宽胸化痰之郁金、石菖蒲等；若心痛夹虚者，则应在活血化痰通络的基础上，加入补益心神，振奋心阳之品，如生黄芪、甘草、桂枝等；失眠较重者，加炒酸枣仁 30g，生龙牡各 30g，首乌藤 30g。

【心悟】瓜蒌薤白汤出自汉代医圣张仲景《金匮要略》，原文说："胸

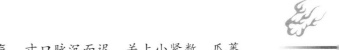

痹之病，喘息咳唾，胸背痛，短气，寸口脉沉而迟，关上小紧数，瓜蒌薤白白酒汤主之。"原方组成：瓜蒌实一枚（捣），薤白半升，白酒七升。方中瓜蒌苦寒滑利，豁痰利气，宽畅胸膈；薤白辛温，通阳散结以止痹痛；白酒通阳，可助药势，使痹阻得通，胸阳得宣，则诸症可解。

颜大师认为，胸痹系因心脉挛急或闭塞引起的膻中部位及左胸膺部疼痛为主症的一类病证。轻者仅感胸闷如室，呼吸欠畅；重者突然疼痛如刺、如灼、如绞，面色苍白，大汗淋漓，四肢不温。胸痹之病机可概括为"本虚标实"。所谓本虚即气虚、血虚、阴虚、阳虚；标实则为痰浊、血瘀、气滞、寒凝四个方面。瓜蒌薤白汤乃治疗胸痹之佳方，薤白温阳散结，行气导滞；瓜蒌清肺化痰，宽畅胸膈；两药合用有温阳化气，活血化痰，通络除痹之奇效，共为君药。丹参、赤芍、川芎、红花均为活血之品，助君药发挥化瘀之功，同为臣药。降香、佛手理气化瘀，以助君臣药之力，为佐使。

现代药理研究表明，瓜蒌薤白汤具有扩张冠状动脉、增加冠脉血流量、减慢心率、抑制血小板聚集等作用。

滋补汤（方和谦）

【组成】党参9g，白术9g，茯苓9g，甘草5g，熟地黄9g，白芍9g，当归9g，官桂5g，陈皮9g，木香5g，大枣4个。

【用法】水煎服。

【功效】补气养血。

【主治】冠心病心绞痛之气血两虚证。亦可加减治疗"缺铁性贫血""营养不良性贫血"和糖尿病、糖尿病足以及干燥综合征、眼肌无力、肠易激惹综合征、坐骨神经痛等多种疑难杂症。

【加减】若冠心病心绞痛症见胸闷胸痛，气短乏力，心慌心悸，尤以活动明显加重，易汗，下肢浮肿，舌淡，脉虚细不齐，诊为心气大虚，血脉不畅者，加黄芪、丹参、麦冬、五味子；若"缺铁性贫血""营养不良性贫血"症见头晕心慌，气短乏力，纳少便溏，月经量多，面色淡，舌体胖，质淡，脉沉细无力，诊为脾胃虚弱不能上奉于心者，加黄芪、麦冬、炒谷芽；若糖尿病症见口干口渴，身倦乏力，腰酸腿软，心悸易汗，下肢浮肿，尿频，视物模糊，眩晕耳鸣，舌嫩少津，脉虚细，诊为肝肾两亏，气阴两伤者，加黄芪、麦冬、沙参、五味子。

【心悟】本方由四君子汤与四物汤加减化裁组成，为气血虚弱之证而设。方大师在此二方基础上去川芎，加官桂、陈皮、木香、大枣四味，使其既保留助阳补气养血和营之功，又加重了培补疏利之力，从而拓宽了补益剂的用途。"滋补汤"的组方特点是根据与气血化生有密切关系的脏腑功能而设。人体阴阳气血贵在调和、充盛。所谓"阴平阳秘，精神乃治"，气血冲和，百病不生。方大师自创"滋补汤"可以心、肝、脾、肾同治，补气与养血益精并举。其方配伍严谨，立法有度。其中心主血脉，依靠心气的推动，故用党参甘温益气以补心；当归辛甘温润助心血，茯苓、白术、甘草、大枣健脾益气以和中，培补后天之本；熟地黄、白芍滋阴补肾以填精，精血互生以涵肝木，木得血养而不枯，更助后天；佐入官桂、陈皮、木香，以调上、中、下三焦，纳气归元。全方既有气血双补之功，又有温纳疏利之力，补而不滞、滋而不腻，补气养血、调和阴阳，集宣肺、养心、健脾、和肝、补肾于一方。所用之药看似平常，实则配伍严谨，立法有度，专为虚证而设，不论临床表现如何，但见气血不足、五脏虚损之候，即可灵活加减应用，对恢复脏腑功能、改善临床症状确有奇效。

芳香化浊基本方（路志正）

【组成】藿香 10g，紫苏梗 10g，半夏 10g，瓜蒌 10g，石菖蒲 10g，竹茹 10g，丹参 12g，郁金 9g，旋覆花 6g，枳壳 6g，泽泻 6g。

【用法】水煎服。

【功效】芳香化浊，涤痰祛瘀。

【主治】痰湿瘀阻所导致的冠心病心绞痛。

【加减】阴阳两虚者，加生脉散，或加黄芪 15g，当归 10g；阴寒胜者，加制附子 10g，桂枝 10g；高血压阳亢者，加钩藤 10g，决明子 20g，白蒺藜 12g；下肢水肿者，加猪苓 12g，大腹皮 10g，大腹子 10g；大便干结者，加火麻仁 15g，川厚朴 10g，桃仁 10g，苦杏仁 10g；妇人伴肝郁者，加绿萼梅 12g，玫瑰花 10g。

【心悟】冠心病心绞痛以中老年多发，年愈半百，气血不足，阴阳失衡，痰瘀互结，心脉痹阻，致使本病发生。路大师提出此类患者治疗应以芳香化浊为主，涤痰祛瘀为辅，以达胃和心安。方中选用藿香、紫苏梗芳香化浊；半夏、瓜蒌开胸化痰；石菖蒲、竹茹和胃化痰；丹参、郁金理气活血；旋覆花、枳壳理气化浊；泽泻佐使利小便，使湿有出路。

肾心痛方（路志正）

【组成】淡附子（先煎）6g，淫羊藿 15g，肉苁蓉 10g，熟地黄（先煎）12g，紫丹参 15g，太子参 12g，白术 12g，茯苓 20g，芍药 12g，麦冬 10g，五味子 4g，生牡蛎（先煎）20g。

【用法】水煎服。

【功效】温肾阳，益心气。

【主治】肾阳虚衰所致的肾心痛。

【心悟】根据"命门者，精神之所舍，元气之所系也"和"生化之权皆由阳气……天之大宝，只此一丸红日，人之大宝，只此一息真阳"等理论，冠心病、心绞痛属疑难病之一，复发率高，治愈难。路大师治疗上不求速效，综合分析君火必须赖相火之温煦，始能离照当空，心君泰然。若命门火衰，则失于气化而不能上济于心，致阴盛阳微，气血滞涩，瘀而不通而为肾心痛之重症。明代赵献可对命门作了生动的譬喻："余有一譬焉，譬之元宵之鳌山走马灯……其中间惟是一火耳。火旺则动速，火微则动缓，火熄则寂然不动……躯壳未尝不存也。"以上形象地说明了十二官的功能活动都必须以肾间命门火为原动力，肾心痛的病位虽在心，其本在肾，治病必求于本。经温补命门之火，使周身气血得到调和，犹如走马灯一般活跃起来。方中取淡附子味辛大热，专走命门，以纯阳之味补先天命门真火；淫羊藿温补肾阳，共为君。熟地黄养血滋阴，以制附子之刚而济其勇；生脉饮合芍药以益心养阴为臣。此时不忘扶脾，以白术、茯苓益气健脾利湿，泄水寒之气为佐；生牡蛎宁心安神，敛阴潜阳为使，使顽症得愈。

张氏冠心病方（张镜人）

【组成】丹参9g，炒赤芍9g，生香附9～15g，广郁金15g，全瓜蒌15g，远志3g，炙甘草3g。

【用法】水煎服。

【功效】活血化瘀，行气化痰。

【主治】冠心病。

【加减】气虚加党参；脉结代加川桂枝；阴虚加生地黄；痰湿加半夏、陈皮；痰热加川贝母、竹茹；胸膺室闷甚加檀香、佛手；心前区痛甚加乳香、没药；刺痛或绞痛加红花、失笑散，甚者加服冠心苏合香丸，每次半粒至1粒，含化或温开水化服，每日2次；心悸加酸枣仁、茯苓、茶树根；血脂高属湿热瘀滞加茵陈、泽泻、生山楂；属肝肾阴虚加桑寄生、制何首乌；血压高加罗布麻叶、决明子、莲心等。

【心悟】张大师论治冠心病，常用药物不外乎宣痹（通阳），理气（开窍），活血，化瘀，益气，养阴，宁心安神，化痰，降血脂，降血压等10大类。常用瓜蒌宽胸散结，"瓜蒌能使人心气内洞"（内洞即舒畅之意），薤白滑利通阳，但其性温味辛苦，会刺激胃黏膜，溃疡病患者慎用。桂枝辛从甘化，温补心阳，遇痰热偏重或血压偏高患者应审慎。香附开郁散气，"生则上行胸膈"，治冠心病须以生香附为宜。延胡索行血中气滞，气中血滞，其镇痛功效显著。佛手片治"心下气痛"而不燥，气行则血亦行，以助活血化瘀之力，配合化痰之品，每能提高宣痹理气的疗效。活血药物能促进血行，一般都可以化瘀，如当归、川芎等，当归气味辛甘，既不虑其过散，复不虑其过缓，得其温中之润，阴中之阳，故能通心而生血，为血中之气药。化瘀药性又分两类，一类借助行气来化瘀，如乳香、没药等，适合心前区闷痛的病例，另一类借助活血化瘀，如赤芍、蒲黄等，适合心前区刺痛的病例。

冠心病方（刘志明）

【组成】瓜蒌 15g，薤白 12g，半夏 9g，泽泻 9g，枳壳 9g，太子参 9g，茯苓 12g，苦杏仁 9g，甘草 4.5g，三七粉 1g。

【用法】水煎服，三七粉冲服。

【功效】通阳化浊，调理气血。

【主治】心气失养，胸阳不振，痰浊内阻引起的冠心病。症见心悸气短，胸闷心痛，头晕，腰腿酸软，舌苔薄白腻，脉沉细弦等症。

【心悟】胸痹病机为本虚标实，本例本虚为心肾两虚，标实为痰浊内阻。刘大师认为，肾精不足则精不化气，气不行湿而致痰浊内蕴；心气不足则心神失养，心神亏虚而易为痰浊所扰。故取瓜蒌、薤白、半夏、茯苓、苦杏仁、甘草通阳化浊；增太子参、当归、何首乌、桑椹、桑寄生以填精益气，既能使精气化，助上药通阳化浊；又能益肾养心安神，以拒痰浊之上扰。辅以三七粉，善行瘀血而止痛。全方合用，意在标本兼治，所以临床上不但疗效显著，且亦巩固。

五子涤痰汤（李士懋）

【组成】葶苈子 9g，紫苏子 9g，白芥子 8g，炒莱菔子 10g，皂角子 6g。

【用法】水煎服。

【功效】清化痰浊。

【主治】冠心病。

【加减】因瘀血痹阻者，加桃仁、红花、生蒲黄、赤芍、丹参、泽兰；痹阻重疼痛甚者，加虫药通络，如蜈蚣、地龙、水蛭、炮穿山甲、炙鳖甲、炙全蝎等。

【心悟】方中葶苈子药理研究表明具有强心利尿作用，适用于冠心病并双下肢水肿的患者；紫苏子药理研究表明具有降压降脂作用，可以预防冠心病原发病因；白芥子具有降压作用；炒莱菔子降血脂；诸药合用对冠心病的原发病具有很好的治疗作用。

愈梗通瘀汤（陈可冀）

【组成】人参 10～15g，生黄芪 15g，全当归 10g，延胡索 10g，川芎 10g，广藿香 12～18g，佩兰 10～15g，陈皮 10g，半夏 10g，生大黄 6～10g。

【用法】水煎服。

【功效】益气活血，清瘀抗栓，利湿化浊。

【主治】急性心肌梗死（简称心梗）急性期及康复期应用，促进愈合，清瘀抗栓，改善心功能，改善生存质量，延长寿命。

【加减】低血压状态甚而休克阳脱者，可同时服用生脉四逆汤加肉桂；舌红口干、五心烦热者，可加石斛 30g，玄参 15g，麦冬 12g，沙参 10g，生地黄 10g；汗出较多者，可加山茱萸 12g，五味子 10g，生黄芪加至 30g；七情不畅、胸闷胁胀者，可以四逆散、柴胡疏肝散进退应用；心痛剧时，可喷服苏合香丸，或于方中加细辛 3～6g，三七粉（冲服）3g；大便不畅或干结者，可加桃仁泥 10g，火麻仁 10g，已通畅者，可改用番泻叶 10g 冲泡当茶饮；舌暗瘀血重者，可加莪术 10g，水蛭 1g，赤芍 12g；脉结代者，可与复脉汤或保元汤进退；心功能不全者，可温阳利水，加北五加皮 3～6g；卧不安者，可加酸枣仁 30g，首乌藤 30g。

【心悟】心梗实为心脉痹阻病证，属内科急症。临床常表现为气虚气滞，血瘀浊阻，或气阴两虚，气滞血瘀浊阻，证情复杂而险恶。通常应采用标本并治、通补兼施的治法，据此以选用扶正益气生肌、行气活血定痛、化瘀抗栓通脉及通腑化浊降逆的方药。

愈梗通瘀汤为治疗心梗之基本方剂。方中人参、生黄芪并用，扶正益气生肌。因心梗时心之气血骤然受阻，需有效应用益气行气、活血通瘀、抗栓生肌疗法，人参以用生晒参或红参为好，津液亏短者可用西洋参。薛立斋云人参为"气中血药"，帅气之力既强，血之运行当可改善。党参虽也可用，但陈大师经验以为党参平补和缓，似不能与生晒参等温补益气之效同日而语。张洁古称黄芪乃"疮家圣药"，《名医别录》亦谓可"逐五脏间恶血"，确具补气生肌之功。现代研究证明本方具有改善心肌细胞活力，改善心肌微循环，修复损伤心肌，缩小梗死面积的作用。

本方全当归、人参并用，调气养血活血，使气血各有所归，即所谓"归所当归"者。当归的有效成分阿魏酸钠更有改善红细胞变形性能力及清除超氧自由基的功用。徐灵胎《本经百种录》称当归为"补营之圣药"，根据"损其心者调其营卫"的理论，血虚当得补，血滞当能通。人参补血之力虽逊于当归，但通瘀之力强于后者，前者宜于偏热，后者宜于偏寒，而相配伍，可得通治。

延胡索、川芎并用，可增强理气定痛、化瘀抗栓通脉之功。延胡索苦辛，性温无毒，入肝经，兼入心包、肾、脾、肺四经。《雷公炮炙论》有"心痛欲死，速觅延胡索"之论，李时珍也有"妙不可言"之喻。川芎为气中血药，理气定痛而活血化瘀，抗血小板功能亢进尤好，延胡索得此，效用更彰。

心梗时由于气血骤阻，脾失健运，气机不畅，升降失司，湿浊上泛，苔腻脉滑，纳呆呕恶，大便干结。本方大黄之用，可以通瘀、化浊阻而推陈致新。或谓心梗已有虚象，不可"虚虚"。临床应用表明，盲瞽不明，则不见秋毫，张仲景于"五劳虚极羸瘦"用大黄䗪虫丸的范例足以佐证临床经验的科学合理性，盖胃气和顺则五脏也得以安和。藿香辛微温无毒，通常认为系清暑药，实际上醒脾和胃，辟恶止吐，四时皆可应用，《局方》论藿香正气散时就提出可治"四时不正之气"。佩兰苦辛温无毒，化湿浊而定痛。至于方中半夏之用，张仲景早有"呕加半夏"之古典医训；配以陈皮理气和中，治疗浊阻尤好，况且《本草纲目》对陈皮本有可治"途中心痛"之语。

愈梗通瘀汤是陈大师的多年经验效方。曾以本方为主治疗数以百计的急性心肌梗死患者，表明对于严重并发症者，用本方化裁即可控制病情而获康复。有严重并发症者，于常规中西医治疗中加用本方，较之不用本方者，病死率可降低7%～10%。若能早期用药，更可降低早期病死率。

参考文献

[1] 杨利. 邓铁涛教授治疗冠心病经验采菁 [J]. 湖北民族学院学报（医学版），2005(03)：35-37

[2] 李晓庆，王侠，吴焕林. 邓铁涛经验方治疗急性冠脉综合征冠脉介入后的临床研究 [J]. 中西医结合心脑血管病杂志，2009，7(7)：757-759

[3] 马小青. 张琪辨证治疗心系疾病的经验 [J]. 陕西中医，2005，26(2)：144-146

[4] 李济仁，李梢，李艳. 冠心病诊治经验 [J]. 中医杂志，1994，35(8)：465-466

[5] 陈丽娟，颜乾麟，颜新. 颜德馨心系疾病用药心法 [J]. 中医杂志，2014，55(24)：2081-2083

[6] 严夏，李际强. 颜德馨教授益气活血法治疗胸痹经验介绍 [J]. 新中医，2005(08)：7-8

[7] 严夏，李俊，王大伟. 益心汤调气和血治疗冠心病探析 [J]. 上海中医药杂志，

2006(10)：6-7

[8] 颜琼枝，颜乾麟.颜德馨教授对冠脉介入术后再狭窄的病机认识 [J]. 中国中医急症，
2010，19(01)：85-86

[9] 江望，张少波.郭子光教授"杂合以治"冠心病心绞痛 [J].河南中医，2006，26（7）：
27-28

[10] 颜正华.国医大师临床经验实录：国医大师颜正华 [M].北京：中国医药科技出版社，
2011：58，61

[11] 赵铁良.方和谦运用"滋补汤"临床经验介绍 [J].北京中医，1996(1)：3-4

[12] 权红.方和谦自拟"滋补汤"临床治验5则 [J].北京中医，2005，24（4）：206-
207

[13] 杜少华，张敏，赵艳萍.路志正老中医芳香化浊治疗心绞痛经验 [J].新疆中医药，
2003，21(2)：38

[14] 杨丽苏.路志正从肾论治心痛的经验 [J].安徽中医临床杂志，1998，10(5)：299-
300

[15] 张亚声.张镜人治疗冠心病的经验 [J].上海中医药杂志，1997，（12）：27-28

[16] 张昱，张问渠.老年病中医治疗学 [M].北京：科学技术文献出版社，2000：633-
634

[17] 徐江雁，王亮主.国家级名老中医冠心病验案良方 [M].郑州：中原农民出版社，
2010：53

[18] 李宝顺.名医名方录：第2辑 [M].北京：中国古籍出版社，1991：60-62

第三节　心律失常

益心汤（李辅仁）

【组成】党参20g，丹参20g，麦冬15g，五味子10g，龙眼肉10g，郁金10g，炒远志10g，石菖蒲10g，柏子仁10g，瓜蒌15g，薤白10g，葛根10g，生黄芪20g。

【用法】水煎服。

【功效】养心安神，化瘀通痹。

【主治】早搏，多发性早搏，心房颤动，冠心病属于气虚血瘀证者。

【加减】大便干燥者加肉苁蓉30g；心火偏旺者加炒栀子10g；口干者加玄参10g，石斛10g；多梦者加首乌藤30g；下肢浮肿者加泽泻20g。

【心悟】方中党参、丹参自拟为二参汤，益气活血化瘀。配生脉散生黄芪益气强心，调整改善气血不足并益元气以扶正；炒远志、石菖蒲为远志汤专治久心痛；配龙眼肉、柏子仁，奏健脾宁心启闭之功；葛芎配丹参共奏滋润筋脉，活血化瘀，行血止痛之效。

李大师认为临床治病中气血辨证尤为重要，气血运行周身，是一体脏腑经络生理活动的物质基础。气血的辨证是补充八纲之不足，以阴阳为总纲，表、里、寒、热、虚、实、气、血为八要。气血不调则百病丛生，男子调其气，女子调其血，气血为人之神也。治疗冠心病时，以调其气血为首要。血气行血脉之中，因心气虚泛，心血不足，气虚而血流缓慢无力运行，形成气虚血瘀，出现舌质暗或紫，脉象迟缓、迟涩或结。

养阴益心汤（李振华）

【组成】红参 6g，炙甘草 6g，麦冬 15g，丹参 15g，茯苓 15g，生地黄 12g，阿胶 10g，远志 10g，九节菖蒲 10g，桂枝 2～3g。

【用法】水煎服。

【功效】养阴益气，宁心安神。

【主治】室性期前收缩证属气阴亏虚者。症见心悸胸闷，气短乏力，心烦急躁，口燥咽干，失眠多梦，头晕或面色不华，舌质微红，少苔，脉结代。

【加减】气滞血瘀者，加郁金 10g，延胡索 10g，桃仁 10g，以理气活血；气虚甚者，加黄芪 30g，以益气补中；胸部闷痛者，加薤白 10g，檀香 10g，以理气宽胸。

【心悟】方中生地黄、麦冬、阿胶补心血，养心阴以充血脉；红参既可补养心阴，又能合茯苓、炙甘草健脾益气，以助气血生化之源；桂枝用法宜轻不宜重，目的在于通阳而非温阳，偶发早搏者用 2g，频发早搏者用 3g；丹参活血化瘀，养血安神；九节菖蒲、远志养心安神，通窍定悸诸药合用，使心之阴血充足，心气复而心阳通，心神得养而自安。

豁痰宁心汤（李振华）

【组成】党参 15g，茯苓 15g，炒酸枣仁 15g，白术 10g，橘红 10g，半夏 10g，九节菖蒲 10g，远志 10g，厚朴 10g，郁金 10g，砂仁 8g，枳壳 6g，桂枝 6g，薏苡仁 30g，甘草 3g。

【用法】水煎服。

【功效】健脾益气，豁痰定悸。

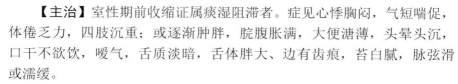

【主治】室性期前收缩证属痰湿阻滞者。症见心悸胸闷，气短喘促，体倦乏力，四肢沉重；或逐渐肿胖，脘腹胀满，大便溏薄，头晕头沉，口干不欲饮，嗳气，舌质淡暗，舌体胖大、边有齿痕，苔白腻，脉弦滑或濡缓。

【加减】气虚甚者，加黄芪30g，生山药30g，益气健脾；大便溏薄甚者，加煨肉豆蔻10g，苍术10g，以燥湿固涩；脘腹胀满者，加木香6g，大腹皮10g，以理气化湿，除满消胀；痰郁化热者，加黄连6g，胆南星10g，竹茹10g，以清热化痰；痰郁交阻者，加川贝母10g，瓜蒌10g，檀香10g，以宽胸理气；心悸明显者，加龙齿15g，琥珀3g，以镇心安神。

【心悟】方中党参、白术、茯苓益气健脾利湿；枳壳、厚朴、砂仁醒脾理气，燥湿化浊；橘红、半夏降逆豁痰；桂枝通阳利水，配白术、茯苓、薏苡仁以增强脾之运化功能；九节菖蒲、炒酸枣仁、郁金、远志化湿透窍，安神定悸。诸药合用，共奏健脾化湿、通阳宁心之效。

三圣饮子（李玉奇）

【组成】人参10g，苦参10g，川芎10g，丹参15g，淫羊藿15g，何首乌15g，附子5g，肉桂5g，生地黄20g，麦冬20g，甘草20g。

【用法】水煎服，1个月为1疗程。

【功效】养心益气，和血温阳。

【主治】阳气不足，瘀血痹阻之心房颤动。症多见自汗，气短心悸，烦躁不安，呼吸急迫，心区绞痛，疲倦无力，少寐，下眼睑肿，尿少便秘，伴血压偏高，面色青灰少华，舌质多绛，脉沉细而结代。

【加减】血压偏高并体胖者，人参改等量西洋参，附子减半，加决明子20g，山楂10g；伴有中风先兆，并血压偏高者，减附子，加天麻；习惯性便秘者，加黑芝麻20g，火麻仁10g；兼有气喘者，加沙参20g。

【心悟】人参、苦参、丹参同用，为治心病之三圣。人参益气，丹参通脉，古有记载。唯苦参用于心病并不多见，《证治准绳》载苦参丸治肺毒邪热，尚能补魄。《医宗金鉴》载苦参地黄丸治肠风下血，《金匮要略》载苦参汤治狐蜃……均未提及治心病。只是在《肘后备急方》中提及苦参合苦酒治中恶心痛。徐洄溪的《本草经百种录》论苦参以味为治，指出苦入心，寒除火，治心中之火。李大师受《肘后备急方》的启迪，从20世纪60年代起使用苦参为方治疗100例冠心病房颤，均收到显著效果。在长期实践中发现，苦参对心电图的改善具有特异性。

重订炙甘草汤加减方（张琪）

【组成】炙甘草 20g，生地黄 15g，西洋参 15g，麦冬 15g，阿胶 15g，桂枝 10g，干姜 10g，火麻仁 10g，大枣 5 枚。

【用法】清酒煎服，每日 2 次。

【功效】振奋心阳，滋养心阴。

【主治】阴阳两虚证之心律失常。症见气短心悸，自汗，精神萎靡，口干不欲饮，脉弱或结代。

【加减】阴虚血瘀加玉竹、丹参；气虚加黄芪；阴虚明显重用生地黄、麦冬、阿胶，加玄参、玉竹；阳虚明显重用干姜、桂枝，或加附子温肾助心阳；有瘀血加丹参活血通络。

【心悟】心阳不振，鼓动无力；心阴亏虚，濡润营养失职，形成阴阳两虚。多见于冠心病、心肌炎、心律失常等。该方以炙甘草为主，调中益气；西洋参、桂枝、干姜、清酒益气助心阳以通脉络，生地黄、麦冬、阿胶滋养心之阴液，使阴阳互根；且桂枝、干姜、大枣调和营卫，清酒通利脉道，配伍精当，用方得法，多奏佳效。

益气活血汤（张琪）

【组成】黄芪 30g，丹参 20g，生地黄 20g，红参 15g，麦冬 15g，五味子 15g，赤芍 15g，红花 15g，柴胡 15g，川芎 15g，桃仁 15g，枳壳 15g，桔梗 15g，当归 15g，甘草 15g。

【用法】水煎服。

【功效】补气活血通络。

【主治】心律不齐属气虚血瘀者。

【心悟】气虚日久，必然影响血的运行，致气血不畅，酿成气虚血瘀证之心律不齐等。治以补气活血法有较好疗效。方中红参、黄芪、麦冬、五味子为益气养阴首选药，血府逐瘀汤加丹参用于血脉痹阻，一面补气之虚，一面行血之瘀，两者合用以达气旺血通，气行血活之效。

益气活血滋阴合剂（张琪）

【组成】黄芪 30g，太子参 20g，麦冬 20g，生地黄 20g，丹参 20g，女贞子 20g，龟甲 20g，枸杞子 20g，五味子 15g，当归 15g，川芎 15g，红花 15g，柴胡 15g，赤芍 15g，桃仁 15g，枳壳 15g，玉竹 15g，甘草 15g。

【用法】水煎服。

【功效】益气养阴活血。

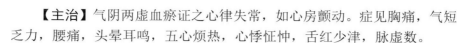

【主治】气阴两虚血瘀证之心律失常，如心房颤动。症见胸痛，气短乏力，腰痛，头晕耳鸣，五心烦热，心悸怔忡，舌红少津，脉虚数。

【心悟】气阴亏耗日久，穷必及肾，阴亏阳浮，坎离失调，则心悸怔忡，心动过速，兼夹血行瘀阻，络脉不得流畅，于是心律失常，心房颤动等症不断出现。

益气温阳活血合剂（张琪）

【组成】黄芪 25g，红参 15g，川芎 15g，丹参 15g，当归 15g，桃仁 15g，红花 15g，肉桂 15g，麦冬 15g，五味子 15g，附子 10g，柴胡 10g，枳壳 10g，生姜 10g。

【用法】水煎服。

【功效】补气活血，温补肾阳以纳气归元。

【主治】心悸，胸憋闷或胸痛，气短不能续，动则气乏声嘶，懒言神倦，口唇发绀，腰背酸痛，耳鸣，头昏眩，小便频，尿有余沥。舌淡，质紫暗，脉沉迟微弱。

【心悟】肺为气之主，肾为气之根，心主血脉。心与肺气血互相依存。心病一方面与气虚血瘀有关，又与肾阳衰微、元气不能上达有关。以红参、黄芪补益心肺之气，肉桂、附子温补肾阳，川芎、丹参、当归、红花活血，柴胡、枳壳疏郁行气，气行则血行，佐以麦冬、五味子滋敛阴液，防助阳伤阴。

芪麦化瘀汤（张琪）

【组成】黄芪 30g，太子参 20g，麦冬 20g，生地黄 20g，当归 15g，川芎 15g，红花 15g，柴胡 15g，赤芍 15g，枳壳 15g，女贞子 20g，玉竹 15g，枸杞子 20g，甘草 15g，五味子 15g，丹参 20g，桃仁 15g，龟甲 20g。

【用法】水煎服。

【功效】益气活血，滋补肾阴。

【加减】若阴虚甚者加阿胶、玄参；心悸重者加珍珠母、龙骨、牡蛎等；伴有胸闷者加瓜蒌宽胸。

【主治】冠心病心绞痛、各种原因引起的心律失常等属气阴虚血瘀者，症见胸痛，气短乏力，腰痛，头晕耳鸣，五心烦热，心悸怔忡，舌红，少津，脉虚数。

【心悟】本方由生脉饮和血府逐瘀汤化裁而成，黄芪、太子参、麦冬、五味子益心气滋阴；心主血脉，赖大气之斡旋，大气虚而无力统帅血之运行，因而形成气虚血瘀，血府逐瘀汤行气活血化瘀；两者合用达气旺血通，气行血活之效。气之根在肾，阴虚阳无所依附，女贞子、玉竹、龟甲、枸杞子滋补肾阴摄纳而止悸动。

参麦复律汤（阮士怡）

【组成】党参30g，麦冬15g，五加皮6g，茵陈30g，赤芍20g，苦参20g，车前草15g，枳壳10g，陈皮10g。

【用法】水煎服。

【功效】益气养阴，化痰通络。

【主治】气阴两虚、痰浊阻络的各种心律失常。

【加减】急性心肌炎后遗症，气阴耗伤，余热尚存者，加黄连10g，阿胶（烊化）10g，十大功劳叶15g，远志10g；动脉粥样硬化，痰浊较甚者，加炙鳖甲30g，刘寄奴10g，马鞭草15g，淫羊藿10g；男性更年期，心脾亏虚者，加女贞子10g，墨旱莲15g，补骨脂10g，玉竹15g，生龙齿30g，酸枣仁30g；女性冲任失调者，加当归10g，熟地黄10g，紫石英15g，白茅根30g，栀子10g。

【心悟】党参甘平，入肺、脾二经，补益中气；麦冬入心、肺二经，甘寒可清心润肺，药理研究提示麦冬注射液有明显耐缺氧能力，与党参配伍，共奏益气生津之功；茵陈、苦参、车前草，清利湿热，临床药理实验证明，苦参注射液有良好的抗心律失常作用；陈皮、枳壳行气化痰，佐以五加皮，辛温入肝、肾二经，可祛风除湿，并有提高机体对有害刺激的非特异性抵抗力的作用；赤芍清热凉血活血，可畅达血脉，且助五加皮祛风。诸药合用，既可益气养阴，清利湿热而杜绝生痰之路，又可活血通络，祛风除湿而通畅脉络，达到纠正心律失常之目的。

心律失常一症，临床颇为多见，尤以中老年患者发病率高。中医学认为，本病多因心血亏耗，心气不足，心神失养而致。在临床中不仅重视其虚的一面，而且对痰浊瘀血阻滞心脉这一因素也给予足够的重视，采取气阴双补，祛痰通络并进之法，运用参麦复律汤，常收到良好的效果。本方在运用中，党参、苦参、麦冬为主药，五加皮量宜小，配在本方主要取其益气、祛风之用。关于祛风、熄风之药在心律失常治疗中的运用，酌情加入，可收到风熄则律复的效果，但用量、药味都应偏小、偏少，以免本末倒置，影响疗效。

温通复脉汤（陈可冀）

【组成】党参10～15g，黄芪10～15g，白术10g，干姜10g，柴胡

10g，升麻 10g，陈皮 10g，熟附子 10g，炙甘草 10g，净麻黄 3～6g，细辛 3～6g。

【用法】水煎服，每日 1 剂。也可制成丸剂缓图，每次 3g，每日 3 次。

【功效】补阳益气，温经散寒，提高脉率。

【主治】缓慢性心律失常，包括以心动过缓为表现的病态窦房结综合征，可以加速传导，提高脉率，改善虚寒证候。

【加减】温而勿燥，口干者可伍石斛 30g，知母 6～10g，黄柏 6～10g，以制其燥，欲其温阳益气而不助火；有血瘀征象者，可加鸡血藤 30g，川芎 10g，以活血通瘀；有咽干、牙痛"上火"征象，不宜用大辛大热药者，药量酌减，或以巴戟天 10g、淫羊藿 30g、补骨脂 12g 这种温润药取代附子、麻黄。尤其久服者，更应注意阴阳寒热消长情况。

眩晕或反复发作，心率减慢，可以"生脉四逆浓缩煎剂"30mL 服用（相当于常用量中药一剂）；畏冷明显，脉沉者，肉桂末冲服，每次 1.5g，每日 2～3 次；恶心、心悸等痰饮征象，可伍用苓桂术甘汤；血压高且有头晕、头痛、肢麻症状者，可酌加珍珠母 30g，葛根 12g，菊花 12g；心悸、腹胀者，可配合灸上脘、中脘、足三里、三阴交等穴。

【心悟】缓慢性心律失常和以心动过缓为主要表现的病态窦房结综合征，实属"脉迟证"范畴，多由冠心病、各类心肌炎或心肌病等导致窦房结供血不足，或窦房结动脉血栓形成，窦房结的激动形成或传出发生障碍所致。脉象多迟而无力，舌以淡居多，常见肢体发凉、喜暖恶风之虚证、寒证特点。重者感足心微风吹拂，夏仍厚衣重被，背腹亦凉，以"阴盛则寒""阳虚则阳气不达四末"而遇寒骨节酸痛。平素则乏力肢重，胸闷气短，时作眩晕，甚则晕厥。本方由保元汤、补中益气汤及麻黄附子细辛汤三方合方组成，旨在针对上述心、脾、肾之气虚、阳虚特点，温通心阳，温运脾阳，温补肾阳，以使脏腑阳气及血脉运行复常，起到虚者补之、寒者温之的功效。保元汤出自《景岳全书》，由参、芪、桂、草组成，温补阳气。重者可用人参，轻者可用党参。参、芪补肺脾之气，甘草补胃气，肉桂温肾气，补命门，四药相伍，可使内外上下之气皆得温补；对于虚劳损怯，自是好方。补中益气汤出自李东垣的《脾胃论》及《内外伤辨惑论》，本方补气升阳，对于脉迟亦佳，方中参、芪、草固在保元汤中亦备，方中又有升麻、柴胡，升腾清阳之气；当归补血，陈皮理气，白术健脾，配伍应用，对于乏力肢重懒倦和中气不足尤好。麻黄附子细辛汤出自《伤寒论》，原治少阴病初起而脉沉或脉微细但欲寐者，此等患者平素肾阳虚，附子助阳温肾，细辛温经散寒，麻黄原为发散表寒，此则借助其辛苦温性味，鼓动心脉，提高脉率。以上三方，均有助阳益气、消散阴寒、补虚纠偏之功用，故疗阳气不足，脉迟不及，可以取效。本方加干姜者，盖取干姜辛热之性，入心、肺、脾、肾诸经，加强温中逐寒、回阳通脉力量，治疗脉迟、脉沉、脉微及肢冷、喜暖等症均有佐助。《医学入门》保元汤有生姜拟其温里力弱而改取干姜。

温通复脉汤为陈大师所常用的治疗缓慢性心律失常医方，效验明确。曾以此方系统治疗并观察33例，提高心率疗效可达87%，半数患者原需依赖异丙基肾上腺素、阿托品、654-2维持生活者，可以减量或停用。表现为慢快交替心率者，效果略逊。

参考文献

[1] 刘毅. 李辅仁学术特点 [J]. 山东中医学院学报，1993，17（05）：22-24

[2] 李郑生，黄清. 李振华教授治疗室性早搏经验 [J]. 中医研究，2009，11(22)：45-47

[3] 张文康. 中国百年百名中医临床家丛书：李玉奇 [M]. 北京：中国中医药出版社，2001：100

[4] 马小青. 张琪辨证治疗心系疾病的经验 [J]. 陕西中医，2005，26(2)：144-146

[5] 张佩青. 国医大师临床经验实录：国医大师张琪 [M]. 北京：中国医药科技出版社，2011：132

[6] 卢祥之. 中国名医名方 [M]. 北京：中国医药科技出版社，1991：121-123

[7] 李宝顺. 名医名方录：第2辑 [M]. 北京：中国古籍出版社，1991：62-64

第四节　心力衰竭

慢性心衰方（邓铁涛）

【组成】西洋参（另炖）10g，麦冬10g，炙甘草6g，大枣4枚，太子参30g。

【用法】水煎服。

【功效】益气生脉。

【主治】慢性心力衰竭。

【加减】心阳虚者用暖心方（红参、熟附子、薏苡仁、橘红），亦可用四君子汤合桂枝甘草汤或参附汤，加五爪龙、北芪、酸枣仁、柏子仁等；心阴虚者用养心方（生晒参、麦冬、半夏、云茯苓、三七等），亦可用生脉散加沙参、玉竹、女贞子、墨旱莲、桑椹子等；血瘀加用桃红饮（桃仁、红花、当归尾、川芎、威灵仙）或失笑散；水肿甚者加用五苓散、五皮饮；兼外感咳嗽者加豨莶草、北杏、紫菀、百部；喘咳痰多者加紫苏子、白芥子、胆南星、浮海石；湿重苔厚者加薏苡仁、扁豆衣；喘咳欲脱之危症则用高丽参合真武汤浓煎频服，配合静脉注射丽参针、参附针或参麦针以补气固脱。

【心悟】西洋参补气养阴，清热生津，用于气虚阴亏，内热，咳喘痰血，虚热烦倦，消渴，口燥喉干；麦冬养阴生津，润肺清心，用于阴虚痨嗽，喉痹咽痛，津伤口渴，内热消渴，心烦失眠，肠燥便秘；大枣养阴；太子参益气健脾，生津润肺，用于脾虚体倦，食欲不振，病后虚弱，气阴不足，自汗口渴；炙甘草和中缓急，润肺，解毒，调和诸药，用于脾胃虚弱，倦怠乏力，心动悸，脉结代。诸药合用，共奏益气生脉之效。

暖心方（邓铁涛）

【组成】红参9g，熟附子12g，薏苡仁15g，橘红6g。

【用法】水煎服。

【功效】温补心阳。

【主治】充血性心力衰竭心阳虚者。

【加减】血瘀者加用桃红饮（桃仁、红花、当归尾、川芎、威灵仙）或失笑散，或选用丹参、三七、鸡血藤等；水肿甚者加用五苓散、五皮饮；兼外感咳嗽者加豨莶草、北苦杏仁、紫菀、百部；喘咳痰多者加紫苏子、白芥子、莱菔子、胆南星、海浮石；湿重苔厚者加薏苡仁；喘咳欲脱之危症则用高丽参合真武汤浓煎频服，配合静脉滴注参附注射液或参麦注射液，以补气固脱。

【心悟】本方以红参为主药，配附子以温阳，薏苡仁健脾利水，橘红通阳化痰。此外，阳虚亦可用四君子汤合桂枝甘草汤或参附汤，加五爪龙、北芪、酸枣仁、柏子仁等。

心衰是临床常见危重症之一，是多种心血管疾病的终末期表现，严重威胁患者生命。充血性心衰属中医学"心悸""怔忡""喘证""水肿"等范畴。邓大师认为，心衰虽然病情复杂，表现不一，但病机可以概括为本虚标实，以心之阳气（或兼心阴）亏虚为本，瘀血水停为标。心主血脉，血脉运行全赖心中阳气的推动，诚如《医学入门》所说："血随气行，气行则行，气止则止，气温则滑，气寒则凝。"心之阳气亏虚，鼓动无力，血行滞缓，血脉瘀阻，从而出现心衰。故心脏阳气（兼阴血）亏虚是心衰之内因，是心衰发病及转归预后的决定因素，标实则由本虚发展而来。

阳气亏虚可以导致血瘀，也可以导致水饮停积。心居胸中，为阳中之阳。心气心阳亏虚，则见气短，喘咳倚息，劳动则甚；重者张口抬肩，汗出肢冷，舌淡胖，脉沉细，甚者浮大无根。兼见口干心烦，舌嫩红少苔，则气（阳）损及阴，致气阴两虚。

辨治心衰，当分阴阳，在辨明阴阳的基础上，可视脏腑虚实的具体情况，灵活变通，随症加减。而在阴阳分治之中，邓大师又主张以温补阳气为上。心属火，为阳中之阳，人体生命活动有赖于心阳的温煦。心衰就是因为心阳气虚，功能不全，血脉运行不畅，以致脏腑经脉失养，功能失调。《素问·脏气法时论》曰："心病者，日中慧，夜半甚，平旦静。"日中阳气盛，心脏活动增强，故患者一般情况尚好。而夜半，阴气盛，阳气衰，故心衰更为加重。故本方治疗重在温补阳气。

养心方（邓铁涛）

【组成】人参 10g，麦冬 12g，法半夏 10g，茯苓 10g，三七 10g。

【用法】水煎服。

【功效】补益心阴。

【主治】充血性心力衰竭心阴虚者。

【加减】血瘀者加用桃红饮（桃仁、红花、当归尾、川芎、威灵仙）或失笑散，或选用丹参、三七、鸡血藤等；水肿甚者加用五苓散、五皮饮；兼外感咳嗽者加豨莶草、北苦杏仁、紫菀、百部；喘咳痰多者加紫苏子、白芥子、莱菔子、胆南星、海浮石；湿重苔厚者加薏苡仁；喘咳欲脱之危症则用高丽参合真武汤浓煎频服，配合静脉滴注参附注射液或参麦注射液，以补气固脱。

【心悟】本方以人参为主药，培元益气，配麦冬以养阴，茯苓健脾利水，半夏通阳化痰。三七虽功主活血，但与人参同科，也有益气强心的作用。此外，阴虚亦可用生脉散加沙参、玉竹、女贞子、墨旱莲、桑椹子等。

心衰之心阴虚者，也宜在益气温阳的基础上，加用滋阴养血之品。这一点从养心方即可看出，方中用人参、茯苓、半夏三药益气祛痰通阳，而仅用麦冬一味滋心阴，退虚热。若虚热已退，气虚突出之时，仍以益气扶阳为主。

对于心衰的辨治，虽然强调辨证论治，但也不能忽视西医辨病对治疗的参考意义，必须病证结合，灵活变通。基础病为冠心病者，多见气虚夹痰，痰瘀互结，可用"温胆加参汤"，益气祛痰，温阳通脉。基础病为风湿性心脏病者，每有风寒湿邪伏留，反复发作，治疗则在原基础上加用威灵仙、桑寄生、豨莶草、防己、鸡血藤、桃仁、红花以祛风除湿，活血化瘀，并嘱患者注意防寒避湿，预防感冒，防止风寒湿邪再次侵入为害。基础病为肺源性心脏病者，可配合三子养亲汤、猴枣散，以及鹅管石、海浮石等温肾纳气，降气平喘。基础病为高血压性心脏病者，大多数肝阳偏亢，则需配合平肝潜阳法，常用药物有决明子、石决明、赭石、龟甲、牡蛎、钩藤、牛膝等。原有糖尿病或甲状腺功能亢进症的患者，证候多属气阴两虚，糖尿病患者可加山茱萸、桑螵蛸、玉米须、仙鹤草、淮山药等，淮山药用量要大，一般用 60～90g。甲状腺功能亢进症者则加用浙贝母、生牡蛎、山慈菇、玄参等，以化痰、软坚、散结。

调心饮子（张琪）

【组成】人参15g，黄芪25g，甘草20g，小麦50g，大枣5枚，附子（先煎）15g，桂枝15g，麦冬15g，五味子15g，红花15g，丹参20g，鸡血藤30g，赤芍15g。

【用法】水煎服。

【功效】益气温阳，活血通络。

【主治】充血性心衰证属心阳虚衰，血络瘀阻。

【心悟】方中人参、黄芪、小麦、甘草健脾益气；附子温肾健脾、补火助阳，桂枝温通经脉，丹参、红花、鸡血藤活血化瘀、行血通络。此方以益心气、温心阳，扶正固本为主，治疗心气心阳俱虚，无力推动血液运行而出现血瘀，脉象结代，益气温阳以治本，活血通络以治标；同时，心阴、心阳相互依存，阳虚日久必损及阴，而出现阴阳俱损的证候，本方用麦冬、五味子旨在防止耗伤阴液。在临床实践中应注意识别阴虚为主或阳虚为主，其中阳虚气虚以脉象沉迟而结代，舌淡胖，苔滑润，形寒肢冷，全身乏力为特征。药理证实，人参能扩张冠状血管，增加血流量，降低心肌耗氧，提高心肌收缩力和耐缺氧能力，从而起到强心和调节心律作用。在种类众多的人参当中，张大师喜用生晒参，认为其不寒不热，益气生津，为治疗心血管病的良药，一般用量为 10～15g。此外，还善用黄芪，认为黄芪甘温补气升阳，健脾疗虚，生血生津，活血利水，为补气良药，尤其适合各种心血管病的益气治疗。药理表明，黄芪能增强机体免疫力、降低胆固醇、降低心肌耗氧量、提高心肌收缩力。同时药理证明，附子、麻黄、桂枝以及生脉散都具有非洋地黄样正性肌力作用，用于治疗各种心脏病引起的心衰，辨证以心阳虚衰，鼓动无力为主症时效果满意。

温阳益心饮（张琪）

【组成】人参15g，附子15g，茯苓20g，白术15g，白芍20g，桂枝15g，生姜15g，泽泻20g，丹参20g，红花15g，葶苈子20g，甘草15g。

【用法】水煎服。

【功效】益气温阳利水。

【主治】充血性心衰证属心肾阳衰，水气凌心，血络瘀阻。

【心悟】充血性心衰以心肾阳虚为本，血瘀水停为标，基本病机是各种原因导致的心阳鼓动无力，心气虚不能正常推动血液运行，肾阳虚衰不能正常代谢水液，而出现瘀血、水饮交互为患，病机的特点是本虚标实，心阳鼓动无力，心气不能正常推动血液运行为病之本，瘀血、水饮等病理产物阻滞为病之标。

本方意在温补心肾之阳，活血利水。肾阳不足、气不化水则小便不利，手足厥冷，水湿溢于肌表则肢体浮肿，水邪上凌心阳则心悸气短，不能平卧，本方为真武汤加味而成，真武汤为温肾助阳、健脾利水之剂。水之所致在脾，水之所主在肾，肾阳虚不能化气行水，脾阳虚不能运化水湿，则水湿内停。心阳不振则鼓动无力，血脉瘀阻，导致水气凌心故发为心衰。方中以大辛大热的附子温肾助阳、化气行水、兼暖脾土，以温运水湿；茯苓、白术健脾利湿，淡渗利水，使水湿从小便而出；白芍养血柔肝兼利小便；再加入人参健脾益气，桂枝温经通阳化气，与附子合用则温肾壮阳、益气养心之力越强；附以丹参、红花活血化瘀改善血液循环；葶苈子平喘利尿。

慢衰灵口服液（路志正）

【组成】生黄芪30g，太子参15g，炮附子12g，川芎12g，黄精15g，葶苈子12g。

【用法】水煎服。

【功效】温阳利水，交通心肾。

【主治】心肾阳虚型充血性心力衰竭。

【心悟】充血性心力衰竭患者多属心肾阳虚的范畴。即心属火为统血之官，肾属水为藏精之脏，肾脉上络于心，心肾相交，水火共济，方能维持正常的功能活动，心衰的基本病理在于心肾阳虚，心肾阳虚为之本，血瘀水泛，上凌心肺，外溢肌肤为标，系标本同病。慢衰灵口服液温心肾之阳，兼以活血利水，方中生黄芪、太子参合附子益心气、温肾阳治其本，川芎活血化瘀以畅血行，葶苈子利尿治其标，黄精益气养阴且性柔，可缓附子刚烈之燥及葶苈子利尿伤阴之弊。现代医学认为，生黄芪、太子参、黄精可增强心肌收缩力及免疫功能，附子所含去甲乌药碱有明显的强心作用，川芎增加冠状动脉流量，葶苈子增强心肌收缩力且有利尿作用，故应用于临床取得了较好疗效。

自拟心衰基本方（郭子光）

【组成】黄芪 70～90g，制附子 20g，人参 20g，桂枝 15g，茯苓 20～30g，猪苓 15g，白术 20g，泽泻 20g，汉防己 15g，益母草 20g，丹参 20g，黄精 15g，麦冬 20g。

【用法】水煎服。

【功效】益气通阳。

【主治】少阴格阳证心力衰竭。典型表现为四肢厥逆，但欲寐，小便不利，脉微欲绝，或呈现出雀啄脉、鱼翔脉、虾游脉等怪脉。或症见面颊潮红，唇舌红赤，心烦，汗出；或背胸腹灼热难当（格阳于上证）；或症见下肢热甚难受（格阳于下证）；或症见全身反不恶寒而恶热（格阳于外证）；或少数症见口唇赤如涂朱，口干，手足心热等（因使用大量利尿剂，过度通利损伤气阴）。

【心悟】郭大师辨治心衰始终抓住三个基本环节，即基本病机、基本证候、基本治法，疗效颇为显著。郭大师认为气虚阳微是本病的基本病机。本病本虚标实，气虚阳微为本，血瘀水停为标。基本证候为少阴格阳证，并认为本病凡具有格阳证，单纯用西药强心剂治疗，收效不佳，加用利尿剂又易伤气阴，而中药单纯使用辛温通阳法，效果也不好。因此，郭大师提出益气通阳的基本治法，通阳则综合辛温通阳和利小便通阳二法，自拟出本方。方中以黄芪、人参益气，以附子、桂枝温通阳气，以茯苓、猪苓、泽泻、白术、汉防己利小便通阳气，佐以益母草、丹参活血化瘀，黄精、麦冬养阴生津。全方益气通阳而不燥浮火，通利小便而不伤气阴。

温运阳气方（颜德馨）

【组成】熟附子 6g，炙麻黄 9g，细辛 4.5g，生蒲黄（包煎）9g，丹参 15g，葛根 15g。

【用法】水煎服。

【功效】温运阳气。

【主治】心气阳虚为主的冠心病、心力衰竭等。

【心悟】方中熟附子辛热，有大毒，其性走而不守，功能助阳补火，散寒。附子为百药之长，为通十二经纯阳要药。专能振奋阳气，可突破正邪相峙的局面，有退阴回阳之力，起死回生之功。炙麻黄作用在肺，其效甚短，必与熟附子配伍，肺肾同治，内外协调，振奋已衰之肾阳。

细辛入肺、肾二经，功能温饮定喘，其辛散有余，但合以附子，攻补兼顾，有相得益彰之功。佐以生蒲黄、丹参活血化瘀，葛根升发清阳，共奏温运阳气之功。诸药合用，中病即止，以平为期。阳为一身之主宰，得之则明，失之则不彰。心体阴而用阳，心之气阳衰弱即心的正常功能衰退，往往出现虚寒证候；心主血脉，心气不足，推动乏力，必然表现为瘀血证候。因此，颜大师认为心衰是本虚标实之证，与气血失常关系密切，心衰的病机关键点是心气阳虚，心血瘀阻，提出"有一分阳气，便有一分生机……瘀血乃一身之大敌"的观点。因此，在临床上将心衰分为心气阳虚、心血瘀阻，可以基本把握心衰的辨治规律。心气阳虚为主者，温运阳气是重要法则；心血瘀阻为主者，行气活血是关键。方剂的组成，以活血化瘀、行气益气等药味为主，畅利气机，净化血液，具扶正祛邪，固本清源的作用，具备多种双向调节功能，正是其攻克心衰病证的原因所在。

参考文献

[1] 刘小斌，郑洪．国医大师临床经验实录：国医大师邓铁涛 [M]．北京：中国医药科技出版社，2011：102

[2] 孙元莹，吴深涛，姜德友．张琪治疗充血性心衰经验介绍 [J]．辽宁中医杂志，2006(11)：1394-1395

[3] 杨丁友，王士雯，朱庆磊．慢衰灵口服液治疗心肾阳虚型心脏病左室舒张功能障碍患者的临床观察 [J]．中国中西医结合杂志，2003，5(23)：344-346

[4] 宋帮丽，傅春华，方芸芸．郭子光治疗顽固性心力衰竭经验 [J]．山东中医杂志，2008，27(9)：630-631

[5] 严夏，周文斌，杨志敏．颜德馨教授治疗心衰经验撷拾 [J]．实用中医内科杂志，2003，7(6)：447

第五节　高脂血症

决明子饮（张琪）

【组成】决明子 30g，钩藤 15g，菊花 20g，生地黄 20g，玄参 15g，赤芍 20g，桃仁 15g，当归 15g，川芎 15g，枳壳 10g，黄芩 15g，甘草 10g。

【用法】水煎服。

【功效】清肝明目，化痰活血。

【主治】高脂血症证属肝阳上亢，血瘀痰阻者。

【心悟】高血压、脑动脉硬化等为临床常见病，常伴高脂血症，它们互为因果，而高血脂多为心脑血管疾病发病及加重的重要因素，因此降血脂治疗尤为重要。

肝阳亢盛，肝风内动，血瘀内阻，气血失于上荣者，即用此方，疗效极佳，辨证的关键在于肝阳上亢与瘀血同病。

方中决明子为主药，决明子味甘、苦，性寒，入肝肾经。肝开窍于目，故又清肝火散风邪，补中兼具清散之功，故为明目要药。现代药理证明其能抑制血清胆固醇升高和主动脉粥样斑块的形成，又有润肠通便作用。生地黄、玄参凉血滋阴，桃仁、赤芍、当归、川芎养血凉血活血，黄芩苦寒清热，钩藤清头目熄风。全方具有清肝明目，活血凉血之效。

王氏降脂方（王绵之）

【组成】生黄芪9～30g，党参9～30g，半夏3～10g，泽泻5～10g，茯苓9～15g，丹参5～15g，何首乌10～30g，当归5～15g，怀牛膝6～15g，制香附6～9g。

【用法】水煎服。

【功效】标本兼顾，消补并施，重在补虚治本。补气健脾的同时，用渐消缓散之法，不宜攻伐，以免耗伤正气。

【主治】脾弱气虚，痰瘀气滞证之高脂血症者。

【加减】若气虚甚者，党参易人参；治痰常加化橘红、桔梗、川贝母等；若痰浊壅盛，标实偏重者，多权宜合用胆南星、白芥子等，俟舌苔由紧腻变松浮、由厚变薄，即改用他药，中病即止；理气多加枳壳、桔梗、木香等，量取适中；活血化瘀常加桃仁、红花，适当配伍当归、白芍、地黄等阴柔补血之品，使祛瘀不伤正，又防理气耗气伤阴之弊，破血逐瘀之品，水蛭、虻虫等，尽量少用或不用。

【心悟】高脂血症属气血津液病变范畴，与痰浊、瘀血等证相似。王大师认为本病病位在血脉，而兼及其他脏腑，病机不外虚、痰、瘀、滞四字，可以虚实两端概括之，虚乃脾弱气虚，实即痰瘀气滞，即以脾虚气弱为本，痰瘀气滞为标，后者壅滞血脉使膏脂转输失常，又是形成本病的直接原因。方中重用生黄芪脾肺并补，补而不守，党参或人参补脾肺之气，补而不走，两者相须为用，走守结合，培补后天以治生痰之源；泽泻、茯苓、法半夏燥湿化痰，渗利水湿，使邪有出路；"一味丹参，功同四物"，与怀牛膝、当归、何首乌相配，活血祛瘀，通利血脉，补血养血，祛瘀不伤正；制香附疏肝理气解郁，调畅三焦气机，与补药相合，补而不壅，与化痰药相伍，气顺痰自消，与活血药相配，气畅血行。诸药相合，标本同治，消补兼施，消不伤正，补而不滞，组方严谨，遣药精当，立意深明。

颜氏降脂方（颜德馨）

【组成】 黄芪30g，生蒲黄10g，海藻15g，水蛭3g，苍术20g，虎杖15g。

【用法】 水煎服。

【功效】 益气健脾，活血化痰。

【主治】 脾气亏虚，痰瘀气滞之高脂血症。症见神疲乏力，心悸气短，胸痛，手足麻木，皮肤干燥，毛发不荣，舌暗，舌下络脉青紫者。

【心悟】 痰浊入血是形成高脂血症的关键环节，脏腑功能紊乱是痰浊产生的内在原因。脾为生痰之源，其作用尤为重要。颜大师认为，其余四脏产生痰浊的机制从根本上讲也是导致脾失健运，高脂血症伴心脑血管疾病者，多病程较长，虚象明显，瘀阻脉道虽与心气不足、肾气亏乏、肝郁气滞有关，但究其根本在于脾气虚。从脾论治高脂血症寓有固本清源之意。痰瘀是高脂血症的主要病理产物。痰瘀停于血脉，血脉受损，是高脂血症继发冠心病、脑梗死等严重心脑血管疾病的主要原因。法当痰瘀同治，颜大师指出，痰瘀者必调其气。临床多用益气活血化痰法。方中黄芪为补气之要药，补气健中，气行则血行。现代研究表明，黄芪有扩张血管，促进血液循环，降低血液黏滞性等作用。丹溪谓苍术能治"六郁"，乃治脾要药，《本草正义》说其善行"能彻上彻下，燥湿而宣化痰饮"，黄芪伍苍术补气健脾，复脾升清降浊之能，且补而不滞，可谓治本；生蒲黄活血化瘀，药理研究证实，含有较多的植物固醇，可与胆固醇竞争脂化酶，减少胆固醇的吸收；虎杖化瘀泄浊；海藻软坚化痰，三者配合能使瘀祛痰消，可谓治标；水蛭逐瘀通络而不伤血，引诸药直入血分可谓佐使。全方体现了标本兼治的治疗思路。

宁脂方（张镜人）

【组成】 太子参9g，白术9g，制半夏6g，陈皮6g，泽泻9g，丹参9g，山楂9g，玄明粉3g，荷叶15g。

【用法】 水煎服。

【功效】 健脾化痰，消积导滞，活血化瘀，降脂减肥。

【主治】高脂血症，肥胖病，脂肪肝，痰湿型闭经，脂溢性皮炎等。

【心悟】脾胃为仓廪之官，在体为肌，开窍于口，胃主受纳，腐熟水谷，脾主运化，输布精微，升清降浊，为气血生化之源。然平素饮食失节，过食肥甘之品，久则困扰脾胃，必致运化乏力，输布失职，饮食不化精微反成痰湿，脂肪壅阻形成躯体肥胖。本方采用太子参补益太阴，升清降浊，玄明粉泄利阳明，推陈致新，白术合泽泻以行水渗湿，制半夏配陈皮除痰理气，丹参活血调营，山楂消积行滞，荷叶出污泥而不染，升清阳而减肥。

邓氏温胆汤（邓铁涛）

【组成】竹茹 10g，枳壳 6g，橘红 6g，胆南星（或半夏）10g，云茯苓 15g，甘草 6g。

【用法】用净水 750mL（三碗），煎煮为 200mL（大半碗）；复渣用净水 500mL（两碗），煎煮为 200mL（大半碗）。气虚痰浊证多属慢性疾病，可 2 日 1 剂，但每日 1 次，复渣第 2 日再服。

【功效】补气化痰。

【主治】气虚痰浊证。

【加减】气（阴）虚湿热者加太子参 20g，石斛 15g，薏苡仁 30g；心血管疾病加五味子 6g，麦冬 10g，太子参 15g，五爪龙 30g，鸡血藤 30g；脑血管疾病高血压加天麻 10g，白术 15g，钩藤 10g，白蒺藜 10g，生牡蛎 30g 或石决明 30g；精神科疾病加首乌藤 20g，酸枣仁 20g，五味子 6g，钩藤 10g，石决明 30g；血脂高加山楂 30g，玄参 10g，丹参 15g；甲状腺功能亢进症加山慈菇 15g，玄参 10g，生牡蛎 30g，浙贝母 15g，石斛 15g，薏苡仁 20g；动脉血管硬化加五爪龙 30g，鸡血藤 30g，土鳖虫 6g；肢体疼痛加威灵仙 20g，老桑枝 30g，杜仲 15g，川续断 10g；大便秘结，枳壳易枳实，加玄参 15g，肉苁蓉 15g；免疫亢进加山慈菇 15g，玄参 10g，薏苡仁 20g；尿酸高加薏苡仁 30g，玉米须 30g；血糖高加山药 30～60g，玉米须 30g，黄芪 30g，白术 15g；舌质暗加丹参 15g，生三七 10g，路路通 20g；舌苔腻加川萆薢 15g，白术 15g，薏苡仁 20g；有外感加豨莶草 15g，千层纸 10g，桑叶 10g，玄参 10g。

【心悟】温胆汤乃中医名方，临床应用有 1300 年历史，源出自唐代名医孙思邈《千金要方》卷十二胆虚寒篇，一说出自南北朝姚僧垣《集验方》。古方药物组成为：陈皮、半夏、竹茹、枳实、茯苓、甘草。主治："心虚胆怯，气郁生涎，涎与气搏，变生诸证，触事易惊，或梦寐不安，或短气悸乏，或自汗，并温胆汤主之"。

何谓中医"痰证"？痰证有狭义、广义之分，狭义痰证，是指咳吐可见之痰液；广义痰证，即指咳吐排出体外的痰液，又泛指表现为痰的特异症状，称为"无形之痰"，无形之痰从症测知。

邓氏温胆汤治痰证的特异症状或指征为：

（1）痰病多怪或怪病多痰，即疑难病症可以考虑应用邓氏温胆汤。

（2）精神科疾病，如焦虑症、忧郁症、失眠不寐、精神异常等。

（3）老年病，脉弦者。老年人脉弦，多是动脉血管硬化表现，老年人常见的高血压、冠心病、心律失常、中风、眩晕、震颤麻痹等，也可以考虑应用邓氏温胆汤。

（4）血液生化某些项目异常，如血脂高、尿酸高、血糖高、血沉快、免疫亢进、甲状腺功能异常增高等，症见中医气虚痰浊者。

（5）肥胖者，肥胖人多痰湿，如肥胖症、脂肪肝。

（6）大便秘结，脘腹胀满者，如老年人习惯性便秘。

（7）咳吐痰涎者，有外感但不宜用感冒药者。

（8）舌苔腻者，或舌暗者。

参考文献

[1] 张文康. 中国百年百名中医临床家丛书：张琪 [M]. 北京：中国中医药出版社，2001：100

[2] 郑贵力，王煦. 王绵之教授治疗高脂血症学术思想及经验 [J]. 北京中医药大学学报，2000(02)：48-50

[3] 赵昊龙，沈芸，魏铁力. 颜德馨辨治高脂血症的经验 [J]. 辽宁中医杂志，2002，29(1)：6-7

[4] 王松坡. 国医大师临床经验实录：国医大师张镜人 [M]. 北京：中国医药科技出版社，2011：35

[5] 刘小斌，郑洪. 国医大师临床经验实录：国医大师邓铁涛 [M]. 北京：中国医药科技出版社，2011：102

第六节　动脉粥样硬化

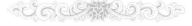

自制动脉硬化方（周仲瑛）

【组成】海藻 10g，水蛭 4g，鬼箭羽 10g，姜黄 10g，僵蚕 10g。

【用法】水煎服。

【功效】滋肾养肝，化痰消瘀，调和气血。

【主治】肝肾亏虚（阴虚）为主，因脏腑功能失调，气血津液代谢障碍，痰瘀内生，痹阻血脉，胶结凝聚所致。其脏腑辨证以滋肾养肝为主，气血津液辨证以化痰消瘀、调和气血为主。

【加减】治风痰，常用天麻、白蒺藜、制天南星等；治痰火，常用黄连、黄芩、栀子等；治痰湿，常用苍术、白术、茯苓等；治瘀滞，常用川芎、郁金、香附等；治瘀热，常用水牛角片、牡丹皮、赤芍等；治瘀滞寒凝，常用红花、桂枝、肉桂等。

【心悟】治疗动脉粥样硬化，周大师常首选海藻，其既有软坚化痰之功，又能祛经隧胶着之痰；再佐以祛风化痰、软坚散结之僵蚕，则痰得化得散。海藻凉润性凝，僵蚕辛温性散，寒温并用，一防过寒则痰愈凝，二防过温则津愈燥，阴阳相配，使化痰而不伤正，散结而不留邪，体现"痰浊为重、软脉通络"的辨治特点。周大师还常配伍小量水蛭，其咸苦平，取逐血破结软坚之效；再佐以鬼箭羽、姜黄，使温寒相配，祛瘀而不耗气，活血而不留瘀。治标之药，化痰药药量宜重，作为主，消瘀药药量宜轻，作为辅。海藻、水蛭，长于软坚；僵蚕、鬼箭羽，善于消散；故海藻、水蛭与僵蚕、鬼箭羽常合用，共达化痰消瘀之功。痰瘀消化，则脉软血通。

自拟脑动脉硬化症方（刘祖贻）

【组成】丹参 15g，生蒲黄 15g，川芎 10g，益母草 10g，山楂 10g。

【用法】每日 1 剂，水煎服，早、晚分服。

【功效】活血化瘀。

【主治】脑动脉硬化症。

【加减】风阳阻络证：症见头晕而痛，烦躁口苦，失眠健忘，步履蹒跚，甚至偏瘫，舌暗红，脉弦细。治宜平肝潜阳、活血通络。拟在基本方上加白芍 15g，天麻 10g，钩藤 10g，珍珠母 30g，石决明 30g，地龙 10g，全蝎 5g（头痛不甚者去川芎）。

瘀阻脑络证：症见头部刺痛，痛处固定，失眠健忘，肢体麻木，步态不稳，舌暗，苔薄，脉弦细。治宜活血通络。拟在基本方上加生黄芪 30g，全蝎 5g，钩藤 10g。或用复方黄参片（由本方药物制成糖衣片），开水送服，每次 10 片，每日 3 次。

阳虚血瘀证：症见头部空痛，时伴眩晕，嗜睡或失眠，健忘，腰酸足软，夜尿多，舌淡暗，脉缓弦。治宜温肾通络。在基本方上加黄芪 30g，淫羊藿 15g，巴戟天 10g，鹿角霜 30g（可去益母草）。

阴虚血瘀证：症见头晕而痛，失眠健忘，口干目涩，大便干结，舌红苔少，脉细而弦。治宜滋肾通络。拟在基本方上加生地黄 12g，枸杞子 12g，女贞子 15g，麦冬 10g（可去川芎）。

中度脑动脉硬化症伴血管性痴呆者加石菖蒲、郁金、远志或胆南星；震颤麻痹综合征者加制龟甲、炙鳖甲、生龙骨、生牡蛎；血管性头痛者加露蜂房；颈椎病加葛根、姜黄；高血压病加苦丁茶、夏枯草。

头痛较甚加延胡索、全蝎；失眠多梦加酸枣仁、首乌藤、生龙骨、生牡蛎；恶心欲呕加法半夏、陈皮、泽泻；纳少加麦芽、鸡内金；脘腹作胀加佛手、大腹皮；便溏加薏苡仁、茯苓；大便干结加女贞子、决明子；夜尿多加益智仁、白果；肢体浮肿加茯苓、泽泻；胸闷胸痛加瓜蒌壳、薤白、降香。

【心悟】方中丹参活血祛瘀，凉血消痈，养血安神；生蒲黄止血，化瘀；川芎活血行气，止痛；益母草活血祛瘀；山楂健脾，行气散瘀，调节血脂。诸药合用，共奏活血化瘀之效。

参考文献

[1] 王敬卿. 周仲瑛治疗动脉粥样硬化经验 [J]. 中医杂志，2004，45(7)：493-494

[2] 吕蕾. 脑卒中 [M]. 北京：中国医药科技出版社，2003：165-166

第七节　病毒性心肌炎

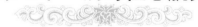

四参安心汤（张学文）

【组成】苦参 10～12g，西洋参（或太子参）10g，玄参 10g，丹参 15g，炒酸枣仁 10g，炙甘草 10g。

【用法】水煎服。

【功效】益气养阴，清心通脉。

【主治】病毒性心肌炎证属气阴两虚，心经瘀热者。

【加减】胸闷加全瓜蒌；气短汗出加炙黄芪、五味子；身微热加白薇或地骨皮；胸痛加赤芍、桃仁、三七；轻度浮肿加茯苓、益母草。

【心悟】病毒性心肌炎是临床上较为常见的一种疾病，多伴发心律失常。中医认为：初期邪在心肺，后期似"胸痹""心悸"。主要表现为胸闷，心悸，气短，乏力。常因患病体质、感邪轻重之不同，可兼见浮肿、头晕、腹胀等症。脉象多见沉细或结代。张大师认为，本病多由正气亏虚，机体抵抗力低下，外邪乘虚而入，毒邪入里化热所致。邪毒留恋，耗气伤津，很快由实转虚。本病急性期短暂，临床所见常已进入慢性阶段。张大师强调，本病的基本病理改变为心之气阴两虚，心经瘀热。益气养阴，清心通脉乃治疗本病的基本大法，并指出预防感冒在本病的防治过程中，具有极其重要的意义。

方中西洋参益气养阴；"肾为心之本"，玄参味苦性寒，归肾经，有滋阴降虚火之功；丹参味苦入血，祛瘀生新，行而不破；苦参味苦，具有清热、祛风、杀虫、通利小便之功，使心经邪热从小便而解。现代药理研究表明，苦参有很好的抗心律失常作用，对各种快速型心律失常均有一定的疗效。它有降低心肌收缩力，减慢心率，延缓房性传导阻滞以及降低自律性等作用。其抗心律失常作用可能是一种非特异性"奎尼丁样"效应，即通过抑制异位节律点而起作用。丹参也具有抗心律失常作用，可能与其扩张血管，增加血流量及降低心肌耗氧量有关。因心主血脉与心主神志的功能密切相关，故加炒酸枣仁养心安神，炙甘草益气复脉。因本病的基本病机为心之气阴两虚，阴阳俱虚，心阳不振，津液不能输布，凝聚为痰，痰阻气机，结于胸中，故方中可酌加瓜蒌、薤白、桂枝以振奋心阳，通阳祛痰散结，标本同治，从而有利于心脏功能的恢复。

复方四参饮（张镜人）

【组成】 丹参 12g，太子参 12g，南沙参 9g，苦参 9g，水炙甘草 3g，广郁金 9g，炒酸枣仁 9g，莲子心 2g。

【用法】 水煎服。

【功效】 益气养阴，活血清热。

【主治】 病毒性心肌炎证属气阴虚损者。

【心悟】 病毒性心肌炎由多种病毒引起。初起可见感冒样表现，继而出现心悸、气促、胸闷、胸痛以及心律失常等症状。因此该病属于中医外感热病中的"风温""风热"以及"心悸""怔忡"和"胸痹"等病证畴。

中医学认为此病以正虚为本，尤其是心肺气阴两虚，以热毒内侵为标，因情志、疲劳、外感等因素而诱发。热毒侵心，可导致气阴更虚，营卫运行失畅，而致痰瘀内阻。治疗原则当推扶正祛邪。

张大师结合多年诊治外感内伤病的丰富经验，发现气阴虚损是病毒性心肌炎最多见的证型，亦是该病最基本最关键的病理机制。病初因气阴两虚之体质易感邪热。病中又可因邪热加重气阴虚损，导致瘀热内阻，痰浊滋生。久病又可因之反复发作，迁延难愈，终致脏损严重，气阴益虚。"复方四参饮"益气养阴、扶正治本、活血清热、祛邪治标，体现了张大师的辨证思想和治疗法则。方中太子参为补气药中轻补之品，功同人参而力薄，对气虚兼阴亏者尤宜。丹参有"一味丹参散，功同四物汤"之说，故得其调心血，且苦能降泄，微寒清肝，入肝心两经，有除烦安神之效，此处用之对有瘀血内阻、虚热心烦、失眠心悸者尤宜。南沙参有滋润上焦之阴分的作用，兼有清热祛痰之力。苦参有"专治心经之火，与黄连功用相近"之说，近代药理也证实其具有抗心律失常的作用，对湿热郁火明显之心悸甚宜。莲子心长于清心除烦。广郁金为血中气药，擅入心活血通滞，取其辛开苦降，芳香宣达，对瘀热所致的胸闷、心悸有较好疗效。炒酸枣仁养心宁神调肝，是治虚烦惊悸不眠之良药。水炙甘草可上可下，可内可外，有骤有缓，有补有泄，此处取其和中养心缓脉。八药相合，益心气，养心阴，调心血，清心热，通心滞，除心烦，安心神，缓心脉，攻补兼施，升降通调，相辅相成，其效益彰。

解毒清心饮（张琪）

【组成】板蓝根 20g，大青叶 20g，金银花 20g，连翘 20g，薄荷 15g，桔梗 15g，竹叶 15g，枇杷叶 15g，牛蒡子 15g，麦冬 15g，柏子仁 15g，甘草 10g。

【用法】水煎服。

【功效】解毒清热，宣肺宁心。

【主治】热毒侵心，兼袭表犯肺证之病毒性心肌炎急性期。症见心悸，胸闷，咳嗽，气短，发热，咽疼，舌红，苔薄黄，脉数或促等。

【加减】咳重气憋者加苦杏仁，气虚乏力加党参，心中烦加豆豉、栀子。

【心悟】病毒性心肌炎是临床较为常见的心血管疾病之一，属于中医学"风温""湿温""心悸"等范畴。张大师认为外感之邪为本病的直接致病原因，外感病邪中又以柯萨奇病毒导致的上呼吸道感染最为多见，正所谓"温邪上受，首先犯肺，逆传心包"。本病主要病机为湿热毒邪入侵，正气虚弱，正邪交争，正不胜邪，邪毒直入于里，蕴结于心所致。起病首先是由于邪毒客心、正邪交争而发病，其次是邪毒与正虚并存，起病初期由于邪毒炽盛，正气受损往往不明显。治疗上大剂量清热解毒药物，使毒邪尽去，正气来归，效果理想。方中板蓝根、大青叶、金银花、连翘、薄荷、桔梗、竹叶、枇杷叶、牛蒡子等解毒清热宣肺，麦冬、柏子仁、甘草宁心安神。诸药相合以达解毒清热、宣肺宁心之效。

参考文献

[1] 于为民. 张学文教授自拟"四参安心汤"治疗心肌炎并发心律失常举隅 [J]. 中国中医急症，1995(01)：31-32

[2] 沈鸿婷，张惠云，张学文. 张学文辨治心律失常经验 [J]. 湖南中医杂志，2014，30(12)：20-21

[3] 邵文彬，朱丽红. 张学文教授临床用药经验拾萃 [J]. 中医药学刊，2005，11(23)：1947

[4] 沈博生，郑秀春. 益气养阴扶正治本 活血清热祛邪治标：张镜人复方四参饮治疗病毒性心肌炎 [J]. 上海中医药杂志，1994(6)：1-3

[5] 朱永志，张少林. 张琪治疗病毒性心肌炎四法 [J]. 四川中医，1994(6)：7-8

第八节　肺源性心脏病

射干平喘汤（李辅仁）

【组成】射干 10g，南沙参 15g，炒薏苡仁 15g，清半夏 10g，苦杏仁 10g，玄参 20g，炙前胡 15g，炙紫菀 10g，炒白术 15g，葶苈子 15g，丹参 15g，赤芍 15g，枳壳 15g，川芎 10g。

【用法】水煎服。

【功效】理气化痰，活血祛瘀。

【主治】肺源性心脏病证属气滞血瘀痰阻者。

【心悟】肺源性心脏病（肺心病）属于中医学的"肺胀""痰饮""喘证"等范畴。气滞血瘀痰阻为慢性肺心病病机的中心环节。中医认为其病变首先在肺，继则影响脾、肾，后期病及心、肝。病理因素有痰浊、水饮、瘀血、气虚、气滞，它们互为影响，兼见同病。李大师认为痰浊、瘀血既是肺胀气虚所致的病理产物，又是肺胀病机演变过程中的主要致病因素。在肺胀病机演变中，痰瘀两者的产生有着共同的病因及物质基础，即脏腑功能的失调和气血运行的障碍；同时，两者又可互为因果，相互影响。

李大师强调应重视气、血、痰的关系。"治痰治瘀以治气为先"，因气为血之帅，气行则血行，气滞则血瘀，血瘀则痰凝。所以，理气活血化痰是治疗本病重要法则。

射干平喘汤中射干、葶苈子均能宣肺，扩张支气管，促进痰的排出；炙前胡、炙紫菀、南沙参、玄参、清半夏能润肺化痰，稀释痰液，利于痰的排出；炒白术、炒薏苡仁健脾以绝痰源；丹参、川芎、赤芍活血化瘀，促进血液循环；枳壳、苦杏仁宣肺理气。共奏化瘀祛痰、益气健脾之功效。

参考文献

史学军. 李辅仁教授验方治疗肺源性心脏病的疗效观察 [J]. 中国全科医学，2006，(12)：1026-1027

第九节　失眠、抑郁症

甘麦芪仙磁石汤（朱良春）

【组成】甘草 6g，淮小麦 30g，炙黄芪 20g，淫羊藿 12g，五味子 6g，灵磁石 15g，枸杞子 12g，丹参 12g，远志 6g，茯苓 15g。

【用法】水煎服。

【功效】养心安神。

【主治】脾肾两虚或心脾两虚之顽固失眠，似现代医学所谓之神经衰弱，夜难入寐，或多梦易惊，或彻夜不眠之症。

【加减】彻夜不眠加蝉蜕 5g。

【心悟】方中"甘麦大枣汤"仲景本治脏躁不寐。炙黄芪温补脾胃气血，亦补心脾，尤其对气虚型血压变化有双相调节作用，现代药理证明黄芪有强壮作用，能提高机体免疫功能，恢复细胞活力，增加人体总蛋白和白蛋白，降低尿蛋白和强心等作用。朱大师善用淫羊藿补肾壮阳，祛风除湿，尤其用作递减西药激素之主药，尝谓淫羊藿温而不燥，为燮理阴阳之妙品。朱大师以淫羊藿伍炙黄芪，师法先师祖章次公先生所谓的"单纯养阴、安神、镇静治失眠效果不佳时，适当加入桂附一类温阳兴奋药，每每奏效"之意，颇有巧思。盖淫羊藿伍炙黄芪足以顾及"温阳兴奋"调和阴阳、缓补、温补心脾、强壮肾阳。方中丹参、远志、茯苓、枸杞子，功能安神定志，交通心肾，宁心安神，健脾滋肾。意取平缓，既无桂附之刚燥，又无知柏之苦滞，以调和阴阳为主，以达到养心安神的目的。

半夏枯草煎（朱良春）

【组成】 姜旱半夏 12g，夏枯草 12g，薏苡仁 60g，珍珠母 30g。

【用法】 水煎服。

【功效】 调和阴阳。

【主治】 杂病中凡因胃失和降，气机逆乱，阴阳失调导致失眠者。

【加减】 肝血不足加当归、白芍、丹参；心阴不足加柏子仁、麦冬、琥珀末（吞）；心气虚加大剂量党参；有痰热之象加黄连；脾肾阳衰，健忘头晕，肢倦纳差，或兼夹阳痿加大蜈蚣 2 条、鸡血藤 45g；手足多汗或彻夜不寐者，配合脚踏豆按摩法如下：赤小豆 1.5kg，淮小麦 1kg，每晚睡前共放铁锅中文火炒热，倒入面盆中，嘱患者赤脚坐着，左右轮番踩踏豆麦，每次半小时，此豆麦可反复使用多日，不必易换。

【心悟】 姜旱半夏应用于临床，除化痰、消痞、止呕之外，和胃降逆和安眠之用更为古今医家所重，且姜旱半夏剂量对临床疗效举足轻重。吴鞠通有半夏"一两降逆，二两安眠之说"，吴鞠通医案治李氏阳微、饮聚、呕恶、六脉弦细而紧用姜半夏一两(合今之 37.5g) 合温阳通气药奏效。后因饮邪上逆，昼夜不寐，处《灵枢》半夏汤，半夏每剂二两（合今之 75g) 得寐而瘥，乃属"胃不和则卧不安"症。《伤寒论》载半夏、生姜、甘草三泻心汤，每剂半夏均用半升 (约合今之 50g)，《金匮要略》为呕痞眩悸而制的"小半夏汤"每剂用半夏一升 (约合今之 100g)，《金匮要略》"大半夏汤"治反胃每剂竟用半夏二升 (约合今之 200g)。古今医家大剂量用半夏得心应手者虽众，但朱大师用半夏煞有分寸，宜重用者重之，宜轻用者轻之。其学生仿朱大师之法，治疗慢性肝炎不寐者，证属过用寒凉，土壅木郁，阳微饮聚，呕恶常作者，用"半夏枯草煎"加味，姜旱半夏均用 60g 以上。如治疗慢性肝炎不寐，证属素体虚弱，肝血肝阴因久病势成两虚或内涸之候，或心失所养，气机逆乱，肝阳偏亢者，及久病体虚，不堪重剂，大剂克伐者，或用药杂乱，致脾胃严重损伤者，半夏枯草煎中，姜半夏慎用 12g，历年来治疗慢性肝病患者顽固失眠多收著效。《本草经读》谓："半夏味辛，辛能泄散，而多涎甚滑，则又速降……半夏之长，全在开、宣、降、滑四字。"夏枯草质轻性浮，为轻清走气之品，有养阴疏肝，散结解郁之功。对慢性肝炎正虚邪恋，羁久伤阴，以致肝血内涸，肝功能长期异常屡能获效，《本草通玄》谓之"补养厥阴血脉，又能疏通结气"《重庆堂随笔》谓"散结之中，兼有和阳养阴之功。失血后不寐者服之即寐"。朱大师拟半夏、夏枯草为对，既取"降其气，即所以敛其阳"之效，又取二药和阳养阴，均治不寐之功。加薏苡仁助半夏和胃除痰，胃和则心神安。珍珠母平肝，潜阳定惊，且有滋肝阴，清肝火之功。更值得一提的是，蜈蚣合鸡血藤对慢性肝炎患者顽固失眠证属脾肾阳衰或夹阳痿者，有鲜为人知的著效，实践证明，蜈蚣既有温壮元阳，善治阳痿，开胃进食，开瘀解毒之功，又有安眠之效，尤配合大剂量鸡血藤，一以温壮元阳，一以活血补血，确是一对安眠良药。

郭氏失眠方（郭子光）

【组成】煅紫石英 20g，灵磁石 20g，石决明 20g，生龙骨 20g，生牡蛎 20g，黄连 10g，肉桂 5g，茯苓 15g，麦冬 20g，五味子 10g，枸杞子 15g，百合 15g，生地黄 15g，合欢皮 30g，柏子仁 15g，酸枣仁 20～30g，首乌藤 50g。

【用法】每日 1 剂，水煎，前五味先煎 15 分钟，第一煎药浓煎，睡前 15 分钟服，侧重安神助眠；第二煎药次日上午、下午各 1 次服毕（每剂药只煎 2 次，第一煎药共煎 45 分钟，第二煎药煎 30 分钟）。若患者已是每晚必服安眠药（如地西泮等）者，当逐步减量至全停，过程稍慢为佳。

【功效】镇静养心安神。

【主治】失眠。

【心悟】失眠多是心肾不交、水火不济、神不安舍而虚亢所致。本方前五味（煅紫石英、灵磁石、石决明、生龙骨、生牡蛎）金石介类之品，取其"重则能静"以安神定志之意；百合地黄汤加麦冬、五味子、枸杞子、茯苓养五脏之阴，滋水以济火；用交泰丸之黄连清降使虚亢之火潜藏，肉桂温化使水能上济，辅以合欢皮、首乌藤则交通水火之力度更强；用酸枣仁、柏子仁直接养心安神，奏效更速。本方治失眠包括顽固性失眠一般都有效，但对严重的精神焦虑症之失眠效果不佳。

路氏失眠方（路志正）

【组成】百合 30g，淮小麦 30g，莲子 15g，首乌藤 15g，大枣 10g，甘草 6g。

【用法】上药以冷水浸泡半小时，加水至 500mL，煮沸 20 分钟，滤汁，存入暖瓶内，不分次数，欲饮水时即取此药液饮之。

【功效】益气养阴，清热安神。

【主治】神经衰弱，神经官能症证属心阴不足，虚热内扰，或气阴两虚，心神失养者，症见神志不宁，心烦易躁，悲伤欲哭，失眠多梦，善惊易恐，心悸气短，多汗，时欲太息，舌淡红或嫩红，脉细弱或细数无力。

【加减】兼气郁者，加合欢花 30g；兼痰浊者，加淡竹茹 9g，生姜 6g；兼湿邪阻滞者，加藿香梗 10g，荷梗 10g。

【心悟】神经衰弱及神经官能症的发生，主要因思虑过度，心阴暗耗，或久病不愈，阴血耗伤；或劳伤心脾，气血两亏，致使心失所养，心神不宁。其病变部位主要在心，有时可涉及肺、脾、肝三脏，本症不是脏腑形体实质的病变，而是其功能失常，临床以虚多邪少者多见，且一般病程较长，故治疗上不能猛浪从事，急于求成，如因其虚而过用重剂滋补，不但药过病所，且可引起诸如胸闷、脘痞、腹胀、纳呆等不良反应。如因其有邪而攻之，会进一步损伤正气，加重病情。所以必须从虚多邪少、功能失常这一点着眼，缓缓为之，以清淡、轻灵、活泼、流动之品，斡旋其枢机，调整其功能，补虚而不助邪，祛邪而不伤正。本症临床上以女性多见，往往几经周折，遍服诸药，或见效甚微，或时愈时复，患者痛苦异常，医者颇感棘手。路大师每喜用本方，虽药少量轻，却常能在数剂之内见效。故取《金匮要略》甘麦大枣汤与百合汤之义，再加莲子、首乌藤。以淮小麦、甘草、大枣益心脾之气；以莲子、百合、大枣养血和营；以百合微寒之性，清内蕴之虚热；且淮小麦、百合、莲子、首乌藤、大枣诸药均有安神定志的作用。诸药合用，共奏养心阴、益心气、清虚热、缓诸急、安神定志之功。

清心豁痰汤（李振华）

【组成】白术 10g，茯苓 15g，橘红 10g，半夏 10g，香附 10g，枳壳 10g，小茴香 10g，乌药 10g，郁金 10g，石菖蒲 10g，栀子 10g，莲子心 5g，胆南星 10g，甘草 3g，琥珀（分 2 次冲服）3g。

【用法】每日 1 剂，水煎服。

【功效】健脾祛湿，清心除烦。

【主治】脏躁。症见心神不宁，魂魄不安，烦躁易怒，坐卧不宁，急躁时易哭，甚则哭笑无常，或无故悲伤哭泣，多疑善虑，失眠噩梦，心惊恐惧，头晕头沉，纳差，胸闷气短，体倦乏力，不时发作，反复难愈，舌体胖大，苔腻。

【加减】若失眠严重者，加首乌藤 30g，龙骨 15g；口干口苦者，加知母 12g，竹茹 10g；大便溏薄者，去胆南星，加薏苡仁 30g，泽泻 12g；腹胀纳差者，加砂仁 8g，厚朴 10g，焦麦芽 12g，焦山楂 12g，焦神曲 12g；胁肋窜痛者，加延胡索 10g，川楝子 12g。

【心悟】李大师强调指出，本病的病机变化虽涉及心肝脾三脏，但病机演变的关键在肝脾两脏，故肝郁脾虚为脏躁发病之本。

方中白术、茯苓健脾祛湿，以杜绝生痰之源；橘红、半夏、胆南星豁痰降逆；香附、郁金、小茴香、乌药疏肝理气，使气行湿行，郁解热散；

郁金配石菖蒲开窍和中；栀子、莲子心清心除烦；琥珀安神宁志，镇惊平肝；甘草调和诸药，臣使五脏。诸药合用，使肝气条达，脾运得健，痰火散除，心神安宁，则脏躁自平。

解郁开窍汤（孙光荣）

【组成】生晒参 10g，生北芪 10g，紫丹参 10g，益母草 12g，法半夏 7g，广陈皮 7g，川郁金 12g，炙远志 10g，石菖蒲 10g，云茯神 15g，炒酸枣仁 15g，生甘草 5g。

【用法】水煎服，每日 1 剂，分 2 次服。每次兑服北京同仁堂安宫牛黄丸半丸。

【功效】化瘀清热，解郁通窍。

【主治】抑郁症。

【心悟】郁者，瘀也，情志抑郁而致气机不顺，气滞则血不利，瘀则忧郁也。张景岳曰："至若情志之郁，则总由乎心，此因郁而病也"。气郁必致血瘀，则心神失养；气郁与痰热互结，则可上蒙清窍。故《证治汇补》曰："郁病虽多，皆因气不周流，法当顺气为先，开提次之，至于降火、化痰、消积，犹当分多少治之。"本方首用参、芪、丹参益气活血以"顺气"；次用益母草祛瘀调经，川郁金清心除烦；炙远志、石菖蒲宁心开窍；云茯神定悸安神；炒酸枣仁养心除烦；再用少量安宫牛黄丸助其清热豁痰开窍之功。先"顺气"，然后"开提"，则郁、火、痰、瘀可统筹治之。

参考文献

[1] 邱志济，朱建平. 朱良春治疗顽固失眠的用药经验和特色：著名老中医学家朱良春临床经验系列之十六 [J]. 辽宁中医杂志，2001，2(4)：205-206

[2] 黄学宽. 郭子光临床经验集 [M]. 北京：人民卫生出版社，2009：268-269

[3] 路志正. 路志正医林集腋 [M]. 北京：人民卫生出版社，1990：202-203

[4] 李郑生. 李振华教授治疗脏躁病经验 [J]. 中医药学刊，2006，24(10)：1804

[5] 李彦知. 中和医派孙光荣教授典型验案赏析 [J]. 中国中医药现代远程教育，2012，10(10)：98-100

第三章

肝胆病证

第一节　黄　疸

灵茵退黄方（李济仁）

【组成】威灵仙 15～30g，茵陈 30～60g，大黄（后下）9g，龙胆草 9g。

【用法】水煎服。睡前服用为佳，取"人卧血归于肝"之理，以利于药物的吸收利用，还应注意休息和隔离。

【功效】清热利湿。

【主治】黄疸。

【加减】因胆石症所致黄疸，酌加芒硝（冲服）9g，枳实 10g，生鸡内金 12g，金钱草 60g，以软坚化石，荡除积秽；因胆道蛔虫所致黄疸，酌加苦楝根皮 10g，乌梅 30g，槟榔 10g，延胡索 10g，以增强驱蛔安蛔，解痉缓痛之功；因胆道感染而致黄疸，酌加金银花 20g，蒲公英 20g，牡丹皮 10g，黄芪 20g，白芷 10g，以解毒清热，托毒排脓；因肝炎所致黄疸，酌加贯众 10g，平地木 20g，板蓝根 12g，虎杖 10g，荔枝核 12g，以养肝护肝，排除病毒。

【心悟】方中威灵仙性味辛咸温，有毒，性猛急，走而不守，能宣通十二经络，以走窜消克为能事，积湿停痰，血凝气滞诸实者宜之。临床验证可治急性黄疸型传染性肝炎，实为治黄之要药。茵陈性味辛苦凉，善利胆，利尿，退黄。《名医别录》曰："茵陈治通身发黄，小便不利，除头热，去伏瘕。"二药相配，寒温并用，消利合剂。佐以大黄苦寒攻逐之品，泄热毒，破积滞，行瘀血。配龙胆草苦寒泻肝火，清湿热。四味合用共奏利胆退黄，解毒分消之功。

参考文献

李有伟，李艳．李济仁诊治急黄的经验 [J]．北京中医，1993(5)：3

第二节　急性肝炎

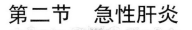

肝六方（张琪）

【组成】茵陈 50g，栀子 20g，大黄 50g，金银花 50g，板蓝根 30g。

【用法】水煎服。

【功效】清热除湿，利胆退黄。

【主治】急性黄疸型肝炎具有下列症状：①黄染明显，色泽鲜明如橘子有光泽，身热口苦，呕吐恶心，不欲食，腹满大便秘，小便色深黄，舌苔干或黄，脉缓大有力或沉滑。②肝区痛、肝大有触痛、肝功能有明显异常（酶学及黄疸指数增高，血中胆红素增高）。

【心悟】本方为治疗阳黄的有效方剂，既包括现代医学的黄疸型病毒性肝炎，也包括其他肝、胆、胰脏疾患。本方对前者有效，对其阳黄患者则应辨证与辨病结合应用，不能认为本方对阳黄皆有效。

茵陈味苦微寒，有除湿清热退黄作用。凡湿热熏蒸而发黄者，多以此药为主。茵陈的主要成分为挥发油、叶酸，挥发油中含茵陈酮、茵陈烯，具有以下作用。①抗菌：对金黄色葡萄球菌、大肠埃希菌、伤寒沙门菌等有明显的抑制作用。②利胆：能促进胆汁分泌，故能退黄疸，同时有解热降压作用。本品绝大部分为挥发油，如高温煮沸时间过久，其挥发油被挥发，即降低或失去药效。宜轻煎不宜久煎，一般皆后下，用于解热，用浸剂疗效较好。

肝七方（张琪）

【组成】茵陈 50 ～ 100g，黄连 15g，金银花 50g，龙胆 15g，当归 25g，败酱草 50g，大黄 15g，茯苓 20g，白术 20g，郁金 15g，甘草 15g，丹参 25g。

【用法】水煎服。

【功效】清热解毒，健脾利湿。

【主治】暴发性肝炎，急性、亚急性黄色肝萎缩有如下症状者：①黄疸进行性加深，身热，意识障碍，在昏睡前期或已入昏睡，先昏睡继而烦躁不宁，谵语和狂躁，最后转入昏迷或半昏迷，舌质红绛，苔黄燥，腹胀满，或有腹水，小便少色黄赤，脉滑数或弦数。②肝功能明显减退，黄疸指数随黄疸加重而增高，血氨有时升高，肝缩小伴明显肝臭。

【心悟】本方以清热解毒为主，健脾利湿为辅，活血化瘀次之。方中金银花、败酱草、黄连、茵陈、龙胆、大黄皆为清热解毒、利疸退黄之药；白术、茯苓健脾利湿；当归、丹参、郁金活血祛瘀。急性肝萎缩黄疸进行性加深，呈现昏迷、半昏迷状态为邪热内陷心包之症，故以大黄等清热解毒之药为主，可与安宫牛黄丸合用。本病可见腹胀、腹水，故辅以白术、茯苓以健脾利湿，如腹胀者可加牵牛子、海藻等，以攻逐水气，佐以活血化瘀之药，如丹参、郁金、当归等以增强疏肝利胆之功能。败酱草辛苦微寒，清热解毒，消痈排脓，同时又有活血行瘀之效，对血滞所致之胸腹疼痛有效。急性肝萎缩属危笃之症，预后不佳，但近年来经中西医结合治疗，已使疗效有了明显提高，一部分患者可以转危为安，得以挽救。

参考文献

张琪.临床经验集[M].哈尔滨：黑龙江科学技术出版社，1984：107-110

第三节　慢性肝炎

慢肝六味饮（邓铁涛）

【组成】党参（或太子参）15～30g，云茯苓15g，白术12～15g，甘草5g，川萆薢10g，黄皮树叶（或珍珠草）15～30g。

【用法】水煎服。

【功效】健脾补气，扶土抑木。

【主治】单纯脾气虚型的慢性肝炎患者。

【加减】若患者同时有其他兼夹证候出现时，则可根据辨证所得，采取适当的兼治法，在上方的基础上加减用药。其加减法为：脾虚较甚，并见气短声低，精神不振者，加黄芪15～25g；兼湿浊上泛，并见脘闷，恶心呕吐，舌苔厚浊，脉缓滑者，加法半夏10g，砂仁3g以和胃降浊；若湿浊中阻，以身肢困重，腹胀便溏明显者，加薏苡仁15g，白蔻仁6g以通阳除湿；兼肝气郁结，并见胁痛较明显，易急躁，头晕，头痛，脉兼弦者，加素馨花10g，郁金10g以疏肝解郁；兼肝阴不足，并见头目眩晕，失眠多梦，舌边尖红，苔少，脉弦细弱稍数者，加桑寄生30g（或桑葚15g），墨旱莲2g，女贞子（或五味子）12g，以太子参20g易党参，去川草薢，以养肝阴；兼肾阴虚，并见面白唇红，头晕，睡眠不佳，口干咽燥，腰膝酸痛，舌质红嫩，苔薄白或苔少，脉细数而弱者，加何首乌 30g，山茱萸 12g，熟地黄 20g，桑寄生 30g，墨旱莲 12g，以太子参 18g 易党参，淮山药 12g 易白术；兼肾阳虚，并见面色青白或晦黯，精神不振，腰腿酸痛，四肢欠温，脉兼迟或稍沉者，加杜仲 15g，巴戟天 12g，肉桂（焗）2g，楮实子 10g 以温补肾阳；兼血瘀阻络，并见面色黧黑或唇色紫暗，胁痛明显，胁下瘀块（肝大，质较硬，易扪及），舌质紫暗，或有瘀点，脉弦缓或涩者，加丹参 15g，茜草根 12g，桃仁 10g，土鳖虫 10g 以活血祛瘀；兼湿郁化热，并见有口苦，小便黄浊，或轻度黄疸，或低热，舌嫩红，苔黄白厚浊，脉数者，加金钱草 25g，田基黄（或鸡骨草）25g，土茵陈 25g，以太子参 18g 易党参，以清利湿热。

　　上述治法，总的原则不离健脾，组方的核心是四君子汤加川草薢、黄皮树叶。

　　【心悟】本方取四君子汤补益脾气，健运脾阳以"实脾"，用黄皮树叶以疏肝解毒行气化浊，川草薢入肝胃两经升清而降浊。本方适于单纯脾气虚型的慢性肝炎患者。临床证候为面色淡白，少气自汗，倦怠乏力，身重，食欲不振，胁部不适感，腹胀便溏，舌淡嫩，或舌体胖有齿印，苔白或兼浊，脉虚弱。

肝舒胶囊（邓铁涛）

　　【组成】太子参（或党参）9～30g，茯苓 9～15g，白术 6～12g，川草薢 9～15g，楮实子 6～9g，丹参 5～15g，珍珠草 15～30g，白芍 5～15g，白花蛇舌草 15～30g。

　　【用法】水送服。

　　【功效】益气健脾，活血解毒。

　　【主治】慢性丙型肝炎。

　　【加减】若兼湿浊上泛，并见脘闷、恶心呕吐、舌苔厚浊、脉缓滑者，加法半夏 10g，砂仁 6g 以和胃降浊；若湿浊中阻，以身肢困重、腹胀便溏明显者，加薏苡仁 15g 以通阳除湿；兼肝气郁结，并见胁痛较明显，易急躁、头晕头痛、脉弦者，加柴胡 12g，郁金 10g 以疏肝解郁；兼肝阴不足，并见头目眩晕、失眠多梦、舌边尖红、苔少、脉弦细弱者，加桑寄生 30g，女贞子 12g；兼肾阴虚，并见面白唇红、头晕、口干咽燥、腰膝酸痛、舌质红嫩、苔薄白或苔少、脉细数而弱者，加何首乌 30g，山茱萸 12g，熟地黄 20g，桑寄生 30g，墨旱莲 12g；兼肾阳虚，并见面色青白、精神不振、腰腿酸痛、四肢欠温、脉兼迟或稍沉者，加杜仲 15g，巴戟天

12g，肉桂（焗）2g以温补肾阳；兼血瘀阻络，并见面色黧黑或唇色紫暗、胁痛明显、肋下癥块、舌质紫暗或有瘀点、脉弦缓或涩者，加丹参15g，茜草根12g，桃仁10g以活血祛瘀；兼湿郁化热，并见口苦，小便黄浊，或轻度黄染，或低热，舌嫩红，苔黄白厚浊，脉虚数者，加金钱草25g，茵陈25g，鸡骨草25g以清利湿热。

【心悟】本方为四君子汤加味。太子参、茯苓、白术、甘草补气健脾；川草薢祛除困郁脾土之湿浊，楮实子疏肝行气解郁；珍珠草清热利湿解毒，可代黄皮树叶；丹参活血化瘀，预防慢性肝炎出现早期硬化；白芍柔肝养阴，缓解胁肋胀痛。诸药合用，有健脾疏肝、活血解毒之效。

临床研究显示，中药制剂肝舒胶囊可提高干扰素治疗慢性丙型肝炎的疗效，且有助于减少复发。

和肝汤（方和谦）

【组成】当归12g，白芍12g，白术9g，柴胡9g，茯苓9g，生姜3g，薄荷（后下）3g，炙甘草6g，党参9g，紫苏梗9g，香附9g，大枣4枚。

【用法】水煎服。

【功效】调和气血，疏理肝脾。

【主治】肝郁血虚，脾胃失和，两胁作痛，胸胁满闷，头晕目眩，神疲乏力，腹胀食少，心烦失眠，月经不调，乳房胀痛，脉弦而虚者。

【心悟】和肝汤的组成有三个特点：其一，本方以当归、白芍为君药，养血柔肝。肝为刚脏，体阴而用阳，当归、白芍以阴柔之性涵其本。其二，以柴胡、薄荷、紫苏梗、香附为臣药；柴胡、薄荷疏肝解郁，加入紫苏梗、香附不仅降肝之逆，且能调达上、中、下三焦之气。四药合用有疏肝解郁、行气宽中之功，此所谓"肝欲散，急食辛以散之"。以辛散之剂遂其性。其三，又以党参、茯苓、白术、炙甘草四君汤为佐药，甘温益气、健脾和胃。既遵仲"见肝之病，知肝传脾，当先实脾"之旨，又收"肝苦急，急食甘以缓之"之用，达到以甘温缓急杜其变的目的。上述特点使和肝汤成为一个调和气血、疏理肝脾、体用结合、补泻适宜的方剂，在临床上广泛应用于肝脾失和的多种病证。

犀泽汤（颜德馨）

【组成】广犀角3g（或水牛角30g），泽兰15g，苍术9g，金钱草30g，土茯苓30g，平地木30g，败酱草15g。

【用法】水煎服。

【功效】清热解毒，化湿祛瘀。

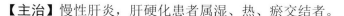

【主治】慢性肝炎，肝硬化患者属湿、热、瘀交结者。

【加减】气滞郁结，胸胁胀闷者，加沉香曲、川楝子、大腹皮、枳壳、广木香；血瘀显著，右胁刺痛者，加丹参、桃仁、郁金、红花、赤芍、延胡索、三棱、莪术；湿甚于热，肢重纳呆者，加猪苓、赤苓、生薏苡仁；热甚于湿，口苦心烦者，加金银花、黑栀子、夏枯草、蒲公英，甚则加白花蛇舌草、龙葵、蜀羊泉、蛇莓、石打穿、半枝莲、七叶一枝花等。

【心悟】临床所见，乙型肝炎患者常面色晦黄，巩膜混浊，神萎肢重，烦躁易怒，五心潮热，或低热缠绵，口苦而黏，嗳气泛恶，脘腹胀满，胸胁胀痛或刺痛，小便黄赤，脉弦数或濡数，舌红有瘀斑，苔黄白而腻等症。其病变多为湿热毒邪侵淫营血，以致缠绵难祛、蔓延流注的特点尤为显著。初病气结在经，久则血伤入络，湿热毒邪久恋不去，侵淫血分，势必煎熬血液成瘀，若从气分论治，投以疏肝理气、清气泄热之剂，往往难以奏效。据此，颜大师自拟犀泽汤，从营血论治乙型肝炎，获得满意疗效。

方中广犀角、泽兰入血分，以清热解毒，活血祛瘀为君。臣以土茯苓、金钱草、平地木、苍术疏肝泄热，利湿化浊。败酱草凉营活血为佐使，诸药配伍，共奏凉血泄热、祛湿解毒、疏郁祛瘀之功。

健脾疏肝饮（颜德馨）

【组成】苍术 9g，白术 9g，桂枝 4.5g，茯苓 9g，厚朴 9g，郁金 9g，木瓜 6g，谷芽 9g，麦芽 9g，姜半夏 9g，青皮 6g，陈皮 6g，甘草 3g。

【用法】水煎服。

【功效】疏肝解郁，健脾化湿。

【主治】慢性肝炎，早期肝硬化患者属脾虚肝郁、湿浊内蕴者。

【心悟】肝脾两脏关系十分密切。生理情况下肝木需脾胃之气以培之，病理情况下肝病最易传脾。临床所见肝病患者常有面色萎黄、胁肋疼痛、胸腹痞满、纳食欠馨、神疲乏力、大便溏薄、舌苔厚腻、脉濡弦等症状，均与肝脾相关，此时应健脾化湿，疏肝解郁，治肝从脾。若盲目补肝，极易加剧水留湿著，土壅侮木。相反若重视健脾醒脾，脾得健运，元气旺盛，湿浊不生，水谷精微充养肝木升发之气，自能保肝祛痰。

肝一方（又名慢肝复康汤）（张琪）

【组成】柴胡 15～20g，白芍 50g，枳实 15～20g，甘草 15g，白术 15～20g，茯苓 15～20g。

【用法】水煎服。

【功效】柔肝止痛，疏肝理气，健脾和胃。

【主治】迁延性或慢性肝炎见下列证候者：①肝区（右季肋部）隐痛（或胀痛、刺痛），腹胀满，食纳不佳，全身疲乏，头晕心烦，目干涩，手足心热，小溲色黄，舌苔白腻，脉弦滑或滑数。②肝大（少数患者有脾大），触之痛，肝功能有改变（或无改变），有蜘蛛痣及肝掌。

【加减】血清谷丙转氨酶活性增高，可加龙胆草 15g，板蓝根 30g；乙肝表面抗原阳性者，加白花蛇舌草 50g，蒲公英 30g，以清热解毒；舌质红，小便黄赤，手足热，热重于湿者，可加金银花 30g，败酱草 25g，大青叶 20g；食纳不佳，可加山楂 15g，麦芽 30g，神曲 15g；腹泻除加重茯苓、白术用量外，可加扁豆 15g，山药 25g；脘腹胀满加厚朴、木香、槟榔；体弱气虚酌加人参、黄芪；部分正虚邪恋患者，可用人参、黄芪与解毒清热之剂合用，肝功能亦多随之恢复或好转。

【心悟】方中柴胡为疏肝之圣药，用之以条达肝气，白芍养血柔肝，缓中止痛，柴芍合用，一疏一柔，疏而不燥，柔而不滞；枳实行气；甘草和中缓中。诸药配合，药力专而奏效捷。肝以阴为体，以阳为用，内藏相火最忌香燥戕伐，以耗伤肝阴，但养肝又切忌甘寒滋腻如生地黄、熟地黄、玉竹等以助湿有碍脾之运化，故重用白芍敛阴养血以益肝之体，一般用量在 30g 左右。加茯苓、白术者，以健运脾气，诸药配伍，用于肝旺脾虚之慢性迁延性肝炎及慢性活动性肝炎有良好疗效。

从临床观察，慢性或迁延性肝炎一般都出现肝气亢盛，肝脾不和之证候，如头晕、目干、五心烦热、烦躁易怒、胁痛、腹胀、疲乏无力等。肝藏血，体阴而用阳，肝气亢逆，则化热而伤血，血热外溢，故出现蜘蛛痣、肝掌，少数患者还出现鼻衄、齿衄等。不少妇女患肝炎有月经不调，随着肝炎治疗的好转，月经亦随之恢复正常。故在治疗本病时，必以柔肝止痛、敛阴养血的白芍为主。方中柴胡疏肝，枳实理气，协同白芍以平肝气之横逆，和以甘草敛肝阴缓肝急。如胃脘痛，肝气偏亢横逆犯脾，则出现消化功能紊乱症状，腹胀便溏等，为部分肝炎患者的常见症状，故用白术、茯苓以健脾。

肝二方（张琪）

【组成】当归 20g，赤芍 15g，生地黄 20g，丹参 20g，牡丹皮 15g，桃仁 15g，柴胡 15g，甘草 10g。

【用法】水煎服。

【功效】活血化瘀，疏肝行气。

【主治】慢性肝炎，迁延性肝炎见下列证候者：①肝区、脾区（左、右季肋部）有顶、胀、热、痛之感，心烦易怒，掌心热红紫，目干，视物不清，有时齿衄、鼻衄，面色黧黑，妇女月经异常，经行发热。②舌质紫，有瘀斑，口唇紫，有蜘蛛痣，脉弦有力。③肝大或脾大，肝功能异常。

【心悟】肝二方为活血化瘀之剂，但见典型血瘀证候即可应用，不必悉具。瘀血肝大，则用真武汤加活血之剂往往收效满意。血瘀的辨证有时明显，有时不甚明显，应用本方时应当依据舌紫暗、唇青等症状。瘀血作痛是由气血瘀滞所致，"不通则痛"，其特点是"痛有定处""痛处拒按"，可作为辨证的依据。

方中当归、赤芍、丹参活血祛瘀，生地黄、牡丹皮清热凉血，柴胡疏肝理气。诸药合用，活血化瘀，用于肝郁气滞血瘀之证。

肝三方（张琪）

【组成】人参 15～20g，黄芪 30g，当归 25g，白芍 30g，白术 20g，茯苓 20g，枳实 15g，郁金 15g，丹参 15g，山楂 15g，甘草 15g。

【用法】水煎服。

【功效】益气补血，疏肝理脾。

【主治】慢性肝炎见下列证候者：①病程久，体质瘦弱，呼吸气短，体衰乏力，食纳欠佳，腰酸腿软，眩晕耳鸣，脘腹胀满，便溏，胁痛。②无里热证（间或有假热现象，如口干苦，尿黄，脉虚数）。③肝大，肝功能异常，舌苔白润或腻，脉弦细无力。

【心悟】本方应用于病程久，患者身体虚弱，腰胁作痛，无里热证者。其功效为益气补血，疏肝理脾，寓消于补。适用于慢性肝炎见上述证候者。肝炎患者除湿邪郁壅实证者外，亦常见虚证，如胀满、嗳气、不思食、便溏等。另外，清阳不升，浊阴不降可见眩晕、耳鸣，苔白或腻。若脾气虚失于运化，气血不足，可见倦怠乏力，面黄不泽，脉沉细无力等，均可用此方治之。

黄芪性升，对于肝弱而不升之病情最为适宜，故以黄芪为主药，助以人参加强其补气升清的作用。气弱则血不足，故辅以当归、白芍养肝之体以助肝之用（肝体阴而用阳），肝气不疏，则气自留结，故用枳实、郁金、丹参等疏其壅滞，人参、黄芪与枳实、郁金同用"补而不滞邪，通而不伤正"，同时重用人参、黄芪辅以当归、白芍，又具有"阳生阴长"之妙，更增强益气补血之功。

肝四方（张琪）

【组成】醋炙鳖甲 40g，白芍 40g，当归 25g，郁金 15g，红参 15g（或党参 50g），牡丹皮 15g，青蒿 20g，生地黄 30g，丹参 20g。

【用法】水煎服。

【功效】益气补血，育阴软坚。

【主治】慢性肝炎，肝硬化，脾功能亢进。以下症状为应用本方之依据：①头晕，疲倦，手足心热，两胁胀痛，腰酸乏力，肝掌，蜘蛛痣，面色不华，口唇紫，舌紫无苔，腹胀，鼻衄或齿衄，吐血，便血，脉弦滑或数。②肝脾大，尤以脾大为明显，另见血红蛋白、红细胞、白细胞、血小板降低。

【加减】本证若兼出血，如吐血、便血等，则于方中加入小蓟、藕节、地榆、血见愁、仙鹤草等止血之品。如气虚体弱，可加黄芪 25～40g，人参 15g。

【心悟】本方具有益气补血，育阴软坚的作用。以醋炙鳖甲为主药，具有滋阴潜阳，散结消瘕的作用，古人谓治胸胁积聚作痛，或久疟、疟母等症。疟母即脾大，故本药为治脾大之主药，辅以红参补气，当归、白芍与醋炙鳖甲、郁金、丹参合用则"补而不滞，消而勿伤"，此消补兼施乃治瘕积之大法。

肝五方（张琪）

【组成】茵陈 20g，大青叶 20g，板蓝根 20g，藿香 15g，川黄连 7.5g，龙胆 10g，白花蛇舌草 50g，金银花 25g，苍术 15g。

【用法】水煎服。

【功效】清热解毒，理气化湿。

【主治】急性无黄疸型肝炎见下列证候者：①肢体沉重，头昏沉，倦意无力，恶心欲吐，脘腹痞满，时腹泻，面色晦暗，小便色黄，低热，肝区痛，舌苔白腻，脉沉滑或濡。②肝功能明显异常，表面抗原阳性，肝脏肿大质软。

【心悟】本方由化湿清热解毒之品组成，有较好的疗效。板蓝根有凉血解毒清热的作用，治咽喉肿痛、丹毒、腮腺炎有显著疗效，用于治疗急性肝炎颇效。龙胆治肝经湿热、目赤肿痛、阴囊肿痛、耳聋等，必须有口苦、舌苔黄腻、小便赤、脉弦数等肝胆热症方可应用，否则无效。白花蛇舌草甘、淡、凉，清热解毒，除治泌尿系感染外，亦为治急性肝炎之效药，用于治乙型肝炎表面抗原阳性者频效。

柴芩护肝汤（张琪）

【组成】柴胡 20g，白芍 30g，枳实 15g，甘草 15g，白术 20g，茯苓 20g，黄芪 30g，五味子 15g，败酱草 30g，茵陈 20g，板蓝根 20g，虎杖 20g，蒲公英 30g，连翘 20g。

【用法】水煎服。

【功效】疏肝理脾，清热解毒。

【主治】慢性肝炎症见胁肋胀满疼痛，五心烦热，肝掌，舌赤，脉弦或弦数等。

【加减】腹泻者加山药、茯苓、白术加量；脾大者，可加制鳖甲、地鳖虫、桃仁等；鼻出血者加焦栀子。

【心悟】本方由四逆散加茯苓、白术、黄芪及清热解毒之品组成。其中柴胡为疏肝之圣药，用之以条达肝气，白芍养血柔肝缓中止痛，柴芍合用，一疏一柔，疏而不燥，柔而不滞；枳实行气；甘草和中缓中。诸药配合，药力专而奏效捷。肝以阴为体，以阳为用，内藏相火最忌香燥戕伐以耗伤肝阴，故重用白芍敛阴养血以益肝之体，一般用量在 30～50g。加茯苓、白术、黄芪者，以益气健脾，培土抑木，体现了"见肝之病，当先实脾"的思想；加板蓝根、蒲公英、败酱草等清热解毒之品，乃针对患者乙肝表面抗原、e-抗原阳性及胆红素升高，或丙型肝炎毒热症状明显者。

化肝解毒汤（周仲瑛）

【组成】虎杖 15g，平地木 15g，半枝莲 15g，土茯苓 20g，垂盆草 20g，赤芍 10g，姜黄 10g，黑料豆 10g，生甘草 3g。

【用法】水煎服。

【功效】清化湿热，解毒化瘀。

【主治】慢性迁延型乙性肝炎及乙肝病毒携带者，以湿热毒瘀互结为主要证候者。

【加减】如有肝郁气滞症状，加柴胡 10g，香附 15g，以调达肝郁；气火郁结则加牡丹皮 10g，栀子 10g，以清热泻火，凉血化瘀；湿热阻于中焦，脘腹胀满加炒黄芩 10g，厚朴 9g；肠腑湿热加凤尾草 15g，败酱草 15g；湿热在下加炒苍术 10g，黄柏 10g；湿热发黄加茵陈 12g，栀子 10g；热毒偏重酌加龙胆草 6g，大青叶 15g，蒲公英 15g；湿浊偏重加草果 5g，蚕沙（包）10g；血分瘀毒加白花蛇舌草 20g，大黄 6g；营分郁热加牡丹皮 10g，水牛角片 10g，紫草 10g；肝郁血瘀加丹参 10g，土鳖虫 5g，桃仁 10g；肝血虚加当归 10g，白芍 10g；肝肾阴虚加桑椹子 10g，墨旱莲 10g；阴虚有热加生地黄 10g，石斛 10g；脾气虚加党参 10g，白术 10g，黄芪 12g；肾阳虚加淫羊藿 10g，菟丝子 10g。

【心悟】本方以祛邪为主，俾邪祛则正复，故治疗重在清化湿热，解毒，化瘀。方中虎杖、平地木、半枝莲清热化湿解毒，凉血活血。辅以土茯苓、垂盆草相互协同，增强其解毒化瘀之效。佐以黑料豆、生甘草调养肝脾而解毒。赤芍、姜黄入肝经为使药，以增强凉肝活血作用。诸药合用，共奏清化湿热，化解肝毒，凉血化瘀之功。

现代药理研究发现，虎杖能抑制乙型肝炎抗原，虎杖单体Ⅰ和Ⅱ可使乙型肝炎抗原浓度降低，并可明显增加胆汁分泌和松弛奥迪括约肌。半枝莲可抑制乙型肝炎病毒生长，促进细胞免疫功能。败酱草、白花蛇舌草均有保肝利胆作用。柴胡通过直接抑制肝星状细胞基质金属蛋白酶抑制因子 −1 的基因表达，起到抗肝纤维化的作用。黄芪抑制肝细胞中细胞间黏附分子 −1 的表达，对 HSC 增殖和胶原产生有明显抑制作用，可减少总胶原及Ⅰ、Ⅲ、Ⅳ型胶原在肝内的沉积。甘草中的甘草甜素通过增殖机体免疫发挥抑制病毒和抗肝纤维化作用。周大师用药不仅遵循中医理论，而且符合现代药理研究。乙型肝炎总属邪盛而伤正，周大师用本方之意重在祛邪，祛邪即寓扶正之意。但在治疗的恢复巩固阶段，则须配用扶正调补的方药。慢性乙型肝炎病邪多已深入血分，故用药重在活血，兼清化湿热，但又忌用消克破血伐肝之品。只有药证相对，才能收到较好的疗效。

肝毒净冲剂（周仲瑛）

【组成】虎杖 9 ～ 15g，土茯苓 10 ～ 15g，垂盆草 15 ～ 30g，半枝莲 10 ～ 15g，白花蛇舌草 10 ～ 15g，赤芍 10 ～ 15g，炙姜蚕 10 ～ 15g。

【用法】开水冲服。

【功效】清化湿热瘀毒。

【主治】慢性乙型肝炎湿热瘀毒证。

【心悟】周大师认为慢性乙型肝炎的病理特点是湿热瘀毒互相交结所致，而气病及血、"瘀毒"郁结，是病变的主要环节。因肝为血之脏，湿热毒邪伤肝，迁延持续不解，必致气病及血，瘀滞肝络，或湿瘀互结，或热郁血瘀，促使病情发展。由此可知，湿热毒瘀互结是本病的病理基础，且贯穿于疾病的始终，为确立清化瘀毒这一治疗原则提供了理论依据。所谓清化瘀毒，意指清解泄化湿热互结所致的瘀毒，包括凉血和血、化解肝毒、化瘀滞、通肝络等作用。通过凉血以解毒，和血以化瘀，适用于湿热瘀毒证，病毒指标持续阳性，表现湿热与血瘀互结的"瘀毒"证候，如面色暗红，两颧布有赤丝血缕，蜘蛛痣，肝掌，舌质紫等。

宁痛丸（朱良春）

【组成】九香虫 30g，参三七 40g，全蝎 20g。

【用法】研细泛丸。口服，每次 2g，每日 2 次。

【功效】行气活血，通络定痛。

【主治】肝炎后胁痛，属于气滞血瘀，"不通则痛"者。症见病毒性肝炎后，肝区疼痛，右胁痛轻微，游走不定，剑突下痛重，固定不移，压痛明显，舌淡红，苔薄白，脉弦。

【心悟】针对肝炎后胁痛，朱大师总结出如下三大治疗法则：①疏肝理气，健脾宽中。气滞血瘀型胁痛病机关键乃肝失调达、气滞血瘀所致，治宜疏肝理气，以顺其条达之性。故朱大师在方中首先选用了九香虫这味药物，此药别名蜣螂虫。本品味咸、性温，归经肝、脾、肾，可理气止痛，温中助阳，乃治疗气滞疼痛之良药，临床广泛用于治疗各种疼痛。故朱大师针对肝郁脾壅这一病机，在此方中用九香虫以疏肝利气，健脾宽中，使肝气达而脾气舒，气机畅而脉和，诸症自解。②活血化瘀，通经活络。经云："气血冲和，百病不生；一有怫郁，百病生焉。"朱大师在方中又配伍了参三七这味药物，本品味甘微苦性温，归经肝肾，善走血分，可和营止血，化瘀生新，行滞通脉，能化瘀血、和脉络、通血滞、生新血，具有止血不留瘀之特点，为上中下血证要药。此药和他药相伍，可广泛用于因瘀血阻滞所致的各种疼痛。故朱大师在方中选用此药，重在取其活血化瘀，通络止痛，瘀去络通，百脉和畅，其痛自消。③辛散走窜，通络止痛。气滞血瘀，脉络瘀阻，贵在行气活血，使气滞得散以帅血推血，血瘀得化以益气载气。故朱大师在方中又配用了全蝎这味药物，本品味辛性平归入肝经，善于走窜，循表至里，能通经活络，穿筋透骨，乃活血化瘀、通络止痛之良药。朱大师在方中用本品主要取其辛散走窜、行气活血、通经活络之功。瘀去络通，气血畅利，其痛自解。

阻肝硬变饮（李玉奇）

【组成】马鞭草 20g，连翘 20g，蒲公英 20g，生侧柏 15g，栀子 15g，卷柏 20g，黄连 15g，龙胆 15g，桃仁 10g，红花 10g，地龙 10g，海金沙 15g，黄芪 10g，当归 25g，白芍 20g，白术 20g，石韦 15g，香橼 15g，槟榔 15g，桂枝 10g。

【用法】以赤小豆 50g，煮水煎药，水煎服。

【功效】养肝理脾，化湿解毒，消肿化瘀。

【主治】慢性迁延性肝炎，症见面色晦暗无华，双目少神，自觉乏力，胸胁隐痛，日晡低热，脘腹胀满，食少纳呆，或见蜘蛛痣，肝掌，舌绛，苔黄白相间，脉弦实。

【心悟】马鞭草、连翘、蒲公英、生侧柏充当"四门卫"，解毒消肿，扫清肝脾之路；栀子、卷柏、黄连、龙胆乃本方之"四君子"，泻肝清火，降浊阴；桃仁、红花、地龙、海金沙实为"四剑客"，活血化瘀，攻打将军府；黄芪、白芍、当归、白术甘作"四进士"，养肝理脾，坚守后宫院。

参考文献

[1] 邓铁涛.中国百年百名中医临床家丛书：邓铁涛 [M].北京：中国中医药出版社，2010：55-56

[2] 刘小斌，郑洪.国医大师临床经验实录：国医大师邓铁涛 [M].北京：中国医药科技出版社，2011：110

[3] 李文泉，高剑虹，孙维娜.方和谦创"和肝汤"的组方原则和临床应用 [J].上海中医药杂志，2008，42(2)：1-3

[4] 颜新.颜德馨治疗肝病经验方二则 [J].江苏中医，1998，19 (10)：12-13

[5] 王颖航.慢性肝炎效方四首：张琪肝炎治验 [J].中国社区医师，2007，14(23)：33

[6] 张琪.张琪临床经验辑要 [M].北京：中国医药科技出版社.2010：34，106

[7] 张佩青.国医大师临床经验实录：国医大师张琪 [M].北京：中国医药科技出版社，2011：133

[8] 刘春蕾，赵木昆，程荣朵.周仲瑛用化肝解毒汤治疗乙型肝炎经验 [J].医学研究与教育，2010，27(1)：63-64

[9] 金妙英，周仲瑛，王志英.肝毒净冲剂治疗慢性乙型病毒性肝炎的研究 [J].南京中医药大学学报，1995，11(2)：43-45

[10] 高尚社.国医大师朱良春教授治疗慢性肝炎验案赏析[J].中国中医药现代远程教育，2012，20（10）：3-5

[11] 张会永.临证如迎战，组方如布阵，用药如遣兵：解读中医泰斗李玉奇教授肝病临床经验 [J].中华中医药学刊，2007，25(3)：444-446

第四节　肝硬化

软肝煎（邓铁涛）

【组成】太子参 30g，白术 15g，茯苓 15g，川萆薢 10g，楮实子 12g，菟丝子 12g，鳖甲（先煎）30g，土鳖虫（研末冲服）3g，丹参 18g，甘草 6g。

【用法】水煎服，其中土鳖虫研末冲服。

【功效】健脾养肝肾为主，软坚化瘀为辅。

【主治】肝炎所致的肝硬化及酒精中毒性肝硬化都有一定的效果。

【加减】肝炎所致的早期肝硬化，转氨酶高者，加黄皮树叶 30g；酒精中毒所致的肝硬化，加葛花 10～15g；肝阴不足，舌红苔少者加墨旱莲、女贞子各 10g，石斛 15g，更兼剥苔者加龟甲 30g；牙龈出血或皮下有出血点者加仙鹤草 30g 或阿胶 10g；有黄疸者，加田基黄 15～30g。

【心悟】本方取意于"见肝之病，知肝传脾，当先实脾"之旨。早期肝硬化，病久伤及肝肾，故以楮实子、菟丝子、鳖甲以养肝肾，病已及血分，故用土鳖虫、丹参以祛瘀活血。此方辨证加减耐心久服，一则以减慢其硬化进程，再则冀其软化。治疗效果与病之浅深成正比。因此，早期发现、早期治疗最为重要。

针对白蛋白低或白球蛋白比值倒置，西医多采取补充白蛋白治疗，直接补充白蛋白，似较先进，但邓大师认为直接给予，不如间接使之内生为佳。除辨证论治能帮助内生之外，邓大师体会用鳖或龟约 500g 加山药 30g，薏苡仁 15g 炖服，每周 1 次或 10 日 1 次，对白蛋白的提高有较好的作用，注意不要食滞便可。

利肝实脾煎（李玉奇）

【组成】土茯苓 20g，木通 10g，冬瓜子 30g，桃仁 15g，虎杖 30g，卷柏 20g，当归 30g，龙胆 20g，山药 20g，茯苓 20g，海金沙（包）20g，紫草 15g，大青叶 20g，柴胡 25g。

【用法】水煎服。

【功效】疏肝利胆，清热除湿。

【主治】早期肝硬化（除肝癌外）。

【加减】若皮肤轻微黄染，加浮萍 15g，茵陈 50g，大黄 5g，萆薢 20g，丹参 20g；若腹胀呃逆日甚，加白术 20g，水红子 15g，莱菔子

15g。

【心悟】本方用于患者精神和健康状态良好，诊见面色灰垢少华，形体多消瘦，厌食口苦，全身倦怠，大便多溏，少有便秘，脉多弦细或弦实，舌体偏胖，舌质绛多覆以白苔，口苦不渴。肝区胀闷，时有呃逆，但不明显，易怒嗜睡，厌油腻，午后有轻微低热，但不出汗，尿色黄浊，或偶有巩膜轻微黄染者。本方益气养阴兼以化瘀，润燥柔肝以存津液，使水气渐消，益于脾气得以改善。

柔肝饮子（李玉奇）

【组成】黄芪40g，海藻（水洗）30g，牡蛎40g，鳖甲40g，昆布（水洗）20g，知母25g，茯苓20g，泽泻20g，白术20g，苦参20g，槐花40g，薏苡仁20g，瓜蒌皮50g，当归25g，胡黄连15g，王不留行20g。

【用法】水煎服，6个月为1疗程，1年半为一治疗周期，这期间系统监护。汤剂煎时，先用食用红小豆50g煮汁滤出红小豆，用其汁代水煎药。每用此法不变。另加炙水蛭粉，每次1g，每日2次，累积用量不得超过200g，白开水冲服。

【功效】养阴益气柔肝。

【主治】中晚期肝硬化，伴腹水和脾大者。病患面荣憔悴而无华，脉弦实有力，舌质多淡，灰苔如云叠。消瘦与腹胀明显对照，少气无力，小便短涩，口苦，食少纳呆，呼吸短促，脐下部水肿明显，大便多溏，尿色多黄，午后低热，全身倦怠乏力。

【加减】若食少纳呆，加水红子15g，扁豆15g；若呕血，加生赭石20g，白茅根50g，藕节50g，青皮5g；若水肿不消，倍瓜蒌皮，加丝瓜络20g；若一过性高热，加柴胡40g，生石膏25g，青蒿15g，卷柏20g。

【心悟】本方中含黄芪鳖甲汤和当归补血汤，前四味排列为君、臣、佐、使。以黄芪为君药是针对病久当虚，然虚极而生瘀，气亏血闭滞，若补虚而兼化瘀非黄芪莫属。仲景治黄汗、盗汗、脾水重用黄芪，既能助气又能破瘀。臣以海藻，其咸苦而寒，苦能散结，寒能除热，尤其利尿，可通十二经水道，可解黄芪之甘温，平抑其温阳之气而益阴。佐以牡蛎化痰软坚，清热除湿，仲景"牡蛎泽泻散"治大病瘥后腰以下有水气，利水而不伤阴液。使以鳖甲补阴血而祛瘀。合以诸药，可奏益阴柔肝，清热利尿之功。值得指出的是知母利尿，其功益肺气以通调水道，下输膀胱，行水而不伤阴津。瓜蒌皮治皮水而不伤正气，王不留行通经活络以治肝，方书鲜有记载，况苦参、槐花临床实践证明有降低门静脉高压，防止呕血的功能。诸药合用，可起到益气养阴、柔肝散结、通利水道、健脾行气之功，使肝脾之精气得以复苏。

肝八方（张琪）

【组成】海藻 40g，牵牛子 30g，木香 15g，川厚朴 50g，生姜 25g，槟榔 20g，白术 25g，人参 15～20g，茯苓 50g。

【用法】水煎服。

【功效】行气逐水，健脾益气。

【主治】肝硬化腹水（单腹胀）具有以下证候者：①腹部膨大、腹水、小便少、身体消瘦、面色黧黑、舌质紫或苔白、脉弦缓或弦细。②肝功能明显异常。

【加减】肝硬化高度腹水，审其人形气尚实，体质尚健者，可于本方内加入甘遂 5～10g，大戟 5g 以峻逐水邪，通利二便，消除腹水。

【心悟】本方为攻补兼施之剂，海藻、牵牛子、木香、川厚朴、槟榔为行气逐水之药。人参、白术、茯苓为益气健脾之品，适用于肝硬化腹水，以腹胀为主者，有一定疗效。牵牛子苦寒有毒，有泻下、逐水消肿作用，为治疗肝胆化腹水之有效药物。海藻、槟榔、川厚朴、木香行气利水，诸药合用，相辅相成。但肝硬化患者体质日耗，气血不足，一味攻下则正气不支，必须用人参、茯苓、白术益气健脾，共成攻补兼施之剂。

藻朴合剂（张琪）

【组成】海藻 40g，厚朴 30g，牵牛子 30g，木香 15g，槟榔 20g，生姜 25g，人参 15g，白术 20g，茯苓 30g，知母 20g，天花粉 20g。

【用法】水煎服。

【功效】逐水行气，益气养阴。

【主治】肝硬化腹水。

【心悟】方中海藻为治疗腹水的有效药物，其治下腹水肿，有软坚散结的作用，但治疗本症用量宜大，一般用 25～50g 为佳。牵牛子苦寒有毒，有泻下作用，逐水消肿，为治肝硬化腹水有效药物，配合厚朴、槟榔、木香行气利水，诸药合用，相辅相成。但肝硬化腹水患者体质日耗，气血不足，一味攻下则正气不支，故须掌握消补兼施之大法，正邪兼顾方能取效，方中加人参、茯苓、白术益气健脾。此外，肝硬化腹水多出现肝阴亏耗、阴虚内热证候，如舌红绛、五心烦热等，故方中加知母、天花粉，亦可加白芍以敛阴，防止燥热更伤阴液。诸药合用，共成逐水行气，益气养阴之剂。

清化四逆散（张琪）

【组成】柴胡 10g，白芍 12g，枳实 10g，甘草 3g，白术 10g，茯苓 10g，茵陈 15g，黄连 6g，黄芩 10g，藿香 10g，砂仁 10g，陈皮 10g，厚朴 10g。

【用法】每日 1 剂，水煎服。

【功效】疏肝健脾，清化湿热，行气消胀。

【主治】早期肝炎后肝硬化。症见胁痛，腹胀，纳呆，口苦，乏力，便溏，尿黄，舌红，苔白或黄腻，脉滑。

【心悟】张大师认为，肝炎后肝硬化属于久病痼疾。肝脾肾失调，正虚邪实，表现在肝炎后肝硬化的始终只是病程阶段不同，有主次之分，轻重缓急之异，本病系急慢性肝炎演变的结果，湿热之邪蕴蓄不除，日久伤及脏腑气血，导致实质性脏腑损害。一部分早期肝炎后肝硬化患者，血瘀征象不显著，其主要病机在于肝经气郁。此时当以疏肝解郁为主要治法，然肝为刚脏，体阴用阳，疏肝宜避辛燥伐肝，常用四逆散（柴胡，白芍，枳实，甘草）加味。肝炎后肝硬化多见腹胀纳呆，口苦苔腻，便溏尿黄等证候，乃脾胃失和，湿热中阻，宜加入白术、茯苓以健脾助运，佐以茵陈、黄芩、黄连以清热，藿香、砂仁、厚朴、陈皮等以醒脾化湿。

复肝丸（朱良春）

【组成】红参须 40g，参三七 40g，地鳖虫 100g，紫河车 100g，穿山甲 100g，姜黄 100g，郁金 100g，鸡内金 100g，虎杖 250g，石见穿 250g，糯稻根 250g。

【用法】共研细末，水泛为丸，每次 3g，每日 3 次，食后温水送下，1 个月为 1 疗程。

【功效】活血化瘀，行气消癥，兼以扶正。

【主治】慢性肝炎之癥块癖积及早期肝硬化。

【心悟】方中紫河车大补精血，红参须益气通络，两药培本固元，补气血，以扶正治本；参三七活血止血、散瘀定痛；地鳖虫破血消癥，和营通络，配以磨积消滞，软坚散结的鸡内金、穿山甲，佐以疏利肝胆、行气活血的姜黄、郁金，复入清热解毒、活血止痛的虎杖、石见穿、糯稻根。全方补不壅中，攻不伤正，寓攻于补。此方在《中医杂志》发表后，各地重复验证，证明其对慢性肝炎之癥块癖积及早期肝硬化，确能改善症状与体征，促进肝功能恢复正常，肝脾回缩，调整白蛋白、球蛋白的比例，确是治疗慢性肝炎、肝硬化的一种有效方药。但对于肝胆湿热壅遏，转氨酶明显增高者，此丸不宜早用，必待湿去热清，方可斟酌用之。

养肝育阴煎（李玉奇）

【组成】 土茯苓20g，猪苓20g，泽泻20g，当归25g，文蛤40g，浮萍15g，全蝎5g，阿胶50g，冬瓜子20g，白术20g，大腹皮20g，桑白皮40g，白芍20g，姜皮20g，石斛20g，槐花40g，白茅根25g，女贞子20g。

【用法】 以黑豆50g煮水煎药，水煎服。

【功效】 养肝柔肝，利水育阴。

【主治】 臌胀后期，严重腹水，病患急剧消瘦，面容憔悴无华，少气无力，呼吸短促，全无食欲，小便短涩，甚至出现癃闭。此阶段病情错综复杂，极易反复，一段时间稳定并向好转方向演化，一段时间突然加重，高热，吐血，腹满尿闭，甚至出现晕厥，神昏谵语。

【心悟】 李大师谓：肝水治法，古方传下十枣汤，切莫孟浪，见水利水，加速病亡。治水要则乃"化湿"二字，以化湿代替利水。肝硬化出现腹水，已到中晚期。此时虽腹内停水，而机体确是一派阴亏津液不足之象，日晡低热即可为证。如大肆利尿，更损阴液，导致津液干涸。此外，后期腹水，是由肝血所化，"血不利则为水"，反复利水，实伤肝血。李大师告以"化湿"二字，细细玩味，其中暗含气化之理：氤氲之气弥漫三焦，即是气机不得畅达，邪无出路，聚而为水，此时调畅气机，佐以渗湿之药，决渎通畅，而水湿自除。此外，"化"字还暗含天机：肝病自发病起，即多备受苦寒之药攻伐，寒凝则气滞，何谈气化？于此之时，当少佐温药以煦之，水湿自能"气化则出矣"！李大师于此常以生姜皮温化膀胱之气以"洁净腑"，以浮萍温通肌表之寒以"开鬼门"。

方中猪苓、泽泻、阿胶取法猪苓汤，利水育阴；当归、白芍、女贞子、石斛等柔肝养肝；文蛤效法仲景之文蛤散，利水而补阴之不足；槐花清肝降压，降门脉高压；白茅根凉血止血，防出血于未然；浮萍化气行水不再赘述。

柔肝软坚饮（李玉奇）

【组成】 墨旱莲20g，柴胡20g，土茯苓20g，琥珀10g，生蒲黄

10g，牡蛎 40g，龟板 25g，鳖甲 25g，瞿麦 20g，青皮 10g，当归 25g，桃仁 15g，白茅根 20g，丝瓜络 15g，漏芦 15g，黄芪 15g。

【用法】 水煎服。

【功效】 益气柔肝，软坚化瘀，通气机。

【主治】 腹胀。患者除腹胀如鼓外，可表现为胸胁胀满不疼，呃逆欲吐不吐，午后低热不下，消瘦与腹胀明显对照，舌质多淡，灰苔如云叠，脉来弦实有力。临床重要体征为肝脾大。

【心悟】 李大师谓：单腹胀之肝脾大，辨证为积聚内停，古方常用三棱、莪术攻伐之品。切莫不假思索，沿用古方，却犯"虚虚实实"之戒。对肝脾大，其毕生经验可归为"软坚"一字，以软坚代替攻伐。肝硬化出现肝脾大，正气已虚，抗邪无力，故有盛人无积聚之说。《素问》指出"大积大聚，其可犯也，衰其大半而止"，是说驱邪要顾护正气。肝脾大或曰攻伐，或曰扶正，李大师避开攻伐之争，总结出"软坚"大法，以咸以软坚，消肝脾大于不觉，既不扰正气之不足，又避开病邪之锐气。现代医学对脾大，尤其是出现脾功能亢进时，往往采取切脾保肝以期达到李代桃僵之目的，然而患者切除脾脏之后，出现种种症状：形瘦自汗，四肢沉重，心悸气短，惊恐少寐，食少纳呆，胃胀腹满，衄血便溏，唇裂甲青……尽管中医之"脾"与西医之"脾"不能相提并论，但临床实践表明，割除脾脏之后，脾气大伤，元气大亏，脾脏缺如，更无力运化。

方中墨旱莲、当归、柴胡、黄芪坐镇中央，柔肝益气，休养生息。久病似连年征战，内部杂乱，肝脾脉络受阻，恶血流内，以琥珀、生蒲黄、桃仁等疏理内政，更以土茯苓、瞿麦、青皮疏理气机，仿韩信之"明修栈道"，而此时龟甲、鳖甲、牡蛎借丝瓜络、漏芦之通络"暗度陈仓"，软肝散结。

参考文献

[1] 邓铁涛. 中国百年百名中医临床家丛书：邓铁涛 [M]. 北京：中国中医药出版社，2011：58-59

[2] 李玉奇. 中国百年百名中医临床家丛书：李玉奇 [M]. 北京：中国中医药出版社，2011：30-31

[3] 张琪. 临床经验集 [M]. 哈尔滨：黑龙江科学技术出版社，1984：110

[4] 张琪. 张琪临床经验辑要 [M]. 北京：中国医药科技出版社，2010：38

[5] 王暴魁，谢宁，姜德友. 张琪治疗肝炎后肝硬化经验 [J]. 中医杂志，1996，37(4)：

202-203

[6] 吴大真 . 现代名中医内科绝技 [M]. 北京：科学技术文献出版社，2008：184-190

[7] 张会永 . 临证如迎战，组方如布阵，用药如遣兵 [J]. 中华中医药学刊，2007，25(3)：444-446

第五节　肝　癌

自拟参芪苓蛇汤（何任）

【组成】生晒参6g，黄芪30g，女贞子15g，猪苓30g，茯苓30g，枸杞子20g，猫人参30g，白花蛇舌草30g，干蟾皮10g，焦三仙各10g，薏苡仁（另包）60g，绞股蓝20g。

【用法】水煎服。

【功效】扶正祛邪，滋阴益气，兼以清热解毒。

【主治】气阴两伤，正气虚弱之肝癌或肝癌术后者。

【心悟】肝癌患者，尤其为肝癌中晚期或化疗、术后者，多为正气亏虚，症见精神萎靡，面色灰暗，语声低微，形体瘦削，舌裂苔薄，脉濡，热毒深蕴，此气阴两伤明显，属癥积病正虚邪实证。故以参芪苓蛇汤加味扶正祛邪，方证相符，疗效满意。方中生晒参、黄芪、女贞子、枸杞子等益气养阴，扶护正气，白花蛇舌草、干蟾皮清热解毒，薏苡仁、焦三仙、茯苓健脾益气。诸药同用，祛邪而不伤正，可提高肝癌患者的生存质量，中西药结合治疗肝癌，疗效较好。

化癥丸（朱良春）

【组成】人参18g，桂枝6g，姜黄6g，丁香18g，虻虫6g，苏木18g，桃仁18g，紫苏子6g，五灵脂6g，降香6g，当归12g，香附6g，吴茱萸2g，延胡索6g，水蛭6g，阿魏6g，艾叶6g，川芎6g。

【用法】上述诸药共为细末，加米醋250mL浓煎，晒干，再加醋熬，如此3次，晒干。另用麝香（可用人工麝香代）6g，大黄24g，益母草24g，鳖甲50g研细末，与之调匀，无菌环境下制成胶囊。每次5粒，黄酒1小杯为引，开水送服，每日4次。

【功效】行气活血，消癥散结，补益扶正。

【主治】肝癌。

【心悟】朱大师说："此方是高允旺院长1971年跟随休县祖传三代

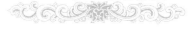

名医孔二变老中医学习时传授所得。亲眼看到孔老治疗的效果，名不虚传。"

肝癌膏（朱良春）

【组成】蟾蜍 30g，丹参 30g，大黄 60g，石膏 80g，明矾 40g，青黛 40g，黄丹 30g，冰片 60g，马钱子 30g，黑矾 20g，全蝎 30g，蜈蚣 3g，牵牛子 100g，甘遂 100g，水蛭 20g，乳香 50g，没药 20g。

【用法】用食醋 1000mL 文火熬至 1/4 为度，或将上药研极细末，用醋调匀为厚糊状，涂敷于肝区或疼痛部位，以胶布固定，每 3 日换 1 次。

【功效】通经止痛。

【主治】肝癌疼痛者。

【心悟】此方为高允旺主任医师在民间征集之验方。对肝癌疼痛有较好的疗效，并能消除腹胀、腹憋，疲乏无力，增强食欲，缩小瘤体，增强免疫功能，改善肝功能，延长生存时间。将冰片 10g 浸于 50% 乙醇 200mL 中，以药棉蘸擦疼痛部，也有一定的止痛作用。

参考文献

[1] 徐光星.何任教授治疗原发性肝癌学术思想探究 [J].中华中医药杂志，2008，23(7)：599-600

[2] 朱良春.国医大师临床经验实录：国医大师朱良春 [M].北京：中国医药科技出版社，2011：150

第六节　脂肪肝

清肝活血饮（张学文）

【组成】决明子 30g，柴胡 10g，山楂 30g，赤芍 10g，川楝子 20g，鳖甲 10g。

【用法】水煎服。

【功效】清肝解郁，活血凉血，疏肝理气，化瘀散结。

【主治】治疗以肝经郁热，气滞血阻，瘀血内结为主要病机的脂肪肝。

【加减】临床若遇湿热较重者，可酌加茵陈、虎杖、大黄等；痰湿重者加陈皮、半夏、通草等；肝郁明显可加延胡索、乌药、荔枝核等；肝热甚加夏枯草、羚羊骨；脾胃气滞加砂仁、白豆蔻；脾气虚加黄芪、党参、太子参等；肾虚加桑寄生、续断、杜仲等；瘀血重者加桃仁、红花、莪术等，或虫类药如土鳖虫、乌梢蛇等逐络脉瘀血的药物。此外，张大师亦根据中医辨病论治并结合现代药理学研究成果，对血脂较高的患者在处方中适当加入有明显降血脂的中药，如泽泻、姜黄、绞股蓝、何首乌、山楂、郁金、荷叶等，或配合一些降血脂的西药。

【心悟】方中决明子味甘、苦，性微寒，归肝、大肠经，既能清泄肝火，又能疏散风热，为治肝热或风热目疾常用药；柴胡味苦、辛，性微寒，归肝、胆经，善条达肝气而疏肝解郁，是解肝郁、疏肝气要药。两药合而为君，一清肝热，一解肝郁，共奏清肝解郁之效。现代药理研究表明，决明子、柴胡均可降低血浆胆固醇和三酰甘油，纠正脂质代谢紊乱，并有抗肝损伤的作用。赤芍味苦，性微寒，归肝经，既能清肝凉血，清血分郁热，又能活血祛瘀止痛，《本草求真》曰："白则能于土中泻木，赤则能于血中活滞。故凡腹痛坚积，因于积热而成者，用此（赤芍）则能凉血逐瘀。"山楂味酸、甘，性微温，归脾、胃、肝经，能入血分，善活血化瘀消肿，同时，其味酸而甘，微温不热，擅助脾健胃化积，促进消化。本品之性平和，故李东垣在《珍珠囊》中指出其"消食积而不伤于刻，行气血而不伤于荡"；张锡纯谓山楂"苦以甘药佐之，化瘀血而不伤新血，开郁气而不伤正气，其性尤和平也"。遇久病顽疾属瘀血所致者，张大师每必用之。川楝子味苦，性寒，有小毒，归肝、胃、小肠、膀胱经，既能疏理肝气郁滞，又善调理脾胃滞气，为理气止痛之要药，且苦寒性降，兼能疏泄肝热，肝气郁滞或肝胃不和所致的胁肋、脘腹疼痛、疝气痛等症，尤以兼热象者较为适宜。以上三药共为臣药，既助君药清肝泄热、疏肝理气解郁，又能加强活血祛瘀凉血之力，且有一定散结止痛之功。诸药相合，君臣相助，药力更加精专。现代药理研究证明，赤芍、山楂可显著降低血浆总胆固醇，赤芍还可明显保护肝细胞，有较强的抗凝血、防止血栓形成、改善肝脏微循环的作用。鳖甲味咸，性寒，归肝经，为血肉有情之品，可滋肝阴、潜肝阳、清肝热，且其味咸，功擅软坚散结，醋炙力更强，配伍活血祛瘀之品则常用治心腹癥瘕积聚，在本方中为佐药，可增强全方活血破瘀、软坚消积之作用。本方中大部分性味沉重，难达病所，故用柴胡芳香疏泄，可升可散，清灵通透，又能起到引诸药入经的作用。《医学起源·药类法象》曰："柴胡，少阳、厥阴引经药也。"全方君臣佐使，相得益彰，相辅相成，配伍精当，并紧紧围绕肝郁、肝热、气滞、瘀结的病机关键，且药少而力专，直达病所。

参考文献

汪晓军. 张学文教授清肝活血法辨治脂肪肝经验介绍 [J]. 新中医，2003，35(2)：12-14

第七节　胆结石

利胆丸（颜德馨）

【组成】制半夏 9g，陈皮 6g，神曲 9g，生山楂 9g，谷芽 9g，麦芽 9g，莱菔子 9g，莪术 9g，生大黄 4.5g，茵陈 15g，皂角刺 9g。

【用法】水煎服。

【功效】运脾和胃，疏肝利胆，软坚消石。

【主治】胆石症。

【心悟】胆石症病位在胆，但其病机则与脾胃息息相关，肝胆与胃相邻，足厥阴之脉"挟胃属肝络胆"，胆为甲木，协助脾胃腐熟消化水谷。脾胃为气机升降之枢纽，脾胃和调，气机升降正常，则肝气条达，胆气通降，正如黄元御所说："肝气宜升，胆火宜降，然非脾气之上行，则肝气不行，非胃气之下行，则胆火不降。"故治胆石症，不能忽视辨证而过用苦寒攻逐之剂，当以调理脾胃为主法。

利胆丸以制半夏、陈皮、莱菔子以运脾气，消痰积；神曲、生山楂、谷麦芽以助胃运，消食积；莪术、生大黄以疏肝气，消瘀积；辅以茵陈、皂角刺以理胆气，消胆石。诸药配伍，共奏运脾和胃，疏肝利胆，软坚消石之功。制以丸剂，取丸者缓也之意，使有形之胆石得以渐消缓散，而不伐正气。全方从脾胃肝胆论治，兼祛痰、食、瘀诸邪，消不伤正，通不恋邪，尤其适用于病程日久，脾土虚弱，健运失职，痰、食、瘀内生反侮肝胆之胆石症患者。

参考文献

颜德馨. 颜德馨临床经验辑要 [M]. 北京：中国医药科技出版社，2000：84-85

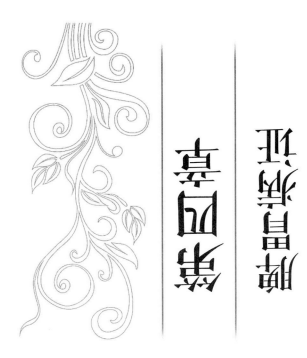

第四章　薄層層析法

第一节 胃 痛

芍药益胃汤 （李振华）

【组成】白芍 10g，沙参 10g，麦冬 15g，石斛 10g，生地黄 15g，砂仁 6g，延胡索 10g，甘草 6g。

【用法】水煎服，每日 1 剂。

【功效】养阴益胃。

【主治】阴虚胃痛，症见隐隐作痛或有剧痛，其痛如割，不思饮食，胃脘嘈杂，口干欲饮，大便秘结，形体消瘦，皮肤干燥，舌红苔少，脉象细数。

【心悟】李大师认为，脾为五脏之一，主健运化生精微，藏而不泻，以升为辅；胃属六腑之一，主纳食，职司传导，化而不藏，以通为用，故有"脏宜藏，腑宜通，脏腑之体用各殊也"之说，脾胃之病在治则上应宗"太阴湿土，乃阳始远，阳明阳土，乃阴自安"为准绳，因此李大师在治疗阴虚胃痛一证时，皆宜甘养胃阴，以使通降，即有效验。

对于阴虚胃痛历代医家均有立方，如仲景立"麦门冬汤"，叶桂立"养胃方"，吴瑭立"益胃汤"等，皆为养胃益阴而设，以上各家诸方临证应用均有疗效。李大师在临证中除注重以上脉证之外，还着重审视其既往治疗经过，病者往往迁延日久，郁热伤阴、胃络失养，而致胃痛。医家亦多从理气止痛或温燥之剂投治，致使胃阴更伤，诸病难解。对此李大师则据古方立法遵"益阴宜远苦寒"之旨，自拟芍药益胃汤，方中重用白芍、沙参、石斛、麦冬以养阴益胃，使阴气复，津液生，胃气自复。李大师认为：病虽在胃，但治胃不理肝，往往会事倍功半，盖胃病既久必致肝郁，郁久化热，热则伤阴，胃津暗耗，经气遂逆，治此苦寒辛温、香燥滋腻等药，均非所宜，当投以酸甘化阴，柔润和中之剂方为妥切。此方系芍药甘草汤加味而成，补而不腻，行而不散，润而不凉，通而不泻。

何氏舒解养胃方 （何任）

【组成】柴胡 9g，枳壳 9g，九香虫 6g，绿萼梅 6g，陈皮 6g，白芍 15g，炙甘草 9g，蒲公英 15～30g。

【用法】水煎服，每日 1 剂。

【功效】理气和胃止痛。

【主治】胃脘痛之肝气犯胃证。症见胃脘疼痛，胀闷，嗳气，大便不畅，苔白或白厚，脉弦。

【加减】恶心者，加姜竹茹 12g；泛酸者，加煅瓦楞子 12g；纳滞者，加神曲 9g，鸡内金 9g；便闭者，加生大黄 3g；便黑者，加炒地榆 9g，仙鹤草 20g；口干者，加石斛 15g；疼痛剧烈者，加五灵脂 9 ～ 15g，炙刺猬皮 9g。

【心悟】肝主疏泄，性喜条达，五行属木，易克土犯胃。若情志不舒，肝气郁结，不得疏泄条达而横逆犯胃，致胃气失于和降顺达，则郁而为痛。气机不利，肝胃气逆，则脘胀，嗳气。肝失和降，气滞肠道，传导失常，则大便不畅等。此类患者常可因心情不畅而易发或加重，治宜理气和胃。方中柴胡、枳壳、九香虫疏肝解郁；陈皮、绿萼梅理气和胃；白芍、炙甘草缓急止痛；蒲公英清肝胃郁热而消炎止痛。诸药合用，共奏理气和胃止痛之功效。

何氏滋阴养胃方（何任）

【组成】北沙参 15g，麦冬 15g，当归 12g，生地黄 15g，枸杞子 15g，白芍 15g，炙甘草 9g，蒲公英 15 ～ 30g。

【用法】水煎服，每日 1 剂。

【功效】养阴和胃止痛。

【主治】胃脘痛之郁热伤阴证。症见胃痛隐隐，口干咽燥，大便干结，舌红少津，脉细。

【加减】大便闭结者，加火麻仁 15 ～ 20g；泛酸者，加煅瓦楞子 12g；便黑者，加炒地榆 9 ～ 15g，仙鹤草 20 ～ 30g。

【心悟】此方以一贯煎养阴和胃，佐白芍、甘草，既可酸甘育阴又能缓急止痛；辅以蒲公英止痛清郁热。合用共达养阴和胃止痛之功效。

何氏益气和胃方（何任）

【组成】黄芪 15 ～ 30g，白芍 10g，炙甘草 9g，干姜 6 ～ 9g，乌药 6g，党参 15 ～ 20g，茯苓 15g，九香虫 6g，蒲公英 20 ～ 30g。

【用法】水煎服。

【功效】健中和胃止痛。

【主治】胃脘痛之脾胃虚弱或中阳不足，脾胃虚寒证。症见胃脘隐痛，缠绵不已，喜温喜按，空腹痛甚，得食痛减，神疲乏力，或泛吐清水，大便溏，苔白，脉弱。

【加减】泛吐清水较多者，加姜半夏 9g；泛酸者，加吴茱萸 4g，煅瓦楞子 12g；纳差者，加炒谷芽 30g，鸡内金 9g；便溏者，加苍术 15g。

【心悟】此方以黄芪、党参、茯苓健中益气；佐干姜、乌药温中散寒；辅以白芍、炙甘草、九香虫、蒲公英缓急止痛。合之有健中和胃止痛之功效。

舒胃饮（何任）

【组成】白芍 9～15g，炙甘草 9g，半夏 9g，黄芩 9g，川厚朴 9g，干姜 4～6g，黄连 3g，蒲公英 15～30g。

【用法】水煎服。

【功效】和胃降逆，开结散痞，缓急止痛。

【主治】凡胃失和降，心下痞满所致的慢性胃炎，消化不良等所致胃脘痛。对某些胃痉挛、反流性胃炎、十二指肠溃疡以及某些由胆囊炎症所致的胃部疼痛痞满亦颇有效。症见胃脘不舒，满闷饱胀，时作疼痛，大便较软，嘈杂嗳气，呕泛吐酸。

【心悟】此方从半夏泻心汤合芍药甘草汤两方加减化裁而成，其中半夏泻心汤用黄连、黄芩之苦寒降泄除其热，干姜、半夏之辛温开结散其寒，寒热并用，苦降辛开，气得升降，诸症悉平；芍药甘草汤以芍药为君，养营和血，缓急止痛；甘草补中缓急，为佐使，二者合用，酸甘化阴，共奏养血柔肝，缓急止痛之功，可见芍药甘草汤解痉挛而止痛，合而用之，亦取其缓急解痉也。加川厚朴苦辛而温，以其燥湿散满以运脾，行气导滞以除胀。加蒲公英苦甘而寒，取其清热解毒，以消肿散结。

地芍止痛饮（张琪）

【组成】生地黄 20g，白芍 20g，公丁香 5g，陈皮 15g，枳壳 15g，厚朴 15g，石斛 15g，麦冬 15g，甘草 15g。

【用法】水煎服。

【功效】滋阴养胃，理气止痛缓急。

【主治】辨证以胃阴虚为主，同时结合胃镜报告胃黏膜萎缩、腺体减少、胃液分泌不足之胃脘痛者，主要以慢性萎缩性胃炎为主。

【心悟】方中生地黄滋阴养胃、清热生津，配以石斛养胃生津、滋阴除热，麦冬益胃生津、养阴除烦，加强滋阴养胃之力；芍药、甘草酸甘化阴，且有缓急止痛、缓解痉挛的功效；另少佐公丁香芳香醒脾，使其滋而不腻；厚朴、枳壳、陈皮理气和胃而导滞。诸药相伍，共奏滋阴养胃、理气止痛缓急之功。该方禁用于胃寒、胃液分泌过多的胃炎患者。

加减建理散（朱良春）

【组成】红参 10g，炒苍术 10g，高良姜 10g，甘草 6g，肉桂 3g，生白芍 10g，生草果 10g，制香附 10g。

【用法】上药共碾为散，每次 6～8g，每日 2～3 次，饭前服，一般 1～2 天胃脘痛消失，但须守服 1 个月，方能巩固。

【功效】温中补虚，祛寒止痛。

【主治】虚寒胃痛。

【加减】泛酸、吐清涎者加吴茱萸、半夏、煅乌贼骨或煅瓦楞、浙贝母；痛重者加香附、草果仁、甘松。

【心悟】朱大师因虑虚寒并在，必须同时建中气，温中土，所拟温中补虚，祛寒止痛之法，取仲景建中、理中合方之意加减。本方以辛热之高良姜，温中焦脾胃而祛里寒；红参大补元气，助运化而正升降；肉桂甘热助阳以补虚，辛热散寒以止痛，善去痼冷沉寒；芍药缓急止痛；香附入脾经，味辛能行而长于止痛；苍术、草果燥湿健脾散寒；甘草甘温补气。

甘缓和中汤（朱良春）

【组成】生白芍 15g，生甘草 10g，炙甘草 10g，蒲公英 30g，九香虫 5g，乌药 5g，芒硝（冲）5g，郁金 12g，川楝子 12g，瓜蒌子 12g。

【用法】水煎服。

【功效】补脾健脾，益气升清。

【主治】脾胃虚寒，土壅木郁之胃痛。

【加减】若症见剧痛，腹胀满，便秘尿黄者，加炒枳壳；因进食高脂蛋白而发者，加山楂、麦芽、六神曲、鸡内金等消积利胆疏肝；因受寒或恼怒生气即发者，加紫苏叶、防风、藿香、炒枳实、制香附散寒解表、疏肝解郁。

【心悟】治以甘缓和中之法，此方仿仲景芍药甘草汤变化，自拟"甘缓和中汤"芍药、炙甘草两味合用，酸甘化阴，缓急止痛；九香虫气香走窜、温通利膈而能行气止痛；乌药味辛行散，性温祛寒，入脾而宽中，可行气散寒，缓急止痛；芒硝、郁金、川楝子与瓜蒌子合用，能行气解郁，润肠通便；佐以蒲公英清利湿热。诸药合用，共奏补脾健脾，益气升清之功。

理脾疏肝方（李玉奇）

【组成】柴胡 15g，紫苏 15g，藿香 15g，苍术 15g，丁香 5g，檀香 5g，木香 10g，桃仁 15g。

【用法】水煎服。

【功效】肝脾同调，理脾疏肝。

【主治】胃脘胀满，攻撑作痛，脘痛连胁，胸闷嗳气，喜长叹息，大便不畅，得嗳气、矢气则舒，遇烦恼郁怒则痛作或痛甚，苔薄白，脉弦。

【心悟】《金匮要略》第一篇中即已言明"见肝之病，知肝传脾，当先实脾"。李大师谓："治胃先理脾，理脾先疏肝。"疏肝世人习用破气之品，甚则以金石之药治之。如此用药，未能领会先贤之旨，"疏肝莫过芳香化气"。芳香之品，宣畅气机，肝气随之调达。而芳香之药又可化浊，浊去而脾胃得健，无须党参、白术之类，此乃肝脾同调，理脾疏肝，"当先实脾"之奥旨。方中柴胡疏肝解郁，升举阳气；紫苏行气宽中，苍术燥湿健脾，祛风散寒，同为君药，调理肝脾；藿香化湿止呕，丁香温中降逆，檀香、木香善理脾胃，行气止痛，助君药疏肝降逆，理脾调中；桃仁润肠通便，为佐药。

寒热并用胃痛方（李玉奇）

【组成】吴茱萸 5g，黄连 10g，香附 15g，连翘 20g，败酱草 20g。

【用法】水煎服。

【功效】寒热并用，清泻肝火，降逆止呕。

【主治】胃脘虚寒化热之胃痛。如胃脘灼热，反喜热饮，胃脘嘈杂不适，莫可名状，似寒非寒、似热非热、似辣非辣。

【心悟】食饮伤胃，胃脘虚寒，久治不愈，多从热化，出现寒热错杂。于此常投以左金丸化裁。肝火犯胃的呕吐吞酸，肝有火，胃有热，单用黄连苦寒治热，难以兼顾肝胃，故重用黄连，配少量吴茱萸，意义在于以黄连苦寒泻火为主，少佐吴茱萸辛热，从热药反佐以制黄连之寒，且吴茱萸辛热，能入肝降逆，以使肝胃和调；香附主入肝经气分，芳香辛行，善散肝气之郁结，可降逆止呕；连翘、败酱草清热解毒，可泻肝火。

滋阴凉血豁痰理脾方（李玉奇）

【组成】芦根 20g，白茅根 20g，石斛 20g，黄连 10g，连翘 20g，败酱草 20g，竹茹 15g，陈皮 15g，半夏 10g。

【用法】水煎服。

【功效】滋阴凉血，豁痰理脾。

【主治】胃脘湿热之胃脘痛。如脘腹胀满，心烦易怒，食少纳呆，口干口苦，舌苔黄腻，脉弦而数。

【心悟】寒热错杂日久，寒皆化热。而此时脾气已弱，无力运化水湿，

呈现湿热交阻之势。脾喜燥恶湿，今脾被湿困，脾气不振。李东垣曰："脾胃脉中见浮大而弦，其病或烦躁闷乱……或口干舌干咽干。盖心主火，小肠主热，火热来乘土位，乃湿热相合，故烦躁闷乱。"此时，胃疾渐次加重，已由上述虚寒之气分证转入湿热之血分证。仔细观察可见舌质由红润转绛。特征表现为口干，但欲漱水不欲咽。方中芦根清热泻火，生津止渴；白茅根凉血清胃热；石斛益胃生津，以达清热凉血，益胃生津；黄连、连翘、败酱草清热解毒；竹茹清热化痰，除烦止呕；陈皮理气和胃；半夏辛温开结散寒。

凉血化瘀导滞方（李玉奇）

【组成】生蒲黄 10g，五灵脂 10g，槐花 20g，桃仁 15g，黄连 10g，延胡索 15g，川楝子 15g，败酱草 20g。

【用法】水煎服。

【功效】凉血化瘀导滞。

【主治】胃脘瘀血之胃脘痛，如胃脘痛，痛有定处，口干咽干。

【心悟】本病由胃脘湿热完全转入血分。热入营血，血热灼津，口干漱水之症加重。血热瘀结，胃络受阻，出现胃脘痛，痛有定处。此病治疗急从血论，切不可妄加渗利或以温热，急宜凉血化瘀导滞。正如《脾胃论》所说："饮食不节，劳役所伤，以致脾胃虚弱，乃血所生病，主口中津液不行，故口干咽干也。病患自以为渴，医者治以五苓散，谓止渴燥，而反加渴燥，乃重竭津液，以至危亡。"方中生蒲黄、五灵脂化瘀止血，槐花凉血止血，桃仁活血祛瘀，同为君药；黄连清热泻火，延胡索活血散瘀，理气止痛，为臣药，助君药凉血化瘀；川楝子疏肝行气、导滞止痛，败酱草清热解毒，为佐药。诸药合用，能凉血化瘀，导滞止痛。

解郁和胃汤（刘祖贻）

【组成】柴胡 10g，酒白芍 12g，八月札 30g，青木香 6g，乌药 10g，酒制川楝子 10g，薏苡仁 30g，炒麦芽 30g，甘草 10g。

【用法】水煎服。

【功效】解郁和胃。

【主治】肝气犯胃型胃痛。症见胃脘胀痛，或牵引两胁，嗳气后减轻，情志不畅时加重，纳食减少，大便不爽，舌苔薄白，脉弦。

【加减】泛吐酸水者，加乌贼骨或瓦楞子；胃脘灼热者，加蒲公英。

【心悟】柴胡和解表里，疏肝解郁；酒白芍平肝止痛，养血调经，敛阴止汗；八月札疏肝理气，用于肝胃气痛，胃热食呆；青木香理气健脾；

乌药止痛；川楝子理气止痛；薏苡仁健脾；麦芽健脾消食；甘草调和诸药。诸药合用，共奏解郁和胃之效。

降逆和胃汤（刘祖贻）

【组成】旋覆花 10g，赭石 30g，八月札 30g，法半夏 10g，竹茹 10g，石见穿 15g，鸡内金 10g，炒麦芽 30g，甘草 10g。

【用法】水煎服。

【功效】降逆和胃。

【主治】肝胃气逆型胃痛。症见胃脘胀痛，恶心呃逆，嗳气泛酸，纳食减少，大便干结，舌质淡红、苔薄白，脉弦。

【加减】胃痛较甚者，加延胡索、九香虫；痞胀明显者，加大腹皮、乌药；泛吐酸水者，加乌贼骨；胃中灼热者，加蒲公英。

【心悟】旋覆花降气；赭石平肝镇逆，凉血止血，治噫气呕逆，噎膈反胃；八月札疏肝理气，用于肝胃气痛，胃热食呆；法半夏降气；竹茹降逆止呕；鸡内金、麦芽健脾消食；甘草调和诸药。诸药合用，共奏降逆和胃之效。

化痰和胃汤（刘祖贻）

【组成】柴胡 10g，酒白芍 12g，炒枳壳 10g，法半夏 10g，陈皮 10g，竹茹 10g，酒制川楝子 10g，炙甘草 6g。

【用法】水煎服。

【功效】化痰和胃。

【主治】肝郁痰滞型胃痛。症见胃脘痞满胀痛，嗳气频繁，进食后尤甚，时有泛酸，大便不畅，舌质淡红、苔腻，脉弦滑。

【加减】痞胀明显者，加乌药、莱菔子；痰气上逆者，加旋覆花；痰郁化热者，加蒲公英；痛处固定、舌质偏暗者，加丹参、延胡索；纳食减少者，加鸡内金、麦芽；失眠多梦者，加酸枣仁、首乌藤。

【心悟】柴胡和解表里，疏肝解郁，酒白芍平肝止痛，养血调经，敛阴止汗，炒枳壳理气宽中，行滞消胀，用于胀满疼痛，食积不化，法半夏降气化痰，陈皮理气健脾，竹茹降逆止呕，川楝子理气止痛，炙甘草调和诸药。诸药合用，共奏化痰和胃之效。

自拟养阴和胃汤（刘祖贻）

【组成】生地黄 15g，麦冬 10g，沙参 12g，石斛 10g，蒲公英 15g，酒制川楝子 10g，佛手 10g，炙甘草 3g。

【用法】水煎服。

【功效】养阴和胃。

【主治】阴虚气滞型胃痛。症见胃脘隐痛或灼痛，口干咽燥，知饥不欲食，大便偏干；舌质红、苔少，脉细数。

【加减】痞胀明显者，加枳壳、大腹皮；纳少者，加砂仁、生谷芽、生麦芽；大便干结者，加玄参、火麻仁；泛酸者，加瓦楞子。

【心悟】生地黄清热生津，滋阴养血；麦冬养阴和胃；沙参健脾和胃；石斛养阴清热，生津利咽；蒲公英清热解毒；酒制川楝子理气止痛；佛手疏肝健脾、和胃；炙甘草调和诸药。诸药合用，共奏养阴和胃之效。

自拟温中和胃汤（刘祖贻）

【组成】黄芪 30g，党参 10g，八月札 30g，乌药 10g，高良姜 6g，薏苡仁 30g，鸡内金 10g，炒麦芽 30g，甘草 10g。

【用法】水煎服。

【功效】温中和胃。

【主治】脾虚寒滞型胃痛。症见胃脘隐痛或冷痛，腹胀不适，口干不欲饮，大便偏溏；舌质淡、苔白，脉细弦无力。

【加减】泛吐酸水者，加乌贼骨或瓦楞子；痛处固定者，加延胡索、生蒲黄、五灵脂；腹中冷者，加肉桂。

【心悟】此为脾虚与寒滞相兼为病，故用黄芪、党参、甘草健脾益气，乌药、高良姜温中散寒，八月札理气，瓦楞子制酸，鸡内金、麦芽消食助运，薏苡仁缓急利湿，全方共奏健脾益气、温中和胃之效，药证相符，故效如桴鼓。

养阴益胃汤（李今庸）

【组成】山药 15g，芡实 10g，薏苡仁 10g，生地黄 12g，玉竹 10g，生甘草 10g，石斛 10g，沙参 10g，莲子 10g，麦冬 10g。

【用法】水煎服，每日 2 次。

【功效】甘淡养胃。

【主治】中焦虚热。症见胃脘部烧灼样疼痛，饥饿则发作，口干而渴，小便黄，脉细数，舌红少苔或无苔等。

【加减】若兼见倦怠、少气，或脉虚弱无力，加党参 10g，炒白术 10g。

【心悟】《灵枢·终始》曰："阴虚而阳盛。"《素问·阴阳应象大论》曰："阳胜则热。"虚热内扰，故见胃脘部烧灼样疼痛，小便黄，脉细数；

胃阴不足，故每遇饥饿则发，舌红少苔或无苔；津液不足，不能上承于口，故见口干而渴。此乃胃阴亏虚，虚热内扰所致。

方中所选诸药，其味皆甘，甘以补之。用山药、莲子、芡实、薏苡二健脾益气；用玉竹、石斛、麦冬、沙参、生地黄清热，养阴生津；用主甘草清热，调和诸药，且与玉竹相协补气而不伤阴。

消化复宁汤（涂经世）

【组成】 竹茹 10g，苍术 15g，柴胡 10g，黄芩 9g，枳壳 12g，郁金 10g，延胡索 12g，白芍 20g，山楂 15g，蒲公英 20g，车前草 15g，谷芽 15g，麦芽 15g。

【用法】 每日 1 剂，水煎 2 次，共取汁的 400mL，分 3～4 次服下。

【功效】 宽中理气，调和肝胆，健脾和胃，平衡升降。

【主治】 以胆腑气机通降功能失常为主的胆胃病，相当于西医学的胆囊炎、胆石症、胆汁反流性胃炎等疾病。临床症见脘胁痛胀，善太息口苦纳呆，嗳气腹胀，大便干稀不一，溲偏黄，苔薄，或滑腻，或质红少苔，脉细弦等。

【加减】 湿浊不化，阻滞中焦，脘闷纳呆，去白芍、黄芩，加厚朴花 10g，绿梅花 20g，建曲 12g 以化湿健脾，理气和胃；湿邪热化，胃脘饱闷，大便不通，去白芍、山楂，加生大黄 6g，蒲公英 30g 以清热导滞，通腑畅中；肝气犯胃，嗳气吞酸较甚，去车前草、黄芩、山楂，加法半夏 12g，乌贼骨 15g，赭石 9g 以降逆止酸；胆汁反流而致口泛苦水，去柴胡、黄芩、山楂，加葛根 15g，赭石 12g，川黄连 3g 以镇逆和胃，顺气利胆；出现黄疸，加茵陈 15g 以淡渗利湿，利胆退黄；舌红少苔，重用石斛 30g 以益胃养阴，护救化源；症为结石，可加沉香 9g，玄明粉 10g 以利胆排石。

【心悟】 方中柴胡、黄芩、枳壳、郁金、延胡索、白芍组合调和肝胆，理气止痛；山楂、谷芽合为二仙，功在消积化食，调理胃肠；车前草清热利窍，引热下行；苍术、竹茹则健脾燥湿，清热和胃，燥中有润，使胃受纳；蒲公英清热利胆，抗菌健胃。全方合力，共奏修复消化之功，临证疗效满意。

此类胆胃病主要病因在于胆腑气机通降失常，与肝胃也有密切关系。胆属六腑，亦为奇恒之腑，有享受于肝、乘之于胃的协调和制约作用。其主要生理功能是储藏和排泄胆汁以助消化。然而肝的疏泄功能直接控制和调节着胆汁的排泄，肝胆升降，相依则和。肝疏泄正常，则胆汁排泄畅达，脾胃运化功能亦健旺。若肝失疏泄，则胆汁排泄不利，可影响脾胃运化功能，出现脘胁胀满疼痛、食欲减退、腹胀、便溏等症；若胆汁上逆外溢，还可出现口苦、呕吐黄绿苦水、黄疸等病理现象。由此可知，利胆离不开疏肝，胆腑以通为用。故本病的治疗应以疏肝利胆、和降通腑为重点，做到调中有利，通调结合，这样才能达到预期的疗效。

本病在用药治疗的同时，应充分注重调护，嘱患者做到劳逸结合，主动适应寒温变化，避免情志刺激和不舒，防止过度劳累，保持大便通畅，寐时多取左侧卧位，禁食油腻肥甘之品，少进辛辣煎炸生冷之食，配合药疗，常可起到事半功倍的作用，疗效更佳。

参考文献

[1] 韩禅虚.胃脘痛治以养阴益胃法：老中医李振华治验 [J].天津中医药，1990(1)：11

[2] 金国梁，何若苹.何任教授学术经验及临证特色撷英 [J].浙江中医学院学报，1997，21(3)：1-3

[3] 何任.舒胃饮治心下痞［J］.新中医，1991（02）：20

[4] 孙元莹，吴深涛.张琪诊治疑难脾胃病经验5则 [J].山西中医，2008，24(2)：1-2

[5] 朱建平.朱良春精方治验实录 [M].北京：人民军医出版社，2010:43-45

[6] 张会永.从《脾胃论》发挥到萎缩性胃炎以痈论：解读李玉奇大师脾胃病临床经验［J］.中华中医药学刊，2007，25(2)：208-212

[7] 周慎，刘芳.刘祖贻和胃五法治疗胃脘痛经验 [J].上海中医药杂志，2008，42(6)：3-5

[8] 李今庸.李今庸医学选集 [M].北京：中国医药科技出版社，2004：184-185

[9] 陶永.徐经世运用消化复宁汤治疗胆胃病的经验 [J].安徽中医临床杂志，2000（03）：217-218

第二节　痞　满

痞满经验方（何任）

【组成】太子参20g，白术15g，茯苓20g，炙甘草10g，姜半夏10g，陈皮6g，藿香10g，黄芩10g，砂仁6g，制香附10g，干姜6g，黄连4g，炒谷芽30g。

【用法】水煎服。

【功效】和补脾元，行气散满。

【主治】上腹胀闷之痞满。包括慢性胃炎、胃神经官能症、胃下垂、消化不良等病。

【心悟】患者自觉胸脘痞塞而满，外观无胀急之形。属虚者，由中气不足不能运化而成；属实者，由食积、痰结、湿阻，或由外感热病误用下法，邪结于胃脘所致。痞满为脾胃病证中常见病，大抵初病多实，久病多虚。虚证之中气虚亏、精微不化、升降失调者，常以补中益气汤加黄芩、黄连，以补其中气。取柴胡、升麻之升清，黄芩、黄连之降浊，能得显效。此方亦为补中益气汤化裁而成。太子参、白术、炙甘草共收补中益气之功；配茯苓益气健脾，香附入脾经，味辛能行而长于止痛；半夏、陈皮理气；藿香可化湿止呕；砂仁行气止痛；干姜温中散寒，共和补脾元，行气散满。随症加减，遇实证，则是食消食，是痰化痰，是湿阻则化湿而治。

辛苦消痞方（何任）

【组成】姜半夏9g，干姜6～9g，黄芩9g，黄连3g，太子参15g，厚朴9g，陈皮6g，白芍15g，蒲公英15～30g。

【用法】水煎服，每日1剂。

【功效】辛开苦降，寒热平调。

【主治】心下痞，症见胃脘胀满不舒，或如物塞滞，噫嗳不爽，干呕时作，纳滞，大便干稀不调，苔白，脉弦或濡，以胀满而不痛为主。慢性胃炎，胃与十二指肠溃疡，幽门不完全性梗阻，贲门松弛症，贲门癌，胃癌，胃下垂，胃神经症等多种疾病，均可出现胃脘胀满不舒等症状。

【加减】便秘者黄连减量，加生大黄3g或麻仁15～20g；便溏次数多，加苍术12～15g；干呕频作，加沉香曲9g；纳滞，加神曲9g，鸡内金9g；伴隐痛者，加延胡索9g。

【心悟】何大师用散痞和胃法，系效法仲景"半夏泻心汤"法而设。盖仲景于《伤寒论·辨太阳病脉证并治》及《金匮要略·呕吐哕下利病脉证治》中有论"心下痞"之证治。夫"心下"者，胃也。而心下痞，乃指胃脘部胀满，按之柔软而不痛之症状。仲景本意"心下痞"，多由伤寒表邪未解，误用下法，而邪气乘虚内陷，结于心下，以致阴阳不和，寒热错杂，升降失常，上下不通，虚实夹杂，气机痞塞中焦所致。故仲景以半夏泻心汤，辛开苦降，寒热并调，补泻同施，以和胃降逆，散结消痞。何大师认为，临床所见此证甚多，非多由伤寒表邪误下所致，而内伤杂病之心下痞亦常见，此病多因忧郁气结而致心下痞，或饮食伤胃而致心下痞，亦可因由饥饱疾病治疗伤及胃气而成痞，或久病脾胃气虚而成痞等。此方以半夏、干姜、陈皮、厚朴，辛开温散和胃降逆以消痞；

佐黄芩、黄连、蒲公英，苦寒降火以清热；辅以太子参、白芍等补中益气，以扶正祛邪。全方辛苦并用以顺其升降，寒热并进以和其阴阳，补泻同施以调虚热。立意周全而旨在调和胃气，复其升降，达到散痞和胃除病之目的，凡胃病以胀满不适为主者，加减治之，屡用达效。

消痞方（张镜人）

【组成】 地枯蒌 15g，生白术 9g，紫苏梗 6g，香附 9g，砂仁 3g，黄芩 9g，广郁金 9g，延胡索 9g。

【用法】 水煎服。

【功效】 健脾益气，疏肝和胃，降逆止呕，消痞散结。

【主治】 慢性胃炎，功能性消化不良以及其他慢性胃病见痞满证者。

【心悟】 本方君药为地枯蒌、生白术。地枯蒌即莱菔老而枯的根，其性甘辛味平，能顺气开郁，消胀除满，化积祛痰，为理气畅中之品；生白术，性苦味甘温，能健脾燥湿，和中补阳，暖胃消谷，为健脾燥湿助运之要药，二者相和，补中兼疏，行气而不耗气，补气而不壅滞，恰中病机。臣药为紫苏梗、香附，前者为紫苏的干燥茎，性温味辛，温中行气，解郁止呕；后者性平味苦，能疏肝理气，解郁宽中，畅行三焦之气机。佐药为广郁金、延胡索、黄芩，广郁金性寒味苦，理气解郁，化瘀止痛，辛开苦降，清扬善窜；延胡索性温味苦，活血化瘀，行气止痛，消积散结，能行血中气滞，气中血滞，为血中之气药；黄芩性寒味苦，清热燥湿，泻火解毒。使药为砂仁，性温，化湿醒脾，行气和胃宽中，为开脾胃之要药，和中气之精品，且调和诸药。诸药相配，升降相因，肝脾同治，寒温并用，气血同调，共奏健脾益气、疏肝和胃、降逆止呕、消痞散结之功，而使气机通利，脾胃升降斡旋之职得复，痞满症状得以缓解或消失，疾病痊愈。现代医学研究证明本方具有促进胃排空，刺激肠蠕动，镇痛，保护胃黏膜，调节胃液、胃酸分泌，提高血浆胃动素等多方面的效用，而且使用安全。

脾痞方（李玉奇）

【组成】 榧子 5g，蓼实 5g，胡黄连 5g，桃仁 10g，麦芽 15g，鸡内金 10g，神曲 10g，山药 15g。（以小儿量计算）

【用法】 水煎服。

【功效】 消导化积。

【主治】 腹胀如鼓，形如枯木，面色萎黄，脉细如丝。

【心悟】 本病多发于青少年，由饮食不节、暴饮暴食而来。饮食积聚，脾胃受损，久而成痞。如不能及时治疗会发展成脾痈，甚为虚劳。然而，治疗本病贵以疏导，切勿妄补，补反助疾。方用榧子可杀虫、消积；蓼实温中利水、破瘀散结，两者均可消食导滞；桃仁能润燥滑肠；鸡内金、神曲、麦芽消食健胃；山药补脾益气、滋养脾阴；胡黄连除痞热。

参考文献

[1] 何任. 脾胃病证诊治说略［J］. 浙江中医学院学报，2003，27(3)：28-29

[2] 金国梁，何若苹. 何任教授学术经验及临证特色撷英 [J]. 浙江中医学院学报，1997，21(3)：1-3

[3] 王松坡. 国医大师临床经验实录：国医大师张镜人 [M]. 北京：中国医药科技出版社，2011：36

[4] 张会永. 从《脾胃论》发挥到萎缩性胃炎以痈论：解读李玉奇教授脾胃病临床经验[J]. 中华中医药学刊，2007，25(2)：208-212

第三节 呃 逆

自拟香砂温中汤（李振华）

【组成】白术 10g，茯苓 15g，橘红 10g，半夏 10g，木香 6g，砂仁 8g，川厚朴 10g，枳实 10g，佛手 10g，藿香 15g，丁香 5g，柿蒂 15g，焦山楂 12g，焦麦芽 12g，焦神曲 12g，甘草 3g，生姜 5 片。

【用法】水煎服，每日 1 剂。

【功效】温中健脾、和胃降逆。

【主治】呃逆，证属脾胃虚寒、痰湿中阻、胃气上逆者。

【心悟】呃逆在《黄帝内经》称为"哕"，发于喉间，呃呃连声，不能自制。一般呃逆由胃中虚冷、气逆上冲所致。由于过服寒凉药物，伤及脾胃，引起食管、胃黏膜的炎性改变，中医则立温中健脾、和胃降逆之法，以自拟方香砂温中汤加减治之，收效甚佳。方中白术、枳实健脾行气，消补兼施；橘红、半夏、茯苓取二陈汤意燥湿化痰，且半夏、生姜为名方小半夏汤，配砂仁专以和胃止呕；木香、川厚朴温中理气；藿香醒脾和中；佛手苦温通降；丁香、柿蒂配伍出自《济生方》柿蒂汤，二者一散一敛，一升一降，相互制约，相互为用，共奏温中散寒、和胃降逆、止呃逆之效。

参考文献

于鲲.国医大师李振华教授治呃逆验案1则[J].中医研究，2014，27(6)：46-47

第四节 呕吐、反胃

治呕吐自拟方（邓铁涛）

【组成】荜澄茄 5g，小茴香 5g，丁香 5g，陈皮 15g，半夏 10g，白蔻仁 15g，生姜 3 片。

【用法】水煎服。

【功效】温补脾胃。

【主治】呕吐、反胃（此即"阳明寒呕"），或胃腹剧痛，但欲饮热等。

【心悟】"十胃九寒"，人们常不顾护脾胃，多食生冷，伤及脾阳。近来，世人又有晨起饮一杯凉白开水的习惯，更有损脾胃。本病临床常见胃气被寒气所阻致生呕吐、反胃。本病多为即得，病程较短。邓大师常告诫，温补脾胃，药宜轻灵，即"以温药和之"，最忌大辛大热，反灼胃津致生他病。方中荜澄茄辛散温通，能温中散寒止痛；小茴香与丁香能温中散寒，降逆止呕；陈皮理气健脾，用于寒气阻中之气滞最宜；半夏味苦降逆和胃，为止呕要药；白蔻仁化湿温中，行气止痛；生姜温胃止呕。诸药合用，共奏温补脾胃，降逆止呕之效。

反胃方（何任）

【组成】半夏 10g，人参（另蒸）10g，白蜜 10mL，厚朴 10g，白术 10g，陈皮 6g，茯苓 10g，甘草 6g，竹茹 10g，生姜 6g，砂仁 6g，制香附 10g。

【用法】水煎服。空腹时或在宿食吐净后服药，则易于吸收而得药效。

【功效】温中平逆，益气润燥。

【主治】反胃症。

【心悟】反胃又称翻胃、胃反。表现为上腹痞胀、暮食朝吐、朝食暮吐、宿食不化为其主症。其病因在于饮食不节、情志失调、房室、劳倦等。其病机有脾胃虚寒、胃中积热、痰浊阻胃、瘀血积结等。《金匮要略》谓："趺阳脉浮而涩，浮则为虚，涩则伤脾，脾伤则不磨。朝食暮吐，暮食朝吐，宿谷不化，名曰胃反，脉紧而涩，其病难治。"本方中半夏味苦降逆和胃，为止呕要药；人参大补元气，助运化而正升降；白术补气健脾；白蜜益阴增液，使腑气通，津液行；厚朴和胃而导滞；陈皮理气健脾；香附入脾经，味辛能行而长于止痛；茯苓益气健脾；砂仁化湿温中行气。诸药合用，既可温中平逆，又能益气润燥。

参考文献

[1] 张会永. 从《脾胃论》发挥到萎缩性胃炎以痈论：解读李玉奇教授脾胃病临床经验［J］. 中华中医药学刊，2007，25(2)：208-212

[2] 何任. 脾胃病证诊治说略[J]. 浙江中医学院学报，2003，27(3)：28

第五节 噎膈

治噎膈自拟方（李玉奇）

【组成】石斛20g，威灵仙20g，射干15g，荜澄茄5g，桃仁15g，白芥子15g，酒大黄5g。

【用法】水煎服。

【功效】生津益胃，行气散结，兼能活血化瘀。

【主治】顽固性噎膈。

【心悟】噎膈因于食管憩室者多见食不下，饮水能下；因于食管裂孔疝者多食水俱不下；因于食管肿瘤者食水俱不得下，而反呕吐；因于贲门失弛缓者，食水咽下费力，卧则加重；如无器质性改变，因于气者，多食水能下，咽唾反觉噎感（此即梅核气）。因于气者多由忧思郁结使然，于此从气而治，药以疏导，投以紫苏子降气汤每每取效。然有顽固病例，治疗颇为棘手，经胃镜病理检查排除占位性病变者，李大师常从郁、血、燥而治，采用石斛生津益胃，威灵仙行气散结，佐以桃仁、酒大黄活血化瘀之法，每奏良效。

参考文献

张会永. 从《脾胃论》发挥到萎缩性胃炎以痈论：解读李玉奇教授脾胃病临床经验［J］. 中华中医药学刊，2007，25(2)：208-212

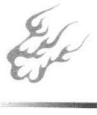

第六节　泄　泻

健运汤（何任）

【组成】党参 20g，茯苓 20g，白术 15g，甘草 10g，干姜 6g，白芍 15g，淡附片 10g，黄连 3g，广木香 10g。

【用法】水煎服。

【功效】健脾助运，祛湿止泻。

【主治】脾失健运之久泻。

【心悟】脾胃之病多由湿致，久泄常有脾虚。故治以运脾化湿，而久泻健脾尤为主要。《金匮要略》云"四季脾旺不受邪"，使脾气旺而不衰，则能抵抗外邪入侵。方中用四君子汤健脾益气；干姜、淡附片温中散寒；白芍柔肝止痛；黄连燥湿；木香理气健脾。共奏健脾助运，祛湿止泻之功效。

苍薏汤（何任）

【组成】苍术 10g，薏苡仁 20g。

【用法】水煎服。

【功效】燥湿运脾止泻。

【主治】湿浊所致之夏秋季泄泻。

【心悟】苍术辛、苦、温，归脾、胃、肝经，有燥湿健脾，祛风散寒，明目之功，可用于治疗脘腹胀满，泄泻水肿，脚气痿躄，风湿痹痛，风寒感冒，夜盲；薏苡仁性味甘淡微寒，有利水消肿、健脾去湿、清热排脓、除痹止泻等功效，为常用的利水渗湿药。两味药合用而祛湿，使太阴脾土运复而泄泻自止。现代研究表明本方可用于不同原因引起的腹泻，尤其适宜于急慢性肠炎、功能性腹泻。

治泄泻自拟方（李玉奇）

【组成】山药 20g，莲子 20g，苍术 15g，砂仁 20g，白芍 20g，莱菔子 15g。

【用法】水煎服。

【功效】补脾祛湿止泻。

【主治】溃疡性结肠炎、结核性结肠炎、直肠炎、直肠息肉等导致的泄泻。

【加减】如便脓血者，加白头翁、秦皮；腹痛者，重用白芍，甚则加入米壳；肠鸣者，加防风；泄泻严重时，可酌情加入芡实、石榴皮等，但不可过早收涩，以免关门留寇，反生呕吐等。此外，如无典型的肾泻症状，禁用肉豆蔻、吴茱萸等大辛大热之品，以免加重病情。

【心悟】泄泻多由嗜食生冷或饮食不规律等原因伤及脾气，致使脾气虚或伴肾气弱而发病。临床多见便溏，甚则如稀水样便，每多晨起或餐后数次，伴或不伴腹痛。值得注意的是，如大便中夹有脓血，泄泻达数月以上，应作结肠镜确诊，排除占位性病变。泄泻者做肠镜常见提示有溃疡性结肠炎、结核性结肠炎、直肠炎、直肠息肉等。方中山药性味甘平，能补脾益气，滋养脾阴；莲子甘可补脾，涩能止泻，既可补益脾气，又能涩肠止泻；两药合用，可互增补脾止泻之效；苍术燥湿健脾，砂仁化湿温中行气，助其健脾祛湿；白芍酸甘化阴，且有缓急止痛、缓解痉挛之效；莱菔子消食化积。

痢泻散（朱良春）

【组成】生大黄30g，熟大黄30g，苍术（米泔水浸）90g，苦杏仁（去皮尖与油）60g，羌活（炒）60g，川乌（去皮，面包煨透）45g，甘草（炒）45g。

【用法】上药共研细末，装瓶备用。成人每次3～4g（但赤痢者宜用灯心草、生姜煎汤调服；泄泻者每次2g，以米汤调服），小儿减半，4岁以下者用1/4，幼儿再减，每日2次。

【功效】泄热通滞，健脾燥湿，温里散寒，止痛安中。

【主治】急、慢性泄泻及菌痢。

【加减】疫毒痢须配合清肠解毒之品；久痢伴稀淡血水者忌用此方。

【心悟】痢疾与泄泻，新起多属热，属实，久病则为寒，为虚。热实者宜清泄导滞，虚寒者则应温中培调。大黄生用苦寒，专于下行，能深入血分，泄热通肠，荡涤积垢；熟则性缓，能导湿热从前阴而出，并有收敛止涩的功用。川乌辛温，温养脏腑，破除积滞，散寒止痛，与生大黄配合，一温一寒，相佐相使，不但可治热实之症，并可用于寒实之症，是本方中的主药。此外，苦杏仁降气润燥，有利于消积；羌活搜风祛湿解表，协同川乌，增强止痛作用。至于甘草，则功在协调诸药，解毒缓急。

参考文献

[1] 何任. 脾胃病证诊治说略［J］. 浙江中医学院学报，2003，27(3)：28–29

[2] 张会永. 从《脾胃论》发挥到萎缩性胃炎以痈论：解读李玉奇教授脾胃病临床经验［J］. 中华中医药学刊，2007，25(2)：208-212

[3] 朱良春. 通利疗法在温热病中的应用 [J]. 中国医药学报，1996，11(3)：53-55

第七节　便　秘

益脾通便方（王绵之）

【组成】白术 10g，炒枳实 10g，槟榔 10g，制香附 10g，焦山楂 10g，炙鸡内金 10g，黄连 6g，使君子 10g，炙甘草 10g。

【用法】水煎服。

【功效】健脾助运，消导通便。

【主治】饮食不节，损伤脾胃，脾胃虚损，运化传导不利之大便秘结。

【心悟】本方证治乃由饮食不节，损伤脾胃，脾胃虚损，运化传导不利所致。古书云："凡病涉虚损而大便秘结不通，则硝、黄攻击等剂必不可用。若势有不得不通者，宜此主之，次用通于补之剂也。"方中白术、炙甘草即为此意。炒枳实、槟榔、制香附、焦山楂、炙鸡内金皆为一派行气消食导滞之品，与清热燥湿之黄连、健脾消疳之使君子合用，共奏健脾化湿、行气导滞通便之效。

宣肺润肠通幽方（李玉奇）

【组成】桃仁 15g，炒苦杏仁 10g，枇杷叶 15g，桑椹 20g，阿胶 15g，当归 25g，荆芥 15g，火麻仁 15g，皂角仁 15g，槐花 20g。

【用法】水煎服。

【功效】滋阴宣肺，润肠通幽。

【主治】脾约。

【心悟】脾约多因胃津受损，脾不得为胃行其津液，久而母病及子，致使肺津干涸，肠中燥结。全方以桃仁、炒苦杏仁、火麻仁、皂角仁为主，种仁富含油脂多，起到濡润大肠的作用，当归、阿胶本为活血之药，今重用之起到润肠通便的作用，配以桑椹生津润燥，共同起到润肠通便的作用。配以荆芥与枇杷叶，荆芥宣肺气，枇杷叶降肺气，一宣一降恢复肺之宣肃气机，肺与大肠相表里，肺气得以宣肃则大肠之气得以通降，下行之气推动糟粕排出，共同起到润肠通便的作用。另外荆芥配槐花可防止肠燥而引起的便血。

迴溪汤（李玉奇）

【组成】 苦参 10g，槐花 20g，槟榔 20g，厚朴 15g，桃仁 15g，莱菔子 15g。

【用法】 水煎服。

【功效】 逐瘀导滞，行气散结。

【主治】 大肠郁滞证。

【心悟】 大肠郁滞并非肠中津液亏少，而是肠腑气机不畅而郁滞，二肠传化糟粕功能失常而致便秘。本方以降气药为主，顺应大肠降气之特性，以解郁导滞通便。方中苦参味苦、性寒，可清热燥湿，《本草经百种录》言"苦参似去心腑小肠之火为多"；槐花味苦、性微寒，归肝、大肠经。具有凉血止血、清肝泻火的功效，以上两药皆可治肠风便血，同为君药。臣以槟榔消积下气，厚朴、莱菔子燥湿除满，可助君药宽中下气，为治疗肠腑气机不畅的良药。佐以桃仁，取其润燥滑肠之功。诸药相配，共奏逐瘀导滞，行气散结之功，使肠腑气机通畅，恢复大肠传化功能。

皂角牵牛丸（朱良春）

【组成】 炙皂荚子，炒枳壳，砂仁，广木香，牵牛子，莱菔子各等份。

【用法】 上药等份为末，炼蜜为丸，每丸约重 3g，早、晚饭前枣汤或米饮送吞 1 丸。

【功效】 消食化积，行气导滞。

【主治】 肥人风秘、痰秘、气秘。

【心悟】 朱大师治疗此证，取《金匮要略》皂荚丸合危亦林皂角丸之意，自拟"皂角牵牛丸"。方中炙皂荚子辛咸，宣壅导滞，利窍涤痰；炒枳壳破气除痞，化气消积；砂仁、广木香化湿行气，牵牛子泻下逐水，莱菔子消食化积。可治肥人风秘、痰秘、气秘而不伤正。

平肝和胃散（朱良春）

【组成】 生大黄 10g，生甘草 30g，茯苓 60g，陈皮 30g，制半夏 10g，麦冬 100g。

【用法】 上药共研粉，为 8 岁小儿 1 个月量，每次 3 ~ 5g，每日 2 次，随年龄和大便燥溏增减，蜜水调服。

【功效】 平肝和胃。

【主治】 木气之体便秘。

【心悟】 朱大师常用塞因塞用之法，即用补法治疗顽固便秘，或选中景理中丸（汤）加味，或选局方四君子汤加味治疗脾胃虚弱，不任攻伐，气机逆乱，运化失权，脾不升清，胃不降浊之证每收佳效。方用生大黄为君药，取其泄热通便、荡涤肠胃之效，但用量不可过大，以免损伤脾气；茯苓益气健脾，陈皮理气和胃而导滞，为臣药；制半夏辛温开结散寒，麦冬养阴清热，佐君臣理气和胃；生甘草补脾益气，兼调和诸药。

润肠通便方（颜正华）

【组成】黑芝麻 10g，火麻仁 10g，肉苁蓉 15g，当归 10g，蜂蜜 10mL，决明子 10g，何首乌 10g，瓜蒌子 10g，郁李仁 10g。

【用法】水煎服，每日 1 剂。

【功效】润肠通便。

【主治】慢性习惯性便秘，病情不急迫之便秘。对其他疾病兼见大便不通者，亦常以本法辅助。

【加减】气滞明显者，常配伍枳壳、枳实、槟榔等行气之品，增强通腑之效，气滞轻者用枳壳，甚者用枳实，再甚则用槟榔。

【心悟】黑芝麻、肉苁蓉、当归、蜂蜜均为补益精血之品，温润多汁，用则通中有补，攻邪不伤正，适用于津血不足者；若兼有热象者，首选决明子、瓜蒌子、何首乌等寒凉之品；以郁李仁行气通腑。润肠药虽药力和缓，但只要辨证准确，配伍合理，安全性好，剂量易掌握，调理尤为稳妥。

便秘方（周仲瑛）

【组成】生白术 30g，炒枳实 30g，全瓜蒌 30g，槟榔 20g，炒莱菔子 20g，沉香（后下）3g，威灵仙 15g，当归 10g，桃仁 10g，赤芍 15g，光苦杏仁 10g，炙紫菀 10g，桔梗 5g，独角蜣螂 2 只，乌药 10g。

【用法】水煎服。

【功效】软坚散结，行气通便。

【主治】腑气通降失常之气秘（慢性结肠炎）。症见腹胀腹坠，腹中多气，不能矢气，大便成条，粪质不干，咽喉常感阻塞不舒，口不干，脉小弦。

【心悟】气秘的原因，首责脾胃。脾胃为气机升降的枢纽，脾虚不能升清，中焦升降失常，精微不能上升而浊阴不能下降，则大肠无力传送糟粕，糟粕滞留肠道，因虚致实，则致便秘。处方以枳术丸为主导，枳术丸是由《金匮要略》中枳术汤衍变而来，原方主治"心下坚，大如盘，边如旋盘，水饮所作"。张元素针对脾虚气滞食积证，变换枳实、

白术用量。方中重用生白术，补重于消，以补为主，再易汤为丸，治以缓消。炒枳实和生白术用量相等，均为30g，意在消补兼施。气秘的原因，常与肝气郁结有关，故方中有四磨饮子中槟榔、沉香、乌药，再加炒枳实，疏肝理气，又有四物汤中当归、赤芍、桃仁活血化瘀。当归与桃仁合用，有活血祛瘀又兼润肠通便之妙。气秘的原因，还常与肺气的肃降失常有关，故既用桔梗升提肺气，又遣全瓜蒌、光杏仁、莱菔子肃降肺气，还有炙紫菀润肺滋阴，诸药合用，上窍开则下窍自通。本方中还用了软坚散结之威灵仙、润燥通脐之郁李仁、滋养肝肾之石斛、行气之厚朴，均为加强他药功效之对症处理药物。值得一提的是方中的"独角蜣螂"一药，为周大师治疗慢性顽固性便秘的经验用药。独角蜣螂味咸，性寒，归肝、胃、大肠经，张仲景的"鳖甲煎丸"中用之治疗"疟母"，现代人因其煎煮后有异味和有小毒而少用之，其实该药"破瘀、定惊、通便、散结、拔毒去腐，主癥瘕、惊痫、噎膈、反胃、腹胀、便秘、痔漏、疔肿、恶疮"等多种功效。其治疗便秘，全赖其虫类药之攻窜、推陈破瘀之功。

复方芸归汤（段富津）

【组成】肉苁蓉30g，当归20g，枳壳15g，黑芝麻25g，莱菔子15g。

【用法】水煎服。

【功效】补血润肠，行气通便。

【主治】血虚肠燥便秘证，症见大便秘结，面色无华，腹胀满，头晕目眩，妇人月经不调、量少或经闭不行，舌淡，脉细弦或细涩。

【加减】气虚者，加人参、黄芪以补气；肾精不足者，可加熟地黄、制何首乌、枸杞子以滋补肾精；腰膝酸痛，下肢无力者，可加怀牛膝、川续断、桑寄生；气滞较甚，则以枳实代枳壳，亦可加入陈皮、槟榔片、生白术等；平素有痔疮，可加入槐角、桃仁、赤芍等；伴有咳嗽者，可加入枇杷叶、苦杏仁、瓜蒌子等。

【心悟】方中肉苁蓉补肾阳，益精血，且可润肠通便，清代黄元御在《玉楸药解》中对其论述颇为中肯，称"肉苁蓉暖腰膝，健骨肉，滋肾肝精……养血润燥，善滑大肠，而下结粪，其性从容不迫，未至滋湿败脾，非诸润药可比"，故用为君药；当归甘辛而温，既能补血活血，又有润燥滑肠之功效，黑芝麻油润多脂，养血润燥，滑肠通便，二者合用增强养血润肠之功，共为臣药；更佐以枳壳、莱菔子行气除胀，并能使当归、黑芝麻、肉苁蓉诸药补而不滞。五药合用，共奏补血润肠，行气通便之功。

使用此方应当注意：①热邪伤津致阴虚者忌用。②复方芸归汤以肉苁蓉、当归为主药，故此二药用量须大，若以肾阳虚为主兼有血虚而便秘者，以肉苁蓉为君药，其用量初起从25g开始，量逐渐加大，最大可用至50g。若以血虚为主证者，则以当归为君药，其用量最少为20g，多可至30g，否则效果较差。③习惯性便秘、老年人便秘、妇女产后便秘、儿童便秘、手术后便秘等属于血虚肠燥津亏者，皆可以随证加减使用。

参考文献

[1] 杨勇，吴晓丹．益脾通便方对脾虚便秘小鼠胃肠功能调节的研究 [J]. 中医药信息，2008，25(3)：66-68

[2] 张会永．从《脾胃论》发挥到萎缩性胃炎以痈论：解读李玉奇教授脾胃病临床经验[J]. 中华中医药学刊，2007，25(2)：208-212

[3] 邱志济，朱建平，马璇卿．朱良春治疗顽固便秘的廉验特色选析：著名老中医学家朱良春教授临床经验 (47)[J]. 辽宁中医杂志，2003,30(11)：867-868

[4] 商新颜，张冰，杨红莲．颜正华教授应用通腑三法经验介绍 [J]. 新中医，2008，40(5)：19-20

[5] 陈四清．国医大师周仲瑛从气滞治疗便秘验案 [J]. 江苏中医药，2014，46(9)：47-48

[6] 王荣，胡晓阳，段富津．段富津教授运用复方芸归汤治疗便秘的经验 [J]. 中医药信息，2011，28(1)：30-31

第八节　胃食管反流病

治胆汁反流性胃炎方（邓铁涛）

【组成】吴茱萸1～3g，黄连3～5g，太子参30g，白术15g，云茯苓15g，甘草5g，威灵仙15g，桔梗10g，枳壳5g。

【用法】水煎服。

【功效】健脾疏肝，降逆止呕。

【主治】胆汁反流性胃炎、反流性食管炎、胃溃疡、胃窦炎等。

【心悟】方中吴茱萸辛散苦泄，性热祛寒，主入肝经，既可散寒止痛，还能疏肝解郁，降逆止呕；黄连清热泻火，两者合用，寓"辛开苦降"之意。太子参、白术补气健脾，云茯苓健脾渗湿，威灵仙可宣通经络，去腹内冷气，桔梗、枳壳破气除痞，化气消积。诸药配伍，共具健脾疏肝、降逆止呕之功。

蠲胃汤（李玉奇）

【组成】黄芪 40g，党参 15g，山药 20g，砂仁 15g，白蔻仁 10g，小茴香 5g，炮姜 10g，柴胡 15g，苦参 15g，橘核 5g，川楝子 15g，黄连 8g，葛根 10g。

【用法】上药为 1 剂药量，水煎 3 次，取汁混合后分 3 次口服，早、晚各 1 次，1 天半服完 1 剂。一般 30 剂为 1 疗程。

【功效】益气温胃，利胆化郁。

【主治】胆汁反流性胃炎、反流性食管炎之中虚胆郁证。

【心悟】李大师认为反流性胃炎不是因为气滞或肝气犯胃所致，而是因为中气虚，脾不能为胃行其津液，胃内压力低，胆汁等物质反流上犯，损坏了胃黏膜，故出现口苦脘痛、喜温等。故必须大补元气，健中和胃，药宜咸宜温，忌酸，忌凉。用大剂量党参、黄芪、山药大补元气、健脾；砂仁、白蔻仁化湿温中，行气止痛；葛根、柴胡升清；小茴香、炮姜散寒止痛；柴胡、苦参、川楝子、橘核疏肝利胆，行气止痛；佐黄连清热和胃。诸药配伍，共取益气温胃、利胆化郁之功。

参考文献

[1] 邓铁涛.邓铁涛临床经验辑要 [M].北京：中国医药科技出版社，1998：199

[2] 刘华珍、徐子亮.李玉奇教授辨治慢性胃病经验 [J].实用中医内科杂志，2004，18(4)：295

[3] 徐子亮、刘华珍.蠲胃汤治疗胆汁反流性胃炎综合征 [J].时珍国药研究，1996，7(4)：201–202

第九节　消化性溃疡

理脾愈疡汤（李振华）

【组成】党参 15g，白术 10g，茯苓 15g，桂枝 6g，白芍 12g，砂仁 8g，木香 6g，厚朴 10g，甘松 10g，刘寄奴 15g，延胡索 10g，乌贼骨

10g，炙甘草 6g，生姜 3 片，大枣 3 枚。

【用法】水煎服。

【功效】温中健脾，理气活血，生肌愈疡。

【主治】脾胃虚寒之消化性溃疡。

【加减】若大便色黑，状如柏油者，加白及 10g，三七粉（分 2 次冲服）3g，黑地榆 12g；如语言无力，形寒畏冷，四肢欠温者，加黄芪 30g，甚者加附子 10g；如嗳气频作者，加丁香 5g，柿蒂 15g；如食少胀满者，加焦山楂 12g，神曲 12g，麦芽 12g。

【心悟】方中党参、白术、茯苓、炙甘草益气健脾；桂枝、白芍、生姜、大枣配炙甘草调和营卫，温中补虚，缓急止痛；砂仁、厚朴、木香、甘松、刘寄奴、延胡索疏肝和胃，理气活血；乌贼骨生肌收敛，制酸止痛。共奏温中健脾，理气活血，生肌愈疡之效。

愈疡活血汤（李振华）

【组成】当归 9g，川芎 9g，赤芍 15g，五灵脂 9g，炒蒲黄 9g，延胡索 9g，三七（分 2 次冲）3g，香附 9g，小茴香 9g，广木香 6g，甘草 3g。

【用法】水煎服。可配合服用活血丹，每次 1 粒，每日 2～3 次。

【功效】活血化瘀，理气止痛。

【主治】消化性溃疡之气滞血瘀证者。症见胃脘部刺痛，痛处固定不移，严重时可持续疼痛，痛如锥刺刀割而拒按，食后更甚，甚至不能进食，有时呕血，大便呈灰黑色或柏油样，舌质绛红，舌苔薄白，边多有紫斑，脉沉细而涩。

【心悟】本证病理系久痛伤络，气滞血瘀。本方在四物汤去生地黄合失笑散的基础上加延胡索、三七以活血化瘀，行血止血；香附、广木香、小茴香疏肝理气，促使气行血行。气血通畅，则疼痛与出血自解。

养阴疏肝汤（李振华）

【组成】辽沙参 20g，麦冬 15g，石斛 15g，白芍 15g，青皮 10g，陈皮 10g，甘松 10g，刘寄奴 12g，吴茱萸 5g，黄连 6g，白及 10g，甘草 3g。

【用法】水煎服。

【功效】养阴和胃，疏肝理气，收敛生肌。

【主治】气滞血瘀之消化性溃疡。

【加减】若疼痛缓解，胃火渐清，可酌减清热之品，加入健脾而不燥之山药、薏苡仁、茯苓等常服，以促使脾胃功能恢复。

【心悟】方中辽沙参、麦冬、石斛、黄连滋阴清热；白芍、青皮、陈皮、甘松、吴茱萸疏肝开郁，理气止痛；刘寄奴通经活血，消瘀止痛；白及消肿止血，收敛生肌；同时吴茱萸、黄连并用，即"左金丸"，辛开苦降，可解嘈杂吞酸。诸药共奏养阴清热，疏肝活血，收敛生肌之效。

参考文献

李郑生，黄清.李振华教授治疗消化性溃疡经验 [J]. 中医研究，2007，20(5)：51-53

第十节　胃　炎

一、慢性胃炎

沙参养胃汤（李振华）

【组成】辽沙参 20g，麦冬 15g，石斛 15g，白芍 20g，山楂 15g，知母 12g，鸡内金 10g，天花粉 12g，牡丹皮 10g，乌梅肉 10g，陈皮 10g，生甘草 3g。

【用法】小火水煎，每日 1 剂，分 2 次服。

【功效】养阴和胃，理气清热。

【主治】脾胃阴虚之各种慢性胃炎。

【心悟】脾胃阴虚是各种慢性胃炎的重要病机之一，盖气虚则血运无力，血流不畅久而成瘀；气虚则运化无能，膏粱厚味变生痰浊，乃至气虚痰瘀互为因果。方中辽沙参养阴清肺，益胃生津；麦冬养阴清热，石斛益胃生津，滋阴清热，可养阴和胃；白芍益阴血，山楂入肝经血分，能通行气血；知母、天花粉清热泻火、生津润燥，共助君药清热理气；鸡内金可健胃，牡丹皮善清透阴分伏热，乌梅肉能生津止渴，陈皮理气和胃，同为佐药；生甘草为调和之药。

慢性胃炎基本方（邓铁涛）

【组成】太子参 30g，云茯苓 12g，山药 12g，石斛 12g，麦芽 30g，甘草 5g，丹参 12g，鳖甲（先煎）30g。

【用法】水煎服。

【功效】补脾气，养胃阴，活络祛瘀，除湿化痰，清退虚热。

【主治】脾阳亏胃阴虚，血瘀痰湿虚火之慢性胃炎。脾阳亏虚，故见身倦乏力，脘腹胀闷，纳呆，体重下降，面色淡白，舌胖淡嫩，齿印，脉虚弱；胃阴亏损，则见胃部隐痛，甚则烧灼痛，舌嫩苔少或光剥，脉细数；血瘀阻络，则胃脘疼痛明显，上腹及背部夹脊压痛明显，唇暗、舌暗、舌边见瘀点、瘀斑；痰湿凝聚，则脘腹胀闷，恶心，嗳气，甚至呕吐；阴虚内热则见低热，五心烦热，急躁易怒，烧灼感，大便干燥等。

【加减】脾胃气虚较甚者加黄芪、白术或参须另炖；湿浊偏重者加扁豆、鸡蛋花、薏苡仁等；肝气郁结者加素馨花、合欢皮、郁金等；疼痛明显者加木香、延胡索、佛手等；嗳气频作者加赭石、旋覆花等；大便干结者加火麻仁、郁李仁等。

【心悟】邓大师认为，治疗本病培元时，宜用太子参、山药、云茯苓、炙甘草等，虽补气之力不及党参、黄芪，但不会滞气助火；再反佐以麦芽使之易于受纳，这对于消化吸收功能甚差、胃阴已伤的患者，是恰如其分的。至于救胃阴，石斛、山药最为适宜。活络通瘀、清降虚热，丹参配鳖甲较为妥贴。至于化湿浊，宜选用云茯苓等性味较平和的药物，切忌用温燥之品，因为易伤元气与胃阴，胃阴不足，病机不转，则犯虚虚之弊。

脘腹蠲痛汤（何任）

【组成】延胡索20g，白芍20g，生甘草10g，川楝子10g，蒲公英30g，沉香曲10g，乌药10g，制香附10g，海螵蛸10g，郁金10g，炙刺猬皮15g，九香虫6g，玉米须30g。

【用法】水煎服，每日1剂。

【功效】疏肝和胃，行气止痛。

【主治】肝气犯胃、肝胃不和、胃气上逆而致的慢性胃炎。

【心悟】此方特点如下：①疏肝泄热，行气止痛。由于肝气郁结，气血郁滞，胃络不通，不通则痛；且气郁又可化火生热，灼伤胃络，使胃络绌急而痛。故何大师首先选用了《太平圣惠方》的金铃子散。方中川楝子味苦性寒，归经入肝，本品性主降泻，能疏肝郁、清肝火、止疼痛、除湿热，以清热疏肝，行气止痛；延胡索味辛苦性温，归经肝、胃，本品温而和畅，辛润走散，能畅血脉、消瘀血、散滞气、行壅结、通经络、止疼痛，即可行血中之气滞，亦可通气中之血滞，其性和缓，不甚峻猛，为止痛之要药。二药相伍，相辅相成，各有侧重。金铃子散清热行气，泄气分之热而止痛；延胡索活血行气，行血分之滞而止痛。共奏清肝泄热，行气止痛之功。肝郁舒，气血畅，胃络通，其痛自止。②酸甘化阴，缓急止痛。肝气郁结，不仅可以导致肝胃不和，而且肝郁可以化火，致火邪灼伤胃阴，胃络拙急而痛。故何大师在方中又配用了医圣仲景酸甘化阴、缓急止痛的名方芍药甘草汤。白芍味苦酸性微寒，归经肝、脾，本品苦酸而阴柔，入肝经血分，能化阴补血，和营敛阴，一可补肝血而养经脉，敛阴精以和营卫，为肝家要药；二可调肝血而缓挛急，濡筋脉而柔肝止痛，为止痛上品。《本草求真》："赤芍与白芍主治略同，但白则有敛阴益营之力，赤则只有散邪行血之意；白则能于土中泻木，赤则能于血中治滞。"甘草味甘性平，归十二经，本品味厚气浓，其性平和，一可益气补虚，缓中健脾，通行百脉，滋养五脏；二可缓中补虚，调和药味，缓解峻猛，固护正气。方中芍药与甘草相伍，酸甘化阴、缓急止痛，且与理气之品合用，既疏肝气，又缓肝急，一散一收，相辅相成，切中活肝要旨，故取效甚捷。③调畅气机，行气止痛。由于肝气郁结，肝失条达，致气机郁滞，胃络瘀阻，不通则痛。治宜调畅气机，行气止痛，故何大师在方中又配用了沉香曲、乌药、香附这三味药物。沉香味辛苦性微温，归经脾、胃、肾，可行气止痛，温中止呕，纳气归元。乌药味辛性温，归经脾、肺、肾、膀胱，本品辛开温通，上行脾肺，下达肾与膀胱，通理上下诸气，能顺气降逆、宽中快膈、疏散凝滞、散寒止痛。香附味辛微苦性平，归肝、脾、三焦经，本品辛散苦降，芳香性平，能疏肝气、解郁结、宽胸膈、调脾胃、除痞胀、进饮食，可上行胸膈，下走肝肾，散一切气，解一切郁。三味相伍，调畅气机，行气止痛，力专效宏。气机畅，络脉通，其痛自止。④行气活血，化瘀止痛。方中又配用了炙刺猬皮、九香虫这两味药物。炙刺猬皮味甘性温，归经肝、胃，可理气止痛，化瘀和胃。九香虫又名蜣螂虫，本品味咸，性温，归肝、脾、肾经，可理气止痛、温中助阳，乃治疗气滞血瘀疼痛之良药，临床常广泛用于治疗各种疼痛。二药相伍，行气活血，化瘀止痛，气畅血和，瘀去络通，其痛自除。⑤清泻胃热，制酸止痛。由于肝气郁结，可郁而化火，使胃中积热，灼伤胃络，泛酸作痛。治宜清泻胃热、制酸止痛，故在方中又配用了蒲公英、海螵蛸这两味药物。蒲公英味苦甘性寒，归肝、胃经，本品能解火郁、化热毒、泄湿热、散滞气、通络道、消痈肿，其性平和，有苦泄而不伤正，清热而不伤胃阴的特点。海螵蛸味咸性微温，归经肝、肾，本品体轻质脆，咸温善敛，可燥湿制酸、收敛止血。二药相伍，共奏清泻胃热，制酸止痛之功。肝火去，胃热清，泛酸止，其痛自除。⑥清利肝胆，驱邪外出。方中又配用了玉米须这味药物。本品味甘淡性平，归肾、胃、肝、胆经，可利尿消肿、清利肝胆。现代药理研究证明，玉米须具有良好的利尿、利胆、保肝、降血脂、止血、抗菌等作用。如此配伍，可使肝胆清利，胃腑和畅，胃气复健，湿、热、火、积滞之邪等由小便而出。肝胆利则不克脾土，湿浊去则胃气自复，诸症自愈。

何大师调治此证，辨证精心入微，立法切中病机，组方配伍巧妙。疏肝郁于轻扬条达之中，养肝体于酸甘化阴之内，清胃火于行气利湿之际。循机顺变，泻火逐瘀，化湿利水，开门逐邪于导水外出之机。全方寒温并用，气血同治，标本兼顾，占尽先机，用药肯綮，故效如桴鼓。

开泄法（涂景藩）

【组成】黄连，黄芩，苦杏仁，桔梗，枳壳，竹茹，贝母，半夏，干姜（或生姜），吴茱萸，紫苏，白豆蔻，橘皮，砂仁，佛手，薤白。

【用法】水煎服，每日 1 剂。

【功效】流通气机，宣通肺胃。

【主治】慢性浅表性胃炎，症见胸闷脘痞，胸闷明显而善太息，脘痞如塞而不知饥，饮食减少，食而无味，口干不渴，舌苔薄。

【加减】病久脾胃运化不力者，配以炙鸡内金、谷芽、麦芽、茯苓、甘草，或添麦冬以顾护胃津；若胸闷痹阻不畅，可加薤白、瓜蒌皮；脘痞而痛者，佐以木香、陈香橼等。

【心悟】"开"意即宣畅气机，"泄"意即通降下泄。开泄药用苦辛，辛苦相合，借宣畅气机而达到通降之目的。故在一般概念上也属于"苦辛通降"这一治法范畴。但"开泄法"兼宣通上焦，这是"开泄"法有异于"苦辛通降"以治中焦为主的不同点。"开泄"法亦即苦辛通降之变通法，药及上、中二焦，药味轻灵，反映中医治疗学的不断丰富。"杏蔻橘桔"，苦辛各二味，唯其微苦微辛，具有流通气机，宣肺降胃之功而不若黄连、干姜之苦寒辛温。且具有轻清之性，轻可去实，宣通肺胃而不伤脾胃，所以，治效良而流弊少，适应较广。

慢胃平（张镜人）

【组成】柴胡 6g，黄芩 9g，杭白芍 9g，炙甘草 3g，紫苏梗 6g，香附 9g，白花蛇舌草 30g，徐长卿 15g，香谷芽 12g，炒枳壳 10g。

【用法】水煎服，每日 1 剂。

【功效】理气和胃。

【主治】慢性浅表性胃炎之肝胃失调，气滞热郁证。

【加减】胀满甚者，加八月札 30g，玉蝴蝶 10g；痛甚者，加炙延胡索 10g，九香虫 6g；中脘灼热者，加连翘 10g，银花藤 30g，铁树叶 30g；湿热甚者，加佩兰梗 10g，生薏苡仁 15g；泛恶者，加制半夏 5g，炒陈皮 5g；嗳气频者，加旋覆花（包）10g，赭石（先煎）30g；嘈杂者，加知母、玉竹等；泛酸者，加浙贝母 10g，煅瓦楞子 15g；便秘者，加全瓜蒌 30g，望江南 15g；便溏者，加炒山楂 10g，炒神曲 10g。

【心悟】张大师认为，慢性胃炎的发生通常与饮食，情绪变化等有关。无论病因病机和临床表现均与中焦失衡，脾胃升降失司，肝胆气机失疏密切相关。盖脾与胃为表里，同居中焦，共主消化吸收，为后天之本。脾主升则健，胃宜降则和，通过两者的纳运，升降燥湿作用维持人体正常消化功能，犹如称物之衡。而脾胃生理活动又赖于肝胆的疏泄，脾主运化属土，肝主疏泄属木，肝脾两者为木土相克关系，互相影响。一旦中焦失衡，胃气不降，传化无由，壅滞成病，脾气不升，土轴失运，清浊相混，肝气失疏，克脾犯胃，或胆火上逆，胃失和降，久而胃络瘀滞，脾胃运化乏能，从而"不平则病"，导致慢性胃炎的发生。其虽有寒热虚实，气血阴阳之异别，诸法各有千秋之不同，但调整中焦脾胃升降之衡，疏泄肝胆少阳之气机乃关键所在，冀脾胃自和，中焦平安，"平则不病"之目的。张大师谓慢性浅表性胃炎主要辨证为肝胃失调，气滞热郁。此方由《伤寒论》小柴胡汤、芍药甘草汤及《和剂局方》的香苏散加减综合而成。方用柴胡轻剂疏肝理气，升提清阳。《珍珠囊药性赋》云"柴胡，气味俱轻，阳也，升也……"《药鉴》指出，"柴胡气味俱薄，升也……散郁气而内畅……提元气而左旋"，可使肝木条达，脾阳之气宣升，中焦自和，胀满自除。然见头胀，眩晕者慎用，虑其肝阳上扰之弊，或佐以白芍抑肝而散火。配黄芩苦寒沉降，清泄里热。《本草纲目》曰："黄芩苦平……疗痰热，胃中热……下气，主天行热痰……"芍药、甘草和中泻木，缓急止痛，痛甚者倍用芍药。紫苏梗辛香，和胃降逆，行气宽中，开胃下食，治胀满最良，配香附散肝经之郁滞。《本草纲目》谓："香附，利三焦，解六郁，消饮食积聚，痰饮痞满……"再据"热郁于中"的特点，佐以白花蛇舌草甘淡凉，清热解毒而消痈肿，使以徐长卿止痛，香谷芽消导悦胃，久服诸药而无呆胃之弊。诸药合用，可使中焦升降平调，郁热自除。

慢性胃炎方（张镜人）

【组成】麸炒白术 9g，赤芍 9g，白芍 9g，炙甘草 3g，山药 9g，炒枳壳 9g，白扁豆 9g，醋香附 9g，佛手片 6g，太子参 9g，九香虫 6g，白花蛇舌草 30g，炒谷芽 12g，延胡索 9g。

【用法】水煎服，每日 1 剂。

【功效】调和中气，健脾养胃。

【主治】慢性浅表性胃炎，症见胃脘胀痛，嗳气口干，中脘有灼热感，大便欠实，四肢不温，易疲倦，舌体胖大，边有齿痕，苔薄腻。

【心悟】①针对脏腑特性，用药各归其属。脾之与胃，以膜相连，共居中州。脾性喜燥，宜升则健；胃性喜润，宜降则和。故"脾为湿土，得阳始运；胃为阳土，得阴自安。脾喜刚燥，胃喜濡润"。二者燥湿相济，升降相因，则气机调畅，脾胃调和。反之则致中焦诸证丛生，病变蜂起。萎缩性胃炎胃脘痛，乃脾胃失和，脾运失健，日久胃络受损所致。故治当调和中气，健脾养胃为法。所以张大师在方中用太子参、山药、麸炒白术、白扁豆、炙甘草以补气健脾，以达脾宜升则健，使清气上升；炒枳壳、佛手片、醋香附、炒谷芽行气开郁，和胃降逆，以奏胃宜降则和，使浊气下降。复有赤芍、白芍、甘草和用，酸甘化阴，缓急止痛，养胃以润燥；延胡索、九香虫味辛走散，行气止痛，散湿以应脾。由此可见，张大师组方，配伍严谨，用量精当。诸药合用，升降相因，燥湿相济，攻补兼施，故方简效宏。②熟谙病变规律，驱邪防止其变。脾胃不和则气机阻滞，气郁则化火，火热灼津，胃络损伤，易使胃黏膜发生萎缩病变。故妙在方中用白花蛇舌草 30g，既可清其火热，又能破结抗癌，实属未病先防，已病防变。

清胃方（张镜人）

【组成】徐长卿 15g，平地木 15g，旋覆花（包）9g，赭石（先煎）15g，丹参 15g，赤芍 12g，制香附 12g，延胡索 9g，连翘 9g，炙甘草 5g。

【用法】水煎服。

【功效】和胃清热，理气止痛。

【主治】慢性浅表性胃炎。

【心悟】肝气失于疏泄，郁热犯胃，症见纳减神疲，中脘胀满，隐隐疼痛，得嗳嗳气稍舒。方中徐长卿、平地木健胃止痛，制香附、延胡索理气行滞，旋覆花、赭石平逆除噫，丹参、赤芍调营活血，连翘、甘草清热缓急。

地香醒脾益胃汤（张琪）

【组成】生地黄 20g，麦冬 20g，沙参 20g，公丁香 10g，麦芽 25g，佛手 15g，枳壳 15g，甘草 10g，百合 15g。

【用法】水煎服。

【功效】芳香醒脾，滋阴益胃。

【主治】萎缩性胃炎、肥厚性胃炎、胃及十二指肠溃疡、浅表性胃炎及顽固性胃痛等胃阴亏耗者，症见胃脘痛，口干不思食，腹胀，手足心热，舌红少津，无苔或少苔，脉细数。

【心悟】此方由益胃汤化裁而成，益胃汤出自《温病条辨·卷二》："阳明温病，下后汗出，当复其阴，益胃汤主之。"原方组成：沙参 9g，麦冬 15g，冰糖 3g，细生地黄 15g，玉竹（炒香）4.5g。张大师用此方化裁治疗胃部疾病辨证为胃阴不足者，每有桴鼓之效。方中生地黄、沙参、麦冬、百合皆养胃阴之品，但碍脾之运化，故用公丁香芳香醒脾，佛手、枳壳、麦芽行气和胃，故用无不效。

通降清化方（涂景藩）

【组成】枳壳 10g，青皮 10g，陈皮 6g，广郁金 10g，法半夏 10g，砂仁 6g，刀豆壳 10g，柿蒂 10g，煅赭石（先煎）10g，制大黄 10g，茵陈 10g，青蒿 10g，黄芩 10g，金钱草 15g，海金沙（包）15g，薏苡仁 15g，芦根 15g，玉米须 10g。

【用法】水煎服，每日 1 剂。

【功效】理气清热。

【主治】慢性胃炎伴有胆囊炎或兼有胆石症，更年期妇女之肝胆失疏，气机不畅，湿热互蕴证。在缓解期及慢性胆囊炎而兼有慢性胃、十二指肠炎症、溃疡者，疼痛位于心下、上脘，痛及右胁、背部，多表现为肝胃气滞证候，有口苦症状。

【心悟】据《素问》所载：口苦由于胆热；又按《灵枢·四时篇》谓"邪在胆，逆在胃"。此"邪"可包含气滞、湿热等病理因素。胆与胃俱属腑，腑宜通。"胆随胃降"，胃病和降失司，甚易影响胆腑，胆腑有病，邪逆于胃，胃胆同病，故胆与胃疾互为因果，互相助长。治疗当从胆胃兼顾，一是宜降宜和，二是参以清化。因其基本病机仍然是肝胃气滞，所以疏和肝胃之气仍是基本治法。

参考文献

[1] 徐江雁，李郑生，刘文礼.李振华教授调理脾胃用药规律探讨 [J]. 河南中医，2006，26(1)：27–29

[2] 郭海英.慢性胃炎的中医特色疗法 [M].上海：上海中医药大学出版社，2004：189–198

[3] 高尚社.国医大师何任教授治疗慢性胃炎验案赏析 [J].中国中医药现代远程教育，

2013，11(24)：6–8

[4] 徐景藩.开泄法与慢性胃炎 [J].中医杂志，1994，35(2)：121

[5] 张亚声.张镜人临证用药经验 [J].上海中医药杂志，1996(4)：4–6

[6] 高尚社.国医大师张镜人教授治疗胃脘痛验案赏析 [J].中国中医药现代远程教育，2011，9(1)：6–7

[7] 王松坡.国医大师临床经验实录：国医大师张镜人 [M].北京：中国医药科技出版社，2011：35

[8] 张佩青.国医大师临床经验实录：国医大师张琪 [M].北京：中国医药科技出版社，2011：134

[9] 徐景藩.妇女更年期慢性胃脘痛的诊疗特点 [J].江苏中医，1992(12)：1

二、萎缩性胃炎

治萎缩性胃炎方（邓铁涛）

【组成】太子参 30g，云茯苓 12g，山药 12g，石斛 12g，麦芽 30g，丹参 12g，鳖甲（先煎）30g，甘草 5g，三七末（冲）3g。

【用法】水煎服。

【功效】健脾养胃，益阴活络。

【主治】萎缩性胃炎，慢性浅表性胃炎。

【加减】脾胃气虚较甚者加黄芪或参须（另炖）；湿浊偏重者加扁豆、鸡蛋花、薏苡仁等；肝郁者加素馨花、合欢皮、郁金等。

【心悟】方中太子参、山药补气健脾，云茯苓健脾渗湿，石斛益胃生津，是为君药；麦芽消食健胃，鳖甲滋阴潜阳，共助君药养胃益阴；丹参祛瘀止痛，三七活血定痛，可佐君药活血通络；甘草是为使药，缓急止痛。

治萎缩性胃炎自拟方（李玉奇）

【组成】黄芪 20g，党参 20g，薏苡仁 20g，甘草 6g，白蔹 15g，羊角屑 15g，蚕沙 15g，黄连 5g，桃仁 10g，丹参 15g，莪术 10g。

【用法】水煎服。

【功效】扶正补脾，祛腐生新。

【主治】萎缩性胃炎。

【心悟】李大师受《内经》《圣济总录》等启发，通过临床病例总结，提出萎缩性胃炎应以痈论治，认为萎缩性胃炎的成因是由郁变瘀，由瘀变腐，由腐而成痈，在治疗上主张以痈论治。方中黄芪、党参、薏苡仁、甘草扶正健脾；白蔹、羊角屑、蚕沙、黄连清热解毒化腐；桃仁、丹参、莪术祛瘀生新。全方共奏扶正补脾、祛腐生新之功。

胃福煎剂（李玉奇）

【组成】黄芪20g，苦参10g，黄连10g，白花蛇舌草20g，黄药子10g，白及20g，莪术10g，丹参20g，延胡索10g，香橼15g。

【用法】水煎服，每日1剂，每剂取汁400mL，早、晚各服200mL。

【功效】清热解毒，行气止痛。

【主治】萎缩性胃炎癌前病变之胃脘郁热，气滞血瘀证。

【加减】若症见舌苔厚腻者，痰凝胃腑，加薏苡仁、茯苓化痰涤浊；舌光红无苔者，胃阴枯竭，用天冬、石斛养阴清胃；有口苦者，胆气上逆，用柴胡、郁金。

【心悟】饮食不节可致脾失健运，胃失和降，而伤及脾胃；情志不和可致脾气郁结，致肝郁化热，脾胃气虚与肝气郁结相互作用，最终导致本病发生。胃为多气多血之腑，外邪内积，郁于其中，气血受阻，初在气伤，日久由气入血，导致气血同病，气滞则血行不利，血行迟缓而成血瘀；脾胃亏虚日久，寒湿内生，郁而化热，致胃脘郁热，或肝胃郁热，瘀血停着则为胃脘瘀血，故该病与胃脘郁热，血瘀关系密切。本病形成多是病程较长，缠绵日久，中医理论认为"久病多瘀""久病多虚"，最终形成虚实夹杂，寒热并见的证候。首选黄芪"壮脾胃，益元气"补气行滞；苦参清热燥湿，以祛脾胃之热邪，共为君药。据药理研究，黄芪、苦参碱有提高机体免疫功能作用。选黄连、白花蛇舌草、黄药子清热解毒，清除幽门螺旋杆菌，消除肠化，异型增生；用白及、莪术、丹参、延胡索、香橼行气化瘀止痛。研究结果显示丹参能显著增加胃黏膜血流，抵抗乙醇损伤，而白及消肿解毒，敛疮生肌，固表护膜从外向内，若配白蔹同用，解毒托里从内向外。现代医学研究证实，胃炎有由黏膜向肌层发展，也有由肌层向黏膜层发展，二药相配相得益彰，能恢复和保护胃黏膜。

胃安散（朱良春）

【组成】生黄芪90g，莪术30g，党参90g，怀山药90g，鸡内金60g，炙刺猬皮60g，生蒲黄60g，五灵脂60g，徐长卿60g，炮穿山甲45g，玉蝴蝶45g，凤凰衣45g，甘草30g，蒲公英90g。

【用法】水煎服。

【功效】辛开苦降，益气消瘀，和胃止痛。

【主治】慢性萎缩性胃炎，症见胃脘胀痛，掣及两胁，或痛如针刺，形体消瘦，神疲乏力，大便溏软，便次增多，面晦少华，舌淡胖，色紫或夹有瘀斑，苔薄腻，脉沉细或细而无力。

【加减】偏阴虚者加北沙参60g，麦冬60g，生白芍90g；偏阳虚者加高良姜60g，炒白术60g，砂仁30g；凡病理活检报告，见有肠上皮化生或不典型增生者，均应加用白花蛇舌草、半枝莲以软坚散结，化瘀行滞，清解热毒；疼痛甚者，应加用活血化瘀，散结止痛之失笑散，因其不仅善于止痛，而且有改善循环，调节代谢失调和神经血管营养，从而促使肠化和增生性病变的转化与吸收。

【心悟】朱大师认为，慢性萎缩性胃炎病情错综复杂，立方以"久病多虚""久病多瘀"为根据，虚实兼顾，力求补而不滞，滋而不腻，温而不燥，祛邪而不伤正，理气而不耗阴。此时可用胃安散，又名益气化瘀养胃方。方中黄芪、莪术为主药。朱大师认为："黄芪能补五脏之虚，莪术善于行气、破瘀、消积。莪术与黄芪同用，可奏益气化瘀之功，病变往往可以消弭于无形。因为黄芪得莪术流通之性，补气不壅中；莪术得黄芪之气旺，攻破而不伤正。两药相伍，行中有补，补中有行，相得益彰。"党参、山药助黄芪益气养胃，健脾助运。鸡内金、炙刺猬皮、炮穿山甲、蒲黄、五灵脂助莪术活血行瘀，软坚散结。对慢性萎缩性胃炎的病理改变、胃黏膜腺体萎缩、黏膜变薄，甚至肠上皮增生或黏膜非典型增生等症有明显的治疗作用；能改善微循环，调节代谢失调，调节神经血管营养，促使增生性病变的转化和吸收。鸡内金还有健脾开胃，消化食积之功，现代药理研究表明，口服鸡内金后，胃液分泌量、酸度及消化力三者，均见增高。徐长卿善于行气消胀，缓急止痛。凤凰衣、玉蝴蝶二药素有养阴清肺之功，除久咳、咽痛、音哑外，还有补虚宽中、保护胃黏膜及促进食欲之功。诸药为散，寒温并用，邪正兼顾，病证结合，全方益气消瘀，和胃止痛。临床以该方为基本方，结合辨证用药而灵活加减，或为汤剂，或为丸、散，治疗萎缩性胃炎，使疗效大为提高。

萎胃安（张镜人）

【组成】太子参9g，炒白术9g，丹参9g，柴胡6g，赤芍9g，白芍9g，炙甘草3g，徐长卿15g，白花蛇舌草30g，炒黄芩9g。

【用法】水煎服。

【功效】调气活血。

【主治】脾胃不和、气虚血瘀之慢性萎缩性胃炎。

【加减】胃脘刺痛者加九香虫、刺猬皮等；脘胀者加炒枳壳、佛手等；嘈杂易饥者加淮山药、香扁豆芽等；口燥阴虚者加石斛、南沙参等；纳谷不馨者加香谷芽、炒楂曲等；夜寐不安者加合欢皮、首乌藤等；便溏者加防风炭、炮姜炭等；胃酸缺乏者加乌梅、木瓜等；合并溃疡者加白及片、凤凰衣等；合并胃下垂或胃黏膜脱垂者加升麻、生枳壳等；胆汁反流者加旋覆花、赭石等；伴肠上皮化生或不典型增生者加白英、蛇果草等。

【心悟】此方以太子参、炒白术为君药。太子参甘平，功似人参而力薄，为补气药中清补之品，健脾运而不燥，鼓舞清阳，振动中气而无刚燥之弊，且能久服，然气滞脘胀者慎用。白术苦甘温，既可培补脾胃，又能燥湿助运，湿甚者用生白术、补脾气用炒白术。二者相配，脾运得健，中气充足，气行则血行也。以丹参、赤白芍为臣药，凉血活血，和营通络，血流通畅，热无所依，且能改善胃黏膜血流量。以柴胡、黄芩为佐药，一升一降，平调脾胃之气机，而助纳运。以白花蛇舌草、徐长卿为使药，清热止痛，兼顾虚实夹杂，瘀热互结之证。诸药合用则脾气健，胃气和，肝木调，瘀热自清，胃黏膜萎缩、肠上皮化生或不典型增生得以消失，从而控制胃癌的发生。

胃炎Ⅲ号复方颗粒剂（张镜人）

【组成】太子参15g，炒白术10g，柴胡10g，黄芩10g，丹参15g，白花蛇舌草15g。

【用法】每次1包，吞服或冲服，每日3次，3个月为1疗程，服用1～2个疗程后予以复查。

【主治】经胃镜及病理证实为慢性萎缩性胃炎，同时Hp为阳性者。

【功效】调气活血，清热和胃。

【心悟】幽门螺杆菌(Hp)感染与慢性胃炎发病之间的关系日益明确。Hp感染可引起胃黏膜炎症而导致胃黏膜腺体萎缩，并有可能继发肠上皮化生，异型增生而引起癌变。张大师根据多年临证经验，认为"瘀"和"热"是慢性萎缩性胃炎的主要病因，立调气活血、清热和胃为治则，与大多数Hp感染患者辨证相吻合，故临床能取得清除Hp及逆转腺体萎缩的良好疗效。

方中太子参、炒白术健脾益气，可提高机体免疫能力，增强胃黏膜屏障，从而抵御病菌侵袭；丹参活血化瘀，可改善胃黏膜循环，促进局部炎症吸收，使萎缩腺体再生；白花蛇舌草与黄芩，清瘀热，解热毒；柴胡疏肝解郁。诸药相合，共奏奇效。

从治疗结果看，本方不仅具有抗Hp作用，而且对胃黏膜腺体萎缩，肠上皮化生及症状等方面的疗效亦较为满意。由此推测该方机制，一是有直接杀灭或抑制Hp的作用，二是通过调整机体全身和胃黏膜局部的免疫功能，抵御 Hp 侵入，从而使胃黏膜得到修复或再生。

参荷二梅汤（路志正）

【组成】西洋参 10g，芍药 10g，炙甘草 6g，鲜石斛 10g，乌梅 10g，生白术 10g，鸡内金 10g，生谷芽 10g，生麦芽 10g，绿萼梅 10g，荷叶 10g。

【用法】水煎服，每日 1 剂。

【功效】益气养阴，健脾和胃。

【主治】重度萎缩性胃炎伴重度或中度胃腺异型增生，或伴肠上皮化生之气阴两虚者。症见胃脘胀饱，烧灼样疼痛，嘈杂厌食，进少量食物胀甚，嗳气，口干舌燥，时而干哕，形体消瘦，面色少华，神疲乏力，气短肢软，大便溏薄或干结难解，舌嫩红，光舌或少苔，或见裂纹少津，脉细弱或细数。

【加减】若气虚甚，加黄芪、大枣；若热甚者，加川黄连；若呕甚者，加竹茹、半夏；若脾约便艰者，加瓜蒌皮、酒大黄；若有瘀者，加桃仁。

【心悟】路大师崇尚脾胃学说，在治疗上紧扣脾虚胃阴不足之本。临床用药轻灵、活泼，药味平和，不温不燥为特点。方中西洋参、芍药、炙甘草益气养阴安中，缓急止痛为君；鲜石斛、乌梅配芍药、炙甘草增加酸甘化阴之功，护阴生津为臣；生白术、鸡内金、生麦芽、生谷芽健脾和胃消食为佐；绿萼梅开胃生津、疏肝散郁，荷叶升清阳、鼓舞脾胃之气共为使。

石斛梅花汤（路志正）

【组成】石斛 10g，北沙参 15g，太子参 10g，炙甘草 6g，芍药 10g，乌梅 10g，陈皮 6g，玫瑰花 10g，生谷芽 10g，生麦芽 10g。

【用法】水煎服，每日 1 剂。

【功效】补益中气，护阴和胃。

【主治】中度萎缩性胃炎伴中度或轻度胃腺异型增生，或伴肠上皮化生脾虚胃阴不足。症见胃脘胀满隐痛不休，有灼热感者多见，似饥不欲食，纳少，口干泛恶，泛呕，神疲气短，大便时溏时干结难解，舌红，或见裂纹舌，少苔，脉细弱或细数。

【加减】若嗳气甚者，加预知子；若疼痛甚者，加醋延胡索、川楝子。

【心悟】方中石斛、北沙参滋阴生津；太子参、炙甘草补益中气守津为君；芍药、乌梅配炙甘草酸甘化阴生津为臣；陈皮、玫瑰花和胃调肝以助胃，并防止阴柔呆滞之弊为佐；生麦芽、生谷芽健脾消食导滞为使。

苏朴饮（路志正）

【组成】 紫苏梗 10g，厚朴花 10g，玫瑰花 10g，白术 10g，茯苓 10g，醋延胡索 10g，芍药 10g，甘草 6g。

【用法】 水煎服。

【功效】 健脾益气，理气解郁。

【主治】 萎缩性胃炎伴胃腺异型增生之肝郁气滞证。

【加减】 呃逆重者，加旋覆花、佛手；口干者，加石斛；食后胀者，加生麦芽、生谷芽。

【心悟】 方中紫苏梗、厚朴花轻灵疏达，温中下气为君；白术、茯苓健脾益气为臣；芍药、甘草养血柔肝，缓急止痛共为佐；醋延胡索、玫瑰花为血分之气药，理气解郁止痛共为使。

参考文献

[1] 邓铁涛. 邓铁涛临床经验辑要 [M]. 北京：中国医药科技出版社，1998：198

[2] 刘华珍，徐子亮. 李玉奇教授辨治慢性胃病经验 [J]. 实用中医内科杂志，2004，18(4)：295

[3] 张会永. 从《脾胃论》发挥到萎缩性胃炎以痛论：解读李玉奇大师脾胃病临床经验 [J]. 中华中医药学刊，2007，25(2)：208-212

[4] 李晓英，李玉奇. 胃福煎剂治疗萎缩性胃炎癌前病变 40 例分析 [J]. 中国医学刊，2003，21(6)：1000-1004

[5] 戴天木. 朱良春临床经验应用举隅 [J]. 中医药通报，2005，4(2)：11-13

[6] 朱良春. 浅谈慢性萎缩性胃炎 [J]. 天津中医学院学报，1993(3)：2-7

[7] 王松坡. 国医大师临床经验实录：国医大师张镜人 [M]. 北京：中国医药科技出版社，2011：35

[8] 张亚声，周萍，张存钧. Hp 相关萎缩性胃炎的中药治疗 [J]. 上海中医药杂志，1999(4)：17-18

[9] 杨丽苏. 路志正治疗萎缩性胃炎伴胃腺异型增生的经验 [J]. 中国医药学报，1999，14(2)：56-57

三、残胃炎

残胃饮（涂景藩）

【组成】 醋柴胡 10g，炒白术 9g，炒枳实 10g，炒白芍 15g，制香附 9g，五灵脂 5g，石见穿 10g，刀豆壳 10g，柿蒂 10g。

【用法】 水煎服。

【功效】补气血益脾胃，行气化瘀泄热，疏肝利胆和胃，化湿消食除胀。

【主治】残胃炎。

【加减】偏于中虚气血不足者，加太子参、山药；气虚甚而腹胀不显者党参易太子参，并加黄芪；偏胃阴虚者加麦冬、石斛；偏于郁热滞胃加黄连、吴茱萸、蒲公英；偏肝胃气滞加木香、佛手、绿萼梅；偏瘀血滞胃加紫丹参、三棱、莪术，另可吞服云南白药；中焦湿阻者加藿香、佩兰、川厚朴；偏湿热加炒黄芩、败酱草；偏寒湿加炮姜、炒薏苡仁；食滞不消加焦三仙、炙鸡内金；恶心呕吐加炒竹茹、橘皮；胃镜检查见有胆汁反流可加丁香。徐大师认为丁香与柿蒂相伍，有助于改善反流。

【心悟】徐大师根据多年辨治残胃炎之经验，将该病大致分为中虚气滞、胆胃失和、瘀热滞胃、湿食阻胃等4个证型。方中柴胡主升提中气，和香附并用有行气疏利肝胆之功，配以枳实、刀豆壳、柿蒂下气行滞、和胃降逆，并辅以苦酸之白芍和甘苦之白术，在补益脾胃、养血柔肝、缓急止痛的同时，亦能制以上升降药物之燥性，而枳实与白术同用乃枳术丸之意，寓通于补，通补兼顾，并佐以善通血络之五灵脂散瘀定痛，石见穿清郁热而行瘀醒胃。

参考文献

梁启明.名老中医徐景藩辨治残胃炎经验拾萃 [J].新中医，1994，(11)：1-2

第十一节 胃下垂

自拟苍术饮（朱良春）

【组成】苍术 10g，白术 9g，炙黄芪 30g，炒枳壳 10g，升麻 5g，柴胡 10g，炒白芍 15g，茯苓 15g，陈皮 10g，甘草 5g。

【用法】上方炒，每日 20g，滚开水冲泡，少量频饮代茶。

【功效】升阳举陷，疏肝解郁。

【主治】胃下垂。

【加减】水行肠间，漉漉有声，酌加桂枝；浊气弥漫，胸痞身困，神气呆滞，加厚朴、槟榔、草果、半夏之属；元气不足选加桂附、巴戟天、山茱萸之属；症见食少，饭后作胀，烦热口干，少苔，嘈杂易饥，胃脘隐痛，酌加生地黄、山药、山茱萸、石斛、太子参之属。

【心悟】朱大师以一味苍术饮合"补中""逍遥"治疗胃下垂，可谓平调阴阳之方。太阴湿土，得阳始运，阳明燥土，得阴方安，此方两扼其要。苍术芳香健脾以和脾胃，与理气和胃之陈皮、枳壳合用，可理气化滞。炙黄芪健脾补中，升阳举陷，白术补气健脾，升麻与柴胡入脾胃经，善引脾胃清阳之气上升，一派升举之药。

参考文献

邱志济，朱建平.朱良春治疗胃下垂对药的临床经验 [J]. 辽宁中医杂志，2000，27(10)：438-439

第十二节　慢性结肠炎

仙桔汤（朱良春）

【组成】仙鹤草 30g，桔梗 8g，乌梅炭 4.5g，白槿花 9g，炒白术 9g，广木香 5g，炒白芍 9g，秦艽 10g，炒槟榔 1.2g，甘草 4.5g。

【用法】水煎服。

【功效】升清降浊，通塞互用，气营兼调，补脾敛阴，清化止泻。

【主治】慢性结肠炎，过敏性结肠炎及慢性痢疾，即久病正虚，攻不胜攻，清不耐清，补不能补之久泻，便溏，夹有黏冻，纳呆肠鸣，腹胀乏力，舌尖红，白腻苔，脉濡细。

【加减】肝郁脾滞，湿热蕴结之候加柴胡 5g 以疏肝解郁；有失禁不固者加诃子 12g 或石榴皮 10g；腹痛甚者倍白芍；气虚甚者加党参、黄芪、升麻；若无白槿花，可代以藿香 6g，紫苏 6g，地锦草 20g。

【心悟】本方选仙鹤草为主药乃因仙鹤草涩中有补，轻灵止泻，止中寓通，强壮强心，补脾健胃，对慢性泻痢虚实夹杂者有标本同治之功，如临床广用于治劳伤脱力、止汗、止咳、止血、止痢、止泻、眩晕、赤白带下、血小板减少性紫癜等，即是明证。亦以其味辛而涩，微温无毒，伍桔梗辛苦甘平，以其辛制其肝，开其肺，以其涩去其脱，除其滑。盖肺气开则腑气通，故能治腹痛、下痢、久泻。古有《性味论》《本草经疏》《重庆堂随笔》等均载桔梗治下痢。清代温病家柳宝诒最喜用桔梗伍枳壳治泻痢而多方不离，其疏畅气机，斡旋气化之用，更重用桔梗开提肺气和排脓祛痰之功。朱大师妙伍少量槟榔，一升一降，清升浊降则枢机运转如常，深得王孟英调正气化枢机之旨。久泻或久痢多清气下流，清浊相混，运传失常，槟榔本散结破滞，下泄杀虫之药，但槟榔有多服则泻至高之气，较枳壳、青皮尤甚之说，故朱大师用量为1.2g，有久病用小方，以少胜多，事半功倍之用药特色，对久泻久痢腹痛较甚者亦有著效。白槿花轻清滑利，能升能降，拨动气机，上清肺热，下利水道，消积导滞，凉血和营，消肿排脓，止泻止痢，对清化下焦湿热颇有速效，故有消炎、退热、抗菌、通淋、止泻、止痢等功，朱大师历来用白槿花治肾盂肾炎、菌痢，每每应手，是一明证。白术、木香健脾调气，白芍、乌梅、甘草酸甘敛阴，且泄木制肝，缓急止痛，固脱止滑。秦艽有抗菌、消炎、镇痛和类激素之作用，能斡旋脾胃，拨动气机，助桔梗升提，大有喻氏"逆流挽舟"之意，乃与败毒散用防风、羌活、独活等异曲同工耳。且能祛风、通络、理湿、清热、利尿，宣通诸腑，引导湿热，直走二阴而出。一药多功，颇合慢性肠炎脾虚湿热型之病机，诸药共奏升清降浊，通塞互用，气营兼调，补脾敛阴，清化止泻之功。既无参芪之峻补，亦无芩连之苦降，更无硝黄之攻伐，对久病正虚，攻不胜攻，清不耐清，补不能补之久泻，便溏，夹有黏冻，纳呆肠鸣，腹胀乏力，舌尖红，白腻苔，脉濡细之慢性结肠炎，过敏性结肠炎及慢性痢疾，疗效确切。但朱大师指出，"对久泻久痢证属脾肾阳虚或肾阳不振者，或大寒凝内多年不愈者'仙桔汤'当不适用"。

　　朱大师告诫后辈不要死抱"仙桔汤"一成不变地用于临床，再好的方子也未必能符合千变万化的病情。故朱大师谱"仙桔汤"方的临证加减歌诀。

　　歌曰：各种肠炎仙桔汤，南通朱氏良春方；仙桔白槿方必用，白术白芍乌梅炒；木香槟榔行积滞，消补通涩黏冻康；诃子榴皮滑脱放，须知加减化裁方；肝强脾弱湿下注，痛泻要方共套方；寒痛须配良附丸，热痛宜加金铃散；过敏长卿或地龙，瘀痛莪术失笑散；溃疡加用护膜法，重症可配灌肠方；寒湿久困见便溏，四神掺入力增强；湿热互结宜清利，热重须加白头汤；湿盛白槿量宜重，酌加燥湿力尤彰；湿毒羁留难清利，芳化淡渗法优良；病久中虚见气滞，扶正调气逆流挽；便血慈石云白药，故子诃槐芪淮山；上述诸法皆罔效，大寒凝内巴豆炭；阿米巴痢鸦胆子，次吞5粒套胶囊。

芍连汤（阮士怡）

【组成】白芍30g，黄连10g，延胡索10g，厚朴10g，地肤子15g，败酱草15g，白鲜皮15g，莪术10g。

【用法】水煎服，每日 1 剂，早、晚分服。

【功效】清热解毒。

【主治】湿热蕴阻，气滞血瘀的溃疡性结肠炎。

【心悟】白芍性平味苦，入肝、脾二经，重用以调和营血，柔肝止痛，现代药理研究提示：白芍有抗感染、预防实验性溃疡和促进溃疡面愈合等功用；黄连性寒味苦，气味俱厚，入胃、肠二经，清热解毒，与白芍相伍，共为本方之君药；延胡索、莪术理气活血；败酱草、白鲜皮苦寒燥湿，以解肠中热毒；地肤子苦寒，入膀胱经，清利湿热且有抗过敏之功，与白鲜皮共奏祛风之效；反佐厚朴温中下气。诸药相合，湿热得清，气血得畅，故可达到胃肠通调，溃疡愈合之目的。

溃疡性结肠炎相当于中医学的休息痢、泄泻等范畴，在临床上比较多见，其病机以湿热蕴阻、气滞血瘀为主，芍连汤正是针对这一病机而设，方中白芍必须重用，以宗"行血则便脓自愈，调气则后重自除"之理，而且对于久泄体弱之人，白芍亦有调养营血之功，与黄连相伍，相得益彰，直折病势，为本方奏功之良药。地肤子、白鲜皮的配伍，对病情反复缠绵不愈的患者，常建奇功，亦即"久泄不止，当以风药胜之"之理。

葛枳二仁汤（涂经世）

【组成】煨葛根 18g，枳壳 15g，杭白芍 20g，马齿苋 15g，川朴花 10g，炒升麻 5g，石斛 15g，苦杏仁 10g，桃仁 10g，谷芽 25g。

【用法】水煎服，每日 1 剂，分两次服。

【功效】燥湿运脾，宽肠导滞。

【主治】慢性结肠炎之脾虚湿滞、腑气失利的虚实夹杂证。

【心悟】慢性结肠炎的治疗，从症状分析既似脾虚泄泻，又合里急后重的痢疾特征，其证实属脾虚湿滞、腑气失利的虚实夹杂证。葛根解肌，生津止渴，用于脾虚泄泻；枳壳破气，行痰，消积，治胸膈痰滞，胸痞，胁胀，食积，噫气，呕逆；杭白芍平肝止痛，养血调经；马齿苋清热解毒；苦杏仁、桃仁润肠通便。所取药物皆平和多效之品，兼顾升提醒脾、启发脾机，燥湿运脾、和胃培土，宽肠导滞、推陈出新，清热解毒、健脾消饥，理脾和胃、利湿止泻，全方升降有序，寒温得当，润燥适度，攻补兼施。

抑肝健脾方（涂景藩）

【组成】白芍 10g，白术 10g，防风 10g，陈皮 6g，蝉蜕 6g，炙乌梅 10g，木瓜炭 15g，合欢皮 10g，炙僵蚕 10g。

【用法】急性、初发、症状显著时汤剂内服，每日 2 次或 3～4 次，灌肠连续 7～10 日。缓解期可以隔日 1 剂或 3 日 1 剂，每剂 2 次煎服，灌肠每周 2 次。有的患者对某些食品具有过敏性，须使患者回忆或记录，并加以防范。

【功效】抑肝健脾。

【主治】溃疡性结肠炎顽疾，症见下利腹痛。

【加减】为防止反复发作，内服药与灌肠配合，后者直达病所，在症状缓解后，及时参用白及、山药，持续时间不少于 1 个月，灌 5 日，停 2 日，利于肠腔溃疡愈合，利于防止反复发作。

【心悟】本病病位涉及肝、脾、肾及大肠。肝合胆，脾合胃，肺与大肠相表里，各有侧重，在病程中也可能有变化。病理因素有湿，有热，有湿热并重，有热重于湿，有湿重于热。初发或症状显著时腹痛里急后重，下利有血，病及气滞，热损阴络，或兼肠腑积滞，当按痢证论治。逐渐缓解以后，一般以脾虚肝郁为主。久则及肾，治当抑肝、敛肝，健脾并佐温肾之法。至于抑肝健脾，痛泻要方抑肝不足，健脾亦不足，故在痛泻要方上选加蝉蜕、炙乌梅、木瓜炭、合欢皮、炙僵蚕，有利于改善症状，防止反复发作。徐大师认为本病下利病久食少，肝脾不和而属于疏泄太过者占多，肝气疏泄不及者极少或较轻。既有疏泄太过，应予敛柔治之，故用乌梅、木瓜与白芍、甘草相伍，酸甘相伍。蝉蜕与僵蚕均可祛风而抗过敏，猝然发作（或复发）而腹鸣，腹痛，下利有血，肠中有"风"，故可用之。痛泻要方中的防风亦是祛风药，三药共投，作用更著。《千金要方》黄昏汤，用一味合欢皮，治疗肺痈脓已尽时，可以促使肺部病灶的愈合。肺与大肠相合，本病肠有溃疡，故便血减少后用合欢皮，颇有雷同之功。

清肠凉血方（涂景藩）

【组成】地榆 10g，侧柏叶 10g，槐花 10g，牡丹皮 10g，仙鹤草 15g，紫草 10g。

【用法】水煎服。

【功效】凉血行瘀。

【主治】溃疡性结肠炎顽疾，腹痛下利，大便常有血，血色初为鲜红，渐为暗红，痛位亦较固定。

【加减】大便解而不畅时，可掺用桃仁、当归；发作症重，腹痛显著者，可在辨证基础上加用红藤、牡丹皮、败酱草，清肠凉血行瘀；另如白槿花、大红鸡冠花炭，治下利便血也有良效。

【心悟】本病腹痛下利，大便常有，血色初为鲜红，渐为暗红，痛位亦较固定，故病及于血，血热、血瘀为两大病理因素。在治法中必须掺以凉血、行瘀之方药应贯彻始终。凉血如地榆、侧柏叶、槐花、牡丹皮等，均为常用之品。仙鹤草亦名泻痢草，既能凉血止血，又擅行瘀补虚，对本病急性期和缓解期均可适量运用，症著时每日 30g，症渐向愈时每日 15g。紫草凉血行瘀，用常规凉血药效欠著者，加入紫草，常获良效。病情好转后，仍间断用之，可以防复发，利于肠黏膜组织溃疡病变的愈合。总之，不忘治血相机掺用血药，实属要法之一。

参考文献

[1] 邱志济，朱建平，马璇卿 . 朱良春治疗慢性结肠炎临床经验和特色：著名老中医家朱良春临床经验系列之十九 [J]. 辽宁中医杂志，2001，28(7)：399–400

[2] 卢祥之 . 中国名医名方 [M]. 北京：中国医药科技出版社，1991：121–123

[3] 侯浩彬，徐经世 . 徐经世治疗脾胃病用药经验 [J]. 北京中医药，2008，(02)：104–105

[4] 徐景藩 . 溃疡性结肠炎反复发作的防治对策 [J]. 江苏中医药，2006，27(1)：14–15

第十三节　食管贲门失弛缓症

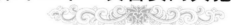

益气滋阴镇逆汤（张琪）

【组成】石斛 20g，北沙参 20g，当归 20g，郁李仁 20g，生地黄 15g，熟地黄 15g，清半夏 15g，枳实 15g，佛手 15g，知母 15g，桃仁 15g，麦冬 15g，太子参 30g（人参 5g），生赭石 30g，甘草 10g。

【用法】水煎服。

【功效】益气养阴，镇逆疏郁。

【主治】气阴两亏、津液不足之食管贲门失弛缓症。

【心悟】其中人参以补中气、扶助脾胃之功能，斡旋贲门失常之节律，赭石镇冲气之上逆，参赭合用补中有降；当归、石斛、沙参、麦冬、生地黄、熟地黄滋补阴液；郁李仁、桃仁润燥通便；清半夏、佛手、枳实降逆化痰疏郁理气，合之具有益气养阴、镇逆疏郁之功。

治食管贲门失弛缓症方（邓铁涛）

【组成】太子参 30g，白术 15g，云茯苓 15g，白芍 15g，台乌 12g，威灵仙 15g，甘草 5g。

【用法】水煎服。

【功效】健脾益气，缓急进食。

【主治】脾气亏虚之食管贲门失弛缓症。

【心悟】方中太子参、白术补气健脾，云茯苓健脾渗湿，白芍酸苦，养血止痛，台乌性温祛寒，入脾而宽中，行气散寒止痛，威灵仙可宣通经络，去腹内冷气，甘草缓急止痛。诸药合用，可健脾益气，行气宽中，缓急进食，为脾气亏虚之食管贲门失弛缓症之基本方。

参考文献

[1] 孙元莹，吴深涛，姜德发，等.张琪诊治疑难脾胃病经验5则 [J].山西中医，2008，24(2)：6-8

[2] 邓铁涛.邓铁涛临床经验辑要 [M].北京：中国医药科技出版社，1998：199

第十四节　胃肠道肿瘤

芪竹方（涂景藩）

【组成】黄芪 30g，党参 10g，太子参 15g，白术 10g，茯苓 20g，炙甘草 5g，玉竹 10g，石斛 10g，麦冬 15g，北沙参 15g，白芍 15g，山药 15g，黄精 10g。

【用法】水煎服。

【功效】益气养阴，健脾扶正。

【主治】胃肠道肿瘤。

【加减】脾胃虚弱，加炒谷芽、鸡内金、焦山楂、焦神曲、焦麦芽、佛手等和胃健脾；胃气（腑气）不畅或上逆，必降逆或通腑，用姜半夏、姜竹茹、赭石、大黄、枳实等；长期服用益气养阴药容易滋腻碍脾，且健脾尤当运脾，除适当运用和胃药外，尚可宗参苓白术散之义，用太子参、白术、山药、薏苡仁、扁豆、仙鹤草等甘平微温之药健运中气，中气旺而邪自却；放射治疗期间配入生地黄、玄参、麦冬等，化学药物治疗期间配入党参、黄芪、何首乌、当归、枸杞子、黄精、阿胶、女贞子、鸡血藤，手术后配合冬虫夏草、人参、黄芪、当归、白芍等，祛邪而不伤正。

【心悟】胃为阳土，体阳用阴，多气多血，性喜润恶燥，主降，故湿热癌毒易伤其气阴；脾胃相表里，胃肠病必损及脾，脾为阴土，体阴用阳，喜燥恶湿，主升，故易伤及气（阳）。故治当脾胃兼顾，益气养阴，健脾扶正。益气健脾用黄芪、党参、太子参、白术、茯苓、炙甘草，养阴用玉竹、石斛、麦冬、北沙参、白芍、山药、黄精等，主要用于胃肠道肿瘤各期，作为基础药物。

胃肠道肿瘤自拟方（涂景藩）

【组成】炒柴胡 10g，枳壳 10g，郁金 10g，佛手 10g，半夏 10g，浙贝母 10g，瓜蒌 10g，黄连 1.5g，黄芩 10g，秦皮 10g，三棱 10g，莪术 10g，丹参 10g，桃仁 10g，五灵脂 6g，蒲黄 10g，山慈菇 10g，夏枯草 10g，海藻 10g，海浮石 10g，红藤 10g，败酱草 10g，龙葵 20g，白花蛇舌草 15g，半枝莲 10g，石见穿 15g，藤梨根 30g，薏苡仁 30g。

【用法】水煎服。

【功效】理气化痰，散瘀解毒。

【主治】胃肠道肿瘤。

【心悟】脏腑阴阳、气血失调，正气不足，邪气盘踞，导致痰浊、瘀血、湿热、癌毒积滞搏结，而成标实之候，反过来又导致气血阴阳和正气的进一步耗伤，故祛除标实为肿瘤治疗的重要方法。徐大师常用炒柴胡、枳壳、郁金、佛手疏肝理气，半夏、浙贝母、瓜蒌等化痰浊，黄连、黄芩、秦皮清热燥湿，三棱、莪术、丹参、桃仁、五灵脂、蒲黄化瘀，山慈菇、夏枯草、海藻、海浮石等软坚散结，红藤、败酱草、龙葵、白花蛇舌草、半枝莲、石见穿、藤梨根、薏苡仁等清热解毒抗癌。但忌用大苦大寒药。

胃癌散（朱良春）

【组成】蜣螂虫 30g，硇砂 30g，西月石 30g，火硝 30g，地鳖虫 30g，蜈蚣 30 条，壁虎 30 条，冰片 15g，绿萼梅 15g。

【用法】共研细末，每次 2g，每日 3 次，水冲服。

【功效】消积散结。

【主治】胃癌。

【心悟】方中蜣螂虫能消肿散结、生肌止血，硇砂、西月石消积软坚、破瘀散结，火硝、壁虎清热解毒、拔毒生肌。地鳖虫、蜈蚣通经散结，冰片、绿萼梅化痰和胃，缓解症状。全方以攻伐为主，故朱大师认为，有出血倾向者慎用，体虚甚者勿用。

胃癌汤（朱良春）

【组成】九香虫 9g，藤梨根（先煎 2 小时）90g，龙葵 60g，铁刺铃 60g，石见穿 30g，鸟不宿 30g，鬼箭羽 30g，无花果 30g。

【用法】水煎服。

【功效】消积散结。

【主治】胃癌。

【加减】便秘加全瓜蒌 30g；呕吐加姜半夏 15g；疼痛加娑罗子 15g；胃癌并发幽门梗阻，不能进食者，可用蜂房 8g，全蝎 8g，蜣螂虫 8g，赭石 20g，陈皮 3g，甘草 2g。共研细末，分作 10 包，每次 1 包，每日 2 次，温开水送下，有缓解梗阻的作用。

【心悟】九香虫为蝽科昆虫九香虫的干燥体，味咸，性温，归肝、脾、肾经，功能理气止痛，温中助阳，用于胃寒胀痛，肝胃气痛，肾虚阳痿，腰膝酸痛。元素分析表明，九香虫的抗癌、抑癌元素锰和镁含量较高，致癌元素镍、铬、砷、镉、铍的含量较低。

藻蛭散（朱良春）

【组成】海藻 30g，水蛭 8g。

【用法】共研细末，每次 6g，每日 2 次，黄酒冲服（或温水亦可）。四五日后如自觉咽部松适，逐渐咽物困难减轻，可以继续服用，如无效，即改用他法。

【功效】化痰祛瘀，消积散结。

【主治】痰瘀互结之食管癌，舌紫，边有瘀斑，脉细涩或细滑。

【心悟】朱大师认为，食管癌在病理上有鳞癌、腺癌之不同，在辨证上有虚实之区分。早中期多表现为气滞、痰聚、血瘀、毒踞的实证，在治疗上必须审证求因，从因论治。如合并溃疡，而吐出黏涎中夹有血液者，即须慎用，或加三七粉为妥。其他为肝郁气滞、热毒伤阴及气阴两虚者，均不宜用。

另外，将壁虎与米同炒至黄，去米，将其研细粉，每次服 1～2 条，以少量黄酒或温水送下，每日 2 次，各型均可用。如服后有口干、便秘现象，可用麦冬 10g，决明子 10g，泡茶饮之。

至精方（张镜人）

【组成】太子参 10g，炒当归 10g，灵芝 10g，制黄精 10g，淮山药 10g，炒杜仲 15g，白花蛇舌草 30g，蜀羊泉 15g。

【用法】水煎服。

【功效】健脾补肾，解毒消积。

【主治】消化道肿瘤或肿瘤术后及放化疗的辅助用药。

【心悟】本方君药为太子参、当归。太子参甘平，功似人参而力薄，清健脾运，鼓舞中气，中焦健运则化生水谷精微。当归和血补血，两味相合，益气养荣，盈灌全身。臣药为灵芝、黄精。二者性味相同，甘平无毒。唯灵芝专长保神，益精气。黄精擅补中焦，安五脏，疗诸虚，填精髓。佐药为淮山药、杜仲，健脾肾强筋骨，益肾中精气。使药为白花蛇舌草、蜀羊泉，清热解毒，化瘀消积。诸药相配，脾运健，中焦得以化生水谷精微，肾精充，又能益助后天之本充盈气血，瘀热清，则可杜绝根株，免遗后患。冀获正复邪退之功。现代研究表明，本方能增强免疫功能，抵御化疗药物对骨髓造血功能的抑制作用，可提高外周血白细胞，起到减毒增效、抗转移、防复发的良好作用，从而能提高患者的生存质量，延长生存期。

胃癌方（张镜人）

【组成】炒白术 10g，炒白芍 10g，炙甘草 3g，郁金 10g，黄精 10g，陈皮 5g，灵芝 10g，香扁豆 10g，山药 10g，生薏苡仁 12g，炒续断 15g，炒杜仲 15g，丹参 10g，天麻 10g，蜀羊泉 15g，蛇果草 15g，炒谷芽 12g，猪殃殃 30g，白花蛇舌草 30g。

【用法】水煎服，每日 1 剂。

【功效】健脾益气，清热解毒，祛瘀化湿。

【主治】脾胃气虚，瘀热夹湿之胃癌及胃癌术后。

【心悟】方中白术、白芍、灵芝、山药、生薏苡仁归经脾胃，益气健脾祛湿为君药；辅以黄精、续断、杜仲归经肝肾，滋补肝肾扶正为臣药；丹参、郁金、陈皮、天麻合用归经肝脾，行气活血，导滞化瘀；蜀羊泉、蛇果草、炒谷芽、猪殃殃、白花蛇舌草清热解毒，破结抗癌共为佐药；炙甘草味甘性温，归脾、胃经，益气健脾，调和诸药为使药。诸药合用，共奏健脾益胃，滋补肝肾，祛瘀清热，解毒抗癌之功。综观张大师组方用药，有两大特点：①平补五脏，扶正固本。因病邪久羁，或胃癌术后损气伤血，累积五脏亏虚。调治之法，宜轻灵通透，平补缓图。故张大师在方中所用补益之药，均为平和轻灵之品。尤其是黄精一味，本品气味平和，味甘纯正，能为滋阴之妙品。故《本经逢原》曰："黄精，宽中益气，使五脏调和，肌肉充盛，骨髓强坚，皆是补阴之功。"如此相伍，则胃气不伤，五脏安固，自然有力抗邪。②行而不破，攻不伤正。

张大师考虑正虚为本，为防破血逐瘀药耗气损阴，张大师在方中伍以续断、杜仲两味，用意尤深。此二味均为味辛性温之品，气味俱厚，既能补益肝肾，又能行百脉、调气血、消痈肿、行瘀血、生新血，行而不破，补而不滞，攻不伤正。

参考文献

[1] 朱良春.国医大师临床经验实录：国医大师朱良春 [M].北京：中国医药科技出版社，2011：148-150

[2] 庄鹰.徐景藩教授辨治胃肠道肿瘤学术思想探析 [J].吉林中医药，2010，30(1)：12-14

[3] 王松坡.国医大师临床经验实录：国医大师张镜人 [M].北京：中国医药科技出版社，2011：36

[4] 高尚社.国医大师张镜人教授辨治胃癌验案赏析 [J].中国中医药现代远程教育，2011，9(11)：3-4

第十五节　便　血

活血化瘀汤（李今庸）

【组成】当归 10g，川芎 10g，制香附 10g，赤芍 10g，桃仁 10g，制乳香 10g，红花 10g，青皮 10g，炒枳壳 10g，大黄 10g，制没药 10g。

【用法】上 11 味，以适量水煎药，汤成去渣取汁温服，每日 2 次。

【功效】活血化瘀。

【主治】便血，症见大便色黑而易解，腹痛，或见胸闷，舌质有青紫色瘀斑，脉涩等。

【心悟】瘀血阻遏，血不循经，溢于脉外而留于肠内，故见大便色黑而易解；肺居胸中，主气，气为血帅，血为气府，血瘀则多致气滞，故见胸闷；瘀血内停，气机不通，不通则痛，故见腹痛；舌质瘀斑，脉涩，亦为瘀血之征。此乃瘀血阻遏肠道，气血运行受阻，致使新血不能循经而行所致，法当活血化瘀，治以自拟活血化瘀汤。

方中取当归、赤芍、川芎养血活血；取桃仁、红花、乳香、没药活血祛瘀；取大黄通大便导瘀血下行；气行则血流，气滞则血瘀，故取香附、枳壳、青皮行气散瘀，以助活血之力。

参考文献

湖北中医学院. 李今庸医学选集 [M]. 北京：中国医药科技出版社，2004：196

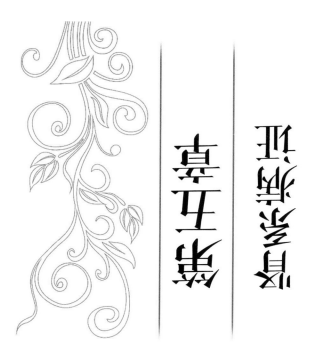

肾系病证

第五章

第一节　蛋白尿

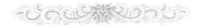

治尿蛋白自拟方（邓铁涛）

【组成】 黄芪 30g，龟板 30g，淮山药 15g，薏苡仁 15g，玉米须 30g。

【用法】 水煎服。

【功效】 健脾固肾，利湿化浊。

【主治】 蛋白尿。

【心悟】 方中重用黄芪、淮山药健脾补气；龟甲入于心、肝、肾，长于滋肾养肝，又可养血补心；薏苡仁利水而不伤正；玉米须甘淡渗泄，功专利水渗湿消肿。综观全方，健脾固肾，利湿化浊，两相兼顾，尿蛋白自除。

灌肠方（邓铁涛）

【组成】 大黄 30g，槐花 30g，积雪草 30g，紫苏叶 10g，益母草 30g。

【用法】 水煎至 200mL，紫金锭 3 片，熔化，保留灌肠。

【功效】 清热解毒。

【主治】 尿毒症，昏迷，脓毒血症。

【心悟】 中药灌肠法始见于汉代医家张仲景《伤寒论》，此法使药物吸收完全，生物利用度高，吸收快，显效速，甚至可与静脉注射相媲美，且直肠给药，50%～70%药物不经肝脏，直接进入大循环、减轻肝脏损伤，对急症患者有利。目前，中药灌肠法在内、外、妇、儿各科急症治疗中应用广泛，诸药合用，可凉血止血，利水消肿，清热解毒，可解尿毒症等热毒，使毒邪有出路。

疏风汤（颜德馨）

【组成】 生紫菀 9g，浮萍 9g，蝉蜕 6g，荆芥 9g，防风 9g，芫荽子 9g，西河柳 9g，薄荷 4.5g，米仁根 30g。

【用法】 水煎服。

【功效】 通调肺气，分清化浊。

【主治】 蛋白尿。

【心悟】 方中生紫菀性温而不热，质润而不燥，专能开泄肺郁，兼疏肺家气血，浮萍辛寒，上可开宣肺气，发汗透邪，下可通调水道，利水消肿，两药同为君药；臣药荆芥、防风、芫荽子、西河柳辛而微温，长于发表散风，宣畅肺气；薄荷、蝉蜕轻清凉散，长于疏散肺经风热；佐药米仁根利水渗湿。

代激素方（颜德馨）

【组成】 何首乌20g，淮山药10g，黄芪15g，太子参15g，甘草3g，紫河车10g。

【用法】 上药合成散剂，每次1.5g，每日3次，开水送下。

【功效】 补肺健脾益肾。

【主治】 肾病综合征蛋白尿者。症见颜面部、下肢或全身浮肿，神疲乏力，尿少，尿浊，舌淡苔白，脉沉细等。

【心悟】 中药治肾病综合征蛋白尿，从现象分析，以前多认为尿中大量精微物质流失，是肾之封蛰失职，精气外泄的表现，治从固肾涩精入手，但难以为功。问题是尿中除蛋白以外，还有诸多细胞沉渣，关键是清浊不分，只注意脏腑亏损的一面，而忽略了浊瘀内停的另一面。肾病综合征呈本虚标实之候，浊气不能外泄，清气反而渗漏，浊气不去，精微不固，正所谓"邪不去则正不安"。水浊同下，是为正常排尿活动，水浊夹精而下，一味固涩，似非善策。颜大师治疗肾病综合征，重在气化，气化而愈者，愈出自然，固涩亦偶然有得，愈出勉强。清浊混处的原因比较复杂，主要在于脏腑功能失调。肾司开阖，脾主升清，肾病综合征有严重低蛋白血症，可使胶体渗透压降低，形成水肿，其表现为水肿长踞不退、肤肌淖泽、按之如泥、精神萎顿、面色无华，多因脾虚不能制水，水渍妄行，当以救脾为先，脾得健运，以复升降功能，枢机一转，停水自行。若因肾阳不振，精血从乎阴化，水肿多属虚败，非温补肾阳，难回阳和之局。所以说脾虚者不可复行破气，肾虚者自当慎投伐水，真气真水对预后及防止复发，提高远期疗效都有不可估量的作用。肺主一身之气，而治节行焉，肺气通调，气化有责，尤其对水精不能四布，壅聚膀胱，尿少而蛋白不时下渗的患者，参合运脾温肾诸法能提高消减蛋白尿的速度。故而说，肺气的宣肃、脾气的升降、肾气的开阖是气化的三大要素。

激素的兴起，为某些疾病的治疗开辟了新途径，其作用主要在抑制机体异常免疫，确有疗效，然而它容易影响人体正常免疫功能，亦为人所共识，出现药源性后遗症更使人视为畏途。颜大师试从中药方面寻找同类药物，以冀取而代之，自创代激素方，使用于肾病综合征，颇有所获。服用代激素方的过程中，无不适反应。

增减清心莲子饮（张琪）

【组成】黄芪 30g，党参 20g，石莲子 15g，地骨皮 15g，柴胡 15g，黄芩 15g，茯苓 15g，麦冬 15g，车前子（布包）15g，白花蛇舌草 30g，益母草 30g，甘草 10g。

【用法】水煎服。

【功效】益气养阴，清利湿热。

【主治】慢性肾病由于气阴两虚，湿热留恋所致持续尿蛋白不消失，血浆蛋白低，症见周身乏力，少气懒言，口干舌燥，食少纳呆，五心烦热，无浮肿或轻微浮肿，舌淡红或舌尖赤，苔薄白或苔白微腻，脉细数或滑。

【心悟】清心莲子饮为清补兼施之剂，原方主治淋浊崩带。蛋白尿从中医角度属水谷之精微下注，用本方治疗肾病蛋白尿，补气与清利湿热兼施，有较好的疗效。方中党参、黄芪、甘草补气健脾，助气化以治气虚不摄之蛋白尿，但气虚夹热故用地骨皮退肝肾之虚热，黄芩、麦冬、石莲子清心肺之热，茯苓、车前子利湿，益母草活血利湿，白花蛇舌草清热解毒，合之具有益气固摄，清热利湿解毒之功，奏补中寓清之妙。

加味升阳益胃汤（张琪）

【组成】黄芪 30g，党参 20g，白术 15g，黄连 10g，半夏 15g，陈皮 15g，茯苓 15g，泽泻 15g，防风 10g，羌活 10g，独活 10g，柴胡 15g，白芍 15g，生姜 15g，大枣 3 枚，甘草 10g。

【用法】水煎服。

【功效】补气健脾，升阳除湿。

【主治】慢性肾小球肾炎或肾病综合征水肿消退后，脾胃虚弱，清阳不升，湿邪留恋之证。临床表现身重倦怠，面色萎黄，饮食无味，口苦而干，肠鸣便溏，尿少，大量蛋白尿，血浆蛋白低，舌质淡，苔薄黄，脉弱。

【心悟】本方以党参、黄芪、白术、茯苓与防风、羌活、独活、柴胡合用，补中有散，发中有收，具有补气健脾胃，升阳除湿之效。国内有关单位报道，用祛风药治疗肾炎蛋白尿有效。张大师认为，风药必须与补脾胃药合用方有救，取其风能胜湿升清阳，以利脾之运化，脾运健则湿邪除而精微固。

加味八味肾气丸（张琪）

【组成】熟地黄 20g，山茱萸 15g，山药 20g，茯苓 20g，泽泻 15g，牡丹皮 15g，肉桂 7g，附子 7g，菟丝子 20g，枸杞子 20g，桑螵蛸 15g，金樱子 20g。

【用法】水煎服。

【功效】补肾壮阳摄精。

【主治】慢性肾病日久，肾气不足，固摄失司，精微外泄所致蛋白尿日久不消。症见腰酸乏力，头晕耳鸣，遗精滑泄，舌体胖，舌质淡红，脉沉或沉而无力。

【加减】若伴有脾虚，可于方中加党参、黄芪、莲子等；若以肾阴虚表现为主，症见口干咽燥，手足心热，尿色黄赤，脉细数等，于前方减附子、肉桂，加知母20g，黄柏20g，女贞子15g，墨旱莲20g。

【心悟】方中熟地黄、山茱萸补益肾阴而摄精气，山药、茯苓健脾渗湿，桂附补命门真火而引火归原，再加桑螵蛸、金樱子以固摄精气。肾中真阴真阳皆得补益，阳蒸阴化，肾气充盈，精微得固，而诸证自消。

清热利湿解毒汤（张琪）

【组成】土茯苓25g，萆薢20g，白花蛇舌草30g，萹蓄20g，淡竹叶15g，山药20g，薏苡仁20g，滑石20g，通草10g，白茅根25g，益母草30g，金樱子15g。

【用法】水煎服。

【功效】清热利湿解毒。

【主治】湿热毒邪蕴结下焦，精微外泄所致蛋白尿。临床主要见于慢性肾病日久，水肿消退或无水肿，尿蛋白仍持续不消失者。症见腰酸腰痛，尿黄赤或尿混浊，咽痛口苦口干，舌质红，苔白腻，脉滑数。

【加减】病久气虚者可于方中加入黄芪30g，党参20g，扶正与祛邪并举；咽痛者可加山豆根20g，重楼30g，玄参15g，麦冬15g。

【心悟】慢性肾炎日久多夹湿热，湿热不除则蛋白尿不易消除。在应用清利湿热药物时，要注意防止苦寒伤脾，本方除黄柏外，皆淡渗利湿之品，务使清热不碍脾，利湿不伤阴，以轻灵淡渗取效。金樱子为固涩之品，在清热利湿药中加入一味固涩之品有通中寓塞之义。临床观察，有些肾炎患者蛋白尿长期不消，用健脾补肾法难以取效，而由于反复感染，临证中出现一派湿热证候，用此方后蛋白尿往往可以消失。但是辨别湿热证，应从热与湿之比重分析，此方对湿重于热者较佳。如热重于湿，可用加味八正散治疗。总之，慢性肾炎多因脾肺肾功能失调，水液代谢障碍，湿浊内留，郁而化热，故许多学者认为湿热贯穿于慢性肾病病程的始终是有一定道理的。

山药固下汤（张琪）

【组成】生山药30g，芡实15g，莲子15g，黄柏15g，车前子15g，山茱萸 15g，菟丝子 15g，萆薢 20g，益母草 20g，甘草 10g。

【用法】水煎服。

【功效】补肾健脾固摄，清利湿热。

【主治】慢性肾病日久，脾肾俱虚，精微不固，夹有湿热所致蛋白尿。症见尿色混浊，轻度浮肿，腰酸膝软，倦怠乏力，舌苔白腻，脉象沉缓。

【心悟】本方重用生山药健脾固肾，辅以芡实、莲子健脾固摄，山茱萸、菟丝子补肾固精，再加黄柏、车前子、萆薢、益母草清利湿热，补中有清，通补兼施，对慢性肾病属脾肾两虚失于固摄夹有湿热者为适宜。

滋肾清热活血汤（张琪）

【组成】生地黄 15g，熟地黄 15g，山茱萸 15g，山药 15g，茯苓 15g，牡丹皮 15g，泽泻 15g，枸杞子 20g，女贞子 20g，知母 15g，黄柏 15g，赤芍 20g，丹参 20g。

【用法】水煎服。

【功效】补肾阴，清虚热，活血祛瘀。

【主治】慢性肾病肾阴不足、阴虚火旺、封藏失职、精微暗耗之蛋白尿。症见腰酸腰痛，头晕耳鸣，五心烦热，尿短赤，咽干而赤，舌红少苔，脉细数等。

【心悟】本方乃六味地黄汤加味组成。六味地黄汤滋补肾阴，加生地黄、知母、黄柏凉血清热，阴虚火旺易灼伤脉络，煎熬阴津而致气血凝涩，故加赤芍、丹参以活血通络。诸药合用使阴津复，虚热清，气血行则肾之封藏有力，精微得固。

自拟清热利湿解毒饮（周仲瑛）

【组成】土茯苓 50g，萆薢 20g，益母草 20g，萹蓄 20g，淡竹叶 15g，山药 20g，薏苡仁 30g，滑石 30g，白茅根 30g，鬼箭羽 15g，猫爪草 15g，金樱子 15g。

【用法】水煎服。

【功效】清热利湿解毒。

【主治】湿热毒邪蕴结下焦，精微外泄所致蛋白尿。

【心悟】本方皆淡渗利湿之品，务使清热不碍脾，利湿不伤阴，以轻灵淡渗取效。金樱子为固涩之品，加入清热利湿药中寓通中夹涩之意。方中土茯苓为君，用以解毒除湿，《本草正义》"土茯苓，利湿去热能入络，搜剔湿热之蕴毒"；臣药滑石、薏苡仁清热利尿通淋，使湿热随小便而出，白茅根凉血清其营血之热；佐以草薢、益母草、萹蓄清热利湿，鬼箭羽、猫爪草解毒散结，山药补中益阴，使清热不碍脾，利湿不伤阴；金樱子固涩，加入清热利湿药中，寓通中夹涩之意。

益肺补肾解毒利湿方（周仲瑛）

【组成】生地黄30g，南沙参15g，北沙参15g，麦冬10g，玉竹15g，石斛15g，白术20g，山药30g，玉米须20g，太子参30g，薏苡仁30g，金银花15g，连翘15g，土茯苓30g，猫爪草15g，鬼箭羽15g，菟丝子20g，车前子30g，黄芪30g。

【用法】水煎服。

【功效】益肺补肾，解毒利湿。

【主治】肺肾两虚，湿毒浸淫之慢性肾炎，尿蛋白日久不消。

【心悟】方中君药黄芪、山药、生地黄、太子参补肺益肾，金水相生；土茯苓、薏苡仁、车前子清热利湿，解毒消肿。臣以南沙参、北沙参、麦冬、玉竹、石斛、鬼箭羽、菟丝子补肾阳，寓阳中求阴之意。佐药金银花、连翘、猫爪草、玉米须清热解毒，利尿除湿。全方配伍，使金水相生，解毒利湿，则诸症可愈，为治肺肾两虚、湿毒浸淫之良方。

蛋白转阴方（李济仁）

【组成】黄芪50g，潞党参20g，炒白术15g，川续断15g，金樱子15g，诃子15g，覆盆子15g，乌梅炭15g，川草薢15g，石韦20g，白茅根20g，墨旱莲15g。

【用法】水煎服。

【功效】健脾补肾，收敛固涩。

【主治】急慢性肾炎、肾病综合征之蛋白尿。

【心悟】蛋白尿是急慢性肾炎、肾病综合征的常见临床症状。中医学中虽没有对蛋白尿的专门论述，但由于体内蛋白的大量丢失，而使血浆蛋白降低，则可出现全身浮肿气短乏力、腰痛等症状，故亦属中医水肿、虚劳、腰痛病范畴。因为慢性肾炎患者如何改善肾脏功能和消除蛋白尿，直接关系着本病的发展和预后。为控制蛋白尿，患者要常使用激素及免疫抑制剂等药物，这样就不可避免地带来一定的副作用，甚至引起严重的并发症，使病情加重。

肾病综合征是多种肾小球疾病所引起的一组临床症候群，并非独立的疾病。其临床特征即为：大量蛋白尿（≥3.5g/d）、低蛋白血症（≤30g/

L）及高脂血症和水肿。大量蛋白尿和低蛋白血症为其诊断的必备条件，严重的蛋白尿（≥ 3.0g/d）是肾病综合征的标志。因为这样大量的蛋白尿，在其他肾小球病不会见到。长期丢失大量蛋白尿，最后终会造成低蛋白血症。同时，水肿的出现及其严重程度与低蛋白血症呈正相关。当血白蛋白浓度下降时，机体通过一系列自我调节，以避免水肿发生，只有当血浆胶体渗透压严重下降时，水肿才会发生。水肿常渐起，多见于踝部，严重者可有胸水和腹水。据蛋白尿的特点及相关病因病机，中医认为脾气散精，灌注一身。脾虚则不能运化水谷精微，上输于肺而布运全身，水谷精微更与湿浊混杂，从小便而泄；肾主藏精，肾气不固，气化蒸腾作用因而减弱，致精气下泄，出于小便而为蛋白尿。取此二端，可见脾肾不足是产生慢性肾炎蛋白尿的关键。李大师根据此病因病机，自拟了"蛋白转阴方"，方中重用黄芪、潞党参、白术健脾益气为主药治其本；辅以川续断、金樱子、诃子、覆盆子、乌梅炭补肾壮腰，收敛固涩，以防蛋白的大量流失；川草薢、石韦利湿清热，分清泌浊；白茅根、墨旱莲凉血止血治其标。综合全方共奏健脾补肾、收敛固涩之功。

参考文献

[1] 邓铁涛. 邓铁涛临床经验辑要 [M]. 北京：中国医药科技出版社，1998：222

[2] 吕立言. 颜德馨治疗慢性肾炎慎过六关的经验 [J]. 辽宁中医杂志，1994，21(9)：385–386

[3] 颜德馨. 国医大师临床经验实录：国医大师颜德馨 [M]. 北京：中国医药科技出版社，2011：116

[4] 张佩青. 张琪教授辨治慢性肾病的经验（一）[J]. 中国临床医生，2000，28(2)：22–25

[5] 陆芳芳. 周仲瑛从肺论治肾炎经验探析 [J]. 辽宁中医杂志，2008，35(10)：1470–1471

[6] 江雪梅，郭立中. 周仲瑛教授诊治慢性肾小球肾炎蛋白尿临证经验 [J]. 实用中医内科杂志，2010(3)：6–7

[7] 李艳. 国医大师临床经验实录：国医大师李济仁 [M]. 北京：中国医药科技出版社，2011：75

第二节　血　尿

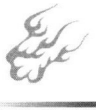

治血尿自拟方（邓铁涛）

【组成】三叶人字草 30g。

【用法】水煎服。

【功效】止血尿。

【主治】血尿。

【加减】泌尿系结石者加海金沙 5g，金钱草 30g，砂牛末（冲）3g；慢性肾盂肾炎者合自拟珍凤汤（珍珠草 15g，小叶凤尾草 15g，太子参 15g，云茯苓 12g，白术 9g，百部 9g，桑寄生 30g，小甘草 5g）；慢性肾炎者加淡豆豉 30g，三七末（冲）3g。

【心悟】三叶人字草，又名鸡眼草、孩儿草、人字草，为豆科植物三叶人字草的全草入药。性味甘、淡，微寒，功能清热解毒，活血，利尿，止泻。主治胃肠炎、痢疾、肝炎、夜盲症、泌尿系统感染、跌打损伤、疔疮疖肿。该药止原因未明的血尿疗效甚佳。

加味八正散（张琪）

【组成】白花蛇舌草 50g，大黄 7.5g，生地黄 20g，萹蓄 15g，瞿麦 15g，木通 15g，车前子（布包）15g，小蓟 50g，甘草 10g。

【用法】水煎服。

【功效】清热利湿、凉血解毒。

【主治】各种肾小球肾炎见肉眼血尿或尿黄赤、尿中大量红白细胞、尿道灼热或疼痛，或腰痛、小腹痛、口干、舌红苔黄腻、脉滑数等属湿热毒邪蕴结下焦，灼伤血络，迫血妄行者。

【心悟】本方由八正散化裁加白花蛇舌草、小蓟组成。白花蛇舌草清热解毒，利尿消肿；大黄泄热止血；瞿麦、萹蓄、车前子利湿泄热；生地黄、木通降心火利小便；小蓟凉血止血。诸药配伍共奏清热利湿，解毒止血之效。临床此类型血尿，多兼有风热犯肺之咽红肿痛，发热咳嗽等，可于方内加桑叶、菊花、金银花、连翘、苦杏仁等以疏散风热，外疏内清，表里同治，外邪解则血尿亦随之痊愈。

桃黄止血汤（张琪）

【组成】桃仁 15g，大黄 7g，桂枝 10g，赤芍 20g，生地黄 30g，白茅根 50g，茜草 20g，黄芩 15g，侧柏叶 20g，甘草 10g。

【用法】水煎服。

【功效】泄热逐瘀，凉血止血。

【主治】针对热壅下焦，瘀热结滞，血不归经之病机而设。用于急慢性肾小球肾炎、过敏性紫癜肾炎、急慢性肾盂肾炎及膀胱炎，见尿血色紫或尿如酱油色，或镜下血尿，排尿涩痛不畅，小腹胀满或痛，腰痛，便秘，手足心热，舌暗红或红紫少津，苔白而干，脉滑或滑数。

【心悟】本方为《伤寒论》桃核承气汤去芒硝加入凉血止血之剂而成。《伤寒论·辨太阳病脉证并治中第六》篇中谓："太阳病不解，热结膀胱，其人如狂……外解已，但少腹急结者，乃可攻之，宜桃核承气汤。"张大师认为此方具有泄热逐瘀止血之功。方中用桃仁活血祛瘀，大黄泻下祛瘀，桂枝疏通经络。桂枝得大黄宣导瘀血邪热，同时借大黄泻下作用使瘀血从肠腑而出。配伍赤芍、生地黄、白茅根、茜草、侧柏叶凉血止血之品以增强泄热运瘀止血之力。应用本方的要点在于有"瘀热互结"之征象，如下腹满痛，小便赤涩，大便秘结，舌红苔干等。临床观察各类尿血，日久不愈，而有瘀热之象者，用之多可收效。但大黄用于凉血止血，量不宜大，量大则易导致腹泻。

益气凉血清利方（张琪）

【组成】黄芪 30g，党参 20g，生地黄 20g，赤芍 20g，黄芩 15g，白茅根 25g，小蓟 30g，侧柏叶 20g，墨旱莲 20g。

【用法】水煎服。

【功效】益气养阴，清利湿热，凉血止血。

【主治】各型肾小球疾病见肉眼或镜下血尿，尿黄赤而灼热，倦怠乏力，五心烦热，口干而黏，舌淡红，苔白微腻或少苔属气阴两虚、湿热留恋、血失固摄者。

【加减】热盛者，加栀子、白花蛇舌草，若湿热新去，常配龙骨、牡蛎、海螵蛸、茜草以固摄止血。

【心悟】血尿日久必伤气阴，且湿热内停又易灼伤血脉，故拟此方。以黄芪、党参益气，生地黄、墨旱莲、黄芩、赤芍养阴清热凉血，白茅根、小蓟、侧柏叶清热利湿止血。

加味知柏地黄汤（张琪）

【组成】知母 20g，黄柏 15g，熟地黄 20g，山茱萸 15g，山药 20g，牡丹皮 15g，茯苓 15g，泽泻 15g，龟甲 20g，阿胶（烊化）15g，甘草

15g。

【用法】水煎服。

【功效】滋阴补肾，降火止血。

【主治】各类慢性肾小球肾炎见肉眼或镜下血尿，腰酸腰痛，耳鸣目花，心烦口干，手足心热，脉细数，舌质红，少苔或无苔，属肾阴不足、虚火妄动、伤及血络、血溢脉外者。

【心悟】阴虚火旺之尿血，既不可用桂附以助阳伤阴，又不可用苦寒之剂以直折其热，必以"壮水之主，以制阳光"则诸症自除。本方以大补真阴之六味地黄汤加知母、黄柏、龟甲以滋阴清热，使水升火降则诸症可平；阿胶育阴止血，治阴虚火动之出血最宜。如尿血较重，也可加入三七、墨旱莲、生地黄炭、仙鹤草等止血药，标本兼顾。

当归拈痛汤（张琪）

【组成】当归 15g，羌活 15g，防风 15g，升麻 15g，猪苓 15g，泽泻 15g，茵陈 20g，黄芩 15g，白术 15g，苍术 15g，苦参 15g，知母 15g，甘草 10g。

【用法】水煎服。

【功效】祛风清热，利湿止血。

【主治】慢性肾小球肾炎血尿日久不愈，反复咽痛咽痒，尿黄赤，舌白苔；或慢性肾炎急性发作而尿血不愈，属于风湿热邪内蕴，灼伤脉络，或外感风湿热邪循经入侵于肾所致者。

【心悟】本方为李东垣《兰室秘藏》治疗湿热之名方，原方主治湿热相搏之肢节烦痛及湿热下注之脚气肿痛等症。其组方特点为用羌活以散风除湿，猪苓、泽泻甘淡利湿，苍术、白术健脾燥湿，苦参、黄芩、茵陈、知母苦寒清热除湿，升麻解毒清热，引清气上行以散风湿，再加当归补血活血。诸药合用，上下分消湿热，使壅滞得以宣通。张大师根据其方义而用于湿热侵伤血络之尿血取得良好疗效。

参芪地黄汤（张琪）

【组成】红参 15g，黄芪 15g，熟地黄 20g，山茱萸 15g，山药 20g，茯苓 20g，泽泻 15g，龙骨 20g，牡蛎 20g，海螵蛸 20g，茜草 15g。

【用法】水煎服。

【功效】健脾补肾，益气摄血。

【主治】慢性肾小球肾炎尿血日久不止或镜下血尿，辨证属脾肾气虚、脾不统血，肾失封藏者。临床表现尿血淡红，腰酸痛，倦怠乏力，四肢不温，面色萎黄或㿠白，气短懒言，舌质淡苔白，脉弱或沉。

【心悟】本方为脾肾双补之剂，红参、黄芪补气健脾，气足则血得摄，脾健则血自统；六味地黄汤补肾以固摄；配合龙骨、牡蛎、海螵蛸、茜草收敛固摄，合之以治脾肾两亏，血失统摄之尿血。

益气补肾固摄合剂（张琪）

【组成】黄芪 30g，太子参 20g，石莲子 15g，乌梅炭 20g，金樱子 15g，熟地黄 25g，五倍子 15g，龟板 20g，孩儿茶 15g，龙骨 20g，牡蛎 20g，山茱萸 20g，茜草 20g，地骨皮 15g，赤石脂 25g，甘草 15g。

【用法】水煎服。

【功效】益气补肾固摄。

【主治】慢性肾小球肾炎、IgA肾病，肾阴虚，气虚血失统摄滑脱不止以血尿为主，及不明原因的血尿顽固不止者。症见血尿病程日久不消，顽固不止，腰酸腿软，全身乏力，体倦神疲气弱，有轻度贫血，舌淡润，脉象沉弱或沉细无力。

【心悟】本方中黄芪、太子参益气为主；溲血日久耗伤肾阴，故用熟地黄、山茱萸、龟甲滋补肾阴；地骨皮、石莲子滋阴清热；龙骨、牡蛎具有收敛之功，为治溲血日久滑脱不止之圣药。五倍子、金樱子、乌梅炭、孩儿茶、赤石脂皆具收敛固涩止血之功效。诸药合用共奏补肾益气阴，固脱收敛止血之效。五倍子多用于消化道出血有良效。张大师用于肾病出血亦有效，并对蛋白尿亦有一定疗效。孩儿茶异名乌爹泥，含多量鞣质，为收敛剂。《本草纲目》谓："味甘苦，微寒无毒，功用清热化痰，外用生肌定痛，内用治痰热咳嗽、消渴、吐血、衄血、尿血、血痢、血崩等。"具有清热固涩止血作用，一般多外用，张大师临床用于内服亦颇效。本方用之取其收敛止血之功效。赤石脂别名红土、石脂，甘涩温，功用涩肠止泻、止血、敛疮、生肌解毒，具收敛止泻止血作用，治虚寒性久泻、久痢、脱肛、便血、崩漏、带下。研磨外用治疗疮疡不敛，湿疹脓水浸淫。对胃肠出血有止血作用，如《伤寒论》之桃花汤、赤石脂禹余粮汤，张大师用于血尿日久不止属滑脱者亦有良效。

止血基本方（张大宁）

【组成】大蓟 20g，小蓟 20g，白茅根 20g，三七粉 6g。

【用法】水煎服，每日1剂，早、晚分服。

【功效】止血利尿。

【主治】各种尿血，如尿色鲜红之血热尿血，尿色淡红或无血色者为气血虚弱尿血，尿中血色较暗或尿中夹有血丝、血块者为血瘀尿血，尿中夹有砂石者为石淋。尿道症状，可见尿频、尿急、尿痛伴小腹拘急疼痛。

【加减】

血热型：尿血鲜红，面赤口渴，心烦少寐，舌红苔少，脉数。证属邪热盛于下焦，结于膀胱，州都失司，血液外溢。重用清热凉血止血，以釜底抽薪。药用止血基本方配合野菊花、蒲公英、黄芩、大蓟、小蓟、牡丹皮、玄参等。

血虚型：尿血色淡伴倦怠少食，肌肉瘦削，腰膝酸软，怔忡少寐，头晕耳鸣，舌淡苔白，脉细弱。证属劳役饥饱过度，脾肾亏虚。脾气亏损，统血无权，肾虚不足，阳无阴助，封藏失司，固摄无力而血溢脉外。治以补气血，助脾肾，止血兼补虚，虚回而血止。药用止血基本方配合山茱萸、阿胶、当归、党参、补骨脂等。

血瘀型：尿血色暗伴腰痛固定不移，或少腹刺痛拒按，或低热，舌紫暗，舌下瘀斑，苔薄白，脉沉涩。证属久病入络或跌扑损伤，气机阻滞，瘀血凝滞，络破血溢。治以活血化瘀为主，药用止血基本方加墨旱莲、丹参、当归、柴胡、川楝子、桃仁等。

血淋型：尿血伴尿频、尿急、尿痛，赤涩淋漓，口干渴，舌红苔腻，脉滑数。证属湿热内蕴，迫血妄行。治以清热导淋止血，药用止血基本方加大蓟、小蓟、车前子、野菊花、蒲公英、萹蓄等。

石淋型：尿血，砂石不能随尿排出，小便涩痛，欲出不尽，小腹拘急，痛引腰腹。如砂粒较大，阻塞尿路，尿时突然中断，舌红苔薄黄，脉弦或弦数，则证属湿热下注，煎熬尿液而成石淋。治以清热排石止血，药用止血基本方配合金钱草、海金沙、天葵子、车前子、连翘、川楝子、穿山甲等。

【心悟】大蓟凉血止血，祛瘀消肿，用于衄血、吐血、尿血、便血、崩漏、外伤出血、痈肿疮毒；小蓟凉血，祛瘀，止血，治吐血、衄血、尿血、血淋、便血、血崩；白茅根凉血止血，清热利尿，用于血热吐血、衄血、尿血；三七粉补血，去瘀损，止血衄，能通能补，功效最良，是方药中之最珍贵者。诸药合用，共奏凉血止血之效。

参考文献

[1] 邓铁涛. 邓铁涛临床经验辑要 [M]. 北京：中国医药科技出版社，1998：216

[2] 张佩青. 张琪教授辨治慢性肾病的经验（一）[J]. 中国临床医生，2000，28(2)：22-25

[3] 张佩青. 国医大师临床经验实录：国医大师张琪 [M]. 北京：中国医药科技出版社，
2011：135

[4] 于顺义. 张大宁教授治疗血尿经验 [J]. 吉林中医药，2004(01)：13

第三节　水　肿

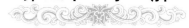

清热利水汤（李今庸）

【组成】芦根15g，白茅根15g，冬瓜皮20g，石韦10g，薏苡仁15g，西瓜翠衣10g，滑石15g，灯心草10g（若无可以通草代），杏仁10g（去皮尖炒打）。

【用法】上药，以适量水煎药，汤成去渣取汁温服，每日2次。

【功效】甘寒利尿。

【主治】水肿，症见肢体浮肿，按之没指，小便不利，或滴沥涩痛，口干渴，脉数等。

【心悟】水热壅结，气化不行，故见小便不利，或滴沥涩痛；水液停蓄，溢于肌肤，故见肢体浮肿；内有郁热，故见脉数；热伤津液，津液不能上承于口，故见口干渴。此乃水热结滞，壅遏膀胱，尿道阻滞所致，法当甘寒利尿。

方中取冬瓜皮、芦根、白茅根、滑石、西瓜翠衣甘寒清热利尿；取灯心草、薏苡仁甘淡寒清热利尿渗湿；取石韦甘苦寒清热燥湿利小便；取苦温之苦杏仁利肺气，以清水之上源。

参考文献

湖北中医学院. 李今庸医学选集 [M]. 北京：中国医药科技出版社，2004：144

第四节　乳糜尿

治乳糜尿自拟方（邓铁涛）

【组成】太子参15g，白术15g，云茯苓15g，甘草6g，川草薢30g，百部12g，台乌15g，广木香（后下）3g，丹参15g，珍珠草15g，桑寄生 30g，石菖蒲 10g。

【用法】水煎服。

【功效】健脾祛湿。

【主治】乳糜尿。

【心悟】太子参能补脾肺之气，气阴双补，其性平力薄；白术长于补气以复脾运，又能燥湿、利尿以除湿邪；云茯苓味甘而淡，甘则能补，淡则能渗，既可祛邪，又可扶正；三药配伍，可治脾虚有湿。川草薢善利湿而分清去浊，为治膏淋要药；台乌温肾散寒；石菖蒲辛温芳香，善化湿浊、行气滞，三药合用，可治小便混浊。全方可达健脾祛湿通淋之效。

苦参消浊汤（李济仁）

【组成】苦参 20g，熟地黄 15g，山茱萸 15g，山药 20g，草薢 20g，车前子 20g，石菖蒲 10g，乌药 10g，益智仁 10g，炮穿山甲 10g。

【用法】水煎温服，每日 1 剂，早、晚分服。忌油腻及辛辣饮食，若病程长而体壮者，可加大用药剂量。

【功效】益肾养精，清热祛湿。

【主治】膏淋，尿浊，症见小便混浊不清，白如泔浆，积如膏糊，腰膝酸软。

【加减】如见尿混如膏，甚则如涕，溺时涩痛者，可于上方加赤苓、石韦以利水通淋；见小溲色红，状如膏糊，淋涩不畅者，加白茅根、炒蒲黄、琥珀末（分吞）以凉血祛瘀；小溲混浊，色白如米泔者，于上方重用草薢分清，另加煅龙骨、煅牡蛎固涩以填阴固精。

【心悟】此为治疗乳糜尿的基本方，用之于乳糜尿证，屡获良效。方中选用苦参为主药，是因该药既能益肾养精，又能清热祛湿杀虫，标本双关，为治乳糜尿之要药。

加减苦参消浊汤（李济仁）

【组成】苦参 20g，山药 20g，草薢 20g，车前子 20g，黄芪 20g，石菖蒲 10g，乌药 10g，益智仁 10g，炮穿山甲 10g，翻白草 15g，琥珀末（分吞）8g，白术 12g。

【用法】水煎服。

【功效】健脾益气，补肾固涩。

【主治】乳糜血尿，脾虚失统型。症见小溲赤混，甚则血块阻于尿道，溲行不畅，伴体瘦神倦，面色萎黄，纳谷寡味，舌淡，苔薄腻，脉细弱。

【加减】此型小便出血量多时，可单用翻白草30g煎汁吞服，琥珀末9g，待溲血止再服加减苦参消浊汤；尿道涩痛明显，则加重萆薢、车前子用量达30g，以增其分利之功。

【心悟】本方乃苦参消浊汤化裁所得。方中之翻白草，能止血、凉血、清热解毒。现代研究其化学成分含可水解鞣质及综合鞣质，作用于破裂的淋巴管黏膜后使蛋白质凝固，形成薄膜，则乳糜液能按正常的淋巴道流至血液中。其收敛之性可使血液凝固，达到止淋止血的作用。

加味萆薢分清饮（李济仁）

【组成】萆薢15g，乌药15g，益智仁15g，车前子15g，射干15g，苦参15g，翻白草15g，炮穿山甲9g。

【用法】水煎服。

【功效】清热利湿，分清化浊。

【主治】乳糜尿湿热蕴结型。症见小溲混如米泔，置之沉淀似絮，心胸痞满，口渴，舌苔黄腻。

【加减】出血较多加炒蒲黄、琥珀末；热象明显、口渴欲饮，上方加黄芩、知母。

【心悟】本方由萆薢分清饮加味所得。方中射干、翻白草不仅清热解毒之功颇佳，且具消肿、抗菌等综合消炎作用，有利于淋巴组织慢性炎症灶的消除。

消浊固本丸（李济仁）

【组成】山茱萸12g，山药20g，牡丹皮12g，续断15g，熟地黄15g，黄芪20g，白术12g，甘草9g，苦参15g，射干15g。

【用法】上药共研细末，炼蜜为丸，每次6～9g，每日2～3次，温开水送服。亦可水煎服，用量按原方比例酌减。

【功效】益肾健脾，补虚固涩。

【主治】乳糜尿迁延日久，肾虚不固，湿浊未尽。症见小便混浊，淋漓不尽，腰酸腿软，身疲乏力，烦热口干，遇劳加重，舌红脉细。

【心悟】本丸药是在效方的基础上蜜制而成。制成丸剂后服用方便，患者易接受。

乳糜食疗汤（李济仁）

【组成】薏苡仁20g，芡实10g，大枣10g，芹菜10g，荠菜10g，山药 15g，莲子 10g。

【用法】熬粥吃，或当菜肴，或煎汤服。

【功效】健脾补虚，清热渗湿。

【主治】乳糜尿，脾虚湿热型。症见小便混浊如米泔，面色不华，腰酸。

【心悟】食疗汤对乳糜尿有一定的辅助治疗作用，经用于临床多例，与不食此汤的对照组相比，疗效提高明显，病程缩短。

参考文献

[1] 邓铁涛. 邓铁涛临床经验辑要 [M]. 北京：中国医药科技出版社，1998：223
[2] 李济仁. 济仁医录 [M]. 合肥：安徽科学技术出版社，1996：232–239

第五节　急性肾炎

肾炎方（朱良春）

【组成】生黄芪 45g，广地龙 15g，怀山药 20g，丹参 20g，淫羊藿 10g，续断 10g，怀牛膝 10g，当归 10g，石韦 15g，益母草（煎汤代水）90g。

【用法】水煎服，每日 1 剂。

【功效】益肾气，化浊瘀。

【主治】急性肾炎。

【心悟】本方主要体现了朱大师治疗肾炎的三大思想：①健脾强肾，培本澄源。本病主要发病脏腑为脾肾二脏，由于脾肾气虚，使脾不制水，肾不主水，水湿内停，水瘀互结。故朱大师在方中首先配用了生黄芪、山药、淫羊藿、续断、牛膝五味药物。黄芪味甘性温，归经脾肺，其味轻气浮，一则益脾补肺、振奋元阳、健中州、升清阳、补肺气、行血脉、布精微、养五脏、统血液，为补气升阳之良品；二则益脾肺、补三焦、司气化、运脾气、除水湿、培上源、利水道，为补气利水之要药。山药味甘性平，归经肺脾肾，其和缓质润，微香甘涩，不燥不腻，既可补中益气，健脾渗湿；又可健脾润肺、益气强阴、温养肌肉、填精补肾。淫羊藿味辛甘性温，归经肝肾，本品甘以润肾，温以助阳，可补肾气、壮元阳、强腰膝、通百脉、祛风湿。续断味苦辛甘性温，归经肝肾，其气味俱厚，兼入气血，可行百脉、调气血、补肝肾，且行而不破、止而不滞，能行瘀血、生新血、调血脉。牛膝味酸甘微苦性平，归经肝肾，一则性善下行，能行血脉、消瘀血、破癥瘕、散恶血、通经水；二则善入肝肾，走而能补，能补肝肾、益虚损、强筋骨壮腰膝。五味相伍、健脾强肾，培本澄源。脾气健则湿邪去，肾气充则水气除，水湿化则源头清，源头清则诸证自解。②活血化瘀，逐瘀利水。由于病机中除水湿壅盛外，尚有络脉瘀滞，水瘀相搏。故朱大师在方中又配用了广地龙、丹参、当归这三味药物。广地龙味咸性寒归经肝肺肾，一则善行走窜，走血分，能通血脉、消瘀滞、利关节疗痹痛；二则可善启上而宣降肺气，泄下以利州都气化，能利膀胱泄湿积、利小便。丹参味苦性微寒，归经心肝，其降而行血，善入血分，能通血脉、化瘀滞、消癥积、调经水、去瘀生新，行而不破，故有"一味丹参饮，功同四物汤"之美誉。当归味甘辛，微苦性温，归经心肝脾，其气轻味浓，能走能守，入心肝能生阴化阳，养血活血；走脾经能行滞气，散精微而化生补血。三味相伍，活血化瘀，通经活络，瘀血去则络脉通，络脉通则血气和，血气和则气机畅，气机畅则水湿除，瘀去水消，诸证自除。③清热利湿，驱邪外出。由于水瘀相搏，日久则湿邪壅而化热酿为湿热，湿热灼伤脉络则精血外溢而出现血尿、蛋白尿。故朱大师在方中又配用了益母草、石韦这两味药物。益母草味辛微苦性微寒，归心肝经，本品一则辛开苦降，专入血分，能行瘀血，散恶血、生新血，行血而不伤新血，养血而不留瘀滞；二则微苦微寒，滑利善走，能清血热、解热毒、利水道、消水肿。在方中可活血祛瘀，消水解毒。石韦味苦、甘，性微寒，归肺、膀胱经，本品气薄轻清，善清肺金治水源、除肺气而疏膀胱，能泄湿热、凉血热、消瘀血、利水道、开癃闭，为化气行水，渗湿通淋之要药。故在方中可清利凉血，利水通淋。二者相伍，清热利湿，驱邪外出，使湿、热、瘀积滞之邪由小便而出。湿去热清，瘀去络通，气化通畅，其病自愈。

总之，朱大师常谓："慢性肾炎水肿是标，肾虚是本，益气即是利水消肿，化瘀可以推陈致新。补肾途径有二：一曰填精以化气，一曰益气以生精。气病及水，益气补肾即有利于水之功，故宜先用此法以消退水肿，促进肾功能之恢复，继则配合填补肾精以巩固疗效。"验之临床，朱大师所论甚为精辟，观其治验，独具匠心。且全方药简效宏，寒温适宜药中肯綮，故效如桴鼓。

宣肺消肿汤（李振华）

【组成】麻黄9g，生石膏27g，苦杏仁9g，生桑白皮15g，连翘

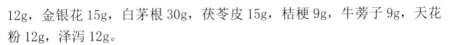

12g，金银花 15g，白茅根 30g，茯苓皮 15g，桔梗 9g，牛蒡子 9g，天花粉 12g，泽泻 12g。

【用法】水煎服。

【功效】宣肺止咳，清热利水。

【主治】急性肾炎风水证偏风热者，眼睑及面部浮肿，发热有汗，气逆咳嗽，口渴，咽喉肿痛，小便短少，尿色黄赤，腰部疼痛。舌红，苔黄腻，脉浮数。

【加减】如汗多者，上方加黄芪 15～30g 以益气固表。

【心悟】方中麻黄、苦杏仁、生桑皮，宣肺止咳、通调水道；生石膏、连翘、金银花，辛凉透表而清肺热；桔梗、牛蒡子、天花粉，清利咽喉，消肿止渴；茯苓皮、泽泻、白茅根，淡渗利水、清热止血。

祛湿消肿汤（李振华）

【组成】白术 9g，云茯苓 30g，泽泻 12g，生薏苡仁 30g，防己 15g，黄柏 9g，石韦 30g，大腹皮 15g，白蔻仁 9g，赤小豆 30g，滑石 18g，白茅根 30g。

【用法】水煎服。

【功效】健脾利湿，清热解毒。

【主治】急性肾炎之脾虚湿热证，全身水肿，肿势较剧，腹部胀满，胸闷气短，干呕食少，口渴不欲多饮，腰痛肢沉，小便短赤，或见皮肤疮毒。舌淡红，苔黄腻，体肥大，脉滑或滑数。

【加减】如肌肤有疮疡去云茯苓，加金银花 15g，蒲公英 21g，土茯苓 30g，以清热解毒；如大便秘腹胀者、脉证俱实者，加牵牛子 9g，大黄 9g，以荡涤热结。

【心悟】方中白术、云茯苓、泽泻、生薏苡仁，健脾利湿；防己、黄柏、石韦、滑石、白茅根，燥湿清热利水；大腹皮、白蔻仁，行气化浊消胀。

野菊花坤草汤（张大宁）

【组成】野菊花 30g，蒲公英 30g，地丁 20g，车前子 20g，大蓟 20g，小蓟 20g，白茅根 30g，坤草 30g，苦参 15g，鸡血藤 30g。

【用法】每日 1 剂，早、晚分服，均饭前服。

【功效】清热解毒活血。

【主治】急性肾炎出现血尿、蛋白尿者。

【加减】蛋白尿严重者加土茯苓 30g，荠菜花 30g；血尿严重者去苦参，加三七（冲）3g；热毒重者加板蓝根30g。

【心悟】野菊花，疏散风热、消肿解毒；蒲公英利尿、缓泻、退黄疸、利胆，主治热毒，痈肿，疮疡，内痈，目赤，湿热，黄疸，疔疮肿毒，瘰疬，牙痛，咽痛，热淋涩痛；车前子利水、清热、明目、祛痰，治疗小便不通、淋浊、带下、尿血；大蓟凉血止血，祛瘀消肿，用于衄血，吐血，尿血，便血，崩漏，外伤出血，痈肿疮毒；小蓟凉血，祛瘀，止血，治吐血，衄血，尿血，血淋，便血，血崩；白茅根凉血止血，清热利尿，用于血热吐血，衄血，尿血；苦参清热燥湿，杀虫，利尿，用于热痢，便血，黄疸尿闭，赤白带下；鸡血藤补血，活血，通络。诸药合用，共奏清热解毒活血之功。

参考文献

[1] 高尚社. 国医大师朱良春教授治疗慢性肾炎验案赏析 [J]. 中国中医药现代远程教育，2012，20(10)：7-9

[2] 李振华. 常见病辨证论治 [M]. 郑州：河南人民出版社，1979：197-205

[3] 张大宁. 野菊花坤草汤治疗96例急性肾炎临床总结 [J]. 临床荟萃，1988，3(05)：200

第六节　慢性肾炎

黑豆薏苡仁饮（路志正）

【组成】黑大豆30g，生薏苡仁20g，熟薏苡仁20g，赤小豆15g，荷叶6g。

【用法】以水1000mL，煮极熟，任意食豆饮汁。

【功效】益肾渗湿，行水消肿。

【主治】慢性肾炎后期，多见脾肾双亏，湿阻血瘀，以致蛋白尿长期不愈。

【心悟】黑大豆味甘寒，性平无毒，能补肾、消肿、止痛；薏苡仁甘淡微寒，益肾渗湿、健脾胜水、微寒胜热；赤小豆味甘酸，性平无毒，性下行，通小肠、利小便、行水消肿；荷叶轻宣，味苦平，能升发阳气、散瘀血而不伤好血。诸药相配可以补肾健脾、行水散瘀。

一效汤（李玉奇）

【组成】黄芪 40g，苦参 20g，白术 20g，泽泻 20g，山药 20g，土茯苓 20g，当归 40g，羚羊 10g，琥珀 15g，大黄 10g，木通 10g，薏苡仁 30g，冬葵子 20g，侧柏叶 20g，桑白皮 40g。

【用法】水煎服。

【功效】健脾渗湿，滋肾降火。

【主治】用于慢性肾炎初期，尿化验指标明显增高，症见尿少、口干心悸、恶心、呃逆、厌食、形体消瘦、低热、水肿、面色灰垢无华、形态憔悴、舌质淡、多呈黄苔，脉来弦细。

【心悟】黄芪益气固表兼可利水，白术补气健脾，增黄芪益气固表之功；泽泻以其甘淡直达肾与膀胱，利水渗湿。山药补脾益肾，当归、琥珀活血散瘀，引血下行；羚羊、大黄、侧柏叶、茯苓清热泻火凉血，木通、薏苡仁、冬葵子、桑白皮清热利水。本方以滋阴降火为法，"阴常不足，阳常有余，宜常养其阴，阴与阳济，则水能制火"（《医宗金鉴·删补名医方论》）。

加味肾沥汤（李玉奇）

【组成】黄芪 40g，白术 20g，当归 40g，鹿角霜 40g，附子 10g，肉桂 5g，泽泻 20g，知母 40g，葫芦籽 40g，滑石 20g，黄柏 15g，瓜蒌皮 50g，冬瓜子 25g，灯心草 10g，葶苈子 10g，地龙 15g，防己 20g，地肤子 10g。

【用法】水煎服，连服 30 剂观察。真麝香 2g，琥珀 20g，共研细末，冲服，每日 2 次。

【功效】温补肾阳。

【主治】用于慢性肾炎尿毒症期，尿反少而闭，尿素氮、肌酐增高。

【心悟】方中君药鹿角霜、附子、肉桂、葫芦籽温补肾阳，知母、黄柏滋肾阴，用以阴中求阳，且解其温燥。黄芪、白术、当归共为臣药，补益气血，双补阴阳。泽泻泄肾浊，使全方有补有泻。佐药滑石、瓜蒌皮、冬瓜子、灯心草、葶苈子、地肤子、防己清热利尿，地龙清热。

莫如饮子（李玉奇）

【组成】黄芪 20g，白术 20g，山药 40g，当归 40g，生地黄 40g，黄柏 15g，冬葵子 20g，红小豆 20g，大黄 10g，连翘 20g，泽泻 20g，蛤蚧 40g，水牛角 25g，海金沙 20g。

【用法】水煎服。

【功效】滋水降火。

【主治】慢性肾炎重症期。尿化验：蛋白（+++）～（++++），管型。

【心悟】黄芪、白术、山药、生地黄补气滋阴；蛤蚧、黄柏清其肾热；当归、泽泻活血利湿，减其补药之滋腻；大黄、连翘、水牛角清热降火；冬葵子、红小豆、海金沙利尿通淋，使热从小便而出。诸药合用，共奏滋水降火之效。

滋阴潜阳汤（李振华）

【组成】蒸何首乌 21g，川牛膝 15g，白芍 15g，枸杞子 12g，炒杜仲 15g，山药 30g，云茯苓 12g，牡丹皮 9g，车前子 12g，珍珠母 30g，菊花 12g，钩藤 15g。

【用法】水煎服。

【功效】滋阴补肾，平肝潜阳。

【主治】慢性肾炎肝肾阴虚，阴虚阳亢证。头晕头痛，耳鸣目眩，视力减退，心悸失眠，烦躁、腰酸遗泄，或有微肿，唇红口干。舌苔薄白，质红，脉弦细数。多用于肾炎发病后水肿不严重或水肿消退之后，自觉上述症状不减（多半有高血压症）。

【加减】若无烦躁、耳鸣目眩、头痛脉数等，而见神疲乏力、四肢欠温、大便溏等，证系肾阴阳俱虚，上方可去菊花、钩藤，加巴戟天。

【心悟】方中蒸何首乌、川牛膝、白芍、枸杞子、炒杜仲滋阴补肾；白芍配珍珠母、菊花、钩藤，敛肝平肝潜阳；山药、云茯苓、车前子，益肾健脾利湿。本方由济生肾气汤化裁而来，熟地黄易为蒸何首乌，山茱萸易为枸杞子，免其腻滞伤胃以利常服，去泽泻以免过于分利伤阴。

通阳消肿汤（李振华）

【组成】白术 9g，云茯苓 30g，泽泻 15g，桂枝 9g，广木香 6g，砂仁 6g，干姜 9g，川椒目 6g，薏苡仁 30g，川续断 21g。

【用法】水煎服。

【功效】温中健脾，通阳利水。

【主治】肾炎之脾阳不振，水湿内聚，湿从寒化，寒湿困脾，水泛肌肤证。全身水肿，时轻时重，腰以下肿甚，脘腹胀满，食少纳呆，口泛清水，四肢沉重，精神困倦，腰凉沉痛，面色萎黄，小便量少，色清或微黄，大便溏；舌苔白腻、质淡、体肥大，脉象沉濡。

【加减】如见心慌气短、早晨头面部肿甚、下午腿足肿甚、尿量不少者，证系肺脾气虚，不宜过于分利，上方可去泽泻，云茯苓减为 12g，加黄芪

30g，党参 15g。

【心悟】以桂枝、干姜、川椒目等大辛大热之药温中驱寒、振奋脾阳；桂枝配白术、云茯苓、泽泻，健脾利水，且助膀胱之气化；广木香、砂仁，行气消胀、芳香燥湿；川续断，固肾通络，以治腰疼。

温阳消肿汤（李振华）

【组成】白术 9g，茯苓皮 30g，泽泻 12g，川椒目 9g，制附子 12g，肉桂 6g，干姜 9g，砂仁 6g。

【用法】水煎服。

【功效】健脾温肾，通阳利水。

【主治】用于肾炎之脾肾阳虚证，水肿严重，两足跗尤甚，面色㿠白，食少腹胀，腰酸腿软，四肢不温，形寒畏冷，大便溏稀，小便色清量少。舌苔白、微腻、质淡、体肥大，脉沉细弱。

【心悟】方中白术甘苦性温，主归脾胃经，以健脾燥湿为主，为"脾脏补气健脾第一要药"，配以茯苓皮、泽泻，可健脾利湿，体现了治生湿之源以治本之意，是为君药。臣药川椒目、干姜振奋脾阳，制附子、肉桂温通肾阳。阳气得复，则寒水自化，肿自消失。唯在用药上注意脾、肾偏虚，区别主次。佐以砂仁行气消胀，芳香燥湿。

麻辛附子桂甘姜枣汤（张琪）

【组成】桂枝 15g，甘草 10g，附子 15g，麻黄 10g，细辛 5g，生姜 15g，大枣 3 枚。

【用法】水煎服。

【功效】宣肺温肾利水。

【主治】既治肺气失宣之风水，又治肾阳衰微、水气内停之水肿证。多见于慢性肾病周身浮肿或头面及上半身肿甚，小便不利，身寒肢冷，周身酸楚，面色㿠白，舌苔白滑，脉沉或弱。

【加减】如水肿重者，可加椒目入肺脾膀胱经，助行水消水之功；如水肿顽固，或反复发作者可加益母草活血利水。

【心悟】麻黄宣肺利水，附子温肾阳，细辛入少阴温肾除水，桂甘姜枣温运脾阳，乃肺脾肾合治之方，但关键在于麻黄、附子合用。一宣肺祛风邪，一温肾阳，为本方主药。

增味疏凿饮子（张琪）

【组成】槟榔 20g，商陆 15g，茯苓皮 15g，大腹皮 15g，椒目 15g，红小豆 50g，秦艽 15g，羌活 10g，泽泻 15g，姜皮 15g，车前子（布包）15g，萹蓄 20g，海藻 30g，牵牛子（砸碎）20g。

【用法】 水煎服。

【功效】 清利三焦水热。

【主治】 水邪夹热弥漫三焦，水热壅结之水肿证见于慢性肾炎、肾病综合征症见高度水肿，头面遍身皆肿，腹膨大，小便不利，尿黄浊量少，大便秘，口舌干燥而渴，舌苔厚腻，脉沉滑或沉数有力。

【心悟】 本方特点为表里上下分消水湿、湿热，使邪无滞留余地。诸皮类药行水于表；商陆、椒目、槟榔散结行水于里；羌活、秦艽疏风解表除湿于上；泽泻、木通、车前子、萹蓄泄热利水于下。再加海藻软坚消肿以治大腹水肿，牵牛子攻逐水饮。诸药合用，为水肿之重剂，尤适用于肾病温热壅滞三焦之高度水肿。

中满分消饮（张琪）

【组成】 川厚朴 15g，枳实 15g，黄连 10g，黄芩 15g，半夏 15g，陈皮 15g，知母 15g，泽泻 15g，茯苓 10g，砂仁 10g，干姜 10g，姜黄 5g，人参 10g，白术 15g，猪苓 15g，甘草 10g。

【用法】 水煎服。

【功效】 清热利湿和中。

【主治】 脾湿胃热、湿热互结于中焦，健运失职，以腹水为主之水肿证。见于慢性肾病顽固性水肿，腹部膨满，呕恶不食，口苦口干，小便短赤，舌苔黄腻或白腻而干，舌质红，脉滑。

【心悟】 本方为李东垣治中满热胀之方，用人参、白术、茯苓健脾以除湿，干姜、砂仁温脾阳以燥湿，四苓以淡渗利湿，二陈化痰湿，湿浊除脾阳健而清阳升；用黄连、黄芩苦寒清胃热除痞满，知母滋阴，协同芩连清热，热清则浊阴降，清升浊降则胀满自除；脾胃不和则肝气得以乘之，又用枳实、川厚朴、姜黄以平肝解郁、行气散满。方从四君、四苓、二陈、泻心等组成，看似药味复杂，实则配伍严谨。慢性肾病临床多有脾胃不和证，如脘腹胀满、纳呆、口苦、尿少黄赤、舌干苔腻等湿热中阻证候，服用此方后胃脘症状多明显好转，尿量亦随之增多，尿蛋白及管型逐渐减少或消失。

中满分消汤（张琪）

【组成】 厚朴 15g，炙川乌 10g，吴茱萸 10g，当归 15g，麻黄 7.5g，半夏 15g，升麻 5g，木香 7.5g，干姜 10g，草果仁 10g，党参 20g，黄芪

30g, 茯苓 15g, 泽泻 15g。

【用法】水煎服。

【功效】温中散寒除湿。

【主治】寒湿凝聚中焦运化失职，水湿潴留，以腹水为主之水肿证。见于慢性肾病周身浮肿，脘腹膨隆胀满，面白形寒，四肢厥冷，尿短少，呕恶纳少，舌淡嫩苔白滑，脉沉缓或沉迟。

【心悟】本方为李东垣治中满寒胀之方，方中川乌、干姜、吴茱萸、草果仁温脾除寒湿，党参、黄芪益中气补脾胃，茯苓、泽泻淡渗利湿，厚朴、木香开郁理气，升麻、升阳，麻黄辛温宣通。本方温散寒湿、淡渗利湿、益气健脾、开郁理气，消中有补，降中有升，相反相成，以达上下分消之目的，对寒湿困脾、水湿潴留之水肿腹胀满等证效果尤佳。

坤芍利水汤（张琪）

【组成】益母草 50g，赤芍 20g，茯苓 20g，泽泻 15g，桃仁 15g，红花 15g，白花蛇舌草 50g，萹蓄 20g，瞿麦 20g，甘草 10g。

【用法】水煎服。

【功效】活血化瘀，利水消肿。

【主治】针对慢性肾病水停日久、瘀血阻滞，或病久入络、瘀血内阻、气化不利水湿内停之病机而设。症见浮肿屡治不消，面色晦暗，腰痛如刺或痛处固定，舌质紫暗或瘀点瘀斑，脉细涩。

【心悟】方中益母草活血祛瘀，利水消肿，配合赤芍、桃仁、红花助活血祛瘀之力；茯苓、泽泻、瞿麦、萹蓄加强利水之功。诸药合用，对慢性肾病水肿日久不消，伴有血瘀者效果尤为明显。

加味理血汤（张琪）

【组成】乌贼骨 20g，茜草 20g，龙骨 20g，牡蛎 20g，白头翁 15g，白芍 20g，阿胶 15g，山药 20g，牡丹皮 15g，知母 10g，黄柏 10g，血余炭 20g，地榆炭 20g，三七 10g，赤石脂 20g，儿茶 15g，焦栀子 15g，甘草 15g。

【用法】水煎服。

【功效】补肾、固脱、清热凉血、止血。

【主治】治疗慢性肾炎患者，尿血病程日久耗伤肾阴者。因肾司二便，肾虚失于封藏固摄，肾阴虚虚火灼络，血溢脉外，精微外泄则有血尿、蛋白尿。

【心悟】方中龙骨、牡蛎、茜草、乌贼骨为固摄尿血之要药，收涩兼有开通之力；山药补肾健脾统摄补血；白芍酸寒敛阴；白头翁性寒凉而清肾脏之热且有收敛作用；赤石脂、儿茶、血余炭、地榆炭等皆具有收敛固涩止血之功效。而收涩固脱可减少蛋白精微的泄下，减少蛋白尿。

自拟加减二仙汤（颜德馨）

【组成】仙茅 9g，淫羊藿 9g，当归 9g，赤芍 9g，牡丹皮 9g，黄柏 9g，知母 9g，生地黄 15g，川芎 4.5g，泽泻 9g。

【用法】水煎服。

【功效】滋阴补阳，行气活血，清热凉血。

【主治】慢性肾炎，出现高血压等症状。

【加减】上盛加望江南 9g，石楠叶 9g；下虚甚加牛膝 9g，杜仲 9g；恶性高血压有危象先兆加山羊角 30g，石决明 30g。

【心悟】方中仙茅、淫羊藿温肾阳，补肾精，是为君药；黄柏、知母泻肾火、滋肾阴，当归、川芎温润养血，行气活血，同为臣药；佐以生地黄、赤芍、牡丹皮清热凉血，泽泻泄热消肿。全方配伍特点是壮阳药与滋阴泻火药同用，以适应阴阳俱虚于下，而又有血热上行的复杂证候。

温阳逐水饮（颜德馨）

【组成】鹿角片 9g，肉桂 3g，巴戟天 9g，附子 4.5g，黄芪 24g，杜仲 9g，猪苓 9g，商陆 9g，牵牛子 9g，泽泻 15g，椒目 2.4g，茯苓 15g。

【用法】水煎服。

【功效】利水肿，温肾阳，复真火。

【主治】慢性肾炎之阳虚水泛证。

【心悟】方中鹿角片、巴戟天、黄芪、肉桂、椒目、杜仲补气助阳。其中桂附同用，能守能走，其守者，下元则暖，而肾气方充；其走者，经络瘀水一并祛除；商陆、牵牛子泻水逐饮；猪苓归肾、膀胱经，专以淡渗利水；泽泻、茯苓之甘淡，益猪苓利水渗湿之功，且泽泻性寒兼可泄热，茯苓尚可健脾以助运湿。

补泄理肾汤（裘沛然）

【组成】黄芪 30～50g，巴戟天 15g，黄柏 15g，黑大豆 15～30g，大枣 5～10 枚，牡蛎 30～50g，土茯苓 20～30g，泽泻 15～20g。

【用法】水煎服。

【功效】益气补肾，行水泄浊。

【主治】慢性肾炎，肾病综合征，或伴有肾功能不全，肾阴阳两虚，浊邪留滞者。

【心悟】方中黄芪为君，有补气、固表、摄精、升阳、祛毒、和营、利尿之功。裘大师认为，大剂黄芪，功盖人参，此即仲景所谓"大气一转，其气乃散"。巴戟天与黄柏配伍，一阳一阴，均为补肾要药。前者温而不热，益元阳，补肾气；后者苦寒而滋肾益阴。元代名医以一味黄柏制大补丸，别有深意。黑大豆入脾、肾二经，《本草纲目》载其"治肾病，利水下气，制诸风热，活血解毒"。明代张介宾有"玄武豆"之法。现用于消除蛋白尿及纠正低蛋白血症有一定功效。牡蛎有涩精气而利水气的作用，土茯苓利湿清热解毒泄浊，泽泻渗湿泄热，养新水，去旧水，大枣健脾和营。全方有补气、健脾、益肾、利水、泄浊、解毒之功，对改善肾功能及临床症状均有良好功效。

益气化瘀补肾汤（朱良春）

【组成】生黄芪 30g，丹参 30g，地龙 10g，全当归 10g，川芎 10g，红花 10g，川续断 10g，怀牛膝 10g，淫羊藿 15g，石韦 20g，益母草（煎汤代水）90 ～ 120g。

【用法】水煎服。

【功效】益气补肾，化瘀祛邪。

【主治】慢性肾炎，久病多虚，气虚血滞之证。

【加减】慢性肾炎急性发作，合并上呼吸道感染或其他继发感染，出现严重蛋白尿者，去黄芪、红花，加金银花 15g，连翘 15g，漏芦 15g，菝葜 15g，地鳖虫 10g，鱼腥草 30g，白花蛇舌草 30g，蝉蜕 5g；各型慢性肾炎以肾功能低下为主者，加炮穿山甲 8g；临床辨证为阳虚者，加附子、肉桂、鹿角霜、巴戟天；肾阴虚者加生地黄、龟板、枸杞子、女贞子、墨旱莲；脾虚者加党参、白术、山药、薏苡仁；气虚甚者重用黄芪，加太子参；肾关不固加金樱子、芡实、益智仁；水肿明显，并伴高血压者，加水蛭（研末，胶囊装，分吞）2g，地龙 2g 以化瘀利水；血尿者加琥珀（研末，分吞）3g，白茅根 30g；血压高者，去川芎，加桑寄生 30g，生槐花 15g。

【心悟】慢性肾炎患者往往因病久不愈，而致肾气亏虚，气血瘀滞。临床可见患者面色晦滞，腰疼似折，舌色绀紫，且水肿长期顽固不消，用温肾、健脾、固摄、清利之法效果不显，此乃气虚血瘀之证也，必参入益气化瘀之品，方可获效。朱大师自拟"益气化瘀补肾汤"，对隐匿性肾炎具有较好的疗效。方中重用黄芪，以其能充养元气，实表固卫，促进全身血液循环，增强机体免疫能力，且又兼有利尿之功；配以淫羊藿温肾；地龙、丹参、当归、川芎、红花活血化瘀，推陈致新。川续断、怀牛膝益肾壮腰膝；加石韦，益母草用大量有明显的活血利水作用。全方以益气补肾为主，化瘀祛邪为辅，如斯则肾气得充，气旺血行，瘀阻得以消除，而肾病自愈。

补肾活血汤（张大宁）

【组成】 冬虫夏草 10g，黄芪 12～30g，熟地黄 12～30g，山药 12～30g，山茱萸 12～30g，牡丹皮 12～30g，茯苓 12～30g，牛膝 12～30g，菟丝子 12～30g，三棱 10～30g，莪术 10～30g，丹参 10～30g，赤芍 10～30g，桃仁 10～30g，红花 10～30g。

【用法】 水煎服，每日 1 剂，早、晚分服。

【功效】 补肾活血。

【主治】 慢性肾炎患者，具有水肿、腰痛、眩晕及蛋白尿 4 项症状，表现为肾虚血瘀证者。

【加减】 阳虚重者加补骨脂、吴茱萸；阴虚重者加女贞子、墨旱莲；阴阳两虚者加五味子、杜仲。

【心悟】 治疗水肿时，补肾活血汤通过补肾活血，可达到缓解肾小动脉痉挛，改善血液循环，恢复肾功能，增加尿量，利尿消肿的目的。通过治疗体会到，单纯使用利水药，往往收不到很好的效果，此时采用活血药物是非常必要的，同时再加入补肾之品才能收以全效。出现蛋白尿时，蛋白尿只是一种临床表现，是一标症，补肾活血则治其本，可起到恢复损伤肾单位的作用，从而达到治疗蛋白尿的目的。

本方通过温补肾阳，可使脏腑气血得以温煦，促进活血；滋补肾阴，可补充匮乏的阴液，使血容量充足达到活血目的。通过活血，可使血流正常，脉道通利，脏腑得到濡养，达到补肾目的，起到了事半功倍的临床效果。

紫金肾安方（任继学）

【组成】 金荞麦 30g，紫荆皮 15g，木蝴蝶 15g，郁金 10g，土茯苓 50g，白茅根 100g，生蒲黄（包煎）15g，马勃 15g。

【用法】 水煎服，每日 1 剂。

【功效】 清上治下，解毒散结，清热利湿。

【主治】 慢性肾风（慢性肾小球肾炎及部分肾病综合征）。

【加减】 ①消散瘀滞，寒温并用；通经透络，血肉有情。若见咽喉红赤日久不退者，可加穿山甲珠 5g，肉桂 3g，三棱 5g，莪术 5g，防风 3g，细辛 3g，桔梗 5g，其中穿山甲珠为血肉有情之品；咽喉红肿疼痛者，可加入金莲花 25g，金果榄 15g。②观其脉证，灵活加减；内调外治，方法多样。对于兼夹表证、外感风寒未除者，可加紫苏叶 15g，荆芥 15g，羌活 15g 等发散风寒之品；外感风热未除者，可加生石膏 15～30g，薄荷 5g，桑叶 15g，蝉蜕 15g 等疏散风热之品；如常易感冒及表虚自汗，可用桂枝汤加鸭跖草、土牛膝各 15g；脾胃元气不足者，可加荷叶 15g，炒白术 15g，炙黄芪 15g，党参 15g，砂仁 10g。③阴阳分补，用药开合；针对关键，重点用药。症见阴虚者，可加熟地黄 20g，砂仁 15g，制何首乌 15g，女贞子 50g，黄精 15g，淡菜 15g，龟甲胶 10g，枸杞子 20g，紫河车粉 10g，石斛 25g；阳虚者，可加菟丝子 15g，淫羊藿 15g，仙茅 15g，胡芦巴 15g，韭子 15g，九香虫 15g，鹿角胶 15g，巴戟天 20g，鹿内肾粉 15g；重者改用炮附片 3g，干姜 5g，肉桂 5g；血尿为主者，可加穿山甲珠 5g，血竭粉 5g，蜂蜡 5g，小蓟 20g，苎麻根 15g，槐花 50g，茜草 15g，生蒲黄 15g，地榆 15g。④湿浊络瘀，明辨始终；分清利浊，透达经络。渗湿可用藿香 15g，佩兰 15g，豆蔻 15g，苍术 15g，白术 15g，砂仁 15g；逐瘀通络可用生蒲黄 15g，九香虫 15g，桃仁 15g，红花 10g，三棱 10g，莪术 10g，益母草 30g，泽兰 30g，赤芍 15g，茜草 15g，苏木 15g。

【心悟】肾风最早见于《素问·风论》，将其作为独立疾病分为急性肾风（急性肾小球肾炎）和慢性肾风（慢性肾小球肾炎及部分肾病综合征）则为任大师首创。喉肾相关是慢性肾风病理演变的一个关键环节。任大师认为，慢性肾风是肾之本气自病，病机核心是肾脏体用俱损，其发病原因不外外感、内伤两端。喉肾相关主要体现在外感发病因素方面。感受外邪是喉肾相关的启动因子，经络连属是喉肾相关的物质基础，肾脏体用俱损是喉肾相关的病理结局。

方中金荞麦为君药，酸苦性寒，清热解毒，消肿散结，为治疗咽喉肿痛、喉症开关之要药。紫荆皮苦平，活血通经，消肿解毒；木蝴蝶苦寒，入肺经，能清肺利咽，可治疗肺热咳嗽、喉痹、音哑；郁金活血解毒散结；土茯苓解毒除湿，消除尿蛋白；白茅根清热利尿、凉血止血；生蒲黄化瘀利尿而止血；马勃辛平，清肺胃，利咽解毒，散热止咳，以上七味共为臣药。全方共奏清上治下、解毒散结、清热利湿的功效。

参考文献

[1] 路志正. 黑豆薏苡仁饮治疗慢性肾炎蛋白尿 [J]. 医学文选，1991，(2)：30

[2] 李玉奇. 中国百年百名中医临床家丛书：李玉奇 [M]. 北京：中国中医药出版社，

2001：38-40

[3] 李振华. 常见病辨证治疗 [M]. 郑州：河南人民出版社，1979：197-205

[4] 张佩青. 张琪教授辨治慢性肾病的经验（一）[J]. 中国临床医生，2000，28(2)：22-25

[5] 王今朝，张佩青，李淑菊. 张琪教授运用大方复治法治疗慢性肾脏病的经验浅析 [J]. 中医药信息，2007，24(5)：38-39

[6] 吕立言. 颜德馨治疗慢性肾炎慎过六关的经验 [J]. 辽宁中医杂志，1994，21(9)：385-386

[7] 童舜华，童瑶. 朱良春病证结合思想探讨 [J]. 上海中医药杂志，2001，35(11)：37-39

[8] 李立，张大宁. 补肾活血汤治疗慢性肾炎 120 例 [J]. 吉林中医药，2004，24(4)：15-16

[9] 刘艳华，任喜洁，王健，等. 任继学应用喉肾相关理论诊治慢性肾风经验 [J]. 中医杂志，2015，56(4)：283-285

第七节　肾病综合征

加味越婢汤（张琪）

【组成】麻黄 15g，生石膏 50g，苍术 10g，苦杏仁 10g，甘草 7g，生姜 15g，大枣 3 枚，西瓜翠衣 50g，红小豆 50g，车前子（布包）25g。

【用法】水煎服。

【功效】宣肺解表，利水清热。

【主治】风寒犯肺，肺气不宣，水气不行而致水肿证，临床多见于慢性肾炎急性发作或肾病综合征，面目浮肿或周身浮肿，尿少黄赤，咽喉肿痛，恶寒发热头痛、咳嗽气喘，苔薄白，舌尖赤，脉滑或滑数。

【加减】肿甚者，麻黄可重用至 15 ～ 20g，并发咽喉肿痛者可加山豆根、白花蛇舌草、重楼、射干；兼发疔肿、脓疱疮者可选加蒲公英、金银花、连翘、苦参、蝉蜕；血尿重者可选加生侧柏叶、生贯众、生地榆、大蓟、小蓟、白茅根等。

【心悟】肺为水之上源，肺气不宣则水道不利，故用麻黄宣肺气而解表，苦杏仁降肺气，苍术燥湿，生姜、大枣温脾除湿，湿气除则脾得健运，西瓜翠衣、车前子、红小豆利水清热，尤重用石膏以清肺热，与麻黄合用一宣一清奏宣发肃降之效。

加味牡蛎泽泻饮（张琪）

【组成】牡蛎 20g，泽泻 20g，葶苈子 15g，商陆 15g，海藻 30g，天花粉 15g，常山 15g，车前子（布包）15g，五加皮 15g。

【用法】水煎服。

【功效】清利湿热，散结逐饮。

【主治】湿热壅滞于下焦，气化失常，水湿泛滥之证。症见腰以下及膝胫足踝肿甚，阴囊肿大，小便不利，尿色黄赤，舌苔白腻或黄腻，脉沉滑有力。

【心悟】本方由《伤寒论》牡蛎泽泻散加味而成，《伤寒论·辨阴阳易差后劳复病》篇说"大病差后，从腰以下有水气者，牡蛎泽泻散主之"。慢性肾病虽非大病差后，但其反复发作，湿热壅滞于下为应用本方的依据。方中牡蛎、海藻软坚散结，清利湿热，常山、葶苈子、商陆逐水饮化痰浊；尤以天花粉配牡蛎、泽泻，既可养阴清热散结，又能利水逐饮，更能益胃生津，能防止商陆、常山攻逐过甚而伤阴液，又能协助牡蛎软化水结，以奏利尿消肿之功。

花粉瞿麦汤（张琪）

【组成】天花粉 20g，瞿麦 20g，附子 10～15g，山药 20g，茯苓 20g，麦冬 15g，知母 15g，泽泻 20g，黄芪 30g，桂枝 15g，甘草 15g。

【用法】水煎服。

【功效】温肾利水，清热生津。

【主治】慢性肾炎、肾病综合征久病不愈，或屡用肾上腺皮质激素而见寒热夹杂、上热下寒之水肿证。症见周身浮肿，尿少、腰酸痛，口干渴，咽痛，畏寒肢冷，四肢困重，大便不实，舌质红，苔白干，脉沉或滑等。

【心悟】本方系由《金匮要略》瓜蒌瞿麦丸加味而成。《金匮要略·消渴小便不利淋病脉证并治第十三》说："小便不利者，有水气，其人若渴，瓜蒌瞿麦丸主之。"原方由瓜蒌根、瞿麦、附子、山药、茯苓组成，有清上之燥热，温下之虚寒，助气化利小便之功效。张大师认为此方最适用于慢性肾病水肿属上热下寒者，因此在原方基础上加麦冬、知母以助天花粉清热生津之力，加泽泻助茯苓利水祛湿，加桂枝助附子通阳化气以行水，加生黄芪、甘草补脾气助运化。诸药合用，寒温并施，熔清上温下补中于一炉，使肺脾肾功能协调，故能于错综复杂的病机中而取效。

茯苓利水汤（张琪）

【组成】茯苓 30g，猪苓 20g，木瓜 10g，槟榔 20g，泽泻 20g，白术 20g，紫苏 15g，陈皮 15g，木香 10g，党参 20g，海藻 30g，麦冬 15g。

【用法】水煎服。

【功效】健脾行气利水。

【主治】脾虚不运，气滞水蓄之腹水证。临床表现为腹胀腹满，周身浮肿，小便不利，神疲面白，食少纳呆，腰痛乏力，大便溏泄，舌质淡，苔白滑或白腻，脉沉缓或沉弱。

【加减】如兼肾阳虚，畏寒肢冷便溏，可于方中加入附子、肉桂以扶助肾阳。

【心悟】方中茯苓、猪苓、泽泻利水，槟榔、木香、海藻、紫苏理气，水与气同出一源，气顺则水行，气滞则水停，本方在用党参、白术、茯苓益气健脾扶助脾胃的基础上，用理气利水之剂，消补合用，故奏效甚佳。

苓消汤（刘尚义）

【组成】茯苓 15g，泽泻 12g，阿胶（烊化）10g，金樱子 12g。

【用法】每日 1 剂，水煎至 200mL，口服，每日 3 次。

【功效】健脾益肾，养阴利水。

【主治】肾病综合征顽固性水肿患者。

【心悟】肾病综合征属中医学"水肿"范畴，刘大师认为其主要病机为脾气虚弱、肾阳亏损。久病湿热伤阴，或因精微物质（长期大量蛋白尿）的丢失而致气阴两虚；或因长期大量应用激素或过用温燥之品而致阴虚等。治疗上应以"损则益之、虚则补之"为原则，故取此方以补益脾肾、养阴利水。方中茯苓为君药，具有淡渗利湿、健脾利水的功效，泽泻、阿胶共为臣药，泽泻具有利水渗湿、泄热的功效，阿胶则能滋阴养血，金樱子为佐药，既能佐助以上诸药以补肾，又能佐制以上药利尿太过。

苓消汤中四种中药并配合西药治疗肾病综合征，优势互补，既提高了疗效，又能减少肾病综合征的复发和不良反应，具有很好的实用价值，但其总的作用机制还有待进一步探讨。

芪蛭汤（郑新）

【组成】党参 10g，茯苓 10g，白术 10g，薏苡仁 15g，黄芪 15g，防风 10g，熟地黄 15g，淮山药 10g，山茱萸 15g，泽泻 10g，淫羊藿 10g，水蛭粉 6g，当归 10g，丹参 15g，川芎 10g，莪术 10g。

【用法】水煎服，每日 1 剂，早、晚分服。

【功效】运脾益气，补肾化瘀。

【主治】肾病综合征见大量蛋白尿，低蛋白血症、血液流变学异常、高度水肿、高脂血症等。

【加减】脾气亏虚，水湿内生，碍脾运化，加之长期服用激素和免疫抑制剂攻伐之品，使胃气衰败，可予木香、白豆蔻理气醒脾除湿以复脾升清、胃降浊之功。

【心悟】芪蛭汤中党参、茯苓、白术、薏苡仁之品可促进脾归正运，运化水谷精微健旺，消化、吸收、合成更多的蛋白质，使血浆白蛋白水平得以提高。另重用黄芪提升脾气恢复升清之功，使精微泄泻得以塞流，减少蛋白质在胃肠道的丢失。扶正固表之品黄芪、白术、防风即玉屏风散，是中医扶正固表祛邪的经典名方，源自《丹溪心法》，由我国元代医家危亦林创制。黄芪是健脾补气药的代表，于内可大补脾肺之气，于外，可固表止汗。白术则能健脾益气，帮助黄芪加强益气固表的功能。防风异名叫"屏风"，可以解表祛风，整方为人体筑起"万里长城"。熟地黄、淮山药、山茱萸、泽泻着眼于培补真阴，兼有养肝、益脾、降虚火之浊扰动精室之功，减少蛋白尿。方中淫羊藿直接补肾壮阳，且与熟地黄、淮山药、山茱萸、泽泻填精益水，阴中求阳之品合用，使阳得阴助而生化无穷，从而达到温阳化气行水的目的，水蛭粉、当归、丹参、川芎、莪术具有活血化瘀的功效。

参考文献

[1] 张佩青. 张琪教授辨治慢性肾病的经验（一）[J]. 中国临床医生，2000，28(2)：22-25

[2] 张佩青，张少麟. 张琪变通古方治疗肾病举隅 [J]. 黑龙江中医药，1994，(2)：1-3

[3] 顾尽晖. 刘尚义教授经验方苓消汤辅助治疗肾病综合征的临床观察 [J]. 中国中西医结合杂志，2008，28(3)：275-276

[4] 刘洪，郑新. 郑新肾病专家阐述芪蛭汤治疗肾病综合征的心得体会 [J]. 中国中西医结合肾病杂志，2010，11(12)：1100-1101

第八节　IgA 肾病

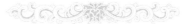

滋阴补肾摄血合剂（张琪）

【组成】生地黄 20g，熟地黄 20g，生山药 20g，阿胶 15g，白芍

15g，龙骨 20g，牡蛎 20g，海螵蛸 20g，茜草 20g，白头翁 15g，金樱子 15g，龟板 20g。

【用法】水煎服，每日 1 剂。

【功效】滋阴凉血。

【主治】IgA 肾病患者血尿日久不止，辨证属肾阴亏耗、相火妄动者。症见肉眼血尿或镜下血尿，头昏，腰酸，疲倦乏力，五心烦热，舌红苔白少津，脉细数。

【心悟】生地黄、熟地黄、阿胶、龟板、生山药滋补肾阴，白芍养血敛阴，白头翁清热凉血，味苦而涩，凉血中兼有固涩之功，海螵蛸味涩收敛止血，茜草性寒，凉血止血，金樱子、龙骨、牡蛎收敛固涩。全方以滋阴补肾药为主，辅以清热止血、收敛固涩之品。

自拟益气养阴摄血合剂（张琪）

【组成】侧柏炭 20g，大黄炭 10g，阿胶 15g，蒲黄炭 15g，生地黄 25g，熟地黄 25g，黄芪 30g，党参 20g，血余炭 15g，地榆炭 20g，小蓟 30g。

【用法】水煎服。

【功效】滋阴固涩止血。

【主治】IgA 肾病尿血，肾病日久不愈，属气阴两虚之证者。症见周身乏力，心悸，气短，腰酸膝软，咽干口燥，手足心热，舌淡，脉沉细或细数无力。

【心悟】方中用黄芪以补气，生地黄、熟地黄、阿胶滋阴益气以固摄，诸炭止血标本兼顾。此时见血止血则难使血止，必以补气滋阴从本论治，方能达到固摄止血之效。当然，诸炭类止血相辅相成亦不可忽视，中药方剂之配伍，有主有辅，君臣佐使，非单味药可以解决。

参考文献

林启展，马育鹏，潘碧琦，等．张琪教授辨治 IgA 肾病尿血证经验 [J]．广州中医药大学学报，2006，23(3)：234-236

第九节　系膜增生性肾炎

利湿解毒饮（张琪）

【组成】土茯苓 50g，白花蛇舌草 30g，益母草 30g，萆薢 20g，萹蓄 20g，山药 20g，薏苡仁 20g，滑石 20g，淡竹叶 15g，金樱子 15g，通草 10g，白茅根 25g。

【用法】水煎服。

【功效】清热利湿，解毒。

【主治】湿热毒邪蕴结于下焦，精微外泄所致的蛋白尿。

【心悟】本病日久，水肿消退或轻度浮肿，尿蛋白持续不消失，腰酸腰痛，周身困重，尿混浊或黄赤，咽痛口苦，舌质红、苔白腻，脉滑数。张大师强调应用清热利湿药时，要注意防止苦寒伤脾。此方皆淡渗利湿之品，务使清热不碍脾，利湿不伤阴，以轻灵淡渗取效。

益气养阴摄血合剂（张琪）

【组成】侧柏炭 20g，党参 20g，地榆炭 20g，大黄炭 10g，阿胶 10g，蒲黄炭 15g，血余炭 15g，生地黄 25g，熟地黄 25g，黄芪 30g，小蓟 30g。

【用法】水煎服。

【功效】益气养阴。

【主治】反复不愈血尿之气阴两虚证，伴有周身乏力，气短心悸，腰膝酸软，咽干口燥，手足心热，舌淡，脉沉数或细数无力。

【心悟】以黄芪补气，二地、阿胶滋阴益气以固摄，诸炭止血标本兼顾，此时如单纯见血止血，则血更难止，以补气滋阴从本论治，达到固涩止血之效。

参考文献

孙元莹，吴深涛，姜德友. 张琪教授治疗系膜增殖性肾炎的经验 [J]. 山西中医，2006，22(4)：7-10

第十节　狼疮性肾炎

狼疮肝肾方（周仲瑛）

【组成】十大功劳 10g，生地黄 15g，制黄精 10g，制何首乌 30g，枸杞子 12g，石斛 10g，秦艽 10g，漏芦 12g，紫草 10g，乌梢蛇 10g，炙僵蚕 10g，白薇 15g，凌霄花 10g。

【用法】水煎服。

【功效】培补肝肾，祛风解毒。

【主治】狼疮性肾炎之肝肾阴虚，风毒留恋证，低热绵绵，或时起时平，面颧升火，皮疹色暗，腰膝酸痛，头晕耳鸣，关节酸楚，头发稀疏或焦枯，月经不调或经闭不行，小溲短少，大便偏干，苔少、舌质红少泽，或有裂纹，脉细数。

【心悟】十大功劳滋阴清热解毒，是为君药；臣以生地黄、制黄精、石斛补肾阴，枸杞子补肝阴，制何首乌补血以益精，是取其"精血同源"之意；秦艽、乌梢蛇、炙僵蚕祛风通络，漏芦、紫草、白薇、凌霄花清热解毒，佐助君臣以清热解毒。诸药合用，共奏培补肝肾，补血益精，祛风解毒之功。

参考文献

杜新. 周仲瑛治疗狼疮性肾炎经验 [J]. 中医杂志，2002，43(11)：814-815

第十一节　尿路感染

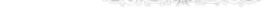

珍凤汤（邓铁涛）

【组成】太子参 15g，白术 12g，云茯苓 12g，小甘草 5g，百部 9g，桑寄生 18g，珍珠草 15g，小叶凤尾草 15g。

【用法】水煎服。

【功效】健脾利湿，扶正祛邪。

【主治】慢性肾盂肾炎。

【心悟】此方即珍珠草、小叶凤尾草合四君子汤再加桑寄生、百部而成。立方之意，乃根据脾胃学说，如张仲景有"四季脾旺不受邪"之说，李东垣有"内伤脾胃百病由生"之论。本病既是邪少虚多之证，要使正气充足以逐邪气，健脾便很重要，故用四君子汤以健旺脾胃，调动人体之抗病能力；用"珍、凤"以祛邪，形成内外夹击之势。百部佐"珍、凤"以逐邪，现代研究证明百部有抗菌（包括大肠埃希菌）之作用。桑寄生，《神农本草经》说"主腰痛"，《本经再新》说主"补气温中，治阴虚壮阳道"，现代研究认为："治动脉硬化性高血压"及"治瘀血性肾炎"。邓大师认为桑寄生既能帮助扶正，又入肝肾经，为本方之使药。

治泌尿系感染自拟方（邓铁涛）

【组成】珍珠草（鲜用）30g，小叶凤尾草（鲜用）30g。

【用法】水煎服。

【功效】清热利尿。

【主治】急性泌尿系感染。

【心悟】珍珠草与小叶凤尾草是邓大师治疗泌尿系统感染的常用药对，简称"珍凤"。在邓大师治疗中医淋证的处方中通常少不了这两味对药，这是邓大师多年的临床经验。珍珠草为大戟科植物叶下珠的全草，具有清热解毒利水的功效，临床上多用于治疗淋浊、肝炎、痢疾等病证；小叶凤尾草为蕨科植物双盖蕨的全草，具有清热利湿、解毒通淋的功效，临床上多用于治疗淋证、泻痢等病证。"珍凤"合用可共奏清热解毒利湿之功，比单用更增强其药效。

清热除湿汤（李振华）

【组成】白术9g，云茯苓15g，泽泻12g，白茅根30g，黄柏9g，蒲公英24g，金银花15g，黄连6g，柴胡9g，黄芩9g，石韦30g，乌药9g，黑地榆15g，滑石18g，甘草3g。

【用法】水煎服。

【功效】清热解毒　健脾利湿。

【主治】慢性肾盂肾炎的急性发作期。突然寒战高热，一般呈先寒后热，汗出热退如潮状，一日寒热发作可数次，同时出现尿急、尿频、尿痛、尿少色黄赤甚至称血尿，少腹坠痛，腰痛或肾区有叩击痛。舌苔后部黄腻、质红，脉象滑数。

【加减】如小便呈血尿，可加黑柏叶12g或仙鹤草30g。

【心悟】方中黄柏、黄连、黄芩、蒲公英、金银花，清热解毒、苦寒燥湿；柴胡配黄芩，疏表退热；白茅根、石韦、黑地榆，清利湿热、凉血止血；

滑石、甘草为六一散，善清下焦湿热，使湿热从小便而去；白术甘温，配淡渗之云茯苓、泽泻，以达健脾扶正、利湿引水；乌药善行下焦之气，以利气行湿行，气行热散，缓解蕴结之湿热。诸药相互为用，共奏清热解毒、健脾利湿，以祛邪为主，兼顾健脾扶正。

益肾利湿汤（李振华）

【组成】白术9g，云茯苓15g，泽泻12g，白茅根30g，黄柏9g，石韦30g，川续断21g，狗脊15g，生薏苡仁30g，甘草3g。

【用法】水煎服。

【功效】健脾固肾，利湿清热。

【主治】肾盂肾炎脾肾气虚，正虚邪恋，湿热稽留下焦的慢性阶段。每因劳累即发作，发病后少腹胀坠或痛，腰痛，上眼睑及下肢浮肿，小便量少色黄，常伴有尿急、尿频甚则尿痛等。舌苔后部微黄而腻、质淡、体肥、边有齿痕，脉滑或濡。

【加减】本证在治疗过程中，应及时作尿常规检验以判断分析病情之轻重。尿镜检如红细胞多者，上方加黑地榆12g；白细胞多者，可加金钱草24g，蒲公英15g；蛋白多者，可加山药30g，芡实15g，莲子15g；如语言气短、行动汗出、畏风怕冷、脾虚及肺、肺气亦虚者，上方加黄芪30g。

【心悟】方中白术、云茯苓、泽泻、生薏苡仁、甘草，甘温健脾、淡渗利湿；川续断、狗脊，温补肝肾、强腰止痛；黄柏、石韦、白茅根，燥湿清热、凉血止血。本方扶正祛邪，标本兼治，故适用于本病脾肾气虚，正虚邪恋，湿热稽留下焦的慢性阶段。

健脾补肾汤（李振华）

【组成】党参15g，白术9g，云茯苓15g，泽泻12g，桂枝6g，广木香6g，川续断21g，补骨脂12g，益智仁9g，炒杜仲15g，山药24g，生薏苡仁30g，甘草6g。

【用法】水煎服。

【功效】温阳补肾，健脾利湿。

【主治】肾盂肾炎。症见面色㿠白，食少便溏，体倦无力，早晨面部浮肿，午后下肢浮肿，行寒畏冷，四肢欠温，行动自汗，腰部困痛。每因劳累则尿急，遗尿，少腹坠胀，腰痛等症状加剧。舌苔白润、质淡肥、边有齿痕，脉细缓无力。

【心悟】方中党参、白术、云茯苓、泽泻、甘草、山药、生薏苡仁，温补元气、健脾利湿；配桂枝，温中健脾、通阳利水（桂枝又可助膀胱之气化，温通下焦，以散凝滞之寒湿）；川续断、补骨脂、益智仁、炒杜仲，温阳补肾、强腰缩小便；广木香，理气醒脾、燥湿止痛。脾肾阳复，运化固摄得司，则诸症可愈。

八正散寒汤（张琪）

【组成】瞿麦10g，萹蓄10g，大黄（先煎）10g，木通10g，车前子10g，滑石15g，甘草6g，小茴香5g，肉桂3g。

【用法】水煎服。

【功效】清热利湿通淋，温通散寒。

【主治】慢性肾盂肾炎之膀胱湿热，寒客下焦证。症见小便频数，艰涩难下，尿道灼热疼痛，或见发热，小腹觉凉，下肢欠温，舌质红，脉数或沉。

【心悟】方中以滑石、木通为君药。滑石善能滑利通窍，清热渗湿，利水通淋。《药品化义》说："体滑主利窍，味淡主渗热。"木通上清心火，下利湿热，使湿热之邪从小便而去。萹蓄、瞿麦、车前子均为清热利水通淋之常用品；肉桂、小茴香可补水助阳，辛热散寒，五药为臣，可助君药利湿通淋，温通散寒，佐以大黄荡涤邪热，并能使湿热从大便而去。甘草调和诸药，兼能清热，缓急止痛，是为佐使之用。

清心莲子温肾汤（张琪）

【组成】黄芪20g，党参10g，石莲子30g，茯苓15g，柴胡9g，麦冬10g，车前子30g，白花蛇舌草30g，蒲公英30g，白茅根30g，小茴香13g，肉桂10g，附子10g，橘核10g，甘草10g。

【用法】水煎服。

【功效】益气清热，解毒，清热利湿，温阳散寒。

【主治】慢性肾盂肾炎之气阴两虚，膀胱湿热，肾阳虚衰证。症见小便涩痛频急较轻，尿有余沥，受凉或劳累或房劳则加重，倦怠乏力，口干，腰酸困痛或腰背冷感，小腹凉，腿软足凉，舌质红或尖红，苔薄白少津，脉沉弱。

【心悟】方中肉桂、附子、小茴香温肾阳、散寒气；黄芪、党参益气滋阴，尊崇"善补阳者，必于阴中求阳，则阳得阴助而生化无穷"，共为君药。臣以白花蛇舌草、蒲公英清热解毒，茯苓、车前子利尿通淋，白茅根清热利尿。橘核行气，使全方有补有散，寓补不留邪之意。柴胡和解寒温、补泻之性，使全方相反相成。

温肾湿热汤（张琪）

【组成】附子 10g，肉桂 5g，小茴香 10g，补骨脂 10g，贯众 10g，瞿麦 20g，萹蓄 20g，蒲公英 30g，地丁 10g，马齿苋 10g，白花蛇舌草 30g，黄芩 10g，甘草 10g。

【用法】水煎服。

【功效】温补肾阳，解毒，清热利湿。

【主治】慢性肾盂肾炎之肾阳虚衰，膀胱湿热证。症见小便频数，尿道涩痛或不适，腰膝冷痛，畏寒，男子阴囊湿冷，女子白带量多清稀、尿色黄、舌苔白、脉沉。

【心悟】方中附子大辛大热，为温阳诸药之首。配以肉桂、小茴香，则温里回阳，祛寒通脉之功犹著；补骨脂苦辛温燥，善壮肾阳，暖水脏，三药为君，温补肾阳，助复气化；瞿麦、萹蓄、清热利湿通淋，为臣药；芡实、蒲公英、地丁、马齿苋、白花蛇舌草、黄芩为一派寒凉药物，清热利湿，解毒杀虫，是为佐药；使以甘草，清热解毒，调和诸药。本方配伍特点是补肾与清湿热共进，虚实兼治，以补肾阳为主，使肾阳得复，湿热得清，则诸症可愈。

清淋合剂（朱良春）

【组成】生地黄榆 30g，生槐角 30g，半枝莲 30g，白花蛇舌草 30g，大青叶 30g，白槿花 15g，飞滑石 15g，生甘草 6g。

【用法】上药为 1 日剂量，煎制成合剂 100mL，每次 50mL，口服，每日 2 次。急性者疗程为 1 周，慢性急发者疗程为 2 周。

【功效】清热泻火，凉血止血，渗湿解毒。

【主治】尿路感染者。

【加减】重症剂量加倍；高热者，加服软柴胡 20g，炒黄芩 15g。

【心悟】朱大师认为，《景岳全书·淋浊》载"淋之初病，则无不由于热剧……"淋证之始（急性期或慢性急发期），其来势骤急，多属邪实，常常热多于湿。热结膀胱，气化不利，则出现小便频急，灼热涩痛。热毒炽盛，入于血分，动血伤络，血溢脉外，与溲俱下，可见尿中带血。因此本病初起的治疗，朱大师主张清热利湿的同时，须加用凉血之品，如生地黄榆、生槐角、大青叶等。凉血有助于泄热，遣用苦寒剂，多能挫邪于病始，可迅速复旧如初。自拟"清淋合剂"，具有清热泻火、凉血止血、渗利湿毒之功，用于治疗急性泌尿系感染或慢性泌尿系感染急性发作，屡收捷效。生地黄榆、生槐角，尤为治淋之要品。地榆生用凉血清热力专，直入下焦凉血泄热而除疾；生槐角能入肝经血分，泻血分湿热为其特长。淋乃前阴之疾，足厥阴肝经循阴器，绕腹里，肝经湿热循经下行，导致小便滴沥涩痛，槐角泻肝凉血而利湿，每建奇功。二药配伍治淋，有明显的解毒、抗菌、消炎作用，能迅速改善和消除尿频、尿急、尿痛等尿路刺激症状。

清热解毒饮（朱良春）

【组成】柴胡20g，生石膏50～100g，白花蛇舌草50g，金银花50g，连翘20g，蒲公英30g，瞿麦20g，大黄5g，生地黄30g，玄参20g，甘草10g。

【用法】水煎服。

【功效】疏风清热，利湿解毒。

【主治】急性肾小球肾炎及急性尿路感染之外邪侵袭、湿热蕴蓄下焦者。症见尿血鲜红或尿色如浓茶，恶寒发热，肢体酸痛，咽痛，尿频尿急涩痛，或腰痛，舌边尖红，苔白干，脉洪数或滑数。

【心悟】此类血尿多因外感风寒或寒湿之邪，循经入里化热，热伤肾与膀胱血络；或素有蕴热，复感外邪，热迫下焦，伤及血络而致。外有表邪，内有里热，属表里同病。治若单用清里则表邪不除，且易引邪内陷；只用解表则里热不清，血亦难安，故用表里同治法。用柴胡解肌清热透邪外出，生石膏解肌清热泻火，二药配合，解表清热效果尤佳。配金银花、连翘、白花蛇舌草、蒲公英，皆清热解毒之品；生地黄、玄参养阴清热；大黄泻下焦湿热，利水通淋。诸药合用外疏内清，表里皆安，血尿自止。

温肾利湿饮（朱良春）

【组成】茴香15g，附子7.5g，桂枝15g，蒲公英50g，白花蛇舌草50g，淡竹叶15g，白茅根30g，小蓟40g，熟地黄20g，墨旱莲20g，甘草10g。

【用法】水煎服。

【功效】温肾清热，利湿止血。

【主治】慢性肾盂肾炎、前列腺炎及精囊炎等所致尿血的肾阳不足，湿热内蕴证者。症见肉眼或镜下血尿，尿道灼热或尿有余沥，小腹凉，腰酸痛，排尿不畅，或尿色混浊，舌苔白，脉沉滑或沉缓。

【心悟】慢性肾盂肾炎及前列腺炎等病，临床多以寒热错杂证为主，既有湿热内蕴症状，如尿道灼热、排尿不畅等，又有肾阳不足，寒湿不除之症，如小腹凉、腰酸痛等。治疗若单用清热则寒邪不除，纯用温阳又能助热，只有寒温并用方能取效。方中茴香、附子、桂枝温补肾阳以祛寒邪，蒲公英、白花蛇舌草、淡竹叶清热利湿，白茅根、小蓟、墨旱莲凉血止血。诸药合用，温肾祛寒，清热解毒兼以凉血止血。

参考文献

[1] 邓铁涛. 邓铁涛临床经验辑要 [M]. 北京：中国医药科技出版社，1998：220–221

[2] 李振华. 常见病辨证治疗 [M]. 河南：河南人民出版社，1979：193–197

[3] 王暴魁，张少麟，王颖. 张琪治疗慢性肾盂肾炎临床经验拾贝 [J]. 黑龙江中医药，1994(6)：1–2

[4] 朱良春. 国医大师临床经验实录：国医大师朱良春 [M].北京：中国医药科技出版社，2011：142

[5] 朱永志，张少林. 朱良春用药经验 [J]. 江苏中医，1994，15(10)：3–4

第十二节　急性肾功能不全

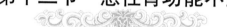

加减解毒活血汤（张琪）

【组成】连翘 20g，桃仁 15g，红花 15g，赤芍 20g，生地黄 20g，葛根 15g，当归 15g，牡丹皮 15g，丹参 20g，柴胡 20g，枳壳 15g，甘草 10g，大黄 7g。

【用法】水煎服。

【功效】清热解毒，活血化瘀。

【主治】存在毒邪壅滞、气血凝结病机的邪实证。

【心悟】王清任《医林改错》中解毒活血汤虽病因相异，但病机相同，异病同治，故以此方加减治疗急性肾衰竭。张大师以此方加味用于急、慢性肾衰竭，湿浊毒邪日久入血，造成气血凝滞、血络瘀阻，症见头痛少寐、五心烦热、搅闹不宁、恶心呕吐、少苔或无苔、舌紫或舌有瘀斑、舌下静脉紫暗、面色青晦不泽、脉弦或弦数等。

参考文献

黄彦彬，张佩青，张玉梅，等. 张琪辨治泌尿系疾病经验举隅 [J]. 中国中医药信息杂志，2009，16(7)：84–85

第十三节　慢性肾功能不全

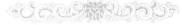

化浊泄热饮（张琪）

【组成】醋炙大黄 10g，黄连 10g，黄芩 10g，草果仁 15g，藿香 15g，苍术 10g，紫苏 10g，陈皮 10g，半夏 15g，砂仁 10g，甘草 10g，生姜 15g。

【用法】水煎服。

【功效】芳化湿浊，苦寒泄热。

【主治】慢性肾衰竭以恶心呕吐、胃脘胀满、口气秽臭、尿素氮及肌酐明显增高表现为主者，舌苔垢腻，舌质淡，舌体胖大，脉弦滑或沉滑等。病情多较急重，用此方以缓解病情，为治标之法。

【心悟】本方用醋炙大黄、黄连、黄芩苦寒泄热，砂仁、草果仁、藿香、苍术等芳香辛开，化浊除湿，两类药熔于一炉，相互调剂，既不致苦寒伤胃，又无辛燥伤阴之弊，其目的在于使湿浊毒热之邪得以蠲除。本方主药为大黄、草果仁二味。关于大黄降尿素氮，必须是湿热毒邪壅结者方为适宜，反之不仅无效，更能促使病情恶化。临床确见属于脾胃寒湿者，医者一味用大黄降尿素氮，反而加重脾阳虚衰，化源匮乏，病情加重。关于草果仁，亦为本方首选药。该药辛温燥烈，善除脾胃之寒湿，慢性肾衰氮质贮留，湿毒内蕴，非此辛温燥烈之品不能除。然湿蕴化热，又必须伍以大黄、黄连以泄热开痞。

归芍六君子汤（张琪）

【组成】红参 15g，白术 15g，茯苓 15g，甘草 10g，半夏 15g，陈皮 15g，当归 15g，白芍 20g，何首乌 15g，砂仁 10g。

【用法】水煎服。

【功效】益气健脾，养血敛阴。

【主治】慢性肾衰竭、脾肾虚衰、气血不足，临床以贫血表现为主者。症见面色无华，体倦乏力，气短懒言，纳少腹胀，腰膝酸软，舌淡嫩有齿痕，脉象沉弱，或口淡不渴，大便不实，夜尿清长。

【加减】湿浊偏盛者加草果仁、苍术；湿浊化热盛者加大黄、黄连、黄芩；呕吐甚者加紫苏、藿香；阴虚明显者加熟地黄、山茱萸、枸杞子；阳虚明显加附子、淫羊藿。

【心悟】本方即常用方药六君子汤加当归、白芍、何首乌、砂仁而成。慢性肾衰病位虽在肾，然以阴阳俱虚者居多，此时用温补刚燥之药，则使阴虚愈甚，临床出现诸如五心烦热、咽干鼻衄等症。此时若纯用甘寒益阴之品，则阴柔滋腻，有碍阳气之布化，影响脾之运化功能，腹胀满、便溏、呕逆诸症亦加重，且脾胃受损则药难达病所。此时只有抓住健运脾胃，升清降浊，调理阴阳这个关键环节。因此，选用气味中和之六君子调理脾胃，资助化源，补益气血，最为适宜。但此方人参甘温，白术苦温，虽有茯苓之淡渗，甘草之甘平，但仍偏于燥，且重于补气，故于原方基础上加入当归、白芍二药，白芍酸苦微寒，敛阴养血，当归为补血润药。二药一则可以调剂六君子汤之偏于燥，二则助六君子以补血，使补血与补气并重，脾胃得以调动，进食增加，营血化源得复，体现了张大师善用"欲求阴阳和者，必求之于中气"之说，临床颇见效验。用何首乌以助当归、白芍益精血，用砂仁以助半夏、陈皮行气健脾。

扶正化浊活血方（张琪）

【组成】红参15g，白术15g，茯苓15g，菟丝子15g，熟地黄15g，黄连15g，大黄7g，草果仁10g，半夏15g，桃仁15g，红花15g，丹参20g，赤芍20g，连翘20g，甘草10g。

【用法】水煎服。

【功效】补脾肾，泻湿浊，解毒活血。

【主治】慢性肾衰竭，脾肾两虚，湿浊毒邪内蕴，血络瘀阻，本虚标实，虚实夹杂诸症俱现者。症见头晕，倦怠乏力，气短懒言，唇淡舌淡，腰膝酸软，腹胀呕恶，口中秽味，或舌淡紫苔厚，脉沉滑等。

【心悟】本方以红参、白术、茯苓、甘草合用取四君子汤益气健脾之意，助气血生化之源；菟丝子、熟地黄补肾益精养血；连翘、大黄、黄连合草果仁、半夏解毒泄热化浊；桃仁、红花、丹参、赤芍活血化瘀。该方通补兼施，正邪兼顾，补与泄熔于一炉，补得消则补而不滞，消得补则泄浊益彰。

脾肾双补方（张琪）

【组成】黄芪30g，党参20g，白术20g，当归20g，何首乌20g，五味子15g，熟地黄20g，菟丝子20g，女贞子20g，山茱萸20g，淫羊藿15g，仙茅15g，枸杞子20g，丹参15g，山楂15g，益母草30g，山药20g。

【用法】水煎服。

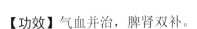

【功效】气血并治，脾肾双补。

【主治】慢性肾功能不全之脾肾、气血亏虚证。症见头晕眼花，神疲乏力，纳差，面色苍白，心悸失眠，腰酸腿软，舌淡苔白，脉细。

【心悟】方中党参、黄芪、白术、山药健脾益气，何首乌、淫羊藿、仙茅、菟丝子温补肾阳而不燥，枸杞子、山茱萸、熟地黄、五味子滋助肾阴，与党参、白术合用既不妨碍脾之运化功能，且与温补肾阳相伍，使阴阳调济以助肾气，从而恢复肾之功能，助化源益气补血。慢性肾衰其病本在于脾肾两虚，此方为固本之药，妙在又加入丹参、当归、益母草、山楂活血之品，改善肾之血流量，补消配合，其效颇佳。

加味甘露饮（张琪）

【组成】生地黄 15g，熟地黄 15g，茵陈 15g，黄芩 10g，枳壳 15g，枇杷叶 15g，石斛 15g，天冬 15g，麦冬 15g，沙参 15g，天花粉 15g，芦根 20g，瞿麦 20g，萹蓄 20g，麦芽 20g，佛手 10g。

【用法】水煎服。

【功效】养阴清热，利湿和胃。

【主治】针对慢性肾功能不全属脾胃阴亏，湿热不得运行之证。症见口干舌光不欲饮，恶心厌食，饮不欲食，胃脘灼热隐痛，嘈杂，五心烦热，脉细数，口臭有氨味，鼻衄或齿衄。

【心悟】本方二地、石斛、二冬滋养脾胃之阴；阴亏又由热耗，用黄芩、茵陈清热，所谓清热存阴；枇杷叶降逆气，枳壳行气和胃，天花粉润肺生津，麦芽、佛手开胃醒脾，与甘寒药合用防其滋腻，有助脾之运化。

补脾肾泄浊汤（张琪）

【组成】人参 15g，白术 15g，茯苓 15g，菟丝子 20g，熟地黄 20g，淫羊藿 15g，黄连 10g，大黄 7g，草果仁 10g，半夏 15g，桃仁 15g，红花 15g，丹参 20g，赤芍 15g，甘草 15g。

【用法】水煎服。

【功效】健脾补肾，活血泄浊。

【主治】慢性肾功能不全之脾肾两虚，阴阳俱伤，湿毒贮留证。症见面色㿠白，头眩，倦怠乏力，气短懒言，唇淡舌淡，腰膝酸软，腹胀呕恶，口中秽味，舌淡紫苔厚，脉沉滑或沉缓等。

【心悟】本方以益气健脾补肾之品与大黄、黄连、草果仁泄热化浊，桃仁、红花、丹参、赤芍活血之品共融一方，扶正祛邪，消补兼施。补得消则补而不滞，消得补则泄浊作用益彰，临床屡用此方取效明显。一则可以转危为安,二则可以明显延缓病势进展,氮质血症期大多可以缓解。

平胃化湿汤（张琪）

【组成】草果仁 15g,苍术 15g,半夏 15g,厚朴 10g,紫苏 15g,砂仁 15g,陈皮 15g,甘草 5g,芦根 15g,竹茹 15g,生姜 15g,茯苓 15g。

【用法】水煎服。

【功效】芳香醒脾,利湿化浊。

【主治】湿邪中阻、脾阳不振的慢性肾衰之证。症见恶心呕吐,胃脘胀满,口气秽臭,头昏身重,倦怠乏力,烦闷,舌苔白腻,脉缓等一系列消化道症状表现。

【心悟】平胃化湿汤即在温胆汤的基础上加草果仁、砂仁、生姜、苍术燥湿温脾,辛化痰浊,醒脾除湿;紫苏、厚朴芳化湿邪,消除痞满;复用芦根、竹茹以降逆止呕。共奏散湿除满,降逆止呕之效。

消水汤（张琪）

【组成】海藻 40g,牡蛎 30g,牵牛子 15g,槟榔 20g,郁李仁 20g,泽泻 25g,猪苓 20g,茯苓 30g,车前子 50g,王不留行 20g,肉桂 10g,枳实 15g,厚朴 15g,木香 10g。

【用法】水煎服。

【功效】健脾暖肾,清热化湿,散瘀利水。

【主治】慢性肾脏病由于脾肾虚损,湿热、瘀血壅结三焦所致,临床症见水肿日久,遍身手足俱胀,面目亦浮,口不渴而皮毛出水,手按其肤如泥,喘息口渴,口干咽干,小便不利,大便秘结,脘腹胀满,舌质红,舌苔白厚,脉象沉数或沉滑有力。亦适用于肝硬化腹水、营养不良性水肿等出现腹水者。

【心悟】本方从决水汤加减化裁而成。决水汤出自清代《辨证录》,由茯苓、车前子、王不留行、肉桂、赤小豆组成。《辨证录·臌胀门》说:"人有水肿既久,遍身手足俱胀,面目亦浮,口不渴而皮毛出水,手按其肤如泥,此真水鼓也。……宜用决水汤……"原方重用茯苓、车前子,其功散瘀利水,健脾温肾,以补脾渗湿为主,纯属脾虚者有效。而慢性肾脏病高度水肿多虚实夹杂,必须攻补兼施,方能奏效。张大师在原方基础上加入海藻、牡蛎、牵牛子、槟榔、郁李仁、泽泻、猪苓、木香、枳实、厚朴。方中海藻为治腹水之要药。《千金方》治大腹水肿,气息不通,危在旦夕之大腹千金散即以此药为君。海藻、牡蛎、牵牛子以软坚散结、攻逐水饮,以之治大腹水肿,其效甚佳;槟榔、郁李仁破坚攻积,使水从大便排出;

泽泻、猪苓、茯苓、车前子清热利水使水从小便而出。水与气同出一源，气滞则水停，气顺则水行，故用木香、枳实、厚朴行气导滞利水；王不留行善于通利血脉，行而不走，走而不守，且有利尿作用，故有活血利尿消肿之功；茯苓、泽泻益气健脾利湿，脾气健则运化功能复常，水湿得以正常分布自无停蓄为患；肉桂温肾阳，肾阳充则恢复其开阖功能，小便自利。诸药共奏寒温并用、消补兼施、上下分消之功。

加减解毒活血汤（张琪）

【组成】连翘 20g，桃仁 15g，红花 15g，赤芍 20g，生地黄 20g，葛根 15g，当归 15g，丹参 20g，柴胡 15g，枳壳 15g，甘草 10g。

【用法】水煎服。

【功效】清热解毒，活血化瘀。

【主治】慢性肾衰竭属湿浊毒邪日久入血，造成气血凝滞。症见头痛少寐，五心烦热，恶心呕吐，舌紫无苔，或舌有瘀斑，脉弦或弦数等。

【心悟】解毒活血汤乃王清任《医林改错》之方，原方主治"瘟毒烧炼，气血凝结，上吐下泻"，与此证虽病因相异，但病机相同，故以此方加味治疗，大多有效。本方病机重点在于毒邪塞滞、气血凝结，辨证要点在于舌紫无苔或舌有瘀斑，舌质紫暗等。

治尿毒症自拟方（邓铁涛）

【组成】熟附子 10g，肉桂心（焗服）2g（桂枝 10g），白芍 15g，云茯苓 15g，白术 15g，生姜 10g，猪苓 30g，云茯苓皮 30g，益母草 30g。

【用法】水煎服，宜与灌肠方同用。

【功效】温阳利水。

【主治】尿毒症。

【心悟】本方以熟附子为君药，本品辛甘性热，用之温肾助阳，以化气行水，兼暖脾土，以温运水湿。臣以云茯苓利水渗湿，使水邪从小便去；白术健脾燥湿；佐以生姜之温散，既助附子温阳散寒，又合苓、术宣散水湿。白芍亦为佐药，其义有二：一者利小便以行水气，《本经》言其能"利小便"，《名医别录》亦谓之"去水气，利膀胱"；二者可防止附子燥热伤阴，以利于久服缓治。肉桂心可温通经脉，散寒止痛；益母草取其活血、利水消肿之义。如此组方，温脾肾以助阳气，利小便以祛水邪。

肾衰灌肠方（朱良春）

【组成】生大黄 10～20g，白花蛇舌草 30g，六月雪 30g，丹参

20g。

【用法】合方煎成 200mL，保留灌肠，每日 1～2 次。

【功效】化湿热，利水毒，泻浊瘀。

【主治】慢性肾衰、尿毒症者。

【加减】有阴凝征象者加熟附子 15g，苍术 20g；血压较高或有出血倾向者，加生槐米 45g，广地龙 15g；湿热明显者加生黄柏 20g；阴虚者加生地黄 20g，川石斛 20g。

【心悟】朱大师认为，慢性肾衰竭，肾虚为本，湿热、水毒、浊瘀为标。尤其在尿毒症阶段，更不能只治本，不治标。因此时血尿素氮和肌酐指标明显升高，这是观察尿毒症轻重的重要标志，所以降低血尿素氮和肌酐为治疗本病的关键。在温肾、补肾的同时，必须配合化湿热、利水毒、泄浊瘀之品，才能降低血尿素氮和肌酐，而有利于危机的逆转。清热解毒、活血化瘀法有抑菌抗感染、改善微循环、解除肾小动脉痉挛、增加肾血流量、抑制或减轻变态反应性损害等作用。

在肾衰竭的尿毒症阶段，由于血尿素氮和肌酐持续升高，浊阴上干，出现频繁呕吐，症情危笃，服药困难。采取中药保留灌肠，是一种有效的措施，也可以说是"中药肠道透析法"。部分药液可在结肠内吸收，部分则直接发挥作用，它对呕吐、厌食、乏力、血压升高及防止感染与出血，有明显作用；并可降低血尿素氮和肌酐，使此等毒性物质从肠道排出；还可降低血钾，减轻肾周围水肿，改善肾血流量，有利于肾功能之恢复，促使病情好转。灌肠方由清泻、解毒、化瘀之品组成。

朱大师认为，慢性肾炎由于病程较长，体气亏虚，在治疗好转的情况下，必须继续治疗，以期巩固，切不可停药过早。在病情稳定后，应长期服用丸剂以巩固疗效，偏阴虚者可选六味地黄丸，偏阳虚者则用金匮肾气丸。而冬虫夏草不仅可以巩固疗效，而且有改善肾功能及提高细胞免疫功能的作用，对血尿素氮和肌酐均有降低作用，同时对其以外的中分子代谢产物可起到某种调节作用，是治疗重度慢性肾炎和巩固疗效之佳品。每日用 1g 煎汤，连渣服用，或研末胶囊装盛，每日 4 粒。

同时，慢性肾炎患者在康复期间要注意生活多样化、节律化，静中寓动，在体力许可的情况下，做些户外活动，以适应时令变化，避免呼吸道感染，以免诱发宿疾；在饮食方面要以清补为主，不宜食用辛辣刺激以及含盐分过高的饮食，这对配合药物治疗的作用是不可低估的。

骨髓瘤并肾衰方（周仲瑛）

【组成】炙鳖甲（先煎）15g，生地黄 15g，炙龟甲（先煎）15g，火麻仁 15g，鬼箭羽 15g，山茱萸 10g，当归 10g，炒白芍 10g，炙女贞子 10g，墨旱莲 10g，制黄精 10g，牡丹皮 10g，泽兰 10g，泽泻 10g，六月雪 25g，土茯苓 30g，黄芪 20g，土鳖虫 5g，熟大黄 5g，炙甘草 3g。

【用法】水煎，每日 1 剂，分 2 次服。

【功效】益气养阴，健脾和胃。

【主治】骨髓瘤并肾衰。

【心悟】此病病位主在肝肾，病机为肾虚伏毒，痰瘀互结，酿生湿浊。药用黄芪补气；炙鳖甲、炙龟甲、制黄精滋阴；女贞子、墨旱莲、山茱萸养肝肾之阴；炒白芍、甘草酸甘化阴，兼以柔肝；生地黄、牡丹皮养阴清热；当归养血活血；土鳖虫、鬼箭羽活血通络；泽兰、泽泻活血利水；六月雪、土茯苓解毒泄浊；火麻仁、熟大黄润肠通腑泄浊。其中鳖甲滋阴软坚散结，为周大师临床常用的抗癌药，但舌苔厚腻、湿困中焦者一般不用，以免助湿碍胃。黄芪、黄精为放化疗患者所常用，能够提高机体免疫功能，改善体质。熟大黄、六月雪、土茯苓、鬼箭羽为针对慢性肾衰"湿热瘀毒"而治。

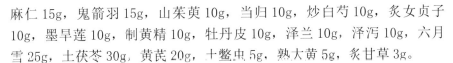

参考文献

[1] 张佩青. 张琪教授辨治慢性肾病的经验（一）[J]. 中国临床医生，2000，28(2)：22-25

[2] 徐大基，林启展，陈彩凤. 张琪教授"保元降浊八法"治疗慢性肾衰的学术思想探讨 [J]. 福建中医药，2004，35(2)：3-4

[3] 徐大基，林启展，陈彩凤. 张琪教授治疗慢性肾衰的组方思路考释 [J]. 中医药学刊，2004，22(6)：976-978

[4] 张佩青. 国医大师临床经验实录：国医大师张琪 [M]. 北京：中国医药科技出版社，2011：140

[5] 邓铁涛. 邓铁涛临床经验辑要 [M]. 北京：中国医药科技出版社，1998：222

[6] 朱良春. 国医大师临床经验实录：国医大师朱良春 [M]. 北京：中国医药科技出版社，2011：142-144

[7] 盛梅笑. 国医大师周仲瑛治疗慢性肾衰案例辨析 [J]. 新中医，2014，46(11)：241-242

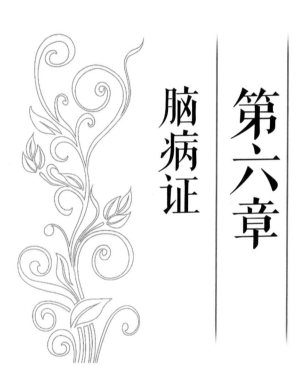

第六章 脑病证

第一节　脑震荡

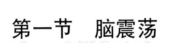

自拟补脑汤（李振华）

【组成】当归 10g，川芎 10g，赤芍 12g，熟地黄 15g，蒸何首乌 20g，山茱萸 15g，枸杞子 15g，石菖蒲 10g，酸枣仁 15g，丹参 15g，菊花 12g，细辛 5g，甘草 3g。

【用法】水煎服，每日 1 剂，分 2 次服。

【功效】养血活血，补肾宁心。

【主治】外伤头痛之脑震荡后遗症（后期调养）。

【心悟】方中当归、川芎、赤芍、丹参活血化瘀，石菖蒲、细辛、菊花透窍散瘀止痛；熟地黄、山茱萸、枸杞子、酸枣仁、蒸何首乌滋肾补脑、养血安神。

凉血通络汤（刘祖贻）

【组成】生地黄 12g，牡丹皮 10g，地骨皮 12g，白芍 12g，女贞子 15g，丹参 15g，蒲黄 15g，川芎 10g，全蝎 5g，钩藤 10g，山楂 12g。

【用法】水煎服，每日 1 剂，早、晚分服。

【功效】活血凉血。

【加减】头痛甚者，加醋延胡索、川牛膝以活血止痛；眩晕恶心者，加半夏、陈皮以和胃降逆；失眠多梦，加酸枣仁、首乌藤、龙骨、牡蛎以重镇安神；大便秘结者，加决明子以润肠通便。

【主治】脑震荡早期瘀血初聚，壅遏化热，常见头痛，夜间潮热，或头部烘热，时盗汗烦躁，口干苦，尿黄便干，舌暗红，苔少，脉弦细数。

【心悟】生地黄清热生津，凉血止血；牡丹皮清热凉血，活血散瘀；地骨皮凉血除蒸，清肺降火；白芍养血调经，敛阴止汗；女贞子补益肝肾，明目，清虚热；丹参活血化瘀，清心除烦，凉血消痈；蒲黄止血，化瘀；川芎活血祛瘀；全蝎善行走窜；钩藤性凉，具有清热之效。诸药合用，共奏活血凉血之效。

黄参通络汤（刘祖贻）

【组成】丹参 15g，蒲黄 15g，川芎 10g，全蝎 5g，延胡索 10g，黄芪 30g，山楂 10g。

【用法】水煎服，每日 1 剂，早、晚分服。

【功效】活血通络。

【主治】脑震荡中期。症见头痛而胀，或头部刺痛，目胀，失眠，舌质暗，苔薄白，脉弦。

【加减】彻夜不寐，加生龙骨、生牡蛎、磁石、酸枣仁、首乌藤以重镇安神；恶心欲呕，加半夏、陈皮以和胃降逆；嗜睡，加石菖蒲、郁金、远志以开窍醒神；大便秘结，加女贞子、决明子以润肠通便；夜尿频繁，加山茱萸、益智仁以补肾缩尿；记忆力减退，加沙苑子、枸杞子以补肾填精。

【心悟】脑震荡中期热得宣泄，独留其瘀，瘀血阻滞脑络，动扰脑神。方中丹参活血化瘀、清心除烦、凉血消痈，蒲黄止血化瘀，川芎活血祛瘀，全蝎活血化瘀，延胡索活血散瘀，黄芪补气益气，山楂行气散瘀、健胃降脂，易于药物的吸收。诸药合用，共奏活血通络之效。

益肾通络汤（刘祖贻）

【组成】淫羊藿 15g，枸杞子 10g，山茱萸 10g，沙苑子 10g，丹参 15g，蒲黄 15g，川芎 10g，山楂 10g。

【用法】水煎服，每日 1 剂，早、晚分服。

【功效】补肾活血。

【主治】脑震荡后期。症见头昏沉而痛，或空痛，记忆力下降，耳鸣，腰酸足软，舌淡暗，苔薄，脉细弦。

【加减】头痛甚者，加全蝎、醋延胡索以活血止痛；失眠多梦，加酸枣仁、首乌藤、龙骨、牡蛎以安神；神疲气少，加黄芪、葛根以益气升阳；纳少脘胀，加佛手、麦芽以理气助化；夜尿多，加仙茅、巴戟天、益智仁以温肾缩尿；头目作胀，烦躁，脉弦，加天麻、钩藤以平肝。

【心悟】脑震荡后期瘀久伤正，由实转虚，虚实夹杂。方中淫羊藿补肾壮阳，祛风除湿，强健筋骨；枸杞子补肾益精、养肝明目、补血安神、生津止渴，治肝肾阴亏、腰膝酸软、头晕、目眩、目昏多泪、虚劳咳嗽、消渴、遗精；山茱萸补益肝肾、涩精固脱，用于眩晕耳鸣、腰膝酸痛、阳痿遗精、遗尿尿频；沙苑子补肾固精、清肝明目之效，主治腰膝酸痛、遗精早泄、遗尿、尿频；丹参活血祛瘀，凉血消痈，养血安神；蒲黄活血消瘀，清利通络；川芎活血行气，祛风止痛；山楂消食健脾。诸药合用，共奏补肾活血之功。

参考文献

[1] 谢海青. 李振华教授治疗脑震荡后遗症验案两则 [J]. 中国医药指南，2008(23)：366-367

[2] 邓铁涛. 名师高徒：第三届著名中医药专家学术传承高层论坛选粹 [M]. 北京：中国中医药出版社，2008：335-336

第二节　脑萎缩

阴虚血瘀汤（刘祖贻）

【组成】生地黄 12g，枸杞子 10g，女贞子 15g，丹参 15g，蒲黄 15g，当归 10g，山楂 10g。

【用法】水煎服，每日 1 剂，早、晚分服。

【功效】滋肾通络。

【主治】脑萎缩。

【加减】颈胀者加葛根；震颤者，加龟甲、鳖甲、龙骨、牡蛎；痴呆者，加菖蒲、郁金；失眠多梦者加酸枣仁、首乌藤、龙骨、牡蛎；纳少加麦芽、鸡内金；恶心加半夏、陈皮；大便干结加女贞子、决明子；头痛明显者，加复方黄参片（由黄芪、丹参、红花、全蝎等组成），每次 10 片，每日 3 次。

【心悟】刘大师擅从肝、肾、血瘀辨证治疗脑萎缩。认为此病的病理基础是肾虚血瘀，肾虚津气不能上承，脑髓空虚，加之人体年龄增大，气血失调，日渐形成瘀血，瘀血阻于脑络，故而导致本病。其治疗宜以补肾活血为主，单纯平肝或活血，均只为权宜之计，在风阳平熄、血脉稍畅之后，则宜改用补肾活血法巩固疗效。

益智胶囊（陈可冀）

【组成】西洋参 10g，枸杞子 15g，郁金 10g，川芎 10g，香附 10g，天麻 10g，石菖蒲 10g 等。

【用法】每粒胶囊 0.5g，每次 4 粒，每日 3 次，口服，1 个月为 1 个疗程。

【功效】补肾填精，解郁通窍

【主治】治疗老年血管性痴呆。

【心悟】血管性痴呆是老年期常见痴呆的一种，属现代医学病名，中医学虽然无此病名，但其证因脉治与"呆症"和"健忘"相当。自明代张景岳在《景岳全书·杂证谟》中对本病的病因病机和证治有了较为详细论述之后，历代医家对本病的认识不断深入。大抵本病病因是因久病气血亏损，心神失养，或因年迈肝肾不足，髓海空虚所致，或因高年之人，脾气不足，水湿运化失司，湿浊内蕴而成痰，蒙闭清窍，神明不明；或气血不足，血脉不畅；或血瘀气滞，脏腑生化之气血不能上荣于脑，"脑为元神之府"，脑海不充，心神失养，导致此病。所以，本病病位在脑，与心、肾、肝、脾等脏腑有关。

益智胶囊是陈大师经验方，方中枸杞子和西洋参气阴双补，补肾益精以治其本；天麻、石菖蒲化痰熄风醒神开窍；郁金、川芎活血化瘀，香附解郁行气，气行血行。全方标本兼治，扶正祛邪，共取补肾填精、解郁通窍、益智安神、豁痰活血之效。

参考文献

[1] 崔应珉.中华名医名方薪传：脑病 [M].郑州：河南医科大学出版社，1997：106

[2] 陈楷，陈可冀，周文泉，等.益智胶囊治疗老年血管性痴呆临床研究 [J].中国中西医结合杂志，1997，17(7)：393–397

第三节　中　风

清脑通络汤（张学文）

【组成】决明子30g，磁石（先煎）30g，豨莶草30g，川芎12g，菊花12g，赤芍10g，地龙10g，山楂15g，丹参15g，葛根15g，川牛膝15g，水蛭6g。

【用法】水煎服。

【功效】清脑降压，活血通络。

【主治】中风先兆。症见头痛，头昏，眩晕，耳鸣，肢体麻木，手足逐渐不利，疲乏无力，舌质淡紫，舌下静脉瘀阻，脉弦细。

【加减】如见肝肾不足者，加山萸萸、杜仲、桑寄生；语言迟钝者，加胆南星、石菖蒲、郁金、天竺黄；胸闷胸痛者，加瓜蒌、薤白、三七；肢体不利者，加鸡血藤、威灵仙；高血压导致的心脏病，也可在原方基础上加瓜蒌、薤白、三七。

【心悟】方中决明子、菊花专清肝脑之热；水蛭、川芎、赤芍、山楂、丹参化心脑之瘀；磁石平肝阳之亢；川牛膝补肝肾之虚；地龙、稀莶草通络降压；同时决明子、山楂兼降血脂，软化血管。

通脉舒络汤（张学文）

【组成】黄芪30g，红花10g，川芎10g，地龙15g，川牛膝15g，丹参30g，桂枝6g，山楂30g。

【用法】水煎服。

【功效】益气活血，通脉舒络，排滞荡邪，祛瘀生新。

【主治】偏于气虚血瘀之中风、痹证者。

【加减】意识、语言障碍明显，属气郁或痰湿内阻者，加郁金12g，石菖蒲10g，法半夏10g，茯苓15g；语言障碍，吞咽困难者，原方去桂枝，加胆南星10g，郁金10g，天竺黄10g；头痛甚者，去桂枝、红花，加僵蚕10g，菊花15g；眩晕明显，属肝阳上亢者，去桂枝、川芎、黄芪，加珍珠母（先煎）30g，茺蔚子10g，天麻10g；纳呆胸闷，舌苔白腻，湿浊明显者，加白术10g，茯苓10g，薏苡仁20g或藿香10g，佩兰10g；呕吐者，加竹茹10g，姜半夏10g；便秘，口臭者，加大黄（后下）12g；抽搐者，去桂枝，加僵蚕10g，钩藤10g。

【心悟】本方是由清代王清任之补阳还五汤加减而成。方中重用黄芪补气；川芎为血中气药，通行血海；红花活血祛瘀行滞；地龙走窜，入络别邪，熄风止痉；川牛膝活血通络，引血下行，走而能补，兼滋肝肾；丹参功似"四物"，善活血凉血，养血益心，祛瘀生新，安神定志；桂枝通阳化气；山楂入血分。该方能补能攻，能上能下，且寒温并施，可防辛温走窜之品伤及阴血，共奏益气活血，通脉舒络，祛瘀生新之功。特别是山楂，既可活血散瘀，又可消解诸药之腻，健脾和胃。

脑窍通方（张学文）

【组成】丹参15～30g，川芎10～12g，赤芍10～12g，桃仁10～15g，红花10～15g，益母草15～30g，川牛膝10～15g，茯苓15～24g，麝香（冲服）0.1～0.2g（缺麝香时可用白芷10～12g及冰片0.1～0.2g冲服代替），血琥珀6～10g。

【用法】水煎服。

【功效】通窍活血利水。

【主治】脑出血或其他脑外伤，热病所致之颅脑水肿、颅内高压、神志昏迷或小儿脑积水以及脑肿瘤等颅脑水瘀证。

【加减】兼阴亏者，加白茅根 30～50g，利水而不伤阴，且有益肾止血之功；痰涎壅盛者，加竹沥水 20～40mL，胆南星 10～12g，天竺黄 10～15g 以涤痰开窍；血压增高且见躁扰不宁，面色红赤者，加灵磁石（先煎）30～40g，钩藤（后下）10～15g，天麻 10～15g，羚羊角（另煎兑取）3～6g 以平肝潜阳；脑水肿严重者加大益母草、茯苓、川牛膝用量以增强活血利水之功效；如有便滞或便秘者加适量生大黄以加强泄下排毒，活血止血作用；对于出血性中风病急性期或伴有脑水肿者，宜将麝香易为石菖蒲 10～12g，以防麝香辛香走窜迫血太过，再加三七粉（冲服）3～4g，水蛭 6～9g 以行血止血；对于缺血性中风病，无论是急性期或恢复期均可用本方稍事加减，若脉象沉缓无力者兼有气血虚弱之象，宜加黄芪 20～40g，鸡血藤 15～30g 以益气养血通络；对于中风后遗症伴有脑萎缩、脑积水或老年性痴呆者，因其水瘀互阻脑窍日久，已使脑髓不足，宜酌加益肾填补精髓之品，如鹿角胶（烊化）6～9g，桑寄生 15～30g，山茱萸 10～15g，鹿衔草 30g 等；小儿解颅病（脑积水），如因其先天禀赋不足，水瘀互阻脑窍发病，原方宜加鹿角胶（烊化）6～9g，桂枝 6～10g，石菖蒲 6～10g，淡黄酒 30～50mL 为引，以增强化瘀利水，通阳开窍之效；对于颅脑外伤所致的颅内血肿或继发性颅内高压症，以及脑外伤所致的脑积水，原方宜加三七（冲服）3～4g，水蛭粉（冲服）0.5～1g，苏木 10～12g，炮穿山甲 6～10g 以增强活血破瘀之效；对于顽固性头痛、癫痫、脑肿瘤等症均可由此方随证加僵蚕、全蝎、蜈蚣等虫类药物以入络剔邪，祛风化痰，散结止痛，常能取得较好效果。

【心悟】此方在通窍活血汤基础上，加入丹参以增强活血化瘀之功，加茯苓、益母草以利水活血化浊，加川牛膝以补肾，活血利水，且引血下行。诸药借麝香走窜之力，共奏醒脑通窍，活血利水，升清降浊之功。该方药引用白酒、黄酒、生姜、大枣，不可忽视。

秦艽牵正汤（邓铁涛）

【组成】秦艽 15g，白芍 15g，茯苓 15g，川芎 10g，当归 10g，白附子 10g，僵蚕 10g，全蝎 10g，羌活 10g，生地黄 18g，防风 6g，白术 12g。

【用法】每日 1 剂。头煎加水 400mL，煎 30 分钟，取汁 150mL；二煎加水 300mL，煎 30 分钟，取汁 150mL。两煎混合，分 2 次服。2 周为 1 疗程。治疗总疗程为 4 周。

【功效】养血祛风通络。

【主治】中风之络脉空虚、风痰阻络证，以猝然昏扑、语言障碍、口眼㖞斜、半身不遂为主症者。

【加减】脾气虚者加党参；失语者加石菖蒲；兼热者加生石膏、黄芩；痰多者，去生地黄，加胆南星；血虚者，加熟地黄、鸡血藤；失眠多梦者加首乌藤、酸枣仁。

【心悟】秦艽、防风、羌活等药物祛风；当归、生地黄、白芍、川芎（四物汤）养血；僵蚕、白附子通络化痰。诸药合用则具有养血祛风之功。正合古人"治风先治血，血行风自灭"之旨。对于络脉空虚、风袭入于络脉而致者，效果较为理想，可加速改善机体的功能状态，提高治疗效果。

自拟脑梗死方（任继学）

【组成】炒水蛭 5g，虻虫 5g，地龙 5g，豨莶草 30g，赤芍 15g，胆南星 5g，法半夏 15g，瓜蒌 30g，丹参 15g，白薇 15g，酒大黄 5g。

【用法】水煎服，每日 1 剂。

【功效】活血化瘀，化痰通络。

【主治】风痰瘀血，闭阻脉络之缺血性中风。

【心悟】纵观任大师治此证，可知其痰热瘀三因夹杂是其病机关键。由于痰瘀壅滞脉络，循经上犯于脑，清窍失利，脑脉绌急，而病发本证。治宜逐瘀化痰泄热并举，因此任大师采用了以下五法以祛其疾：①清热化痰，通经活络。痰热与作祟，上犯脑窍，窍络失和，脑脉绌急，而病发本证。治宜清其热、化其痰、逐其瘀。方中首先配用了全瓜蒌、半夏、胆南星这三味药物。方中瓜蒌归经肺、胃、大肠经，其甘苦而寒，体滑而润，能清热宣肺、润燥通便、降浊祛痰、利膈宽胸，为治痰要药；且苦寒泄热，宣通胸阳，能开胸除痹、利气导痰、清热解毒、散结消肿，故在方中具有清热化痰，开胸散结之功。胆南星味苦性凉，归经肺、脾、肝三经，有清热化痰，熄风定惊的作用，化痰而不温，熄风而不燥。半夏味辛温，归经脾、胃、肺，其辛散温通，开泄滑利，可运脾祛湿、涤痰除垢、消痞散结、通络利窍。三药相伍，寒温同用，降通并施。清化而不寒凉，通利而不耗散。热清痰祛瘀消，诸症自解。②活血祛瘀，通经活络。由于瘀血阻络，脑脉绌急是病机关键。方中又配用了水蛭、虻虫、地龙三味药物。水蛭味咸苦性平，归经肝、膀胱，水蛭性缓善入，可破瘀血、通经络、攻癥积。《本草汇言》说："水蛭逐恶血、散瘀血之要药也。"《本草经百种录》说："凡人身瘀血方阻，尚有生气者易治，阻之久，则无生气而难治。盖血既离经，与正气全不相属，投入轻药，则拒而不纳，药过峻，又反能伤未败之血，故治之极难。水蛭最喜欢食人之血，而性又迟缓善入，迟缓则生血不伤，善入则坚积易破，借其力以攻积久之滞，自有利而无害也。"蛀虫味苦性寒，归经入肝，本品性急善破，能破积血、逐宿血、消癥积、通经脉。《神农本草经》说："逐瘀血、破血积坚痞、癥瘕寒热、通血利脉及九窍。"地龙味咸性寒，归经肝、肺、肾，本品大寒，其性下行，能清热泻火，为凉血清热佳品，且善行走窜，入血分，通血脉，消瘀滞，清脑窍。三味相伍，活血逐瘀、破坚消积、通经活络、醒脑利窍，功专效宏，急缓相宜。瘀去络通，脑脉和畅，清窍通利，诸症自平。③凉血活血，清中寓养。由于本病证虽痰热瘀三因夹杂，但侧重在瘀热，而瘀热内积，又可耗血损津伤阴，方中又配用了赤芍、丹参、白薇这三味药物。赤药味苦性寒，归经入肝，本品寒能清热，苦主降泄，一可清肝泻火，凉血祛湿；二可活血通脉，破坚去积。丹参味苦性微寒，归经心、肝，本品降而行血，善入血分，一可活血通经，祛瘀生新；二可凉血清心，安神定志。白薇味苦咸性寒，归经肝、胃，本品善清血热，益阴除热，味虽苦而不燥，气虽寒而不凉，清热而不伤阴液，凉血而不劫阴精。三药相伍，凉中有活，凉血而不助瘀，清中有养，清热而不损阴。瘀去热清，络通脉畅，清窍空旷，其病自除。④祛风除湿，通经活络。本病一旦发生，病情稳定后尤其是出现偏瘫症状后，调治时贵在百络通畅，气血和顺。方中又配用豨莶草，其味辛苦性寒，归经肝、肾，具走窜开泄之性，作用峻猛，能祛风湿、调血脉、通经络、利关节。现代药理研究证明，本品对心脑血管系统具有降压、舒张血管、抗血栓形成、改善微循环等作用。故任大师在方中用量较重。如此配伍，即刻起祛风通络，清热解毒之功，又可使经络通达、百脉畅利，有助于药物直达病所，故在方中奏功独胜。⑤润通腑气，泄热排瘀。由于病机中有瘀热在里，表象中见大便秘结等腑实之证，治宜顺通腑气，清泄热结。故任大师在方中配伍了大黄这味药物，本品大苦大寒，气味重浊，直降下行，走而不守，能通积滞，攻下结热，为常用的泄热通便药。方中未用生大黄而用了酒大黄，且只用到5g之轻量，其用药之精，取量之细，足资借鉴。

涤痰方加味（李今庸）

【组成】竹茹12g，制天南星10g，制半夏10g，陈皮10g，炒枳实10g，白僵蚕10g，甘草8g，石菖蒲10g，远志8g，茯苓10g，党参10g。

【用法】上11味，以适量水煎药，汤成去渣取汁温服，每日2次。

【功效】开窍化痰、健脾益气。

【主治】中风醒后，半身不遂有重著感，口眼㖞斜，语言不利，头昏，肢体乏力，唾痰，脉虚。

【心悟】中气虚弱，气不能周，身体偏有所虚。风痰乘之，偏客于身半，经络阻塞，无以为养，故半身不遂有重著感，而口眼㖞斜。《灵枢·经脉篇》说："手少阴之别，名曰通里，去腕一寸半（'半'字衍），别而上行，循经入于心中，系舌本。"痰浊阻络，心气不得上通于舌，故语言不利。气虚不能充养形体，故脉虚、头昏、肢体乏力。气虚运行不畅，郁而生痰，故见唾痰。乃气虚不运，风痰内阻，治宜开窍化痰、健脾益气，方用涤痰汤加味。

方中用制天南星、制半夏、陈皮燥湿化痰；竹茹、白僵蚕通经络，祛风痰；石菖蒲、远志开窍利痰；炒枳实行气，以助诸药之祛痰；茯苓渗湿，以除生痰之源；党参补脾益气，甘草调和诸药，共奏益气祛痰、开窍通经之效。

脑梗死方（中风方）（刘志明）

【组方】当归12g，赤芍12g，川芎9g，桑寄生15g，牛膝9g，首乌藤12g，钩藤12g，菊花12g，酸枣仁6g，石决明30g，黄芩9g，石菖蒲9g，黄芪18g。

【用法】水煎服。

【功效】滋肾平肝，活血通络。

【主治】肾虚肝阳上亢，血瘀阻络引起的高血压病、脑梗死。症见头晕，头胀痛，言语不利，口唇麻木，肢体活动不利，反应迟钝，大便干结，舌苔薄黄，脉象弦数等。

【心悟】盖中风一病，多由"精血衰耗，水不涵木"而致，为老年肾亏之常发病。本病以肾虚为本，风、火、痰、瘀为标。初起以左半身不遂，言语不利，头胀痛，以标急为主，故取牛膝引血下行，助当归、桑寄生补益肝肾，取钩藤、菊花、石决明、地龙、黄芩平肝熄风；取当归、黄芪、川芎、赤芍、首乌藤，养血补气行血，平肝通络，取"血行风自灭"之意；石菖蒲、远志化痰开窍。全方性味平缓，气血阴阳标本兼顾，补通并用，补而不腻，静中有动，故取效甚著。

参考文献

[1] 符文彬，孙景波.张学文教授从肝论治脑病经验介绍[J].新中医，2004，36(5)：14-15

[2] 邵文彬，朱丽红，张学文.张学文教授脑病验方集锦[J].中华中医药学刊，2005，

23(10)：1767-1768

[3]孙景波，华荣，符文彬.张学文教授从颅脑水瘀论治疑难脑病经验[J].中国中医急症，2006，15(6)：628-631

[4]谢夏阳.运用邓铁涛教授秦艽牵正汤治疗中风124例[J].内蒙古中医药，2014，33(26)：99-100

[5]高尚社.国医大师任继学教授治疗脑梗死验案赏析[J].中国中医药现代远程教育，2013，11（10）：8-10

[6]李今庸.李今庸医学选集[M].北京：中国医药科技出版社，2004：164

[7]张昱，张问渠.老年病中医治疗学[M].北京：科学技术文献出版社，2000：633-634

第七章 肢体经络病证

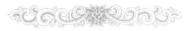

第一节 痹 证

温经蠲痛汤（朱良春）

【组成】当归10g，熟地黄15g，淫羊藿15g，川桂枝10g，乌梢蛇10g，鹿衔草30g，制川乌10g，甘草5g。

【用法】水煎服。

【功效】益气血，补肾督，逐邪温经，散寒除湿。

【主治】虚痹者。

【加减】风胜者加钻地风30g；湿胜者加苍术10g，白术10g，生薏苡仁15g，熟薏苡仁15g；关节肿胀明显者加白芥子10g，穿山甲10g，泽泻30g，泽兰30g；寒胜者制川乌加至20g，制草乌10～20g，并加制附片10～15g；痛剧加炙全蝎（研粉吞服）3g，或炙蜈蚣1～2条；刺痛者加地鳖虫10g，三七粉3g，延胡索30g；体虚者淫羊藿加至20～30g，并加菟丝子30g；气血两亏者，黄芪、党参也可以用。

【心悟】朱大师认为，痹证的治疗原则，不外寒者温之，热者清之，留者去之，虚者补之。如初起或病程不长，患者全面状况尚好者，风寒湿痹，自以温散、温通为正治，湿热痹则以清热利湿为主。久病则邪未去而正已伤，故其证多错综复杂。久病多虚，而久病亦多痰瘀、寒湿、湿热互结，且古人还有"久痛入络"之说，如此则邪正混淆，胶着难解，不易取效。对此，朱大师认为应当通盘考虑，总之以攻不伤正、补不碍邪为基本指导思想。张介宾说："痹证大抵因虚者多，因寒者多，惟气不足，故风寒得以入之；惟阴邪留滞，故筋脉为之不利，此痹之大端也。"痹证之形成，与正气亏虚密切相关，即其初起，也要充分顾护正气。一般不用防风汤、羌活胜湿汤之类，自拟温经蠲痛汤。若病久失治，阴阳气血亏损，病邪深入经隧骨骱，正气既已不足，诸邪混杂，更难别除，致筋骨损害，疼痛持续，正如金代以攻逐著称于世的张子和所说"虽遇良医，亦不能善图"了。此际应当扶正与逐邪并重，扶正不仅着眼于气血，更要考虑督脉与肾，盖肾主骨，而督脉总督一身之阳也。常用黄芪、当归补气血；淫羊藿、鹿角片、地黄、蜂房补肾督；逐邪则多用全蝎、蜈蚣、水蛭、地鳖虫之类虫蚁搜剔之品，配合川乌、桂枝之温经散寒；苍术、薏苡仁、萆薢之健脾除湿。俾正气充足，邪无容身之所，则阳得以运，气得以煦，血得以行，而顽疾斯愈矣。

益肾蠲痹丸（朱良春）

【组成】生地黄 15g，熟地黄 15g，当归 10g，淫羊藿 15g，全蝎 9g，蜈蚣 1 条，蜂房 10g，骨碎补 10g，地龙 9g，乌梢蛇 10g，延胡索 20g。

【用法】温开水冲服。

【功效】温补肾阳，益肾壮督，搜风剔邪，蠲痹通络。

【主治】症见恶寒，关节疼痛、肿大，屈伸不利，肌肉疼痛、瘦削或僵硬、畸形的顽痹，即类风湿关节炎者。

【心悟】朱大师认为，类风湿关节炎相似于《金匮要略》之历节病、宋代《太平圣惠方》之顽痹，以其症情顽缠，久治难愈，绝非一般祛风、燥湿、散寒、通络之品所能奏效。并认为顽痹具有久痛多瘀、久痛入络、多痛多虚及久必及肾的特点。同时患者有阳气先虚的因素，病邪遂乘虚袭踞经隧，气血为邪所阻，壅滞经脉，留滞于内，深入骨骱，胶着不去，痰瘀交阻，凝涩不通，邪正混淆，如油入面，肿痛以作。故治颇棘手，不易速效。通过长期实践，明确认识到，此证久治不愈者，既有正虚的一面，又有邪实的一面，且其病变在骨质，骨为肾所主，故确定益肾壮督以治其本，蠲痹通络以治其标。组方用药时，又根据虫类药"搜剔钻透驱邪"的特性，集中使用之，有协同加强之功。故益肾蠲痹丸的立方，除选草木之品以补肾培本之外，又借虫类血肉有情之品搜风逐邪，散瘀涤痰，标本兼顾。

清热利湿除痹方（刘柏龄）

【组成】忍冬藤 50g，薏苡仁 30g，土茯苓 30g，败酱草 30g，车前子（包煎）30g，蚕沙 15g，虎杖 15g，延胡索 15g，刘寄奴 15g，苍术 15g，赤芍 15g，黄柏 15g，玄参 15g。

【用法】水煎服，每日 1 剂，早、晚分服，以 1 周为 1 疗程。

【功效】清热利湿止痛。

【主治】急性痛风性关节炎。

【心悟】方中以土茯苓、车前子利湿解毒消肿，忍冬藤、薏苡仁、败酱草清热解毒，黄柏清下焦湿热，苍术健脾除湿，可减轻局部炎症反应，缓解关节肿痛，蚕沙祛风和中化湿，虎杖、刘寄奴、赤芍、玄参清热凉血化瘀，延胡索活血止痛。诸药合用，共奏清热除湿，利关节消肿止痛之功，使病瘥解除，关节滑利。现代药理学研究认为黄柏、土茯苓、薏苡仁、车前子等清热泻浊、健脾利湿药，多具有抗炎、解热、镇痛作用，还能增强肾血流量或增加尿量而促进尿酸排泄，其中薏苡仁与黄柏配合时，效用有增强趋势。

痛风急性发作患者，大多有过食膏粱厚味之诱因，致以湿热内蕴，侵袭筋络，邪郁化热而致肿痛，湿热凝而成痰，流窜为患，发为本病。痛风，病性以邪实为主，疼痛表现明显，故临床上应突出攻邪止痛，采取清热利湿除痹之法，采用一些清热力较强的中药，配合祛风湿及活血之品，取通则不痛之效。高尿酸血症是痛风性关节炎的重要病理基础，降低血尿酸是治疗痛风的关键。西医使用别嘌醇、促尿酸排泄药、碳酸氢钠等，既减少尿酸合成，又碱化尿液、促进尿酸排出。而中医理论认为，此乃浊邪积于体内，故应利湿泻浊，通利二便，使邪有出路。同时，合理饮食是防治痛风性关节炎的重要环节，低嘌呤饮食可限制高尿酸血症，由于血尿酸在正常情况下大部分由肾脏排出，因此多饮水可促进尿酸的排泄。

薛氏 4 号方（李士懋）

【组成】鲜地龙 15g，秦艽 10g，威灵仙 10g，滑石 15g，苍耳子 10g，丝瓜藤 10g，海风藤 18g，酒炒黄连 10g。

【用法】水煎服，每日 1 剂，早、晚分服。

【功效】清热利湿，疏经通络。

【主治】湿热侵淫经络脉之痹病。

【加减】病变在上肢者加桑枝、姜黄、葛根等引药上达；病变在下肢者加牛膝、海桐皮等引药下行；湿重者加苍术、蚕沙、萆薢等化湿通经；热重者加薏苡仁、防己等清利湿热；痛重者加蜈蚣、全蝎、乌蛇等通经止痛。

【心悟】方中以地龙为君，其性味咸、寒，主归肝、脾、膀胱经，善行走窜，且其性偏寒，熄风止痉、通络止痛，为治疗痹证首选之药。臣以秦艽、威灵仙祛湿通经止痛，秦艽为风家润药，《本草正义》说："盖秦艽既能外行于关节，亦能内达于下焦，故宣通诸府，引导湿热，直走二阴而出，昔人每谓秦艽为风家润药，其意指此。"威灵仙善于祛风通经络。《药品化义》曰："能升能降，走而不守，宣通十二经络，凡痰湿壅滞经络而形成的骨节疼痛或肿，或麻木，用此疏通经络壅滞之血滞、痰瘀，便能消散。因其性凉又微苦，对风湿之邪郁遏日久化热者亦相宜。"佐以黄连、滑石清利湿热，湿热之生源于脾胃，故取一味黄连专清中焦之湿热；滑石可使湿热之邪从小便而去，正所谓"祛湿不利小便非其治也"。使以海风藤、丝瓜藤、苍耳子清化湿热、宣通脉络。其中苍耳子亦是祛风除湿之圣药，《本草备要》言其"上通脑顶，下行足膝，外达皮肤"，可见其辛散之性尤强。诸药合用清热祛湿，通络止痛。李大师将此方扩展应用于湿热侵淫经络脉遂之痹病，经几十年的临床验证，揣摩总结出该方"凭脉辨证"的标准，具体如下：

（1）脉：濡数，或濡滑数，或弦滑数，濡主湿盛，滑数主湿热，弦为风为气滞为痛，为经筋或痉或痛之象。然其脉必按之有力，方可辨为邪气实。切记以"脉沉取有力为邪气实，无力为正虚"作为脉诊纲要，如脉弦濡滑而无力者，当为虚看，不在此列。

（2）舌：典型为舌质红苔黄，或黄腻，亦可见正常，或淡红。湿热内蕴上蒸则舌红苔黄腻，湿热内蕴或流走他处，未得向上熏蒸，则舌质舌苔可表现正常，甚至表现为舌淡胖大的假寒之象。

（3）症状：凡湿热侵入经络脉遂，气血阻遏导致肌肉、筋骨、关节疼痛，或麻木、肿胀、肢挛、肢痿不用、肌僵、肌肉消烁、湿热转筋、痉搐、口眼㖞斜等，但见一症便是。其湿热在脏腑而不在经络脉遂，不表现以肢体经络肌肉为主的症状，反以脘腹胀满、胸满痞闷、呕恶不食、嗳腐便秘等症为主者，不在此列。

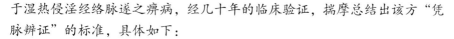

参考文献

[1] 朱良春.国医大师临床经验实录：国医大师朱良春[M].北京：中国医药科技出版社，2011：138-139，144-145

[2] 黄丹奇.急性痛风性关节炎的中药治疗[J].中国临床医生，2009，37(12)：57-58

[3] 王强，董亚川，孟云辉，等.李士懋凭脉巧用"薛氏4号方"的经验[J].江苏中医药，2010，42(06)：9-10

第二节 头 痛

钩蝎散（朱良春）

【组成】炙全蝎 9g，钩藤 9g，地龙 9g，紫河车 9g。

【用法】共研细末，分作 10 包，每次 1 包，每日 2 次。

【功效】清心热，平肝风，补气血，益肝肾。

【主治】偏头痛。

【心悟】朱大师认为，偏头痛的原因甚多，但均与肝阳偏亢，肝风上扰有关，每于季节变化，或辛劳、情志波动之际发作；患者痛眩呕吐，畏光怕烦，疲不能支，不仅发作时不能工作，久延屡发，亦影响脑力及视力。某些病证极为顽固，用一般药物殊无效果，而朱大师自组经验方"钩蝎散"，用后每获佳效。因为全蝎长于祛风平肝，解痉定痛，故取为主药；钩藤善于清心热、平肝风以为佐；"久痛多虚"，又配伍以补气血、益肝肾的紫河车，以标本兼顾。

加味选奇汤（邓铁涛）

【组成】防风9g，羌活9g，黄芩9g，甘草6g，白芍12g，白蒺藜12g，菊花9g。

【用法】水煎服。

【功效】祛风，清热，止痛。

【主治】头痛，偏头痛，眉棱骨痛，三叉神经痛。

【加减】阴虚明显者以磁朱丸（神曲120g，磁石60g，朱砂30g）与六味地黄丸以治之（日服磁朱丸以镇摄其亢阳，晚服六味地黄丸以滋其肾阴）；血瘀者加茺蔚子10g，牛膝15g，豨莶草15g，或用血府逐瘀汤。

【心悟】眉棱骨痛属内伤头痛范围，多与痰涎风热郁遏经络有关。选奇汤乃李东垣《兰室秘藏》为治眉骨痛不可忍所创之方，原方由炙甘草（夏月生用）、羌活、防风、黄芩组成。邓大师加减后用于治疗三叉神经痛效果甚好。对带状疱疹后遗神经痛等头面部疼痛也有良效。

温阳通络饮（路志正）

【组成】太子参15g，炙黄芪15g，熟地黄15g，炒白术12g，菟丝子12g，山药12g，当归12g，川芎9g，川附片（先煎）6g，细辛3g，蜈蚣3条。

【用法】水煎服，每日1剂。

【功效】温阳通络，温肾健脾，活血化瘀。

【主治】脾肾阳虚之头痛。

【心悟】本方体现了路大师的四大组方特点：①健脾益气，甘温助阳。脾胃为后天之本，气血生化之源。脾阳不足，统血无力，气虚气滞，血行不畅，脑络瘀阻，不通则痛。治宜健脾益气，甘温助阳以治其本，故路大师在方中首先选用了太子参、炙黄芪、炒白术三味药物。太子参味甘苦性平，归经脾肺，可补脾益肺，生津养阴；炙黄芪味甘性温，归经脾肺，本品味轻气浮，能益脾补肺，振奋元阳，健中州，升清阳，补肺气，行血脉，布精微，养脏腑，通血液，为补气升阳之良品。白术味甘苦性温，归经脾胃，本品甘缓苦燥，质润气香，能缓胃消谷，健脾胃，运精微，升清阳，补气血，养心神，长肌肉，为健脾补气之要药。三味相伍，共奏健脾益气，甘温助阳之功。脾气健，中阳足，气血畅，脑络通，其痛自止。②温壮肾阳，煦脉通络。肾寓元阳，有温煦五脏六腑，四肢百骸之能。肾阳不足，脾失温煦，以致脾肾阳虚，阳气不能上达清窍，脑络气血不畅，因而头痛绵绵。由于脾肾阳虚，阳气虽能应时运行，而浊阴蒙蔽，上注无力，故晨起头痛较重。而阳气白昼行于外而夜间入于阴，至夜阳入于阴，阳能制阴故至夜间九时虽不服药痛亦自止。治宜温肾壮阳，通络止痛。故路大师在方中配用了附片、菟丝子、细辛三味药物。附片味辛甘大热，归经心、脾、肾，本品气味俱厚，其性善走，既可回阳退阴，彻内彻外，内温脏腑骨髓，外暖筋肉肌肤，上益心脾阳气，下补命门真火，能追复散失之亡阳，峻补不足之元阳，又可补命门益先天之火以暖脾土，壮元阳助五脏阳气以散寒凝，通阳散结，祛寒止痛。菟丝子味甘辛微温，归经肝、肾，本品能补肝肾，助阳道，益精髓，为平补肝肾之要药。细辛味辛性温，归经肺、肝、肾，本品辛香浓烈，可上行，亦可横走，善开通结气，宣散郁滞。既可祛风邪、泄肺气、散寒邪、通鼻窍，又可上透巅顶、旁达百骸，散风邪、祛寒凝无处不到，宣络脉、通百节无微不至。三味相伍，共奏温壮肾阳，煦脉散寒，通络止痛之功，肾阳复，寒邪去，络脉通，气血畅，其痛自消。③阴中求阳，养血和营。根据精气互根理论，阳虚者阴液不足。阴血亏虚，脑络不能得以濡养，或血虚血滞，均可致阳气不宣，气血失和，脑络绌急而痛。故治宜活血养血，滋阴和营，阴中求阳。方中又配伍了当归、熟地黄、山药这三味药物。当归味甘辛微苦性温，归经肝、心、脾，本品气轻味浓，辛散通行，能走能守，可补可破，入心经可生阴化阳，养血活血；入脾经可布散精微，化生补血；入肝经可养血调肝，散瘀行滞，和血缓急，通络止痛。熟地黄味甘微苦性微温，本品质润滋腻，其性缓和，守而不走，一则养五脏，化阴血，调肝气，养心血，为血中之要药，补血通脉之佳品；二则补肾生精，封填脑髓，为补胃健脑之要药。山药味甘性平，归经肺、脾、肾，本品甘平和缓，不燥不腻，一可补中益气，健脾和胃；二可益气养阴，填精补髓；三可润肺生津，固精强阴。三药相伍，共奏健脾润肺，固肾填精，强阴益髓，滋阴化阳之功。阴虚阳复，气畅血和，脑络得濡，其痛自除。④虫蚁逐瘀，搜风通络。中医认为久病入络，名医叶天士《临证指南》说："如阳虚浊邪阻塞，气血瘀闭而为头痛者，用虫蚁搜逐血络，宣通阳气。"方中又配伍了蜈蚣、川芎这两味药物，蜈蚣味辛性温，归经入肝，本品辛温燥烈，走窜性猛，行表达里，无所不至，能搜风熄风，散瘀行滞、开痰散结，为熄风止痉，通络活络要药。川芎味辛性温，归经肝胆，本品温通走窜，味清气雄，走而不守，上行头目，旁达肌肤，性最疏通，善行血中之气滞，通行十二经脉。一则可开郁结、行气血、疏肝郁、调气机；二则可散寒湿、祛风气、解头风、疗头痛；三则可破瘀蓄、通血脉、散结气、消癥肿、止疼痛。二味相伍，共奏活血逐瘀，通经活络，搜风止痛之功。瘀去络通，风熄痉止，血脉和畅，脑络清利，其痛自愈。

路大师调治此证，辨证诊察入微，立法缜密严谨，配伍精妙绝伦，组方浑然天成。温阳之中寓存阴之意，滋阴之际含求阳之功；静补之中有通经之能，走窜之中现动补之风。全方正邪兼顾，阴阳相济，动静结合，用药肯綮，力专效宏。

郭氏头痛方（郭子光）

【组成】 川芎 20g，白芷 15g，羌活 15g，防风 15g，全蝎（水洗）10g，制胆南星（先煎 15 分钟）15g，白芍 30g，延胡索 20g，细辛 3～5g，黄芩 15g，甘草 5g，薄荷（后下）15g。

【用法】 水煎服，每日 1 剂，分 2 次服。

【功效】 养血活血。

【主治】 各种慢性头痛，包括各种神经血管性头痛，偏头痛等。

【心悟】 头痛多是风痰瘀滞，络道不利，不通则痛。风痰瘀久入络，非全蝎搜剔难奏其功，配以川芎活血，胆南星祛痰；而高巅之上唯风可及，故又配以羌活、防风、白芷、薄荷祛风，并引药直达巅顶；再配伍延胡索行血中之气，细辛温气中之寒，黄芩清上浮之火，兼制诸药辛温燥热之弊；芍药甘草柔肝缓急，诸药配合寒热虚实均可施用。古训"治风当治血，血行风自灭"。故本病最终当以养血活血收功。

补肾醒脑汤（阮士怡）

【组成】 炙鳖甲 20g，菊花 15g，川芎 10g，僵蚕 15g，石菖蒲 6g，何首乌 30g，女贞子 10g，墨旱莲 15g，山茱萸 20g，淫羊藿 6g，泽泻 20g。

【用法】 每日 1 剂，先煎炙鳖甲 20 分钟，次下群药再煮 2 次，每次 20 分钟。2 煎混合，分 2 次饭后服用。每次 200～300mL 均可。

【功效】 补肾散结，醒脑开窍。

【主治】 老年头晕，目眩，耳目不聪，肢体酸软，纳少神衰，智力昏愦以至痴呆。

【心悟】 衰老虽系人之生理现象，不可避免，但有人早衰，脑力日减，甚至意识丧失，此非不可医之症，早期用药可以防治，晚期亦有治疗效果，唯服药时间较长。中医认为肾为先天之本，与人体的生长、发育、衰老有密切关系。故本方以滋阴养肾为主，辅以散结开窍之僵蚕、石菖蒲。菊花明目，川芎上行头面以活血。于众多养肾阴药中稍加补阳之淫羊藿。泽泻一味，古人多用以利水，此处则取其降脂软化动脉之功。诸药合用共奏标本兼治之效。

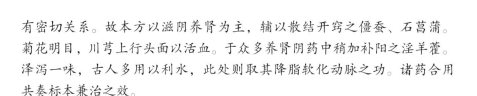

参考文献

[1] 朱良春.国医大师临床经验实录：国医大师朱良春[M].北京：中国医药科技出版社，2011：140

[2] 刘小斌，郑洪.国医大师临床经验实录：国医大师邓铁涛[M].北京：中国医药科技出版社，2011：142-143

[3] 高尚社.国医大师路志正教授治疗头痛验案赏析[J].中国中医药现代远程教育，2013，11(18)：10-12

[4] 黄学宽.郭子光临床经验集[M].北京：人民卫生出版社，2009：267-268

[5] 中国中医药报社.中国当代名医名方录（修订本）[M].北京：北京科学技术出版社，2008：471-472

第三节　坐骨神经痛

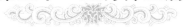

芎桂通络止痛汤（张琪）

【组成】川芎15g，肉桂10g，羌活10g，独活10g，桃仁15g，当归20g，防己10g，防风10g，苍术15g，丹参15g，秦艽15g，甘草10g，狗脊15g。

【用法】水煎服。

【功效】驱风散寒除湿，活血通络。

【主治】坐骨神经痛、神经根炎诸症，慢性肾小球肾炎、肾盂肾炎经治疗尿常规阴性仍腰痛不除者。由于风寒湿外袭，阻于脉络，血络瘀阻作痛，症见腰痛，遇寒则甚，喜温喜按，舌质淡或紫，苔白，脉沉。

【加减】兼闪挫可加乳香、没药、醋制大黄，其效甚佳；如寒甚加附子、芦巴子；湿甚腰重痛加薏苡仁、茯苓；风盛游走痛加威灵仙；肾虚加杜仲、熟地黄等。

【心悟】此方由川芎肉桂汤化裁而成，原方出自《东垣试效方》说："腰痛皆为足太阳足少阴血络中有瘀血作痛，去血络中之凝血乃愈，宜服药通其络，破其血络败血，宜川芎肉桂汤主之。"方中羌活、独活、防己、苍术、防风、肉桂驱风寒除湿，桃仁、当归、川芎行血活血，加入丹参、秦艽增舒筋活血、祛风湿之效。更加狗脊强筋骨助肾。慢性肾小球肾炎、肾盂肾炎经治疗尿常规阴性仍腰痛不除者，从中医学角度考虑，肾病多属于外受风寒湿而得，侵犯肾脏，肾病虽愈但风寒湿邪留于经络，血络痹阻以致腰痛不除。因此，一方面驱风寒湿邪，另一方面活血通络多能取效。除此之外，属风寒湿之痹证腰痛亦皆有效，原方量不必拘泥，可变通应用。

参考文献

张佩青.国医大师临床经验实录：国医大师张琪[M].北京：中国医药科技出版社，2011：142-143

第四节　重症肌无力

强肌健力饮（邓铁涛）

【组成】黄芪20g，五爪龙15g，党参15g，白术15g，当归10g，升麻5g，柴胡10g，陈皮10g，甘草5g。

【用法】水煎服，每日1剂，早、晚分服。

【功效】补脾益气，强肌健力。

【主治】重症肌无力（脾胃虚损型）者，症见眼睑下垂，四肢倦怠乏力，吞咽困难，纳差便溏，少气懒言，舌淡嫩，齿印，苔薄白或浊厚，脉虚大或弱。

【加减】复视斜视者，可加何首乌以养肝血，或加枸杞子、山茱萸同补肝肾；抬颈无力或腰脊酸软者，加枸杞子、狗脊以补肾壮骨；腰酸、夜尿多者，加杜仲、桑螵蛸固肾缩泉；畏寒肢冷者加巴戟天、淫羊藿以温肾壮阳；吞咽困难者，以枳壳易陈皮，加桔梗一升一降，以调气机；口干、舌苔花剥者，加石斛以养胃阴；舌苔白厚或白浊，加茯苓、薏苡仁以化湿；咳嗽多痰者，加紫菀、百部、橘络以化痰；夜寐多梦，心烦失眠者，加熟酸枣仁、首乌藤养心宁神。

【心悟】肌肉在五脏属脾所主，脾为生化之源，脾虚则生化无权，气血不足，致肌肉无力。方中重用黄芪，甘温大补脾气，以作君药。五爪龙，粤人称之为"南芪"，与黄芪南北呼应，功能补脾益肺，生气而不助火，与党参、白术同助黄芪，加强补气之功；因血为气母，故用当归以养血生气，以上三药共助黄芪为臣。脾虚气陷，故用升麻、柴胡司升阳举陷之职；脾虚失运，且重用补气之品，则须防气滞，故用陈皮以反佐，达理气消滞之目的，与升柴共为佐药，甘草和中，调和诸药，任使药之职。全方共奏补脾益肺，益气强肌之功。

强肌灵（邓铁涛）

【组成】五爪龙 30g，黄芪 45g，太子参 30g，白术 15g，肉苁蓉 10g，紫河车 10g，杜仲 15g，山茱萸 10g，当归 10g，何首乌 15g，土鳖虫 5g，全蝎 6g，甘草 5g。

【用法】水煎服，每日 1 剂。

【功效】熄风除颤，养血柔肝。

【主治】运动神经元病。症见肌肉萎缩，肢体无力，肌束震颤。

【加减】肌束震颤甚者，加僵蚕 10g 或蜈蚣 1～3 条；肌肉萎缩甚者，加鹿角霜 30g，肉苁蓉 15g；肢体无力甚者，加千斤拔 30g，牛大力 30g；痰涎多者，加猴枣散 1 支；舌质暗苔腻浊者，加川芎 10g，薏苡仁 20g；兼外感加木蝴蝶 10g，豨莶草 15g。

【心悟】中医学没有运动神经元疾病的名称，根据其肌肉萎缩，肢体无力，肌束震颤等主要证候，可归属"痿证"范畴。临床以虚证多见，或虚实夹杂，与脾肾关系最为密切，主要是由先天禀赋不足，后天失养，如劳倦过度，饮食不节，久病失治等因素损伤肝脾肾三脏，损伤真阴真阳，致气血生化乏源或精血亏耗，则筋脉肌肉失之濡养，肌萎肉削，发为本病。邓大师提出的"五脏相关"理论，对解释该病的病因病机及指导治疗有帮助。脾为后天之本，主四肢肌肉、主运化；胃主受纳，脾胃虚弱，气血生化不足，无以生肌，四肢不得禀水谷之气，无以为用，故出现四肢肌肉萎缩，肌肉无力。肾为作强之官，脾虚及肾，又可出现四肢肌肉萎缩、肢体无力，骨枯髓虚，形削肉萎，腰脊四肢痿软无力。肝藏血，主筋，肝血不能濡养筋脉，虚风内动，可见肌束颤动，肢体痉挛。故治以补后天、实先天，健脾补肾养肝，强肌健力治痿是治疗该病的主要原则。

方中五爪龙乃邓大师遣方中常用的草药，补气而不燥，有南芪之称，常配合北黄芪以益气健脾；加用全蝎、僵蚕等虫类药物以熄风除颤软索；用太子参、云茯苓、菟丝子、楮实子等健脾补肾；另外，还可选用山茱萸、当归、何首乌等以养血柔肝。

国医大师方药心悟

[1] 刘小斌，郑洪．国医大师临床经验实录：国医大师邓铁涛 [M]．北京：中国医药科技出版社，2011：134-136

[2] 刘小斌，刘成丽，邱仕君，等．邓铁涛教授治疗疑难重症案例剖析 [J]．现代医院，2004，4(9)：7-9

第五节　颈肩腰腿痛

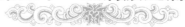

骨质增生丸（刘柏龄）

【组成】熟地黄300g，鹿衔草200g，骨碎补200g，肉苁蓉200g，淫羊藿200g，鸡血藤200g，莱菔子100g。

【用法】先将熟地黄、肉苁蓉干燥研细面备用，次取鹿衔草、骨碎补、淫羊藿、鸡血藤、莱菔子水煎煮后滤液缩成流浸膏加适量蜂蜜（炼），再加入地黄、肉苁蓉细面调匀做成药丸，每丸重2.5g。每次2丸（5g），每日3次。

【功效】补肾生髓壮骨，活血舒筋止痛，理气和中。

【主治】增生性脊椎炎、颈椎病（指颈椎肥大性脊椎病）、跟骨刺、大骨节病以及创伤性关节炎等。

【心悟】熟地黄为主药，取其补肾中之阴（填充物质基础），淫羊藿兴肾中之阳（生化功能动力）合肉苁蓉的入肾充髓，骨碎补、鹿衔草的补骨镇痛，再加入鸡血藤配合骨碎补等诸药在补肝肾填精髓的基础上，进一步通畅经络，行气活血，不仅能增强健骨舒筋的作用，而且可收到"通则不痛"的功效，更佐以莱菔子之健胃消食理气，以防补而滋腻之弊。骨质增生丸应用于临床近半个世纪，治疗各种骨质增生病近10万例。其中以增生性（退行性）脊椎炎疗效最佳，这可能与"腰为肾之府"有关，总有效率在94.3%以上。

骨质增生也叫骨刺、骨赘，多发生在负重大、活动多的部位，最常累及脊柱，尤其是腰及颈椎，发生在下肢者（膝、踝及跟骨）较上肢为多。其临床表现常是逐渐出现症状，最初自觉关节僵硬、酸痛，尤其休息之后反应较明显，但在活动后僵硬现象消失为其特征。经过一段时间，关节边缘或多或少地发生"骨唇"或"骨刺"形成（在X线片检查时可发现），这时不仅疼痛加重，而且关节活动时发生粗糙感，以后关节的运动幅度逐渐减少，但始终不会引起真正的骨性强直，目前本病统称骨性关节炎或退行性骨关节炎。本病的真正原因，至今尚不甚明了。刘大师认为是骨本身的退行性改变，也就是以"肾气虚"的内在因素为根本，以日常的小外伤积累为诱因。因此，治疗本病应当使肾气充盈，骨得到坚实、健壮和旺盛的活力为原则。故运用"肾主骨""肾之合骨也""肾生骨髓"合"治肾亦即治骨"的理论为指导。刘大师在不断的实践中，探索、筛选以入肾充髓治骨为主的数种中药，制成"骨质增生丸"，临床应用，疗效颇为满意。

【组成】蛇蜕（炒黄）500g，露蜂房（炒黑）500g，血余炭500g，炙象皮250g，土鳖虫250g，蜈蚣50条，壁虎50条，穿心莲100g。

【用法】上药共研为极细面，水泛小丸，百草霜为衣，每次2.5～5g，每日3次。儿童酌减。

【功效】解毒消肿，散结生肌。

【主治】急、慢性骨髓炎及一切疮疡肿痛。

【心悟】方中蛇退祛风解毒，祛瘀止痛，治腰痛，风湿痛，跌打损伤；露蜂房祛风止痛，攻毒消肿，杀虫止痒；血余炭收敛止血，化瘀，利尿；炙象皮敛疮；土鳖虫破血逐瘀，续筋接骨；蜈蚣、壁虎疏经通络；穿心莲清热解毒，消肿止痛。诸药合用，共奏解毒消肿、散结生肌之效。

解毒消炎汤（刘柏龄）

【组成】金银花50g，玄参50g，当归50g，白花蛇舌草25g，赤芍25g，甘草15g，壁虎2条。

【用法】水煎300mL，分3次温服，每日2～3次。

【功效】清热解毒，消肿止痛。

【主治】急、慢性骨髓炎及化脓性关节炎等。

【加减】热不退，一般为火毒炽盛，宜加穿心莲、栀子以利三焦清热解毒；肿胀不消，乃湿热内蕴，经络阻隔，可加薏苡仁、土鳖虫以利湿热，通经祛瘀；排脓不畅，为经络阻隔，滞而不宣，可加穿山甲（炮）、皂角刺以通络化滞，促其溃穿；窦道较深，疮口经久不敛，乃属气血两虚，不能脱腐生新，宜加黄芪、党参、白术等，以收"虚则补之""损则益之"之功。

【心悟】金银花清热解毒，玄参清热凉血、滋阴降火、解毒散结，

第一部分 验方心悟

当归补血和血、调经止痛、润燥滑肠，白花蛇舌草清热解毒、消痈散结、利尿除湿，赤芍清热凉血、散瘀止痛，壁虎疏经通络，甘草调和诸药。诸药合用，共奏清热解毒、消肿止痛之效。

接骨丹（刘柏龄）

【组成】血竭75g，黄瓜子（炒）50g，三七50g，红花50g，土鳖虫50g，自然铜（煅）50g，螃蟹50g，龙骨50g，骨碎补50g，续断50g，补骨脂50g，陈皮50g，硼砂25g，白及25g，儿茶25g，乳香25g，没药25g，琥珀25g，朱砂10g，冰片5g，人工麝香5g。

【用法】按法炮制，研粉末，水泛小丸绿豆大，或制成片剂。每次5～7.5g，每日3次。少儿须遵医嘱，孕妇忌服。

【功效】破瘀生新，接骨续筋。

【主治】骨折筋伤。

【心悟】方中血竭入心、肝经，专入血分，"散血滞诸痛"；黄瓜子主骨折筋伤，为君药；合三七、红花、土鳖虫、自然铜、螃蟹以活血化瘀，疗筋伤骨折，为臣药；骨碎补、续断、补骨脂、龙骨入肝、肾经，以补骨续筋，与君臣药相伍，其接骨续筋之力益著，是为佐药；硼砂、儿茶、白及化瘀生津止内出血有良效，益以乳没之通十二经分行气血而主痛，琥珀、朱砂以安神，冰片、麝香之通关开窍皆为使药。于是君臣佐使诸药相伍，共奏接骨续筋之效。本方药临床应用近50年，骨折愈合快，疗程短，优于同类接骨药。

补肾壮骨羊藿汤（刘柏龄）

【组成】淫羊藿25g，肉苁蓉20g，鹿角霜15g，熟地黄15g，鹿衔草15g，骨碎补15g，全当归15g，生黄芪20g，生牡蛎50g，川杜仲15g，鸡血藤15g，广陈皮15g，制黄精15g，炒白术15g。

【用法】水煎服。

【功效】补肾，益脾，壮骨。

【主治】骨质疏松症。

【心悟】淫羊藿入肝肾经，补命门，兴肾阳，益精气，以"坚筋骨"也，主腰膝酸软无力，肢麻、痹痛，为君药；合臣药肉苁蓉、鹿角霜之入肾充髓，补精、养血益阳，与君药相配伍，其强筋健骨之力益著；配熟地黄之滋肾阴健骨；骨碎补、鹿衔草入肾补骨镇痛；当归补血；生黄芪、生牡蛎、川杜仲益气敛精，盖有形之血赖无形之气而生；鸡血藤活血补血，通经活络，止痛，以取"通则不痛"之功；制黄精、炒白术、广陈皮益气补精，健脾和胃，且可拮抗本方滋补药腻之弊，皆为佐使药。以上诸药相伍，有补命门，壮肾阳，滋阴血，填精髓，通经络，健脾胃，坚筋骨之功效。本方药临床应用30多年，疗效可靠，无任何毒副作用。但在辨证、审因、论治的基础上，加减变通甚为重要。

中医学对本病虽无系统论述，但从其临床表现及骨结构改变上看，当属"骨痿""腰背痛"等范畴。《素问·痿论》说："肾气热，则腰脊不举，骨枯而髓减，发为骨痿。"腰脊不举，就是腰部不能挺直过伸，此与骨质疏松症主要特征"圆背"畸形，腰背不能挺直是一致的。由此可见本病的真正原因是肾虚等内在因素为根本，风寒湿邪以及小外伤的侵袭、积累为外因的发病机制。然本病虽属先天之肾气虚，本在先天，日久势必影响后天之脾胃，运化失职，营养补给不充，气血虚衰等。故其治当在补肾益精的同时，必须兼理脾胃以求全功，是治法之大要也。

清肝舒颈汤（刘柏龄）

【组成】天麻 15g，钩藤 20g，石决明 25g，半夏 15g，茯苓 20g，葛根 20g，陈皮 9g，旋覆花（包煎）9g，竹茹 9g，黄芩 9g，丹参 9g，白僵蚕 9g，泽兰 9g，全蝎 5g，白芍 20g，甘草 10g。

【用法】水煎服。

【功效】通脉化痰，平肝熄风，清眩舒颈。

【主治】椎动脉型颈椎病。

【心悟】方用天麻、钩藤、石决明平肝熄风为主，配丹参、泽兰以通经活血，葛根、半夏、茯苓、白僵蚕、全蝎化瘀解痉，合陈皮、旋覆花、竹茹以和胃降逆止呕，用黄芩以清热，白芍、甘草之滋阴制亢，镇痛。

椎动脉型颈椎病，临床症状较复杂，易与内科、神经科、五官科等多种疾病相混淆，其误诊率在颈椎病各型中占首位。本型多合并神经根型或交感神经型，临床诊治分清主次轻重。本病以"眩晕"为主要症状，又因常合并颈肩臂疼痛，且具有"痹病"特点。因此，本病的眩晕与其他各科之眩晕的病理机制有着很大的区别。历代医家对眩晕病理机制的认识较多，如《灵枢·口问》"上气不足"，《灵枢·海论》"髓海不足，则脑转耳鸣"，《景岳全书·眩晕》"无虚不作弦"，《丹溪心法·头眩》"无痰不作眩"，《素问·至真要大论》"诸风掉眩，皆属于肝"等。以上所论大体分为虚、实两大类。椎动脉型颈椎病，为本虚标实之证，本虚乃脏腑功能衰弱，标实为经脉阻滞，影响气血津液的正常代谢，则产生痰浊、血瘀等病理产物，阻滞于经脉则影响精血上荣于脑，在脏腑功能衰退、精血亏虚的基础上，进一步加重了脑部的失养（供血不足）状态，从而产生眩晕等症状，这是本病的基本病理机制所在。

接骨膏（刘柏龄）

【组成】五加皮 100g，鹿角霜 100g，血竭 50g，红花 50g，血余炭 50g，菖蒲炭 50g，当归 40g，栀子 40g，白及 40g，牛角梢（焙黄）40g，麻炭 40g，合欢皮 25g，白芷 30g，乳香 20g，没药 20g。

【用法】除血竭另研外，其余共为细末与血竭面和匀，再加白面（适量）拌成青砖色，同时每 50g 药以陈醋 1000g 熬至 250g，候温与药粉搅匀，慢火收膏。临用按患处大小涂布贴伤处，有破伤者勿用。

【功效】散瘀活血，接骨续筋。

【主治】骨折筋伤。

【心悟】五加皮祛风湿、补益肝肾、强筋壮骨，鹿角霜温肾助阳、收敛止血，血竭活血定痛、化瘀止血、敛疮生肌，红花活血通经、去瘀止痛，血余炭收敛止血、化瘀、利尿，当归补血、活血，栀子清热、泻火、凉血，白及收敛止血，消肿生肌，合欢皮安神解郁，乳香、没药活血化瘀、止痛。诸药合用，共奏散瘀活血、接骨续筋之功。

提毒散（刘柏龄）

【组成】乳香（炙）25g，没药（炙）25g，血竭 20g，轻粉 5g，蜈蚣 10 条，蟾酥 2g，冰片 1g，麝香 0.5g。

【用法】共为极细面，用时撒疮口，上盖玉红膏或贴膏药。若窦道较深，用此药粉 5g，加枯矾面 2.5g，再将黄蜡 15g，溶化后与该药调匀，就热搓成药条（即成蜡矾提毒条），凉透后插瘘管内，上贴膏药，隔日换药 1 次。

【功效】祛腐生肌。

【主治】慢性骨髓炎，骨关节结核，窦道形成经久不敛者。

【心悟】乳香、没药活血化瘀、止痛，血竭活血定痛、化瘀止血、敛疮生肌，轻粉敛疮，蜈蚣、蟾酥活血化瘀、止痛敛疮，冰片消肿止痛、清热散毒，麝香活血止痛。诸药合用，共奏祛腐生肌之功。

消肿止痛膏（刘柏龄）

【组成】五灵脂 500g，甲珠 150g，大黄 150g，栀子 150g，乳香 100g，没药 100g，桃仁 100g，红花 100g，合欢皮 100g。

【用法】共为极细面，炼蜂蜜调膏，临用涂布贴患处。

【功效】活血化瘀，消肿止痛，舒筋散结。

【主治】跌打损伤，红肿热痛等症。

【心悟】五灵脂活血散瘀，炒炭止血，甲珠消肿溃痛、搜风活络，大黄行瘀血，栀子清热凉血，乳香、没药活血化瘀、止痛，桃仁、红花活血祛瘀，合欢皮解郁。诸药合用，共奏活血化瘀、消肿止痛、舒筋散结之功。

用本方药治疗跌打损伤，肿胀疼痛，瘀血凝聚，青紫瘀斑难消者，疗效迅速，每于敷药后45分钟左右，疼痛渐减，肿胀渐消。

椎脉回春汤（石仰山）

【组成】牛蒡子9g，僵蚕9g，葛根15g，桂枝9g，天麻9g，穿山甲片9g，黄芪30g，半夏9g，当归12g，白芍12g，羌活12g，独活12g，潼蒺藜9g，白蒺藜12g，狗脊15g，川芎6g，甘草6g。

【用法】水煎服。

【功效】益气化痰，活血祛瘀。

【主治】颈椎病。

【心悟】本方是石大师在伤科的经验基础上，分析历代各家处方经验，结合石大师用药心得，以牛蒡子汤为基础方，结合葛根汤等化裁而来。方中牛蒡子祛痰散结，通舒十二经络；僵蚕化痰通脉，行气化结；葛根升阳解肌，以解项背强几几之苦；天麻消风化痰，清利头目；桂芍调和营卫以通利太阳经脉；芍甘酸甘化阴，养肝血充肾阴，而缓急止痛；桂甘辛甘化阳，助膀胱气化，行太阳之表，通经脉气血；羌活、独活畅通督脉太阳之经气；半夏化痰燥湿，潼蒺藜、白蒺藜补肝散结，穿山甲片软坚散结，重用狗脊重补肾本，填精固髓，以滋肾气之源；黄芪配当归、川芎，助动一身之气血，又益宗肺之气，以化生肾水，行气活血祛痰。全方开破痰结，调和营卫，畅通太阳，宣达气血，从而契合病机，消除病灶，临床适当加减，治疗颈椎病疗效颇佳。

牛蒡子汤（石仰山）

【组成】牛蒡子9g，白僵蚕9g，白蒺藜9g，独活9g，秦艽6g，白芷12g，法半夏9g，牛膝12g，当归9g，川芎9g，威灵仙12g，甘草6g。

【用法】水煎服，2周为1疗程。

【功效】宣通气血，祛风逐湿，温经止痛。

【加减】本方的加减运用注意以下两点：

（1）视风、寒、湿之偏胜，加减取舍：寒湿甚者，合麻桂温经汤加减，或加制草乌以温经通阳；风湿盛者，加羌活、防风、煨天麻以泄风燥湿；痰湿内阻，胸痞脘胀，苔厚腻者，可入平胃散、陈胆星、瓜蒌、薤白；若渐有化热之象，除去半夏、白芷，加忍冬藤、焦栀子以清泄；顽痰胶固或痰瘀互结，酌选牡丹皮、赤芍、红花、炙甲片、片姜黄；欲和胃气，则取木香、白蔻仁、建神曲。

（2）根据阴阳气血偏衰的不同见证，配合相应方药：若肝少血养，失其条达濡筋之能，则应入当归、生地黄、白芍、何首乌、牛膝、桑寄生等养血柔肝、荣筋和络之药；若气阳不充，脾不化湿，聚而生痰者，又当配伍人参、黄芪、白术等益气化湿、养筋安络；若肾阳不足，火不化气者，则取鹿角、淫羊藿、石楠叶以助阳温经、健筋通络；若气血因筋络瘀阻失其流畅者，又宜相机选用舒筋活络之品；若病已损及元阳，当宗调中保元汤出入施治。

【心悟】牛蒡子汤是石大师独重从痰湿角度论治伤科疾病，特别是迁延日久的疾患，采用行散通结豁痰这一基本治则而形成的典型代表方剂。方中牛蒡子，性凉，味辛苦，祛痰除风，消肿化毒，通行十二经络；僵蚕，性平，味辛咸，祛风解痉，化痰散结，入厥阴肝经。两味合用，宣滞破结，善搜络络顽痰浊邪，是为主药。助以秦艽之辛寒，独活之辛温，舒筋和血，通达周身，透阳明之温热，理少阴之伏风，更伍用白芷之辛温，芳香通窍，活血破瘀，化湿排脓生新；半夏之辛温，燥湿化痰，消痞散结而和胃。配以白蒺藜之辛温，疏肝风，引气血且散瘀结，桑枝功能养筋透络，祛风湿而利关节。全方以辛取胜，宣达气血，开破痰结，疏肝宣肺，导其壅滞；寒温兼用，温而不燥，寒而不凝，泄风逐湿之力尤捷，从而使痰湿去，肿胀消。

石氏熏洗剂（石仰山）

【组成】生川草乌20g，生天南星20g，生半夏15g，红花10g，桂枝15g，细辛6g，山柰10g，松节15g，老紫草10g，海桐皮15g，威灵仙15g，桑枝10g，接骨木10g。

【用法】水煎服。

【功效】活血舒筋，温经通络。

【主治】陈伤劳损，筋骨酸楚疼痛，或骨折后期关节粘连，活动不利等症。

【心悟】软组织或骨骼损伤后，局部即出现瘀血肿胀疼痛和关节功能障碍的病理变化。即使在骨折愈合后，亦会出现关节活动受限、肌肉粘连、挛缩等关节与肢体功能障碍的并发症。若因治不得法或耽搁失治，迁延积岁，就会导致"陈伤劳损"之症。石大师在其医案《陈伤劳损治略》中曰："陈伤之症，乃宿昔伤损……症见：四肢疏懒，色萎不荣，伤处疼酸，此乃病根不拔，故虽愈必发也。"《诸病源候论》曰："劳损见证，四肢少力，无气以动，筋骨关节酸疼，畏寒，兼邪者，类同痹证。"故石大师熏洗以生川草乌、生天南星、生半夏、细辛、桂枝、山柰等辛温之品，取其辛能走窜散结，温能通行气血之功，从而缓解筋脉拘挛，起到改善局部组织营养之效；同时运用红花、海桐皮、威灵仙、老紫草等活血散瘀、祛风除湿之药，以疗陈伤劳损风湿之疾，解筋骨关节酸疼之苦；更用桑枝、接骨木等养筋骨，透脉络，以疏通关节，逼邪外出，达功能恢复之效。全方以通为治，以治为通，共奏温经通络、活血舒筋之效。

豁痰阻络汤（石仰山）

【组成】牛蒡子9g，土鳖虫9g，僵蚕9g，独活6g，白芷4.5g，半夏9g，丹参12g，天南星9g，白蒺藜9g。

【用法】每日1剂，水煎温服，头煎、二煎药液共取400mL，早、晚分服。

【功效】豁痰逐瘀，祛风通络。

【主治】痰瘀阻络型增生性关节炎、肩关节周围炎、术后关节粘连症、滑囊炎等。

【加减】

（1）视风寒湿痰瘀之偏性加减取舍：寒湿盛者，则合麻黄、桂枝温经，或加制草乌以散寒宣络；风湿盛者当以羌活、防风等燥湿祛风；若渐见热象，除去半夏、白芷，加忍冬藤、栀子以清泄热邪；若痰瘀甚则可加用川芎、泽兰、红花、穿山甲片等以祛痰瘀而通经络；若脘腹痞满可入木香、建曲、瓜蒌等和胃消痞。

（2）从阴阳气血辨证，视其偏衰，配合相应方药：若见筋脉拘挛，肝少血亏而不能濡筋，当入四物等养血柔肝，荣筋活络；若脾失运化，聚湿生痰者，又当配四君等益气化湿；若肾阳不足，火不化气者，则取鹿角、淫羊藿、石楠叶等以助阳温经；若病已损及元阳，当宗调中保元汤施治。

【心悟】术后关节粘连症、增生性关节炎、肩关节周围炎、滑囊炎等骨伤之疾，从中医病机分析，大多属"痰瘀阻络"范围，石大师运用此方意在紧扣病机，化其痰瘀。药虽九味，但组方清洒中见严谨，简洁里寓功力，可谓匠心独具。方中牛蒡子祛痰消肿，通舒十二经络，《本草备要》说:"散结除风……利腰膝凝滞之气。"土鳖虫逐瘀破结通络,《本草经疏》说:"无瘀血停留者不宜用。"二味合用,宣滞破结,善搜筋络顽痰宿瘀,为主药。佐以僵蚕化痰散结而和气血,助以丹参之微寒,独活之辛温,和血舒筋,透达阳明,疏利少阴,更伍白芷之辛温,芳香通窍,化瘀排脓而生新。天南星、半夏之辛温,燥湿化痰,消瘀散肿。以白蒺藜之辛温,疏肝风,行气血且散瘀结。全方综合之功效,重在开破痰瘀导其结滞,宣达气血,通利关节。

石氏颈椎病方（石仰山）

【组成】 牛蒡子9g,僵蚕9g,葛根12g,天麻9g,桂枝9g,芍药9g,甘草3g,穿山甲片9g,当归9g,黄芪12g,天南星6g,防风9g,全蝎6g,草乌6g,磁石30g,狗脊30g,羌活9g,独活9g,潼蒺藜9g,白蒺藜9g。

【用法】 每日1剂,水煎服,分2次服。

【功效】 补肾强脊,通利祛邪。

【主治】 颈椎病。症见颈项强直,头颈肩臂疼痛,上肢麻木等。

【加减】

（1）病位:项背强者多用牛蒡子、葛根、僵蚕、防风;耳鸣、耳聋者多加磁石、五味子;视物不清者多投枸杞子、菊花;头痛者,前额部用川芎,枕部投羌活,巅顶部添藁本;肢麻者多给桂枝、天南星、威灵仙、蜈蚣。

（2）病性:气不足者,补以黄芪、党参、白术、茯苓等;血不足者养以当归、生地黄、芍药、鸡血藤等;伤阴者,滋以麦冬、石斛、巴戟天、鹿角霜、肉苁蓉、菟丝子等;肝肾亏虚者,健以杜仲、狗脊、川续断、熟地黄、山药等;夹食者,用建曲、鸡内金、山楂、保和丸消之;腑闭者投以川大黄、厚朴、桃仁、枳壳、润肠丸等导之;肝阳上亢者,并珍珠母、煅龙牡、菊花等;血虚神扰者,加以淮小麦、五味子、酸枣仁、首乌藤等;气滞者,添以柴胡、香附、延胡索等;血瘀者,配以全蝎、丹参、红花等;伴痰湿者,化以白芥子、桃仁、苍术、穿山甲片、泽漆、薏苡仁等;兼风寒者,用麻黄、桂枝、防风等祛之;有恶心者,用半夏、竹茹、左金丸等止之。

【心悟】 牛蒡子祛痰散结,通舒十二经脉;僵蚕化痰通脉,行气化结;葛根升阳解肌,以解项背强之苦;天麻消风化痰,清利头目;桂枝、芍药调和营卫以通利太阳经脉,且芍药酸甘化阴,养肝血以充肾阴,而缓急止痛;桂枝甘辛化阳,助膀胱气化,行太阳之表,通经脉气血;羌活、独活畅通督脉膀胱之经气，半夏化痰燥湿，潼白蒺藜补肝散结；炙山甲片软坚消结；狗脊壮补肾本，填精固髓，以滋肾气之源；肺朝百脉，用黄芪配当归、川芎以助动一身之气血，而又益宗肺之气，以化生肾水，行气活血祛痰。

腰痛三号验方（石仲山）

【组成】生地黄15g，熟地黄15g，杜仲10g，菟丝子10g，淫羊藿15g，补骨脂10g，山茱萸10g，独活10g，桑寄生10g，狗脊12g，陈皮10g，青皮10g。

【用法】每日1剂，水煎服，早、晚分服。

【功效】温肾补虚，固腰息痛。

【主治】肾气亏虚型腰痛。常见于腰部损伤后治疗不及时、不彻底，导致症情缠绵，腰痛反复发作。症候特点为腰部隐隐作痛，腰膝疲软，喜按喜揉，遇劳更甚，经常反复发作。

【心悟】方中菟丝子、补骨脂、淫羊藿温肾补其精气，生熟地黄、山茱萸滋补肾之阴血，温凉结合，其意在温通、阴中求阳。杜仲、狗脊、桑寄生健筋壮骨、固腰，以益养肾之气血，当归养肝之血以生肾中之阴（肝肾同源关系）。青皮、陈皮行气和血健脾胃，独活通行少阴督脉，以助气化为引药。全方用药把阴中求阳与阳中求阴辨证地统一起来了，其意在治病必求于本。

腰痛二号验方（石仲山）

【组成】川楝子10g，香附10g，青皮10g，陈皮10g，延胡索12g，当归10g，丹参12g，白芥子10g，制草乌10g，桑寄生12g，狗脊12g。

【用法】每日1剂，水煎服，早、晚分服。

【功效】行气止痛，活血祛瘀。

【主治】气滞血瘀型腰痛。常见于跌打挫闪损伤腰部，使恶血留于经脉之中发生的腰痛，症候特点为腰部痛胀，痛处拒按，转侧俯仰不利，局部可伴有肿胀等。

【心悟】石大师认为，一切损伤的病理变化无不与气血相关。故对此类腰痛，主张从气血立论治之，提出宜气血兼顾，以气为主，以血为先的治疗原则。方中用川楝子、香附、延胡索、丹参等活血化瘀，配以制草乌通畅太阳督脉阳气，以助行气活血，狗脊、桑寄生以固真气之损。白芥子的运用，为其用药之妙，因气滞血瘀，肾气不利，可能会引起津气凝聚不畅，与气血相互结滞，白芥子不但能够通导行气，更能开结宣滞，从而增强了治疗效力。

损伤性腰痛，损伤腰部或附近经络，致经脉瘀阻而腰痛，病之初多为气滞血瘀，每用此方多获良效。若病程延久，反复发作，即所谓"久病及肾"，则以温肾补虚为治疗原则。

川芎肉桂汤（张琪）

【组成】青风藤 20g，川芎 6g，肉桂 3g，当归 15g，苍术 10g，独活 10g，桃仁 15g，防风 10g，防己 10g。

【用法】水煎服。

【功效】散寒除湿，活血通络止痛。

【主治】用于治疗风寒湿侵犯肾之外府引起的腰痛。

【心悟】方中川芎辛散温通，活血行气，祛风止痛，可治风湿痹痛，配合行气血、运经脉、散寒止痛之肉桂，可温通经脉，活血行气，共为君药。当归活血通络而不伤血，桃仁协同当归以活血祛瘀；青风藤、防己、独活味苦辛，同用可祛湿通经络，苍术、防风辛温，为治疗风寒湿痹的常用药物。诸药相伍，行气与温阳同治，而以行气为主，寓行气于温化利湿中，令气行则湿化。

参考文献

[1] 徐江雁，王韵.国家级名老中医颈肩腰腿痛验案良方 [M].郑州：中原农民出版社，2010：53

[2] 米一鹗.首批国家级名老中医效验秘方精选（续集）[M].北京：今日中国出版社，1999：253-254

[3] 中国中医药报社.中国当代名医名方录 [M].北京：中国大百科全书出版社，2000：374-375

[4] 邱德华.石仰山理伤续断外治论要 [J].湖北中医杂志，1997，19(6)：6-7

[5] 桂璟，李浩钢，邱德华，等.中药治疗踝关节骨折术后顽固性肿胀 136 例报告 [J].中国医药指南，2005，3(6)：660-662

[6] 赵勇.中国骨伤方药全书 [M].北京：学苑出版社，1995：436-437

[7] 赵长伟，冷向阳.国医大师刘柏龄 [M].北京：中国医药科技出版社，2016：34-35

[8] 王暴魁，张少麟，王颖.张琪治疗慢性肾盂肾炎临床经验拾贝 [J].黑龙江中医药，1994，(6)：1-2

第八章　气血津液病证

第一节 虚 劳

自拟滋补汤（方和谦）

【组成】党参 12g，白术 9g，茯苓 9g，炙甘草 6g，熟地黄 12g，白芍 9g，当归 9g，肉桂 3g，陈皮 6g，木香 3g，大枣 4 枚。

【用法】水煎服。

【功效】补益气血，调补五脏。

【主治】虚劳病之气血阴阳亏虚、五脏虚损。

【加减】肺气亏虚、宣降不利而致胸闷气短、咳喘、自汗、易外感者，加麦冬、白果、苦杏仁、桔梗、紫苏子、紫苏梗、北沙参等；心气亏虚，血不养心，胸阳不振而致心悸气短、胸背疼痛、神疲、脉微者，加炙甘草、丹参、瓜蒌、薤白、麦冬、五味子等；若神经衰弱、更年期综合征，由于心气不足、心神失养而致失眠、抑郁、惊悸、怔忡者，加枸杞子、麦冬、百合、炒酸枣仁、浮小麦等；脾气虚或肝郁乘脾而致纳呆、腹胀腹泻、胁痛者，加焦曲麦、炒谷芽、炒薏苡仁、陈皮、半夏曲或柴胡、郁金等，补中培中，脾健能运化水谷精微，使气血生化之源充足；肝阴不足，虚阳上扰清空，血虚生风，筋脉失养而致头晕目眩、肢体麻木等者，加天麻、钩藤、川芎、菊花、鸡血藤等；肾阴阳虚损而致腰痛、浮肿者，加枸杞子、麦冬、杜仲、桑寄生益肾，加车前子、白茅根、萹蓄清热利湿，加藕节、地榆炭止血等。

【心悟】方中用四君子汤之党参、茯苓、白术、炙甘草补脾益气，培后天之本；四物汤之当归、熟地黄、白芍滋阴补肾、养血和肝，固先天之本；佐肉桂、陈皮、木香、大枣温补调气、纳气归元。使其既有四君、四物之气血双补之功，又有温纳疏利之力，使全方补而不滞、滋而不腻、补气养血、调和阴阳，集益肺、养心、健脾、和肝、补肾于一方。

参考文献

权红. 浅谈方和谦自拟"滋补汤"治疗虚劳 [J]. 中国中医药信息杂志，2006，13(2)：
　　80–81

第二节　糖尿病

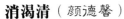

消渴清（颜德馨）

【组成】苍术 15g，知母 30g，蒲黄 9g，地锦草 30g，黄连 3g。

【用法】前二药研细末，与后三汁调匀炖温服。

【功效】养阴生津，健脾活血。

【主治】糖尿病及胰岛素依赖者，对胃热炽盛、瘀热内结者尤宜。

【心悟】本方源自元代朱震亨《丹溪心法》，药用川黄连、天花粉、生地黄汁、藕汁、牛乳。颜大师取其意，组成消渴清。方中苍术健脾运脾，激发胰岛功能，以之为君；知母养阴清热，生津润燥，以之为臣，并可缓解苍术之燥性，刚柔相济，促使药性平和，汇固本清源为一体，能解决糖尿病阴虚内热常见症状；蒲黄专入血分，以清香之气，兼行气分，故能导瘀结，降血脂，有效预防糖尿病合并症，地锦草清热凉血，化瘀通络，有降糖的作用，二药合用为佐；黄连清热燥湿，泻火解毒，用其为使。诸药合用，苦甘化阴，共奏养阴生津、健脾活血之功。对于胃热炽盛，瘀热内结之消渴证尤宜。本方充分体现了颜大师"脾胰同源"学术思想，通过正本清源，即抓住健脾和活血化瘀来解决最棘手的"胰岛素依赖"及并发症问题，打破了一般中医学视糖尿病为"虚证"，以补肾为主的治疗路线，在调节血糖过程中减少并发症，可提高患者生命质量。

巢地鹤桂方（任继学）

【组成】蚕茧（巢丝）50g，生地黄 50g，知母 50g，肉桂 5g，三棱 10g，莪术 10g，仙鹤叶 20g。

【用法】每日 1 剂，水煎服。

【功效】破血化瘀，生津止渴。

【主治】消渴病。

【心悟】一般认为，消渴病的病位在肺、脾、胃、三焦。但是，任大师经过临床观察及现代医学理论的证实，认为病在散膏（相当于现代医学的胰脏）。任大师认为，散膏、脾胃共居中焦，为后天之本，可以散发阳气，温煦五脏六腑，为人体气化升降之轴。消渴的病机，是以散膏为核心，波及肝、脾、肺、胃、肾和三焦等。对本病的治疗，强调不可单纯养阴补液，要顾及阳虚的一面，因为只有阳旺才能生阴。故任大师临证，喜用肉桂，一则引火归原，二则阳中求阴。养阴首选生地黄、知母互用；此外，每方必重用蚕茧（巢丝），其含丝纤维蛋白、丝胶蛋白，煎汤能生津止渴；为防坏病，善用三棱（长于破血中之气）、莪术（善于破气中之血），并用治一切血瘀气结之候，而破血消伐之品，宁可再剂、轻剂，不可重剂。

芪药消渴汤（段富津）

【组成】西洋参 15g，山药 30g，知母 20g，天花粉 15g，葛根 15g，五味子 15g，女贞子 20g，玉竹 20g，黄芪 30g，枸杞子 20g，泽泻 15g。

【用法】每日 1 剂，水煎服，分 2 次服。

【功效】养阴益气，健脾补肾。

【主治】消渴之气短乏力、腰膝酸软、口干咽燥、小便数多；或自汗、手足心热、头眩耳鸣、肌肉消瘦、舌红少苔或舌淡体胖等。

【心悟】津液作为人体内重要的营养物质，具有滋润和濡养的生理功能。《素问·逆调论》云："肾者水脏，主津液。"肾脏对于津液的主宰作用，主要表现在肾所藏的精气，它是机体生命活动的动力，亦是气化作用的源泉。全身的津液，都要通过肾的蒸腾气化，升清降浊，使"清者"蒸腾上升，从而向全身布散；"浊者"下降化为尿液，注入膀胱。而病消渴者，肾多乏于藏精，失于气化，加之脾虚不能化生、运化，久而久之，遂生诸症。

本方源于《医学衷中参西录》之玉液汤合滋膵饮（生黄芪、大生地黄、生怀山药、净山茱萸、生猪胰子）。方中以西洋参、山药为君，两者相伍，养阴益气，固肾健脾，恰中病机；以知母、黄芪为臣，知母甘寒而苦，善于滋阴润燥，清热生津，除烦止渴，助西洋参养阴生津，且清肾中虚火，黄芪善补气，《医学衷中参西录》云："黄芪能大补肺气，以益肾水之上源，使气旺自能生水；而知母又能滋肺中津液，俾阴阳不至偏胜，即肺脏调和而生水之功益善也"；佐以天花粉清热生津止渴，五味子、女贞子、玉竹和枸杞子养阴生津；葛根升阳布津，可上承津液，而止口干欲饮；与西洋参、黄芪相配，共补脾气，升清阳，健运中州；又佐入甘淡寒之泽泻，上泽下泻，既可"补虚损五劳"（《名医别录》），补肾以助气化，又可"渗去其湿，则热亦随去，而土气得令，清气上升"，以治"消渴"（《名医别录》）。全方合而共奏养阴益气、健脾补肾之功。

参考文献

[1] 颜乾麟.国医大师临床经验实录：国医大师颜德馨 [M].北京：中国医药科技出版社，

2011：116

[2] 张孝，宋桂英．任继学教授治疗消渴病经验拾萃 [J]．长春中医学院学报，1994，10(43)：10

[3] 赵雪莹，李冀．段富津大师辨治消渴病三则 [J]．湖南中医杂志，2007，23(5)：72-73

第三节　过敏性紫癜

凉血消癜汤（李济仁）

【组成】细生地黄 15g，粉牡丹皮 15g，炒栀子 10g，地骨皮 15g，仙鹤草 20g，女贞子 12g，墨旱莲 15g，茜草炭 15g，炙黄芪 25g，当归 15g，甘草 10g。

【用法】水煎服。

【功效】清热凉血，益气摄血，活血化瘀。

【主治】血小板减少性紫癜。

【心悟】血小板减少性紫癜之发生，中医认为因实热之邪迫血妄行，或因脾气虚损，统摄无权，或因阴虚内热，损伤脉络而致。离经之血，溢于肌肤，则成瘀血；瘀血阻塞脉道，致血不循经，又加重出血。故对该病施治应着重于热、气、血三个方面。治疗则以清热凉血、益气摄血、活血化瘀为关键。此方以生地黄、牡丹皮、炒栀子、地骨皮凉血清热，活血化瘀为主药；仙鹤草、女贞子、墨旱莲、茜草炭凉血止血为辅药；黄芪、当归益气补血。诸药合用，相辅相成，使清热凉血而不损脾气，收敛止血而不留瘀，共收气血同治之效。

清癜饮（孙光荣）

【组成】生黄芪 30g，当归身 30g，芡实 30g，紫浮萍 20g，茜草 20g，墨旱莲 20g，生地黄炭 15g，侧柏炭 15g，小蓟 15g，生甘草 5g。

【用法】水煎服。水牛角磨汁为引。

【功效】益气养阴，凉血止血。

【主治】气血两虚，湿热伤络之血小板减少性紫癜。

【心悟】方中生黄芪、当归身益气补血；臣以紫浮萍、茜草清热解毒、透瘀消斑，佐以墨旱莲、小蓟、生地黄炭、侧柏炭、芡实凉血止血、渗水利湿；再使以水牛角磨汁为引，则可增进清热凉血之效，故谓之"清癜饮"。

凉血消斑汤（段富津）

【组成】生地黄 40g，当归 15g，赤芍 15g，荆芥 15g，牛蒡子 15g，蝉蜕 15g，牡丹皮 15g，苦参 15g，甘草 15g，川芎 10g，大青叶 20g，玄参 20g。

【用法】每日 1 剂，水煎服，早、晚分服。

【功效】凉血活血，疏风清热。

【主治】血热型过敏性紫癜。症见病程较短，紫癜鲜红或红紫，身热面赤，心烦口渴，或咽喉肿痛，或溲赤便干，舌质红暗，苔黄，脉数。

【加减】阴虚血热型：见有紫癜鲜红或红紫，伴有心烦，手足心热，或潮热盗汗，舌质红少苔，脉细数，在原方基础上，重用生地黄，同时易赤芍为白芍，加何首乌、龟甲等益阴之品。风湿血热型：除皮肤紫癜症状外，伴有肢节酸楚重痛，或关节肿痛，浮肿，或小便不利，舌苔黄腻，脉滑数，在原方基础上酌加茯苓、苍术、白薇、薏苡仁、防己等祛湿清热之品。气虚血热型：病程较长，皮肤紫癜反复发作，面色萎白或淡黄，神情倦怠、心悸、气短、舌质淡红，脉数无力，予原方酌加黄芪、党参等益气健肝之品。

【心悟】本方治证系由素体血热，复感风热毒邪，内入营血，迫血妄行，血溢脉外，瘀而为斑。故方中重用甘、苦、寒之生地黄为君药，取其清热凉血而兼化瘀之功，张元素《医学启源》说："生地黄气寒味苦，凉血补血。"《名医别录》亦言其治"瘀血留血"。《本草蒙筌》认为生地黄"凉心火血热……止血"。又以大青叶清热解毒，凉血消斑；玄参"滋阴降火，解斑毒"（《本草纲目》）。此二者共清血中之毒热，达清热解毒，凉血消斑之效，共用以为臣；血一离经，皆为瘀血，所以不用收涩止血之品，而酌加活血之味，方中佐以赤芍、牡丹皮。牡丹皮"凉血退热，祛瘀最泄诸血之火伏"（《本草易读》），可泻血分郁热，凉血活血，血热清而不妄行，故对血热炽盛、阴虚火旺及瘀血阻滞之证每恃为要药；赤芍能清血分实热，散瘀血留滞，主通顺血脉，散恶血、逐贼血（《名医别录》），两药相合，具清热凉血，活血散瘀之效。又佐以当归、川芎，张锡纯云："当归之性虽温，而血虚有热者，亦可用之，因其能生血即能滋阴，能滋阴即能退热也，其表散之力虽微，而颇善祛风"（《医学衷中参西录》）；川芎为血中之气药，通行十二经，其性走而不守，活血祛瘀，实具通达气血之效，二者相配，则养血活血，祛瘀而不伤正，又能补已亡失之血。以上丹、芍、归、芎四药相伍，共达凉血活血，祛瘀消斑之效，正如唐容川所云："故凡血证，总之祛瘀为要。"（《血证论》）。本证初起多由风热之邪为患，故更佐以蝉蜕、牛蒡子、荆芥。蝉蜕能疏散风热，治"皮肤风热作痒"（《本草纲目》）；牛蒡子"消斑疹毒"（《本草纲目》），"除隐疹之风湿，解咽喉之风热"（《本草易读》）；荆芥善祛血中之风，"散风热、清头目、利咽喉"（《本草纲目》），以上三味相伍，共达疏散风热，消斑止痒之效。佐以苦参，清热祛风；使以甘草，既调药和中，又可清热解毒。牛蒡子、荆芥、防风、甘草之合方称为"消毒犀角饮子"，治"皮肤有斑疹"之证，且指出"无犀角而名犀角者，谓其功用同乎犀角也"（《医方考》）。

综观全方，是以凉血活血之四物汤合消毒犀角饮子化裁而成，组方严谨，配伍精当，诸药相伍，共奏凉血活血，疏风清热之效，使血热得清，毒热得解，瘀血得除，则紫癜自消。

参考文献

[1] 李艳. 国医大师临床经验实录：国医大师李济仁 [M]. 北京：中国医药科技出版社，2011：76-77

[2] 李彦知. 中和医派孙光荣教授典型验案赏析 [J]. 中国中医药现代远程教育，2012，10(10)：98-100

[3] 范东明，段凤丽，李冀. 段富津教授治疗过敏性紫癜经验 [J]. 中医药学报，2003，31(1)：18

第四节　肥　胖

化痰祛湿方（王琦）

【组成】黄芪 60g，冬瓜皮 30g，生蒲黄（布包）10g，姜黄 10g，熟大黄 6g，昆布 20g，海藻 20g，茯苓 30g，泽泻 30g，荷叶 30g，苍术 20g，肉桂 10g，制何首乌 30g。

【用法】水煎服。

【功效】化痰祛瘀，健脾祛湿。

【主治】痰湿型肥胖。

【心悟】黄芪、苍术、茯苓益气健脾，肉桂温阳化饮，制何首乌补肾益精，生蒲黄、熟大黄、姜黄祛瘀降脂，昆布、海藻消痰软坚，泽泻、冬瓜皮、荷叶淡渗利湿。诸药合用，使蕴结的痰、湿、瘀得以运化分消，从而达到改善痰湿体质、减肥的目的。现代药理研究证实，黄芪、苍术、白术、肉桂、制何首乌、荷叶、茯苓、泽泻、昆布、海藻、山楂、蒲黄、姜黄与大黄等均具有不同程度的调代谢、降血脂、降血压、降血糖、抗凝血、抗菌消炎、抗肿瘤、抗衰老等功效，对治疗和预防心血管系统疾病具有良好的作用。现代药理学证明三子养亲汤（紫苏子、白芥子、莱菔子）具有显著的镇咳平喘祛痰的作用，同时对机体的细胞免疫具有重要作用，可有效改善肥胖胸闷气喘症状。瓜蒌薤白半夏汤（瓜蒌、薤白、半夏）可以纠正失衡的抗氧化物酶，升高一氧化碳和降低血小板激活因子的含量，对防治心血管病有重要的作用。这些药理学研究证明，化痰祛湿方的应用对改善肥胖的代谢更加有所帮助。现代研究发现，运用化痰祛湿方通过促进脂肪细胞的代谢、降低脂肪细胞本身合成三酰甘油和吸入脂肪酸，加强三酰甘油的酶性水解和游离脂肪酸向血中释放或可提高脂肪细胞对激素和递质的敏感性，从而改善脂质代谢，减少脂肪蓄积，降低体脂、肥胖度、皮脂、腹围，达到降低血胆固醇、三酰甘油、血液黏稠度，改善血中载脂蛋白 apoA、apoB 等指标。

化痰祛湿方组成有制苍术、黄芪、白术等益气健脾，冬瓜皮、茯苓、泽泻、昆布、海藻、荷叶等化痰祛湿；制何首乌、肉桂等补肾益精、温阳化饮；大黄、蒲黄、姜黄等祛瘀降脂。王大师临证化裁益气健脾、化痰祛湿、温阳化饮、补肾益精的药物各有不同侧重应用。另外，关于痰的形成发展，《诸病源候论·痰饮病诸候》说："诸痰者，此由血脉壅塞，饮水积聚而不消散，故成痰也。"痰饮致病也多有阻滞气机，阻碍气血的特点。王大师在肥胖的治疗中，临证侧重运用祛瘀消脂的药物，迎合了"痰瘀相关"的理论，改善了肥胖夹瘀的一些状态。

消补减肥片（陈可冀）

【组成】黄芪 20g，白术 10g，蛇床子 10g，姜黄 10g，大黄 6g，香附 10g。

【用法】每次 3～4g，饭前半小时温开水送下，连服 1 个月为 1 疗程。

【功效】扶正祛邪。

【主治】老年单纯性肥胖病患者。

【心悟】黄芪、白术、蛇床子擅于调补脾胃，姜黄、香附长于调理血气，大黄泻胃热而降湿浊，共同起到补虚祛实燮调枢机的作用，恰合中老年单纯性肥胖病患者虚实夹杂之病机，故能起到降低体重和血脂水平，改善肥胖相关症状之效验。

参考文献

[1] 杨玲玲，王琦．关于治疗肥胖病案的探讨 [J].中医药通报，2012，11(1)：7-13

[2] 李春生,陈可冀,冯晋光,等.消补减肥片治疗老年单纯性肥胖病的研究[J].光明中医，1994(3)：18-20

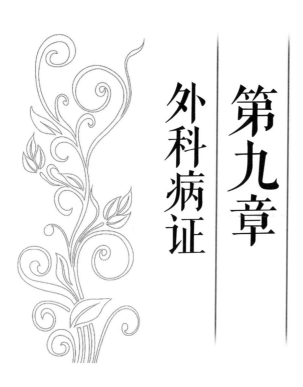

第九章

外科病证

第一节　肾结石

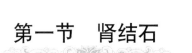

治肾结石自拟方（邓铁涛）

【组成】金钱草 30g，生地黄 15g，广木香 5g，鸡内金 10g，海金沙（冲，或琥珀末或砂牛末与海金沙交替使用）3g，小甘草 3g，木通 9g。

【用法】水煎服。

【功效】利水通淋，化石排石。

【主治】泌尿系结石。

【加减】小便涩痛者加小叶凤尾草 24g，珍珠草 24g；血尿者加白茅根 30g，淡豆豉 10g，三叶人字草 30g；气虚明显者加黄芪 30g；肾阳虚者加附桂或附桂八味丸治之；肾绞痛或腹痛甚者可当即用拔火罐疗法，此法不仅能止痛，而且能使结石下移，以利排出。

【心悟】本方中金钱草利尿通淋，善消结石，尤宜于治疗石淋；海金沙善止尿道疼痛，为治诸淋涩痛；鸡内金入膀胱经，有化坚消石同用。三金协同，共奏利水通淋化石之功。生地黄苦寒入营血分，可入肾经，为清热凉血之要药；广木香辛行苦泄苦降，芳香气烈而味厚，宜行气止痛；木通上清心火，下利湿热，使湿热之邪从小便而去。生地黄、广木香、木通以增强君、臣药清热利水通淋之功。甘草调和诸药，兼能清热、缓急止痛，是为之佐使用。

增液益气排石汤（朱良春）

【组成】生地黄 10g，生黄芪 30g，玄参 10g，麦冬 10g，升麻 10g，牛膝 10g，桂枝 6g，生白芍 15g，鸡内金 15g，金钱草 10g，石韦 10g，冬葵子 10g。

【用法】水煎服。

【功效】增液益气，利水通淋，化石排石。

【主治】泌尿系结石之气虚阴伤者。

【加减】有血尿者加琥珀、小蓟或白茅根、墨旱莲。

【心悟】生地黄、生黄芪为对，一以增液生津、滋肾，润沃枯涸，一以补中益气，实脾升陷，益胃生津，此乃甘寒补气之法；伍以玄参、麦冬为对，意清金补水，养阴增液，实践证明，玄参有软坚散瘀，溶石化石作用；升麻、牛膝为对，一升一降，取其升降相因，调整气机以助气化；桂枝、生白芍为对，取其滋阴和阳，调和气血，且桂枝和而不烈，刚而不燥，有温煦暖营，兴奋体工之妙，可发汗，可止汗，可祛邪，可扶正，可降逆，可升陷，可通利小便，可固摄小便。再辅以大剂量鸡内金、金钱草为对，以化石排石；石韦、冬葵子为对，通淋止血，泄水，消瘀，通利排石。

通淋化石汤（朱良春）

【组成】金钱草60g，鸡内金10g，海金沙12g，石见穿30g，石韦15g，冬葵子12g，两头尖9g，芒硝（分冲）6g，六一散10g。

【用法】水煎服。

【功效】通淋化石。

【主治】石淋（尿石症）者。肾绞痛突然发作，伴有明显的血尿或发热，小腹痛，以及尿频、尿急、涩痛或尿中断等急性泌尿系统刺激征，舌质红，苔黄或厚腻，边有瘀斑，脉弦数或滑数。

【加减】尿血者去两头尖，加琥珀末（分吞）3g，小蓟18g，苎麻根60g；腰腹剧痛加延胡索20g，地龙12g；发热加柴胡12g，黄芩12g；尿检中有脓细胞者加败酱草18g，土茯苓24g。

【心悟】本方以清利为主，佐以温阳，药用鸡内金、金钱草为对，一以化石，一以排石，张锡纯谓"鸡内金，鸡之脾胃也，中有瓷、石、铜、铁皆能化之，其善化瘀积可知"，临床证实重用鸡内金，确有化石之功。金钱草可清热利尿，消肿排石，破积止血，朱大师大剂量使用，对泌尿系结石的排出尤有殊效。海金沙、石见穿为对，海金沙甘、淡、寒，淡能利窍，甘能补脾，寒能清热，故治尿路结石有殊效，石见穿苦、辛、平，健脾胃，消积滞，能助鸡内金攻坚化石，亦助金钱草通淋排石。石韦、冬葵子为对，一为利水通淋止血，泄水而消瘀；一为甘寒滑利，通淋而排石，乃取《古今录验》"石韦散"之意。又伍以芒硝、六一散为对，芒硝辛苦咸寒，有泄热，润燥，软坚，化石之功，六一散利六腑之涩结，亦有通淋利水排石之著效，尿路结石用芒硝，有通后者通前之妙，乃有局方"八正散"用大黄之意。朱大师认为，尿石症的治疗方法虽多，但总不能离开整体治疗的原则，"治病必求于本"，因此既要抓住石淋为下焦湿热、气滞瘀阻，又要注意到湿热久留，每致耗损肾阴或肾阳，故新病均应清利湿热，通淋化石，久病则须侧重补肾或攻补兼施。

消坚排石汤（张琪）

【组成】金钱草50～75g，三棱15g，莪术15g，鸡内金15g，丹参20g，赤芍15g，红花15g，牡丹皮15g，瞿麦20g，萹蓄20g，滑石20g，车前子15g，桃仁15g。

【用法】水煎服。

【功效】消坚排石。

【主治】尿路结石。

【加减】若结石体积过大，难以排出，可以加入甲珠、皂角刺以助其散结消坚之功；若病程日久正气亏虚，应扶正与祛邪兼顾，肾气虚者可以加入熟地黄、枸杞子、山药、菟丝子等；肾阳不足者，加入肉桂、附子、茴香等；兼有气虚者，可以适当配合党参、黄芪。

【心悟】金钱草清热解毒、利尿排石，同时兼能活血化瘀，为治疗尿路结石首选；三棱、莪术、鸡内金破积软坚行气；赤芍、牡丹皮、丹参、桃仁、红花活血化瘀、散痈消肿；再配以萹蓄、瞿麦、滑石、车前子利湿清热；诸药相伍，共奏溶石排石之效。

参考文献

[1] 邓铁涛. 邓铁涛临床经验辑要 [M]. 北京：中国医药科技出版社，1998：221

[2] 戴天木. 朱良春临床经验应用举隅 [J]. 中医药通报，2005，4(2)：11-13

[3] 朱良春. 国医大师临床经验实录：国医大师朱良春 [M].北京：中国医药科技出版社，2011：75

[4] 孙元莹，吴深涛，王暴魁. 张琪教授治疗肾结石经验介绍 [J].时珍国医国药，2007，18(7)：1791-1792

第二节　睾丸炎

治睾丸炎自拟方（邓铁涛）

【组成】生大黄 10g，熟附子 10g，黄皮核 10g，荔枝核 10g，柑核 10g，芒果核 10g，橘核 10g，王不留行 15g。

【用法】水煎服。

【功效】寒温并用，行气止痛。

【主治】慢性睾丸炎，附睾炎，睾丸痛。

【加减】腰膝酸痛者加狗脊 30g；气虚者加五爪龙 30g，黄芪 30g；血瘀者加炒穿山甲 15g，牡丹皮 15g；热象明显者加生地黄 24g，玄参 15g，龙胆草 10g，车前子 20g。

【心悟】方中生大黄取其活血祛瘀，清利湿热之功，熟附子辛甘温煦，有峻补元阳、益火消阴之效，可治肾阳不足、命门火衰所致阳虚证，二药合用，寒温并用，活血而非凉血，温肾而不致太过而滞，是为君药。方中重用"五核"用以疏肝理气，行气止痛，同为臣药。王不留行性善下行，擅活血通经，利尿通淋，是为佐药。

　　本方活血、利湿、散寒、行气并重，运用时应视其虚、寒、气滞三者孰轻孰重，相应调整君臣药的配伍关系，使之更能切中病情。

参考文献

邓铁涛．邓铁涛临床经验辑要 [M]．北京：中国医药科技出版社，1998：224

第三节　前列腺肥大

治前列腺肥大自拟方（邓铁涛）

【组成】黄芪 30g，荔枝核 10g，橘核 10g，王不留行 12g，滑石 20g，木通 10g，云茯苓 15，炒穿山甲 15g，甘草 5g，两头尖 10g，玉米须 30g。

【用法】水煎服。

【功效】益气行气，通利水道。

【主治】前列腺肥大。

【加减】尿频、尿急、尿涩痛者加珍珠草 15g，小叶凤尾草 15g；血淋加白茅根 30g，三叶人字草 30g，淡豆豉 10g。

【心悟】本方为治疗前列腺肥大之基础方。方中黄芪为君，取其健脾补中、利尿之用，其性甘，微温，为治疗气虚水肿之要药，常与云茯苓配伍以增效。臣以荔枝核、橘核，味辛能行，味苦能泄，可疏肝理气，长于行气散结、散寒止痛。四药相伍，益气利水，行气止痛，标本兼顾。王不留行"利小便"（《本草纲目》），行血通经，善于下走，炒穿山甲"破气行血"（《滇南本草》），散瘀止痛；滑石、木通、两头尖、玉米须可通利水道；甘草调和诸药，兼能清热、缓急止痛，是为之佐使。上药合用，共奏疗效，诸症自除。

参考文献

邓铁涛．邓铁涛临床经验辑要 [M]．北京：中国医药科技出版社，1998：223

第四节 遗 精

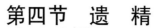

自拟遗精方（张灿玾）

【组成】五倍子 30g，茯苓 60g。

【用法】二药共为细末，为丸或为散。每次空腹服 3g，温水送服，早、晚各 1 次。

【功效】健脾宁心，敛肾固涩。

【主治】心脾气虚，肾气不固之遗精。

【心悟】张大师认为遗精其病位在心、脾、肾，其病机的关键为心脾气虚，肾气不固，精液滑泄。治宜健脾宁心，敛肾固涩。故张大师在方中取《医学纲目》治遗精滑泄方意重用一味茯苓，本品甘淡性平，归经心、脾、肾，能补中气、健脾胃、益中州、化气血，为补中益气之上品；且能益脾气、降痰涎、开心智、安心窍，为宁心安神之良药。人体之精其统化在脾，固藏在肾。脾气强健，则气血有源，血旺精盈，统摄有力，精归入肾，其症自愈。由于病程日久，肾气虚衰，精关不固，滑泄不止较重。此时无形肾气不能速生，有形之精所当急固。急则治其标，非敛肾固涩之品不能首其功。故张大师在方中配以五倍子，本品酸收而涩，功专固敛，善敛虚散之气，固滑脱之关，能敛肾气、固精关、止遗泄，能降浮火，清精室。肾气敛则关自固，精室清则精自止。如此配伍，肾强关固，精室清静，其症自愈。

参考文献

高尚社 . 国医大师张灿玾教授辨治遗精验案赏析 [J]. 中国中医现代远程教育，2012，10（7）：14-15

第五节 死精症

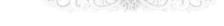

活精汤（班秀文）

【组成】熟地黄 15g，山茱萸 10g，山药 15g，牡丹皮 10g，茯苓 10g，泽泻 6g，麦冬 10g，当归 10g，白芍 6g，女贞子 10g，素馨花 6g，红花 2g，枸杞子 10g，桑葚子 15g。

【用法】水煎服。

【功效】滋肾调肝。

【主治】死精症。

【加减】偏于肾阳虚者，加制附子 10g，肉桂 6g；少腹、小腹冷痛者，加艾叶、葫芦巴、小茴香；夹痰湿者，上方去红花、素馨花，加石菖蒲 6g，皂角刺 15g；夹瘀者加泽兰 10g，桃仁 10g。

【心悟】方中六味地黄汤，功专肾肝，滋而不腻，寒温相宜而兼滋补气血；当归、白芍、素馨花、红花养血活血、柔肝疏肝；枸杞子、桑葚子、女贞子、麦冬滋补肝肾精气。诸药合用，共奏调肝益肾、畅达气血之功。

参考文献

班胜，黎敏，李莉.国医大师临床经验实录：国医大师班秀文 [M].北京：中国医药科技出版社，2011：82-83

第六节　乳　癖

消核汤（朱良春）

【组成】炙僵蚕 12g，蜂房 9g，当归 9g，赤芍 9g，香附 9g，橘核 9g，陈皮 6g，甘草 3g。

【用法】水煎服，连服 5 ～ 10 剂，一般可获效。如未全消者，可续服之。

【功效】疏肝解郁，化痰软坚，调协冲任。

【主治】乳癖。

【心悟】朱大师认为，乳腺小叶增生症，属于中医学“乳癖”范畴，每因肝气郁结、冲任失调而致，治当疏肝解郁，化痰软坚，调协冲任。方中僵蚕、蜂房攻积破坚，当归、赤芍活血散瘀，香附疏肝解郁，橘核、陈皮化痰，甘草调和诸药。

参考文献

朱良春.国医大师临床经验实录：国医大师朱良春 [M].北京：中国医药科技出版社，2011：141

第七节 乳 痈

疏肝饮（颜德馨）

【组成】全瓜蒌 9g，蒲公英 9g，金橘叶 20g，青皮 6g，延胡索 15g，银花 15g，醋炒柴胡 9g，当归 15g，赤芍 15g，丝瓜络 20g，僵蚕 9g，甘草 6g。

【用法】每日 1 剂，水煎服，分 2 次温服。

【功效】疏肝清胃，活血软坚。

【主治】乳痈。

【加减】对乳痈初起，热毒互结，乳房肿胀，色红作痛，舌红苔黄，脉弦数者，宜加黄连、黄芩；便秘则加生大黄、玄明粉；若已有化脓之兆者，则加香白芷、皂角刺、炮穿山甲，另吞"一粒珠"（由穿山甲、蟾蜍、珍珠、朱砂、雄黄、苏合香油、冰片、牛黄、麝香等组成），可促使自溃；乳房红肿疼痛者，均可加入制乳香、制没药，或吞服犀黄醒消丸；对于乳房肿块迟迟不能消散，兼有面色少华，肢体乏力，舌淡苔薄，脉细弱者，证属气血虚弱，散结无力者，治当补益气血、散结消肿，加入黄芪、党参、白术、王不留行、炮穿山甲等。

还常配合以民间单方同用，如取麝香 1g，木香 3g，陶丹 3g，朱砂 3g，共研细末，摊于棉花之上，外塞鼻孔。左乳痈塞右鼻孔，右乳痈塞左鼻孔。用治乳痈初起，消散迅速。

【心悟】乳房属肝，乳头属胃，故乳痈一症，每与足厥阴肝经和足阳明胃经病变相关。肝气郁结，胃热壅滞，势必导致血液凝滞，故治疗乳痈多以疏肝清胃，活血软坚为大法，拟疏肝饮治之，临床甚属应手。疏肝饮方以柴胡、金橘叶、青皮疏肝理气；蒲公英、金银花清胃泄热，以行清泻肝胃之功，《本草求真》谓蒲公英"能入阳明胃、厥阴肝，凉血解热，故乳痈、乳岩为首重焉"；配以当归、赤芍、延胡索活血化瘀，瓜蒌、僵蚕、丝瓜络软坚通络，以奏行血化坚之效；甘草调和诸药，以护胃气。全方标本同治，气血兼顾。

解毒消痈方（朱良春）

【组成】蒲公英 30～60g，陈皮 10～15g，生甘草 5～10g。

【用法】水煎服，以黄酒为引。

【功效】解毒消痈。

【主治】乳痈。

【加减】红肿热痛者，加漏芦、天花粉；乳汁排泄不畅者，加王不留行、白蒺藜；局部硬结较甚者，加炮穿山甲、皂角刺。

【心悟】蒲公英为治疗痈疡之佳品，尤擅治乳痈。乳痈一证，妇女在哺乳期易于罹患，多系情怀不适，胃热熏蒸，乳汁排泄不畅，郁结而成。由于乳头属肝，乳房属胃，而蒲公英专入肝、胃二经，具有消肿散结之能，治此证效著。朱大师经验，使用蒲公英治乳痈，宜辅之以理气散结之品，可以提高疗效。

参考文献

[1] 颜乾麟. 国医大师临床经验实录：国医大师颜德馨 [M]. 北京：中国医药科技出版社，2011：115

[2] 朱良春. 蒲公英应用琐谈 [J]. 上海中医药杂志，1984(2)：33

第八节　急性乳腺炎

解表通乳汤（李振华）

【组成】柴胡 9g，黄芩 9g，紫苏 9g，川芎 9g，白芷 9g，川羌活 9g，香附 9g，青皮 9g，穿山甲 9g，通草 9g，王不留行 15g，桔梗 9g，甘草 3g，红糖 30g。

【用法】水煎服，红糖分 2 次药汁冲。服药后，让患者盖被俯卧胸部汗出，则乳汁通。

【功效】疏肝理气，解表通乳。

【主治】急性乳腺炎初起，有恶寒发热，头痛身困的表证者。

【心悟】方中柴胡、黄芩、香附、青皮疏肝清热；紫苏、白芷、羌活、川芎、红糖辛温解表、行气活血、通络消肿；穿山甲、王不留行、桔梗、通草通络下乳。共奏疏肝理气，解表通乳的作用。

软坚通乳汤（李振华）

【组成】当归 9g，赤芍 15g，连翘 15g，金银花 30g，蒲公英 30g，葛根 12g，香附 9g，青皮 9g，穿山甲 9g，通草 9g，王不留行 15g，昆布

12g，海藻 12g，天花粉 15g。

【用法】水煎服。

【功效】清热解毒，软坚通乳。

【主治】急性乳腺炎炎症初起，失于及时治愈，以致气血壅结，乳汁不通，乳房硬结，热盛成痈者。

【心悟】方中连翘、金银花、蒲公英、葛根清热解毒、辛凉散热；香附、青皮疏肝理气；当归、赤芍配穿山甲、王不留行、昆布、海藻活血散瘀、通经软坚、下乳；天花粉清热生津、消痈祛肿。共奏清热解毒，软坚通乳的作用。

托里排脓汤（李振华）

【组成】黄芪 30g，党参 12g，白术 9g，土茯苓 21g，当归 12g，赤芍 15g，金银花 24g，蒲公英 24g，桔梗 9g，败酱草 24g，牡丹皮 9g，香附 9g，穿山甲 9g，王不留行 15g，甘草 6g。

【用法】水煎服。

【功效】托里排脓，清热，活血，通乳。

【主治】急性乳腺炎之热盛肉腐，血乳化脓者，症见发热或不发热，乳房红肿胀大疼痛，乳头旁局部按之发软，或皮色发白，舌苔黄腻，脉滑数。

【心悟】本证系热盛肉腐，形成脓液，为早日排出脓液，防止全身中毒症状，宜及时到医院手术切开排脓。同时内服扶正托里排脓，清热解毒通乳的药物，以促使脓液排净，疮口愈合，乳腺通畅。方中黄芪、党参、白术、土茯苓、桔梗、败酱草益气健脾扶正，托里排脓；金银花、蒲公英清热解毒；当归、赤芍、牡丹皮、香附配穿山甲、王不留行，活血散瘀，通络下乳。

参考文献

李郑生，郭淑云 . 国医大师临床经验实录：国医大师李振华 [M]. 北京：中国医药科技出版社，2011：304–305

第九节　瘰疬、瘿瘤

消疬散（朱良春）

【组成】炙全蝎 20 只，炙蜈蚣 10 条，穿山甲（壁土炒）20 片，火硝 1g，核桃（去壳）10 枚。

【用法】共研细末，每晚服 4.5g（年幼、体弱者酌减），陈酒送下。

【功效】消痰散结。

【主治】瘰疬，如颈部淋巴结结核、骨结核等。

【心悟】炙全蝎不仅长于熄风定惊，而且又有化痰开瘀、解毒，医治顽疽恶疮之功。无锡已故外科名医章治康，对阴疽流痰症（多为寒性脓疡、骨结核及淋巴结结核）应用"虚痰丸"，屡起沉疴；该丸即为本品与蜈蚣、斑蝥、炮穿山甲制成，足证其医疮之功。另据《中草药临床方剂选编》介绍高邮县人民医院治疗颈淋巴结结核之处方，即上方去核桃，再加僵蚕、壁虎、白附子，研细末，装胶囊。每次服 2～3 粒，每日 3 次，连服 11～15 日为 1 疗程。儿童及体弱者酌减，孕妇忌服。如病灶已溃破者，亦可用此药外敷患处，以促使早日收口。临床治疗颈淋巴结核 40 余例，治愈率达 90%，且未见复发。后试用于 2 例骨结核，药后见血沉明显下降，病灶缩小（经 X 线检查证实），可以参用。朱大师认为，不论瘰疬已溃、未溃，一般连服半个月即可见效，以后可改为间日服 1 次，直至痊愈。

朱氏化痰消核方（朱良春）

【组成】生旱半夏 30g，炒白芥子 15g，炙僵蚕 12g，紫背天葵 20g，生牡蛎 30g，夏枯草 12g。

【用法】水煎服。

【功效】化痰，软坚，散结，退热。

【主治】痰注，即结节病。症见乏力，体重减轻，时有低热盗汗，胸痛，干咳，周身淋巴结肿大者。

【心悟】痰为阴邪，其性黏滞而易于内伏，痰浊内伏，遏阻阳气，阳气不能伸展，至阴不配阳，阴遏阳郁而发热，或痰浊遏阻而发热。朱大师疗痰注、痰核，屡用炒白芥子、生旱半夏、紫背天葵、炙僵蚕为主药，乃因白芥子、生半夏祛有形之痰核效果最佳。白芥子得半夏不但气醒痰豁，气顺痰降，而且解郁调中，软坚散结，尤能深入皮里膜外经隧曲道之处，既治气滞痰凝，亦治痰凝气滞。白芥子辛能入肺，温能发散，故有利气豁痰，温中开胃，散结止痛，消肿辟恶之功。朱丹溪言其"痰在胁下及皮里膜外，非白芥子莫能达，古方控涎丹用白芥子，正在此义也"。白芥子祛皮里膜外之痰亦为现代医学临床所证实。如渗出性胸膜炎、膝关节滑膜炎、耳软骨膜炎、舌下囊肿，以及内脏中之肝、肾、卵巢等囊肿，临床证明非白芥子不能建其功。《本草正》言："白芥子消痰癖疟痞，除胀满极速，因其味厚气轻，故开导虽速，而不甚耗气。"朱大师剂量有用至18g者，未见副作用。细究痰注之痰核乃属阴寒固闭，湿痰坚凝之类，所谓"不痛，不红，不作脓"，当属阴邪。阴邪痰饮，当以温药治之，乃仲景之旨。

瘰疬内消饮（张琪）

【组成】海藻 30g，夏枯草 30g，连翘 20g，玄参 15g，当归 20g，川芎 15g，炮穿山甲 15g，香附 15g，牡丹皮 15g，皂角刺 10g，柴胡 15g，青皮 15g。

【用法】水煎服。

【功效】消痰软坚，疏郁活血。

【主治】瘰疬瘿瘤病者，如颈部淋巴结肿大、甲状腺结节等。

【心悟】海藻具有消痰软坚散结、疏郁利水之功，凡癥瘕瘿瘤属于痰核气水壅结者用之皆效，可消散于无形，张大师用于治疗水疝、肠粘连水肿、项下瘿气等，与他药配伍以之为主药，用之皆效。《千金方》治瘿有效方皆用海藻；《本经》说："主瘿瘤气，颈下核，破散结气"；《本草纲目》说："海藻，咸能润下，寒能泄热引水，故能消瘿瘤、结核……治瘰疬马刀散肿。"夏枯草苦辛寒，入肝胆经，功效清肝火、行气散结，瘿瘤瘰疬为足厥阴肝经气结，化火生痰而成，夏枯草清热散结，疏通气机，则热清痰消，与海藻相伍，其效颇佳。炮穿山甲穿透之力甚强，与皂角刺、连翘、玄参、青皮、柴胡、香附配伍，消癥积疏肝气，活血清热解毒。然散结气开瘀之品有伤肝耗血之弊，故用当归、川芎、生地黄、牡丹皮以益肝血、养肝阴，正邪兼顾故用之无伤。

参考文献

[1] 朱良春.国医大师临床经验实录：国医大师朱良春 [M].北京：中国医药科技出版社，2011：140-141

[2] 邱志济，朱建平，马璇卿.朱良春治疗痰注（结节病）"对药"临床经验 [J].实用中医药杂志，2000，16(11)：36

[3] 张佩青.国医大师临床经验实录：国医大师张琪 [M].北京：中国医药科技出版社，

2011：143-144

[4] 张琪.张琪临床经验辑要 [M].北京：中国医药科技出版社，1998：203-204

国医大师方药心悟

第十节　皮肤风湿病

路氏皮肤瘙痒方（路志正）

【组成】西洋参 10g，太子参 10g，党参 10g，南沙参 10g，麦冬 10g，五味子 5g，桔梗 5g，蝉蜕 3g，旋覆花 10g，浙贝母 10g，款冬花 10g，桑白皮 15g，枇杷叶 10g，枳实 10g，丹参 10g，鸡血藤 15g，秦艽 10g，赤芍 15g，白芍 15g，防风 10g，地肤子 10g，刺蒺藜 6g。

【用法】水煎服。

【功效】宣肺益气，养阴润燥疏风。

【主治】皮肤瘙痒。

【心悟】肺气不足、风寒、风热或燥邪伤肺，肺失宣发肃降通调之职，津液受损或津液输布障碍，肌肤失养则可见皮肤干燥、疹痒。药用西洋参、太子参、党参、南沙参、麦冬、五味子养肺阴，以桔梗、蝉蜕、旋覆花、浙贝母、款冬花、桑白皮、枇杷叶、枳实宣肺以布津，以丹参、鸡血藤、秦艽、赤芍、白芍、防风疏风活血，地肤子、刺蒺藜止痒。

凉血祛风汤（张琪）

【组成】生地黄 20g，红花 15g，桃仁 15g，石斛 20g，甘草 15g，牡丹皮 15g，当归 20g，紫草 15g，麦冬 20g，水牛角 25g，生石膏 50g，秦艽 15g，陈皮 15g，赤芍 20g，大黄 10g，防风 15g，鸡内金 15g。

【用法】水煎服。

【功效】清热凉血祛风。

【主治】急性荨麻疹、玫瑰糠疹、过敏性紫癜等风热血热者。症见急性起病，皮肤鲜红起风团，面赤发热，皮疹瘙痒、灼热，全身拘挛疼痛，口干便秘，小便赤涩，舌赤脉滑等症。

【心悟】方中生地黄、牡丹皮、水牛角、赤芍为犀角地黄汤清热凉血；当归、桃仁、红花活血化瘀；生石膏清泻肺胃积热；大黄泄热通便，使里热积滞从大便而解；紫草凉血；秦艽、防风祛风；石斛、麦冬养阴防其伤阴；陈皮、鸡内金健脾胃；甘草调和诸药。诸药合用共奏清热凉血祛风之功。

清热止痒汤（张琪）

【组成】生地黄 20g，牡丹皮 15g，当归 15g，黄芩 15g，赤芍 15g，升麻 15g，甘草 10g，红花 15g，金银花 30g，连翘 20g，苦参 15g，羌活 15g，防风 15g，茵陈 15g，乌梢蛇 15g，蝉蜕 15g，苍术 15g，白鲜皮 20g。

【用法】水煎服。

【功效】清热凉血，祛风止痒。

【主治】顽固性荨麻疹、玫瑰糠疹等以皮疹色赤灼热瘙痒难忍为主，昼轻夜重，舌赤苔白少津，脉多见滑数有力。

【心悟】方中生地黄、牡丹皮、当归、赤芍清热凉血；肺主皮毛，黄芩清肺热，升麻微寒，味辛、微甘，发表透疹，清热解毒；蝉蜕发表透疹、清热止痒；羌活、防风、白鲜皮祛风止痒；乌梢蛇祛风搜剔，疏泄郁于肌肤之风邪；金银花、连翘清热解毒，并透热于外，使入营之邪透出气分而解；苦参、茵陈、苍术燥湿；红花活血消瘀以散热。本方药味多，但配伍严谨，疗效显著。

顽固荨疹散（朱良春）

【组成】蕲蛇或乌梢蛇 15～20g，僵蚕 10g，蝉蜕 10g，炒荆芥 10g，赤芍 15g，白鲜皮 15g，地肤子 15g，徐长卿 10g，乌梅 10g，生甘草 10g。

【用法】水煎服。

【功效】祛风清热，凉营止痒。

【主治】风热郁于营分所致顽固荨麻疹。

【加减】兼湿热者加土茯苓、草薢、车前子；热毒甚者加黄连、二花、蒲公英；营血热甚者加生地黄、地骨皮、紫草；胃肠湿热或热象重者，加入生大黄以清泄之，可以缩短疗程；风寒型当加麻黄、桂枝、浮萍以温散之；妇女月经不调加当归、川芎、淫羊藿以调冲任；气血虚加益气养血之品，如地黄、芍药、丹参、黄芪；痒甚难以迅速控制者可加全蝎。

【心悟】顽固荨麻疹常反复发作，缠绵数月乃至数年不愈，以抗过敏西药治疗，往往只能取效于一时。宜标本兼治。方中荆芥配僵蚕、蝉蜕、乌梢蛇消散风热，搜风通络，解毒止痒；白鲜皮、地肤子善走皮肤，以皮行皮，祛风燥湿，清热解毒；徐长卿祛风止痒，活血解毒，为抗过敏之首选良药，乌梅亦取其抗过敏之作用，盖因顽固荨麻疹现代医学认为是过敏引起的变态反应性皮肤病；赤芍凉营活血，取"治风先治血，血行风自灭"之意；生甘草清热解毒，调和药性。诸药合用，共奏凉营泄热，祛风止痒之功。

路氏瘾疹方（路志正）

【组成】白芷10g，紫苏叶10g，青蒿10g，地骨皮10g，生石膏20g，知母15g，枇杷叶10g，桃仁10g，苦杏仁10g，桑叶10g，蝉蜕3g，防风10g，金蝉花10g，连翘10g，防己10g，黄芩10g，赤芍15g，牡丹皮15g，大黄10g，白茅根10g，芦根10g。

【用法】水煎服。

【功效】宣肺泄热，疏风凉血。

【主治】瘾疹，相当西医荨麻疹，皮肤划痕症等。以皮肤骤然发生赤白疹块，成团连片，发无定处，痒而不痛，时隐时现，疹退后不留痕迹为特征。

【加减】对慢性顽固性瘾疹，则在治肺的基础上加用虫蚁搜剔药物，如白花蛇、乌梢蛇、全蝎、地龙、蜂房等。

【心悟】本病常见病机为肺气闭郁，郁热内蕴，卫气失宣，经络营卫气血失和，化燥生风；或感受风热之邪，热郁于肺，致卫气失和；或湿热内蕴致肺失宣降，营卫失调，热蕴肌肤。方中白芷、紫苏叶、青蒿、地骨皮、生石膏、知母、枇杷叶、桃仁、苦杏仁、桑叶、蝉蜕、防风、金蝉花、连翘清泄肺热，以防己、黄芩、赤芍、牡丹皮、大黄凉血，以白茅根、芦根清热生津。诸药共奏清肺泄热，疏风凉血之功，使肺经郁热得解，里热外泄，营卫气血调和，则病症得除。其中赤芍、牡丹皮、桃仁等，取"治风先治血，血行风自灭"之意。

石葶瓜连汤（路志正）

【组成】生石膏20g，葶苈子10g，瓜蒌10g，旋覆花10g，连翘10g，防风10g，枇杷叶10g，车前草15g，防己10g，素馨花10g，郁金10g，龙胆草15g，柴胡10g，黄芩10g，茵陈10g，佛手10g，赤芍15g，八月札10g。

【用法】水煎服。

【功效】清肺以泻肝，利湿以清热。

【主治】带状疱疹，以皮肤出现成簇水疱，沿一侧周围神经作带状分布，伴刺痛为主要临床特征的急性疱疹性疾病。

【心悟】肺居上焦，主治节，主宣发，肃降，输布津液，朝百脉，这些功能使皮肤维持正常生理活动。路大师认为，肺—经脉—皮毛形成肺之体系，其生理、病理密切相连，肺脏功能失调可引起皮毛病变。肺外合于皮毛，肺经有热，郁而化火，外溢皮肤，可致皮肤生疮；肺金乘木，引动肝胆之火，致湿热郁结皮肤，可酿成带状疱疹。生石膏、葶苈子、瓜蒌、旋覆花、连翘、防风、枇杷叶清肺利湿，以从肺论治疱疹性疾病；车前草、防己清热利湿；素馨花、郁金、龙胆草、柴胡、黄芩、茵陈、佛手、赤芍、八月札泻肝利湿。

凉化除湿解毒汤（周仲瑛）

【组成】水牛角15g，大黄10g，生地黄15g，牡丹皮15g，赤芍15g，紫草10g，黄柏10g，苦参10g，菝葜15g，土茯苓10g，僵蚕10g，蝉蜕3g，生甘草5g。

【用法】水煎服。

【功效】凉血化瘀，利湿润燥，祛风解毒。

【主治】牛皮癣之风湿热毒瘀结证。

【心悟】周大师认为，该病外则由于感受风湿热邪，侵犯肌肤；内则由于压力过大，劳心过度，长期紧张等致情志不遂，气郁化火，肝火、心火内炽，波及营血，致使气血壅郁，血流不畅，或因火热煎熬阴血，炼血为瘀，以致瘀热内伏。内外相引，同气相求，瘀热、湿热、风热"三热"互搏为患，胶结难解，邪盛酿毒，凝滞肌肤，则该病由作。治疗上周大师强调应注意散瘀于热中，渗湿于热下，透风于热外等中医特有治法的运用，以孤立热势，不仅有分解血中热毒蕴结之功，以利于各个击破，尚有凉血护阴，熄内动之风之妙，并寓有内外分消，气血并调之意。临床上常以甘寒微苦，清解凉润之药与辛苦微寒，散血消瘀及祛风解表之品和苦寒燥湿，泻火解毒之物同用，以收凉血化瘀，利湿润燥，祛风解毒之功。周大师还强调，随着病情的发展，应当逐渐加重养血滋阴润燥药物的比重；若病至后期，则当以滋阴凉血，养血润燥为主，辅以清利化瘀解毒之品。此即治随证转，知常达变之意，又不可不知。

方中水牛角、大黄、生地黄、牡丹皮、赤芍、紫草凉血散瘀，泻火解毒，并寓有"治风先治血，血行风自灭"之义；黄柏、苦参、菝葜、土茯苓清热利湿，解毒止痒，与上述药物合用有气血两清之妙；僵蚕、蝉蜕疏散风热，因势利导，祛风止痒，使其从表入者仍从表出。上三组药合用，凉血散瘀解毒，祛风泻火除湿，分消瘀热，湿热，风热搏结酿毒之势。方中生地黄、赤芍尚有滋阴养血润燥之功，以之先安未受邪之地，兼防渗湿药易于伤阴之弊，一药多用，寓有深意，甘草泻火解毒，调和诸药，兼防大黄、黄柏、苦参苦寒败胃之过，并作引经之用。另外，方中僵蚕、蝉蜕与大黄及诸清热利湿药相伍，通达肌肤及大小二便，寓有上下分消之妙。内在壅滞得以荡除，外在肌表得以畅遂，顽疾自能得以向愈。全方虽以祛邪为主，但标本兼顾，表里分消，气血两清，环环紧扣，协同增效，从而对风湿热毒瘀结肌肤的顽癣能发挥很好的治疗作用。

路氏痤疮方（路志正）

【组成】枇杷叶 10g，桑白皮 10g，黄芩 10g，生石膏 10g，连翘 10g，防风 10g，丹参 10g，白茅根 10g，芦根 10g，赤芍 15g，牡丹皮 15g，紫草 10g，素馨花 10g，玫瑰花 10g，夏枯草 10g，白蒺藜 10g，藿香 10g，佩兰 10g，苦参 10g，五爪龙 15g，浮小麦 10g，紫菀 10g，苦杏仁 10g。

【用法】水煎服。

【功效】清泄肺热，凉血解毒，化湿调脾。

【主治】痤疮，与中医文献记载的"肺风粉刺""酒刺"相类似。

【心悟】本病是一种毛囊皮脂腺慢性炎症性疾病。多因素体阳热偏盛，肺经郁热，热入营血，循经上犯颜面而致；或脾胃素虚，饮食不节，损伤脾胃，导致运化失常，或过饮茶酒，恣食油腻鱼腥之品助湿化热，湿热蕴结熏蒸头面，致皮脂分泌过盛，皮肤油腻发亮，复感毒邪，阻塞毛窍，使气血壅滞，外发于皮肤而生脓疮。治疗当以清肺热或凉血，解毒，佐以化湿调脾为法。常用枇杷叶、桑白皮、黄芩、生石膏、连翘、防风清肺经郁热，丹参、白茅根、芦根、赤芍、牡丹皮、紫草活血凉血，素馨花、玫瑰花、夏枯草、白蒺藜理气疏肝祛风，藿香、佩兰化湿，苦参清湿热，五爪龙、浮小麦益气收敛，紫菀、苦杏仁宣肺降气。现代药理研究表明，上述清热利湿药物能抗菌消炎，有很强的抑制皮脂腺分泌作用，并可降低毛细血管通透性，减少炎症渗出。

宣肺养颜汤（路志正）

【组成】西洋参 10g，五爪龙 15g，桑白皮 10g，枇杷叶 10g，川贝母 5g，苦杏仁 10g，紫菀 10g，防风 10g，羌活 10g，白芷 10g，茯苓 10g，青皮 10g，川芎 10g，赤芍 15g，白芍 15g，素馨花 10g，玫瑰花 10g，僵蚕 10g，珍珠母 15g，地骨皮 10g，郁金 10g。

【用法】水煎服。

【功效】宣肺调气，养血活血祛湿。

【主治】黄褐斑，中医称为蝴蝶斑。症见皮肤出现局限性淡褐色或褐色的色素沉着，以皮损对称分布，形状大小不一，无自觉症状为临床特征。

【加减】该病日久可致血脉瘀滞，面部血瘀则皮肤暗褐或出现印斑，可合逍遥散、桃红四物汤加减。

【心悟】本病多见于中青年女性，路大师认为该病的形成与肺、脾、肾三脏，尤其是肺脏功能失调的关系最为密切。肺气不宣，面部阳气失于敷布，水湿之邪上泛是其病机关键。治疗当以宣肺调气，养血活血祛湿为法。常用西洋参、五爪龙补肺益气，桑白皮、枇杷叶、川贝母、苦杏仁、紫菀、防风、羌活、白芷宣肺肃肺、疏风祛湿，茯苓通利水湿，青皮、川芎、赤芍、白芍、素馨花、玫瑰花养血柔肝、调和气血，僵蚕、珍珠母、地骨皮、郁金疏风清肝。

芎葶防风汤（路志正）

【组成】防风 10g，川芎 10g，葶苈子 10g，蝉蜕 3g，白芷 10g，桔梗 5g，白芍 15g，姜半夏 10g，白蒺藜 10g，全蝎 3g，乌梢蛇 10g，牡丹皮 15g，赤芍 15g，白鲜皮 10g，石菖蒲 10g，苦参 10g，八月札 10g，黄连 5g。

【用法】水煎服。

【功效】宣肺疏风，清热解毒，活血通络。

【主治】白疕，即西医的银屑病。以浸润性红斑上覆以多层银白色糠皮状鳞屑，刮去鳞屑有薄膜现象和点状出血为临床特征。

【心悟】银屑病是一种常见的慢性炎症性皮肤病，本病是由风、寒、湿、热之邪郁于皮肤，久而化热，局部毛孔阻塞，气滞血瘀，血不外荣，皮肤失养所致。肺为华盖，主宣发肃降，通调水道，外合皮毛。当邪气郁于皮肤，一是影响皮肤本身功能；二是通过皮肤累及肺脏，致肺气失宣，敷布失常，又影响皮肤，导致毛孔阻塞，气机不畅，血瘀于外，皮肤失养而形成恶性循环，以致病势缠绵，易于复发。治疗当宣肺疏风，清热解毒，活血通络。防风、川芎、葶苈子、蝉蜕、白芷、桔梗、白芍、姜半夏、白蒺藜、全蝎、乌梢蛇活血通络，牡丹皮、赤芍、白鲜皮、石菖蒲、苦参、八月札、黄连清热解毒凉血。

五白散（朱良春）

【组成】关白附 20g，白花蛇 20g，白蒺藜 40g，白芍 40g，白僵蚕 40g。

【用法】上药共研细末，每次 6g，每日 2 次，口服。服药期间，忌饮酒，少食海鲜，避免情绪紧张或抑郁，保证足够的睡眠，有助于痊愈。一般坚持服用 3 个月，常可获效。

【功效】祛风解毒，泄热散结。

【主治】银屑病。

【心悟】本病俗称"牛皮癣"，是十分顽固的一种皮肤病。因其多由风湿热毒蕴郁肌肤；或血虚风燥，肌肤失养；或情感抑郁，化热生风而发病。在治疗方面，除怡性悦情外，需集中祛风解毒、泄热散结之品，始可获效。白僵蚕散风泄热，解毒疗疮，白花蛇搜风通络，关白附辛散祛风，白蒺藜辛散苦泄，白芍养血柔肝，所以对初、中期的牛皮癣尤为适用。

祛风除湿汤（路志正）

【组成】西洋参 10g，南沙参 10g，黄芪 30g，桑叶 10g，浙贝母 10g，苦杏仁 10g，蝉蜕 3g，防风 10g，薄荷 10g，赤芍 15g，牡丹皮 15g，当归 10g，苦参 10g，炒苍术 10g，地肤子 10g，炒薏苡仁 10g，白鲜皮 10g，萆薢 10g，黄芩 10g，黄柏 10g，栀子 10g。

【用法】水煎服。

【功效】宣肺祛风除湿。

【主治】湿疹，中医称为湿疮。以多形性皮损，对称分布，易于渗出，自觉疹痒，反复发作为临床特征。

【心悟】本病是多种因素引起的具有明显渗出倾向的皮肤炎症性疾病，相当于西医的湿疹。该病乃风湿热邪相搏，浸淫肌肤所致。本病虽系皮肤病变，但与肺密切相关。肺主宣发，通调水道，外合皮毛，若肺气不宣，津液不布，内结为湿热，湿热熏蒸皮肤可发为湿疹；外感风邪，风湿热邪相搏，郁于皮肤，亦可发为湿疹，由此亦可影响肺之宣发肃降功能，致湿疹迁延难愈。方中西洋参、南沙参、黄芪益肺阴，以桑叶、浙贝母、苦杏仁、蝉蜕、防风、薄荷宣肺祛风，赤芍、牡丹皮、当归凉血熄风，苦参、炒苍术、地肤子、炒薏苡仁、白鲜皮、萆薢、黄芩、黄柏、栀子清热利湿。

路氏脱发方（路志正）

【组成】西洋参 10g，太子参 10g，黄芪 30g，桔梗 5g，丹参 10g，当归 10g，麦冬 10g，石斛 10g，何首乌 10g，阿胶珠 10g，墨旱莲 10g，女贞子 10g，生石膏 20g，知母 10g，黄连 5g，桑白皮 10g，地骨皮 10g，白芷 10g，葛根 15g，厚朴花 10g，牡丹皮 15g。

【用法】水煎服。

【功效】补肺活血通络，或清肺益气荣发。

【主治】脱发。

【加减】若大便黏滞不爽加炒枳实、大黄炭；失眠加炒酸枣仁、合欢花、首乌藤；情志郁结加素馨花、玫瑰花、佛手、郁金。

【心悟】肺输精于皮毛，皮肤荣则毛坚。若肺气失宣，则精微物质不能布达于头，则发失所养而枯落；或肺热耗精，致皮枯而毛脱。以西洋参、太子参、黄芪补肺气，桔梗开胸中大气，丹参、当归活血和血，麦冬、石斛、何首乌、阿胶珠、二至丸养阴补血，生石膏、知母、黄连、桑白皮、地骨皮清肺热，白芷、葛根升阳布津，厚朴花调气醒脾，牡丹皮清热凉血。

软皮汤（邓铁涛）

【组成】熟地黄24g，怀山药30g，山茱萸12g，阿胶（烊化）10g，黄芪30g，泽泻10g，牡丹皮10g，茯苓15g。

【用法】水煎服。

【功效】补肾益精，健脾养肺。

【主治】肺脾亏虚和脾肾亏虚之硬皮病。

【心悟】邓大师根据肺脾肾相关理论，将硬皮病分为肺脾亏虚和脾肾亏虚两个证型。认为硬皮病的治疗宜肺脾肾同治，以肾为主，而补肾又是本病的关键之处，故提倡以补肾益精为主，健脾养肺为辅。自拟"软皮汤"作为基础方。方中重用熟地黄滋阴补肾，填精益髓，为君药。臣以山茱萸补养肝肾，并能涩精，起补肾涩精之效；山药补益脾阴，亦能固肾。三药配合，是为六味地黄丸"三补"之意。黄芪补气益卫，专补肺脾之气，配伍怀山药益气健脾，肺脾肾三补，上中下兼顾。阿胶为"血肉有情之品"，以其填阴塞隙，富有中医学"以形养形"之意，与黄芪相配，气血双补。佐以泽泻利湿而泄肾浊，并能减熟地黄之滋腻；茯苓淡渗脾湿，并助怀山药之健运；牡丹皮清泄虚热，并制山茱萸之湿涩。综观全方，补中有泻，寓泻于补，八药合用，肺、脾、肾三阴并补，并以补肾益精为主。

路氏干燥综合征方（路志正）

【组成】西洋参10g，南沙参10g，北沙参10g，天冬10g，麦冬10g，知母10g，石斛10g，太子参10g，五爪龙15g，五味子5g，生山药15g，芦根10g，枇杷叶10g，胆南星3g，桔梗3g，川贝母5g，荷梗10g，蝉蜕3g，功劳叶10g，百合10g，葛根15g，薏苡仁10g，旋覆花10g，苦杏仁10g。

【用法】水煎服。

【功效】益气养阴，宣肺布津。

【主治】干燥综合征，是一种外分泌腺体尤以唾液腺和泪腺为主的慢性自身免疫性疾病，本病既可单独存在，也可与类风湿关节炎、系统性硬化症、系统性红斑狼疮并发。

【加减】伴肝肾不足而关节痛者，可加忍冬藤、鸡血藤、首乌藤；伴硬皮病者，加秦艽、鹿角霜、穿山甲、地龙；伴红斑狼疮，兼见低热、咽痛者，加玉蝴蝶、凤凰衣、牛蒡子、生石膏；伴腰膝酸软，脱发者，加女贞子、墨旱莲；伴偏瘫者，加白茅根、三七粉、仙鹤草；眼干无泪者，加密蒙花、黛蛤散、女贞子、西洋参。

【心悟】路大师认为本病与津液代谢失常及津液输布障碍有关。若为阴虚燥热体质，复感燥热邪气，蕴酿成毒，内陷入里，则煎熬津液而成。津液之代谢与肺、脾、肝、肾相关，其中肺功能正常对于保证津液的正常代谢起着至关重要的作用。肺主宣发，能使水液向上，向外输布于体表，经体表组织利用后，一方面化为汗液排出，另一方面通过呼吸排出。肺主肃降，能使水液向下、向内输至内脏，经内脏利用后，在肾的气化作用下，化为尿液由膀胱排出。若肺的宣发肃降功能失常，就会引起津液的输布障碍，出现眼干、口干、鼻干、皮肤干燥、便秘等症状。因此，应把治疗重点放在肺上，在养阴生津的同时应注意疏导布散津液，通行水道。常用西洋参、南沙参、北沙参、天冬、麦冬、知母、石斛、太子参、五爪龙、五味子、生山药、芦根、枇杷叶、胆南星益肺养阴，清热生津，桔梗、川贝母、荷梗、蝉蜕、功劳叶、百合、葛根、薏苡仁、旋覆花、苦杏仁生津润肺，宣布津液。还可以西洋参、太子参、天花粉、石斛、生山药、绿萼梅、玫瑰花、乌梅、桔梗、浙贝母、凤凰衣、薄荷代茶饮。

参龙化湿方（路志正）

【组成】五爪龙15g，西洋参10g，太子参10g，党参10g，南沙参10g，芦根10g，白茅根10g，黄连5g，黄芩10g，生石膏20g，焦栀子10g，枇杷叶10g，淡竹叶10g，苦杏仁10g，防风10g，羌活10g，荷梗10g。

【用法】水煎服。

【功效】清泻肺胃，益气养阴，化湿通络。

【主治】狐惑病，与西医白塞病相类似。以口腔、咽喉、外阴、肛门等处的黏膜，皮肤反复出现蚀烂为主症，并伴眼部红赤肿痛等损害。

【加减】以二阴溃烂为主者，加萆薢、蚕沙、通草；伴四肢发凉，加炒杜仲、仙茅、淫羊藿；出汗多加生龙骨、生牡蛎；失眠加酸枣仁、首乌藤。

【心悟】本病系素体阴虚，虚火上浮；或热病亡津伤阴，或房事过劳，真阴不足；或外感六淫，营卫不和，郁而化热；或外感湿热毒邪，上扰侵蚀口、眼等所致。路大师认为本病的发生以皮肤黏膜的溃烂为主，多因感冒、劳累、过食辛辣食物等诱发，辨证定位应在肺、脾、胃。肺主皮毛，宣发卫气，通行体表气血。如肺气不足，皮肤黏膜失其所养；或肺气郁闭，肺经郁热，侵蚀皮肤黏膜，可成肌肤斑疹疮疡；或脾胃失调，湿热互结中焦，影响肺之宣发肃降，湿热溃蚀肌肤所致。湿热郁久导致气血阻滞脉络，可致本病缠绵难愈。方中五爪龙、西洋参、太子参、党参、南沙参、芦根、白茅根益气养阴生津，黄连、黄芩、生石膏、焦栀子、枇杷叶、淡竹叶清泻肺胃之热，苦杏仁肃肺利湿，防风、羌活、荷梗疏风祛湿。

路大师还常用外洗方辅助治疗，药用马鞭草、芙蓉叶、防风、防己、苦参、地肤子、蛇床子、白矾、马齿苋、黑大豆、凤凰衣、木蝴蝶、芦根、白茅根、绿豆衣、忍冬藤、玉米须；口腔溃疡和外阴溃疡者，则用锡类散外敷。

痛风冲剂（朱良春）

【组成】土茯苓 30g，萆薢 30g，薏苡仁 30g，威灵仙 30g，泽兰 15g，泽泻 30g，秦艽 15g，赤芍 15g，土鳖虫 10g，桃仁 15g，地龙 10g。

【用法】水煎服。

【功效】活血化瘀，泄浊解毒。

【主治】痛风。

【心悟】朱大师认为痛风乃浊瘀滞留经脉所致，若以通套治痹方药笼统施治则难以取效，故应坚守"泄化浊瘀"法则，审证加减，不但浊瘀可逐渐泄化而且血尿酸也将随之下降，使病趋康复。方中土茯苓、萆薢、薏苡仁、威灵仙、泽兰、泽泻、秦艽泄浊解毒，其中土茯苓、萆薢、威灵仙三药合用，降低血尿酸有特效，而威灵仙在汤剂中用量一般为 30g，少则乏效；泽兰辛散温通，祛瘀消肿，泽泻甘淡性寒，长于利水，二药相伍，血水同治，泄浊化瘀，相得益彰；赤芍、土鳖虫、桃仁、地龙活血化瘀通络，可促进湿浊泄化，溶解瘀结，推陈致新，改善症状，增强疗效，降低血尿酸浓度。该方经实验研究证明，对痛风的疗效显著且无毒副作用。

朱氏痛风经验方（朱良春）

【组成】土茯苓 30g，萆薢 30g，威灵仙 30g，泽兰 15g，桃仁 15g，红花 10g，当归 10g，鸡血藤 20g，豨莶草 30g，薏苡仁 30g，泽泻 30g，徐长卿 15g，乌梢蛇 10g，地龙 10g。

【用法】每日 1 剂，水煎服。

【功效】清热泄浊，化瘀通络。

【主治】痛风（浊瘀痹）之湿热蕴结，浊瘀痹阻证。

【加减】若湿热之象较甚，疼痛较剧，行走不便，故予秦艽或再加汉防己、虎杖清热利络，泄浊解毒，全蝎、蜈蚣开瘀定痛；若舌见大片瘀斑等血瘀之象，故加赤芍、丹参加强活血祛瘀、养心宁神之力；若舌质嫩红、中裂，此乃阴分损伤，故去性温之徐长卿，加生地黄、山茱萸滋阴增液。

【心悟】朱大师结合长期观察，根据临床特征将痛风命名为"浊瘀痹"，指出痛风"症似风而本非风"，受寒湿虽是其诱因之一，然非主因，湿浊瘀滞内阻才是其主要病机，且湿浊之邪生之于内，患者多为形体丰腴痰湿之体，并有嗜酒、喜啖肉食之好，导致脏腑功能失调，升清降浊无权，痰湿滞阻于血脉之中，难以泄化，与血相结为浊瘀，滞留于经脉而发病。若郁闭化热，聚而成毒，损及脾肾，初则腰痛、尿血，久则壅塞三焦，而成"关格"危候。故治应以泄化浊瘀为原则。朱大师常以土茯苓泄浊解毒、健胃燥湿、通利关节，萆薢分清泄浊，祛风湿，善治风湿顽痹，此二味为主药，可使血尿酸降低，关节肿痛缓解；威灵仙通络止痛，溶解尿酸；泽兰、桃仁、红花、当归、鸡血藤活血化瘀，推陈致新；豨莶草直入至阴，导其湿热，平肝化瘀，通其经络；薏苡仁、泽泻泄浊利尿，排泄尿酸；徐长卿善于祛风止痛、解毒消肿、和血通络。朱大师强调，痹证日久，邪气久羁，深入经隧骨骱，气血凝滞不行，湿痰瘀浊胶固，经络闭塞不通，非草木之品所能宣透，必借虫蚁之类搜剔窜透，方能使浊去凝开，经行络畅，邪除正复。故以乌梢蛇、地龙等虫类搜剔钻透、通闭散结、蠲痹定痛，促进浊毒泄化，溶解瘀结，增强疗效。诸药相伍，每使浊毒得以泄化，瘀结得以清除。临证根据寒热虚实、疼痛和湿浊瘀滞程度，随证配伍，每能应手取效，不但可明显改善症状，且可降低血尿酸水平，可谓标本兼治之剂。同时朱大师强调治疗痛风和高尿酸血症，除药物外，宜戒烟酒，低嘌呤饮食，多饮水，生活规律，适当控制体重，平时坚持适量运动，保持良好心态，并持之以恒，方能预防复发。

痛风方（段富津）

【组成】苍术 15g，黄柏 15g，薏苡仁 30g，粉防己 15g，羌活 15g，姜黄 15g，赤芍 15g，川牛膝 10g，甘草 15g。

【用法】每日 1 剂，水煎服，早、晚分服。

【功效】清热除湿，化瘀解毒。

【主治】痛风患者，临床表现痛风性关节炎反复发作、痛风石沉积、关节畸形，并伴有高尿酸血症。

【加减】热盛者，发病迅速，痛剧，舌红脉数，便干溲赤，去羌活、苍术，

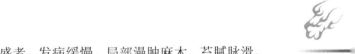

加知母、生地黄、滑石等；湿盛者，发病缓慢，局部漫肿麻木，苔腻脉滑，重用苍术、薏苡仁，去黄柏加萆薢、泽泻、威灵仙；湿热俱盛者，肿痛甚，舌红苔黄厚，脉弦（滑）数，加茵陈蒿、龙胆草；关节僵硬屈伸不利者，加威灵仙、海桐皮、秦艽，重用薏苡仁减黄柏量；因瘀者，加桃仁、红花、川芎、当归；关节恶血剧痛，舌暗者，加生五灵脂、地龙、乳香、没药；痛风石者为湿瘀成痰，加半夏、制南星、威灵仙、地龙；湿滞中焦，苔腻呕恶者，加木瓜、蚕沙、茯苓去黄柏；身窜痛者，加海桐皮、威灵仙、秦艽祛风活血通络；日久不愈，关节僵直变形剧痛者，为久痛入络，痰瘀凝结，需加虫类搜剔，如全蝎、蜈蚣、地龙；日久不愈，腰酸腿软者，为久病及肾，改川牛膝为怀牛膝，加杜仲、续断；乏力、汗出、便溏、舌淡胖脉弦缓者，加黄芪、白术。应当指出，段大师在辨证的基础上，选用萆薢、秦艽、威灵仙、蚕沙、薏苡仁、地龙、泽泻、黄芪、桃仁、当归等降血尿酸药，可提高疗效。

【心悟】方中以二妙（苍术、黄柏）清热燥湿以除湿热下注之红肿热痛，然湿热虽下注，其本在脾，以苍术燥湿健脾，又合黄柏苦寒沉降，清下焦湿热，解湿热疮毒，两药相合清流洁源，标本兼顾，共为君药。粉防己，《本草求真》言其："辛苦大寒，性险而健，善走下行，长于除湿通窍利道，能泻下焦血分湿热。"可助黄柏清利下焦湿热。薏苡仁甘淡微寒，主降泄，既健脾利湿，又长于祛除肌肉筋骨之湿邪，主治筋脉拘急之湿热痹阻筋骨之病，湿浊为病，均当以治阳明为本，苍术、薏苡仁正有此意。姜黄，《药性赋》言其："能下气破恶血之积"，本品辛苦温，具有较强的祛瘀作用，既入血分活血，又入气分散滞气，以破血分湿瘀之滞。赤芍，《名医别录》言其："主通顺血脉，散恶血，逐贼血"，本品苦微寒，既清血分实热，又散瘀血，以清血分瘀热。四者共为臣药。羌活辛苦温，气雄而散，升发之力强，既能透利关节止痛，又风能胜湿而助苍术、薏苡仁祛湿化浊，且可升发脾胃清阳，升清以助降浊，并可防黄柏、防己苦寒降泄太过而伤脾气，又与姜黄气味相投，盖血为阴津得温则行，湿为阴邪得辛方散，二者辛温之性与行瘀除湿甚合，是为佐药。少加川牛膝既助活血之力，又引诸药直达病所。又加甘草既缓和上药辛温燥烈之性，又防其苦寒败胃，共为使药。

参考文献

[1] 苏凤哲，杨嘉萍. 路志正教授从肺治疗皮肤疾病的临床经验探讨 [J]. 世界中西医结合杂志，2006，1(2)：76-78

[2] 张佩青. 国医大师临床经验实录：国医大师张琪 [M]. 北京：中国医药科技出版社，2011：143-144

[3] 汪晓筠，杨翠娟. 朱良春教授皮肤病效方探讨 [J]. 青海医药杂志，2000，30(10)：61-62

[4] 戴天木. 朱良春临床经验应用举隅 [J]. 中医药通报，2005，4(2)：11

[5] 皇玲玲，郭立中. 周仲瑛教授从瘀热论治牛皮癣的经验初探 [J]. 现代中医药，2000，29(2)：2

[6] 罗宝玲，温广伟，齐庆，等. 浅谈邓铁涛教授软皮汤 [J]. 光明中医，2014，(10)：2203-2204

[7] 朱良春. 中国百年百名中医临床家丛书：朱良春 [M]. 北京：中国中医药出版社，2001：49-50

[8] 朱良春. 朱良春医论集 [M]. 北京：人民卫生出版社，2009：180

[9] 高红勤. 朱良春治疗痛风经验应用体会 [J]. 中国中医药信息杂志，2014，21(8)：114-115

[10] 赵书锋，龙旭阳，段富津. 段富津教授治疗痛风经验 [J]. 中医药信息，2006，23(1)：45-46

第十一节　静脉炎

活血解毒饮子（张琪）

【组成】丹参25g，当归20g，王不留行30g，皂角刺15g，甲珠15g，红花15g，蒲公英30g，金银花30g，黄芪30g，甘草20g，乳香10g，赤芍20g，牛膝20g，地龙15g。

【用法】水煎服。

【功效】补气活血，清热解毒。

【主治】静脉炎。

【心悟】金银花、蒲公英、甘草清热解毒；黄芪益气托毒；皂角刺、甲珠、王不留行、红花、赤芍、地龙通络消肿，活血解毒；当归、川牛膝补血活血。全方有补气活血，清热解毒之作用，用以治疗静脉炎有良好疗效。

四妙勇安汤加味（尚德俊）

【组成】金银花30g，玄参30g，当归15g，赤芍15g，牛膝15g，黄柏10g，黄芩10g，栀子10g，连翘10g，苍术10g，防己10g，紫草

10g，生甘草 10g，红花 6g，木通 6g。

【用法】每日 1 剂，水煎服，早、晚分服。

【功效】清热利湿，活血化瘀。

【主治】急性感染，如丹毒、急性蜂窝织炎、痈等，以及血栓性浅静脉炎、下肢深静脉血栓形成、血栓闭塞性脉管炎、急性肢体动脉栓塞、红斑性肢痛病和肢体缺血性坏疽、糖尿病性坏疽、大动脉炎等。

【心悟】此方最早是用于治疗血栓闭塞性脉管炎，属于急性期或是缺血感染坏死期，中医辨证为湿热下注，症见肢体疼痛，肢端皮色暗红、肿胀，或是肢体出现溃疡、坏死。或是发生游走性血栓性浅静脉炎，舌红苔黄腻。此后，根据中医异病同治理论，广泛用于治疗其他血管疾病属瘀热型者，辨证要点为肢体疼痛、肿胀、皮色暗红、溃疡，舌红苔黄腻。

方中金银花、玄参、连翘、生甘草清热解毒，当归、赤芍、牛膝、红花、紫草活血通络，黄柏、黄芩、栀子、苍术、木通、防己清热利湿，同时黄柏、苍术组成为二妙散，加牛膝组成三妙丸，用于湿热下注，下肢红肿疼痛。黄柏、黄芩、栀子寓于黄连解毒汤之意，苦寒直折，泻火解毒。配伍中当归、红花偏温性，可以制约寒凉药物，防止苦寒伤胃，顾护正气。本方寓意明晰，配伍简洁，选药普通，功效专一，易于掌握。

参考文献

[1] 张琪.张琪临床经验辑要 [M].北京：中国医药科技出版社，1998：202

[2] 秦红松.尚德俊治疗周围血管疾病经验方：四妙勇安汤加味 [J].世界中药，2009，4(1)：45

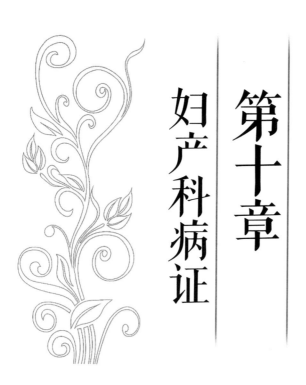

第十章

妇产科病证

第一节 月经不调

养血调经汤（班秀文）

【组成】鸡血藤 20g，丹参 15g，当归 10g，川芎 6g，白芍 10g，熟地黄 15g，川续断 10g，益母草 10g，炙甘草 6g。

【用法】水煎服。

【功效】补肝肾，养血调经。

【主治】肝肾不足，血虚所致的月经病者。

【加减】肾虚为主者，上方加桑寄生、杜仲，加强补肾之力；阴虚内热者，上方去川芎之辛温香燥，熟地黄改为生地黄，加地骨皮、知母；阴道出血量多者，上方去川芎之辛香行散，加用仙鹤草、血余炭等收敛止血。

【心悟】本方由《医学心悟》之益母胜金丹化裁而来。益母胜金丹为肝脾肾并治之方，但偏于补益肝脾。基于肾藏精，经源于肾，肝藏血，精血互化，肝肾同源的理论，并受唐宗海"血证之补法……当补脾者十之三四，当补肾者十之五六"思想的启迪，用鸡血藤补血活血，"丹参一味，功同四物"，活血化瘀之力较为平稳，为虚而瘀者之良药；当归、川芎、白芍、熟地黄补益肝肾，养血调经；续断补肝肾，行血脉；益母草能化瘀止血；炙甘草补脾益气，调和诸药。诸药合用，有补肝肾、益阴血、调月经之功效。

养血通脉汤（班秀文）

【组成】鸡血藤 20g，桃仁 10g，红花 6g，赤芍 10g，当归 10g，川芎 6g，丹参 15g，皂角刺 10g，路路通 10g，香附 6g，穿破石 20g，甘草 6g。

【用法】水煎服。

【功效】养血活络，通脉破瘀。

【主治】冲任损伤、瘀血内停所致月经不调、痛经、闭经、血积癥瘕者。

【加减】输卵管不通、盆腔炎、附件炎而带下量多，色黄稠者加马鞭草 15g，土茯苓 15g；盆腔炎、附件炎致小腹疼痛者加蒲黄 6g，五灵脂 6g；盆腔炎重而下腹有包块者加忍冬藤 15g，莪术 10g；经前性急易怒、情绪波动较大者加柴胡6g，白芍10g；肾虚腰痛者加菟丝子10g，川续断10g；胃脘不适者去皂角刺，加白术10g。

【心悟】全方由桃红四物汤加减而成，为活血祛瘀剂。冲为血海，任主胞胎。冲任损伤，瘀血内停，可出现经水不调、闭经、痛经、盆腔炎、附件炎等，甚或输卵管不通而致不孕。方中鸡血藤苦甘温，归肝肾经，入血分而走经络。历代认为通中有补，以通为主，养血通脉，为治疗冲任损伤之常用药。当归补血活血，补中有活，修复冲任；川芎直入冲脉，行血中之气，能上能下；赤芍、丹参能补能行，散血中之积滞；桃仁、红花逐瘀行血，通行经脉，使瘀血得行，经脉得通；路路通以通行十二经脉而疏泄积滞；香附疏肝理气，使气调血畅；皂角刺、穿破石清瘀除热，破除陈积；甘草调和诸药。诸药合用，气得行，血得通，经得养，脉得复，共奏养血活络、通脉破瘀之功。

滋阴降逆汤（班秀文）

【组成】生地黄15g，白芍10g，墨旱莲15g，鲜荷叶15g，泽泻10g，牡丹皮10g，茯苓10g，牛膝6g，甘草5g。

【用法】每日1剂，水煎服，分2～3次服。

【功效】滋阴清热降逆，凉血止血。

【主治】妇女经行吐衄或阴虚血热所致的吐血、衄血者。

【加减】月经量少加益母草10g，香附6g，理血调经；兼潮热加地骨皮9g，白薇6g，清血透热；经前乳房胀痛加夏枯草12g，瓜蒌壳9g，宽胸理气、解郁散结；平素带下赤白加赤芍6g，凌霄花6g，清下焦伏火。

【心悟】经行吐血，又称"倒经"。多为肝肾阴虚，血热上逆，迫血妄行所致。盖经者血也，血者阴也，冲任二脉主之，冲任皆起于胞中而通于肝肾。肝肾阴血充盛，则冲任调和，胞宫施泻有常，月事以期。若肝肾阴虚，肝木失养，郁久化热生火。经行之际，相火内动，冲脉气逆，火热迫血逆行于上，吐衄由此而作。治宜滋水降火，引血下行。方中生地黄甘寒，滋阴凉血；白芍酸寒，养血敛阴，柔肝平肝，二药合用意在酸甘益阴，"壮水之主，以制阳光"；泽泻甘寒淡渗以泻肾中邪火；牡丹皮苦寒清冲任伏火，凉血而无留瘀之弊；茯苓甘淡，健脾渗湿而通肾交心；鲜荷叶芳香轻清，清热凉血而善行上焦气分；墨旱莲质润汁黑，养阴益肾，凉血止血而偏于下焦血分，与牡丹皮合用共奏滋阴清热、凉血止血之功；牛膝补肝肾而引血热下行；甘草解毒泻火、调和诸药。全方以甘寒为主，滋阴清热，苦降下行，滋而不腻，泄不伤阴，止中有化，实为治疗肝肾阴虚、血热上逆而致吐血衄血之良方。

清热燥湿汤（李振华）

【组成】 白术 9g，茯苓 15g，泽泻 12g，生薏苡仁 30g，黄柏 9g，蒲公英 15g，牡丹皮 9g，乌药 9g，广木香 6g，炒栀子 9g，黑地榆 12g，甘草 3g。

【用法】 水煎服。

【功效】 健脾燥湿，清热凉血。

【主治】 月经先期之湿热下注者，症见月经量多色红，质黏稠有臭味，少腹坠痛，平时黄带较多，舌质偏红，舌后部苔黄腻，脉滑数。本证多属慢性子宫内膜炎和慢性宫颈炎症。

【心悟】 本证系脾虚湿热下注，热在下焦，冲、任为热所迫，而致月经先期。方中白术、茯苓、泽泻、生薏苡仁健脾利湿；黄柏、炒栀子、蒲公英苦寒燥湿清热；牡丹皮、黑地榆凉血止血；乌药、广木香行下焦之气，使气行湿行、凉血止血而不凝滞。故经前经期都可服用。

清热养血汤（李振华）

【组成】 当归 9g，白芍 15g，生地黄 15g，山药 24g，茯苓 12g，牡丹皮 9g，地骨皮 12g，炒栀子 9g，炒酸枣仁 15g，麦冬 15g，阿胶 9g，菊花 9g，甘草 6g。

【用法】 水煎服。

【功效】 滋阴清热，养血补血。

【主治】 月经先期之阴虚内热者，症见月经量少色红，咽干口渴，渴不多饮，午后低热，两颧潮红，心烦盗汗，五心烦热，头晕目眩，心悸气短，易于疲倦，舌质红，苔薄或无苔，脉细数。

【加减】 盗汗严重者，可加五味子 9g。

【心悟】 方中当归、白芍、生地黄、麦冬、阿胶、酸枣仁滋阴养血、补血安神；牡丹皮、地骨皮、炒栀子、菊花清热益阴凉肝，山药、茯苓、甘草健脾益气、调和诸药。共奏滋阴清热，养血补血的作用。

益肾调经汤（李振华）

【组成】 熟地黄 15g，山茱萸 15g，山药 24g，枸杞子 12g，菟丝子 24g，巴戟天 9g，怀牛膝 12g，肉桂 3g，艾叶 3g，丹参 15g，党参 15g，炙甘草 9g。

【用法】 水煎服。

【功效】 补肾培元，调和冲任。

【主治】月经先后无定期之肾气不固者，症见经期或先或后，量少色淡红，腰部困痛，少腹有空坠感，形寒畏冷，神疲易倦，头晕，夜尿增多，舌质淡，苔薄白，脉沉细弱。

【心悟】本证系肾气不固，冲任失调，血海蓄溢失常，而致经乱。方中熟地黄、山茱萸、枸杞子、巴戟天、菟丝子、肉桂温补肾气；党参、山药、炙甘草益气健脾、补肾培元；怀牛膝、丹参、艾叶走下焦，温经活血，调和冲任。诸药共奏补肾培元，调和冲任之功。

加减益气补血汤（方一）（李振华）

【组成】黄芪24g，党参15g，白术9g，茯苓12g，当归9g，白芍15g，熟地黄15g，远志9g，酸枣仁12g，阿胶9g，川续断15g，炒杜仲12g，川牛膝12g，肉桂6g，炙甘草9g。

【用法】水煎服。

【功效】益气健脾，补血安神。

【主治】月经后期之气血亏虚者，症见月经后期，量少，色淡红，面色萎黄少华，体倦无力，腰部困痛，头晕目眩，心慌气短，梦多，健忘，舌质淡，苔薄白，脉细弱。

【加减】食少脘闷者，可去熟地黄，加砂仁6g；头晕目眩重者，可加菊花9g。

【心悟】本证多为生育过多，或大病久病之后，气血亏损，营血不足，月经周期，血海不盈，故月经错后量少，不能按时而溢。方中黄芪、当归、白芍、熟地黄、阿胶、远志、酸枣仁益气补血、养血安神；党参、白术、茯苓、炙甘草配黄芪、肉桂，温中助阳、益气健脾，增强气血生化之源；川续断、炒杜仲、川牛膝配肉桂，壮阳补肾，培补冲任，引药入经。诸药配合，共奏补血安神，益气健脾，温阳补肾之功，增强气血生化之源。

加减益气补血汤（方二）（李振华）

【组成】黄芪24g，党参15g，白术9g，茯苓15g，当归12g，白芍15g，广木香6g，薏苡仁30g，石菖蒲9g，炒酸枣仁15g，砂仁6g，川续断12g，炒杜仲15g，炙甘草9g。

【用法】水煎服。

【功效】益气健脾，补血调经。

【主治】月经先后无定期之脾失健运者，症见经行或先或后，量多色淡，面黄少华，腰痛，白带多，精神倦怠，四肢无力，或轻度浮肿，头晕心悸，多梦，健忘，食欲不振，口淡乏味，时感腹胀，大便溏，舌质淡，舌体肥，苔白稍腻，脉缓无力。

【心悟】本证系脾失健运，水谷之精微吸收排泄失常，气血生化之源不足，同时脾虚统摄无力，冲任不固，以致月经量多，色淡而乱。方中黄芪、党参、白术、茯苓、炙甘草、薏苡仁、广木香、砂仁益气健脾、调中和胃，可增强脾之健运而促进气血生化之源；当归、白芍配黄芪，补血调经；川续断、炒杜仲壮腰固肾，调和冲任；石菖蒲、炒酸枣仁补益心脾、安神宁志。脾能健运水谷之精微，气血生化有源，冲任得固，月经自调。

清热调经汤（李振华）

【组成】当归9g，白芍15g，生地黄15g，山药24g，茯苓12g，牡丹皮9g，地骨皮12g，炒栀子9g，广木香6g，甘草6g，黑地榆12g。

【用法】水煎服。

【功效】清热凉血，调经止血。

【主治】月经过多之血热妄行者，症见月经量多或过期不止，经色深红或紫红，质黏稠，腰腹胀痛，心烦急躁，口干欲冷饮，面红头晕，小便色黄，大便秘结，舌质红，苔薄黄，脉数有力。

【心悟】本证系素体阳盛，热伏冲任，迫血妄行，以致月经量多。方中当归、白芍、生地黄养血凉血，清热调经；生地黄配牡丹皮、地骨皮、炒栀子、黑地榆清热除烦、凉血止血；山药、茯苓、广木香、甘草益气健脾、理气消胀。诸药相互为用，血分热清则血不妄行而经血自少，益气健脾则血有生化之源，热清血充则经血自调。

益气调血汤（李振华）

【组成】黄芪30g，党参15g，白术9g，茯苓15g，当归9g，白芍15g，远志9g，炒酸枣仁15g，广木香6g，阿胶9g，黑地榆12g，炙甘草9g。

【用法】水煎服。

【功效】益气健脾，养血调经。

【主治】月经过多之脾肺气虚者，症见月经量多或过期不止，月经色淡质稀，面及四肢浮肿，面黄少华，心悸气短，头晕，时自汗出，畏风怕冷，精神倦怠无力，舌质淡红，舌体肥大，苔薄白，脉缓弱无力。

【加减】头晕甚者，可加菊花9g，细辛4g；经血过多，不能自理，可加三七粉（分2次冲服）3g；心悸汗出甚者，可加龙骨15g，牡蛎15g。

【心悟】本证系脾肺双虚之证，脾失统血，气失升摄，以致月经量多。方中黄芪、党参、白术、茯苓、炙甘草补肺气健脾，为本证之主药；当归、白芍、阿胶、黑地榆补血养阴、凉血止血；远志、炒酸枣仁宁心安神；广木香理气醒脾，使补而不滞。本方补肺气健脾为本，养血安神，调经止血为标，标本兼顾。

参考文献

[1] 班胜，黎敏.国医大师临床经验实录：国医大师班秀文 [M].北京：中国医药科技出版社，2011：73，75，79

[2] 李郑生，郭淑云.国医大师临床经验实录：国医大师李振华 [M].北京：中国医药科技出版社，2011：272-274

第二节　痛　经

活血止痛汤（李振华）

【组成】当归9g，川芎9g，赤芍15g，桃仁9g，红花9g，香附9g，西茴9g，乌药9g，广木香6g，川牛膝15g，丹参21g，延胡索9g，五灵脂9g，甘草3g。

【用法】水煎服。本方宜在月经将来，少腹及乳房出现胀痛时，服药3剂。这时服药，效果较好于平时。下次月经将来，疼痛仍有者，可继服3剂。

【功效】行气活血，祛瘀止痛。

【主治】痛经之气滞血瘀者，症见经前或行经期，少腹疼痛拒按，痛引腰脊，月经量少，或血行不畅，忽有忽无，经色紫暗有血块，经前乳房胀痛，心烦易怒，口苦，头晕，舌质紫暗或有瘀点，苔薄白，脉沉弦或沉涩。

【加减】如少腹胀痛，痛位游窜不定，偏于气滞者，注意用青皮等疏肝理气之品；如少腹刺痛，痛位不移，偏于血瘀者，注意用乳香等活血化瘀之品；如气郁化热，经前五心烦热，头晕头痛，口干口苦，心急烦躁，脉弦数者，可加牡丹皮、栀子、菊花等清热、凉血、平肝之品。

【心悟】本证系气滞血瘀，胞宫血行不畅而致痛经。方中当归、川芎、赤芍、桃仁、红花、丹参、延胡索、五灵脂通经活血、祛瘀止痛；香附、西茴、乌药、广木香疏肝理气，气行血行；川牛膝引血下行。

温经止痛汤（李振华）

【组成】当归 9g，川芎 9g，赤芍 15g，桂枝 6g，吴茱萸 6g，香附 9g，西茴 6g，乌药 9g，广木香 6g，白术 9g，细辛 5g，甘草 3g。

【用法】水煎服。

【功效】温经祛湿，理气活血。

【主治】痛经之寒湿痰凝者，症见经前或行经期少腹剧痛并有凉感，疼痛部位拒按，得热痛减，月经量少，色暗红而紫，舌质淡，苔薄白，根部白腻，脉沉紧。

【加减】如少腹剧痛难忍，手足不温，舌质淡暗，脉沉迟者，系寒湿过重，可加附子 9g，炮姜 6g，以加重温经通阳散寒之力。

【心悟】本证系寒湿凝滞胞宫，气血不畅，而致痛经。方中桂枝、吴茱萸、细辛温经散寒；白术、广木香、甘草健脾醒脾、理气燥湿；当归、川芎、赤芍配桂枝，温通经血。诸药共奏温经散寒，活血止痛的作用。

参考文献

李郑生，郭淑云.国医大师临床经验实录：国医大师李振华 [M].北京：中国医药科技出版社，2011：272-274，278-279

第三节 功能性子宫出血（崩漏）

健脾止血汤（李振华）

【组成】黄芪 30g，党参 15g，白术 9g，茯苓 15g，当归 9g，醋白芍 15g，远志 9g，炒酸枣仁 15g，醋柴胡 6g，升麻 6g，黑地榆 12g，阿胶 9g，广木香 6g，炙甘草 9g，米醋（后下）120mL。

【用法】水煎服。

【功效】益气健脾，养血止血。

【主治】功能性子宫出血之脾虚者，症见突然大出血，或淋漓不断，血色淡红质稀，面色苍白或萎黄，肢体浮肿，倦怠无力，心慌气短，食少便溏，胸脘满闷，舌质淡，舌体肥大，边有齿痕，苔薄白，脉虚弱无力。

【加减】气虚血瘀之少腹痛者，可加醋香附 9g。

【心悟】本证系以脾虚为主，中气下陷，统摄无力，而成崩漏。

方中黄芪、党参、白术、茯苓、炙甘草益气健脾；醋柴胡、升麻升阳固脱，与上药相辅相成，以增强统血摄血之力；广木香醒脾理气，使补而不滞；当归、醋白芍、阿胶、远志、酸枣仁养血补血、安神宁志；黑地榆配阿胶，凉血止血。重用米醋者，以其酸涩收敛，可达迅速止血的目的。

清热止血汤（李振华）

【组成】生白芍 15g，生地黄 15g，玄参 12g，地骨皮 15g，牡丹皮 9g，阿胶 9g，黑栀子 9g，黑地榆 12g，黑柏叶 12g。

【用法】水煎服。

【功效】滋阴清热，凉血止血。

【主治】功能性子宫出血之血热者，症见突然出血，量多色红，咽干口渴，心急烦躁，头晕目眩，失眠多梦，舌质红，苔薄黄，脉洪数或弦数。

【加减】如头晕头痛，可加菊花 12g；如失眠重者，可加首乌藤 30g，柏子仁 12g；如胸闷气短，两胁窜痛，脉弦数者，系肝郁化热，可加川楝子 9g，香附 9g。

【心悟】本证系阳盛于内，血分有热，阴血失守，热迫血行，而致出血。方中生白芍、生地黄、玄参、阿胶、地骨皮滋阴清热；黑栀子、黑地榆、黑柏叶凉血止血；牡丹皮凉血行血，可防凉血而致凝血。本方滋阴清热，凉血止血，故适用于血热而致的崩漏证。

益阴止血汤（李振华）

【组成】蒸何首乌 15g，生地黄 15g，山药 30g，枸杞子 12g，白芍 15g，阿胶 9g，黑地榆 12g，地骨皮 15g，牡丹皮 9g，菊花 12g，甘草 3g。

【用法】水煎服。

【功效】滋阴补肾，养血止血。

【主治】功能性子宫出血之肾阴虚者，症见出血量少但淋漓不断，色红，伴有头晕耳鸣，心悸失眠，盗汗，五心烦热，两颧潮红，腰酸，舌质红，苔薄或无苔，脉细数。

【心悟】本证系肾阴不足，阴虚内热，经血不守，而致出血。方中蒸何首乌、生地黄、白芍、枸杞子、阿胶滋阴养血补肾；山药健脾益肾；牡丹皮、地骨皮、黑地榆清热凉血止血；菊花清热平肝，配上药可治阴虚阳亢的头晕耳鸣。

经漏验方（李玉奇）

【组成】乌贼骨 20g，莲房炭 50g，生地黄炭 40g，当归 10g，胡黄连 10g，知母 15g，升麻 10g，白芍 20g，木香 10g，牡蛎 20g，甘草 20g，大枣 10 枚。

【用法】每日 1 剂，水煎服。

【功效】滋阴清热，收敛止血，和胃益气。

【主治】功能性子宫出血。症见阴道出血淋漓不断，色鲜红，头晕耳鸣，五心烦热，倦怠乏力，舌红少苔，脉细数无力。

【心悟】方用乌贼骨、莲房炭、生地黄炭清热止血；当归、胡黄连、知母滋阴清热，热去则血静；白芍和牡蛎养血；取木香行气，使养血药补而不滞；用升麻、甘草、大枣升提中气、固经止血，调理脾胃以固后天之本。全方融塞流、澄源、固本为一方，起到滋阴敛血、和胃益气之功效。

固冲温补汤（朱良春）

【组成】炙黄芪 30 ～ 60g，山茱萸 24g，炒白术 20g，乌梅 15g，海螵蛸 15g，艾叶 15g，阿胶 10g，茜草 10g，炙甘草 10g，血余炭（研细用药汁分 3 次送服）9g。

【用法】水煎服。

【功效】补气温阳，涩而兼通。

【主治】崩漏之气阳虚证。月经过多，经血稀薄，气虚者每见面白微浮肿，舌质淡，苔薄白腻或舌边有齿痕，脉象多细软无力，且见气短、畏寒、自汗或四肢肿胀、纳呆、便溏等症；脾肾阳虚者，月经淋漓，量时多时少，血色稀淡，亦见面浮肿，舌淡、脉多沉软，右部更甚，且有恶寒肢冷，大便晨泻，腰背酸痛等症。

【加减】脾肾阳虚者酌加制附子 10g，炮姜炭 8g，鹿角霜 30g。

【心悟】崩漏之气虚乃指中气虚弱，气不摄血；阳虚乃指脾肾阳虚。对气阳虚两证，朱大师在"固冲汤"（白术、生黄芪、龙骨、牡蛎、山茱萸、生杭白芍、海螵蛸、茜草、棕边炭、五倍子）的基础上演变成"固冲温补汤"。崩漏症因多端，病机复杂，常有连锁反应之变。治崩漏首调冲任，而调冲任奇经必须从治脾肾入手，临床中所见崩漏证属脾肾虚者居多，张锡纯谓"肾脏气化不固，而冲任滑脱也"，其"固冲汤"乃补肾益气，固摄冲任，标本兼顾。朱大师宗其法而加减原方，自拟"固冲温补汤"，用艾叶、阿胶、血余炭以取代煅龙牡、棕边炭、五倍子，此乃以清代浊，以廉代贵，以简代繁之思，盖煅龙牡、棕边炭煎后药味混浊，颇难过口，且棕边炭常缺货或药店无备，五倍子价昂货缺，乡村药店少备。用阿胶、艾叶乃取《金匮要略》胶艾汤温经升举，固阴和阳之意，颇合气阳虚而气化不固，冲任滑脱之崩漏证型。血余炭去瘀止血，乃治崩漏效药，炭药的药性一分为二，一是炒炭之后所得之性，一是炒炭后所保留的生药"固有之性"，血余则止血不留瘀，炒炭后的固涩止血是炭药的共性，所存之性乃是炒炭药固有特性，共性有治标塞流之功，而特性有不可忽视的澄源治本之用，因炒炭中药一体同俱两性，所以炭药用治崩漏有标本兼顾的优点。此乃博研古方，深悟《千金方》一味血余炭治崩中漏下，赤自不止之妙。张锡纯认为冲任脉相连，气化相通，又为肾脏之辅弼，故肾虚不藏，冲脉不敛，即致滑脱，可见经血大下，胎元不固。"固冲汤"用黄芪、白术补气升陷，山茱萸、杭白芍益肾敛肝固脱，且能滋阴养血。海螵蛸、茜草、煅龙牡固涩下焦，朱大师指出"海螵蛸、茜草相伍，能涩、能行，大有调协之功，海螵蛸咸温下行，主女子赤白漏下，又能涩精秘气；茜草既能止血治崩，又能补益精气，涩中寓通，二药相伍不仅能固涩下焦，且能通利血脉，为何要通？盖非'通'则经气不能行，非通不能入脉"，这是调理奇经的一个重大法则，足以启迪后人。朱大师又谓"暴崩乃冲任失守，下焦不固，证情最急，治肝、治脾总有鞭长莫及之弊，莫若固摄冲任为先，待血崩止后，再调肝肾脾以治其本。"张锡纯力主酸敛以救欲脱之候，元气之虚，阴阳失和。朱大师在此方演变中用乌梅易白芍，更增酸敛救脱之力以助山茱萸敛肝舒脾，更助固阴和阳、固涩下焦之力。

安冲清补汤（朱良春）

【组成】 生黄芪18g，炒白术18g，大生地黄18g，川续断18g，白头翁18g，茜草10g，生白芍10g，海螵蛸10g，贯众30g，生地黄榆30g。

【用法】 每日1剂，水煎服。

【功效】 止血塞流不留瘀，清热凉血不凉遏，调补不闭邪。

【主治】 崩漏之阴虚阳搏血热或夹瘀者，症见经量如崩，经色紫黑，烦热，鼻衄，齿衄，渴喜冷饮，大便燥结，小便短赤，面有红点，舌苔深黄，质绛有刺，唇燥而裂，脉洪数，按之有力。

【心悟】《内经》说："阴虚阳搏谓之崩。"指出崩证之因，乃阴虚之热，张山雷阐明致崩之火"是虚火，非实热可比"，虚火乘于阴分，与血搏结，即表现阴虚血热的证候。阴虚肾水不足，原因除先天禀赋不足外，多见化源不足，即脾虚不能生血或房劳过度，生育过多（现今之流产过多），五志化火等。但血热与郁热不可混淆。前贤论治崩漏，有"初用止血以塞其流，中用清热凉血以澄其源，末用补血以复其旧"，此三大法则虽适合指导血热崩中之治疗，但虚实热瘀常混杂出现，三法不能截然分开，张锡纯"安冲汤"（白术、生黄芪、生龙骨、生牡蛎、大生地、生杭芍、海螵蛸、茜草、川续断）集诸法于一方，有止血不留瘀，清热不凉遏，调补不闭邪的特点。朱大师权衡补清通涩，明辨气血开泄太过与固摄无权，并注重澄源复旧，对血热虚火崩漏，善用张锡纯"安冲汤"加减。自拟"安冲清补汤"。此方对阴虚阳搏血热或夹瘀者每收速效，方中用白头翁之意，乃朱大师从《伤寒论》治厥阴热痢下重，用白头翁汤，及《金匮要略》治妇人产后下痢虚极，用白头翁加甘草阿胶汤悟出，白头翁既可治肝热下迫大肠的热痢，又有可借治阴虚阳搏，虚火肝热下迫冲任致血热妄行的崩漏。白头翁《本经》谓其苦温，李东垣称其苦寒，《本草正义》则谓其"味微苦而淡，气清质轻"，朱大师赞赏何廉臣之说："其气质轻清，为升散肠胃郁火之良药……味苦又薄，合于经文轻清发散为阳之旨。"朱大师在加减"固冲汤"去煅龙牡，加减"安冲汤"即本方去生龙牡，均考虑崩漏多兼夹血瘀，龙牡毕竟有涩血凝血之嫌，不利于消除瘀滞。生地黄榆、贯众是常用的止血凉血药，均涩中兼通，均能收缩子宫，现代药理研究证明，二药均有较强的收敛止血作用和广谱抗菌作用。"安冲汤"去龙骨、牡蛎加白头翁、贯众、生地黄榆，有"火去妄出自息"之意，且寓塞流、澄源、复旧，标本同治之妙。补清同用是治疗阴虚血热和阴虚火旺证候的大法，鉴于阴虚是本，火热为标，故用药当滋阴为主，清热为辅，崩漏所见的热象，多属虚火，与实热截然有别，本方是在调补脾肾、滋补阴血的前提下，酌加清热凉血止血之品，这和本末倒置，专用寒凉和过用寒凉药物损脾伤正，化燥伤阴不可同日而语。

羊藿逍遥汤（朱良春）

【组成】 淫羊藿 10g，当归 12g，生白芍 12g，甘草 5g，柴胡 5g，青皮 6g，陈皮 6g，党参 15g，鸡血藤 15g。

【用法】 每日 1 剂，水煎服。

【功效】 补益气血，调理冲任。

【主治】 崩漏日久之气血两虚，冲任失调，经行淋漓多日不净，迭药未效者。

【心悟】 朱大师指出"无论是何种原因引起的崩漏，均是气血功能失调的反映，又都与肝脾肾有关"。朱大师尤喜用淫羊藿调理内分泌疾患，取其有类似肾上腺皮质激素之效。淫羊藿温而不燥，补而不腻，调燮肾之阴阳，且暖胃醒脾最有著效。

参考文献

[1] 李郑生，郭淑云.国医大师临床经验实录：国医大师李振华 [M].北京：中国医药科技出版社，2011：283-284

[2] 李郑生.李振华教授治疗崩漏经验 [J].河南中医，2006，26(7)：25

[3] 李玉奇.经漏验方 [J].中医杂志，1988(6)：48

[4] 邱志济，朱建平，马璇卿.朱良春用"锡纯效方"治疗"功血"经验选析：著名老中医学家朱良春教授临床经验 (31)[J].辽宁中医杂志，2002，29(7)：387-388

[5] 陈锐.朱良春崩漏临床经验 [J].中国社区医师，2013，29(44)：37

第四节　带下病

解毒止痒汤（班秀文）

【组成】土茯苓 30g，槟榔 10g，苦参 15g，忍冬藤 15g，车前草 15g，地肤子 12g，甘草 6g。

【用法】水煎服。

【功效】清热利湿，解毒杀虫止痒。

【主治】肝经湿热型阴痒和湿热型带下病（如霉菌性阴道炎、滴虫性阴道炎）。症见阴部瘙痒，甚则痒痛，带下量多，色黄或黄白相兼，质黏腻，如豆渣状，或呈泡沫米泔样，其气腥臭，心烦少寐，口苦而腻，脉弦数或濡数。

【加减】如体质瘦弱、纳食不馨者，减去苦寒之苦参、地肤子，防其犯胃，加山药 15g，薏苡仁 15g，健脾化湿；如阴道灼热、痒痛交加者，加黄柏 6g，凌霄花 9g，火炭母 9g，以加强清热化瘀之力。

【心悟】本方为祖传经验方。方中以甘淡平之土茯苓解毒除湿为主药；配以辛苦温之槟榔燥湿杀虫为辅；佐以甘寒之车前草利湿清热解毒；苦参味苦性寒，能清热燥湿、祛风杀虫；地肤子清热利湿止痒；忍冬藤性味甘寒，清热解毒，与土茯苓相须为用，则利湿解毒之功倍增。据现代药理研究，槟榔、苦参、车前草、地肤子都对多种皮肤真菌有不同程度的抑制作用，苦参的醇浸膏在体外有抗滴虫作用，故本方能治疗霉菌性和滴虫性阴道炎所致上症者。配用火炭母、蛇床子、苍耳子等药坐盆熏洗，内外并治，则其收效尤捷。治疗期间，禁食肥甘厚腻或辛温香燥之品，并适当节制房事。

温肾止带汤（李振华）

【组成】菟丝子24g，补骨脂12g，肉桂6g，炒杜仲15g，桑螵蛸12g，益智仁9g，山药30g，薏苡仁30g，芡实15g，泽泻12g，炙甘草9g。

【用法】水煎服。

【功效】温阳补肾，固精止带。

【主治】带下病之肾阳虚者，症见带下量多，清稀如水，或如鸡蛋清，淋漓不断，腰部酸痛，少腹发凉，小便频数，夜间较甚，形寒畏冷，四肢欠温，面色㿠白，舌质淡，苔白，脉沉缓无力。

【加减】如食少便溏，脘腹胀满者，系脾阳亦虚，可易山药为白术9g，加砂仁6g；如形寒畏冷，四肢欠温甚者，上方可加附子9g，以增强温阳之力；如气短者，加党参15g。

【心悟】本证系肾阳亏虚，失其闭藏，任脉不固，带脉失约，阴液滑脱，而致带下量多不止。方中菟丝子、补骨脂、肉桂、炒杜仲、桑螵蛸、益智仁温阳补肾、固精止带；山药、薏苡仁、芡实、泽泻、炙甘草健脾利湿，益肾而固任、带。诸药共奏温阳补肾，固精止带的作用。

滋肾固带汤（李振华）

【组成】蒸何首乌15g，山茱萸12g，山药24g，牡丹皮9g，女贞子15g，黄精15g，枸杞子12g，知母9g，黄柏9g，怀牛膝12g。

【用法】水煎服。

【功效】滋阴补肾，清热止带。

【主治】带下病之肾阴虚者（多见于老年性阴道炎），症见带下色黄，甚则呈赤带，量少质黏，阴部瘙痒，或干涩有灼热感，头晕耳鸣，五心烦热，舌质红，苔薄白，脉沉细而数。

【加减】如见赤带者，系热盛迫血妄行，可加黑地榆12g，以凉血止血；如阴部瘙痒者，可加苦参15g，蛇床子12g。

【心悟】本证系肾阴不足，精血亏虚，阴虚内热，任脉不固，带脉失约，而致湿热性白带。方中蒸何首乌、山茱萸、枸杞子、女贞子、黄精、山药滋阴补肾而不助湿；牡丹皮、知母、黄柏清热燥湿；怀牛膝固肾益冲脉，又可引药下行。

清热止带汤（李振华）

【组成】白术 9g，土茯苓 24g，泽泻 12g，生薏苡仁 30g，川木通 9g，防己 9g，蒲公英 21g，黄柏 9g，牡丹皮 9g，蛇床子 12g，苦参 15g，白鲜皮 15g，白果 9g，滑石（包）18g，甘草 3g。

【用法】水煎服。

【功效】清热燥湿，杀虫止带。

【主治】带下病之湿热者（多见于滴虫或霉菌性阴道炎），症见带下量多，色黄如脓，或赤白相间，质黏稠，或浑浊如米泔水样，气味秽臭，阴部瘙痒，或有灼热感，小便色黄量少，口苦咽干，舌质红，苔黄腻，脉滑数。

【加减】如赤带多者，可酌加生地黄炭 15g，黑地榆 12g，除上方内服外，同时可配合外洗药：蛇床子 15g，花椒 9g，白矾 6g，百部 9g，黄柏 9g，苦参 21g。

【心悟】本证系脾虚水湿下注，湿阻气机，郁而化热，湿热有利生虫，而致黄带。本证与肾阴虚而出现的湿热黄带所不同者，除带下量多，有秽臭味等不同脉症外，同时临床亦多见，故另立专证。方中白术、土茯苓、泽泻、生薏苡仁、白果健脾利湿，重用土茯苓除增强除湿作用外，配蒲公英并有清热解毒作用；川木通、黄柏、防己、牡丹皮，其味苦寒，清热燥湿；蛇床子、苦参、白鲜皮清热杀虫止痒；滑石、甘草为"六一散"，清利下焦湿热，诸药共奏清热燥湿，杀虫止带的作用。

白带 1 号方（李今庸）

【组成】党参 10g，白术 10g，山药 12g，茯苓 10g，扁豆 10g，菝葜 15g，当归 10g，川芎 10g，芡实 10g。

【用法】上 9 味，加水适量，煎汤取汁去渣温服。

【功效】健脾除湿，和血止带。

【主治】脾虚带下症见白带量多，色白或淡黄，质稀无臭味，面色㿠白或萎黄，四肢不温，精神倦怠，纳少便溏，舌苔白，脉缓。

【心悟】证因脾气虚弱，不能运化水湿，湿浊下注冲任胞宫，与瘀血相兼而下，故带下量多，色白，质稀，无臭。脾虚中阳不振，故面色㿠白或萎黄；四肢不温，精神倦怠；脾虚不能健运，故纳少便溏。治宜健脾除湿，和血止带。方中用党参、白术、山药、扁豆健脾；当归、川芎和血；茯苓、菝葜、芡实利湿止带。菝葜俗称金刚藤，甘酸平无毒，与草薢、土茯苓相类，但利湿解毒之功更强，《本草纲目》载，有清热除湿收涩的功能，可治风湿痹痛，小便滑数，砂石淋疾，赤白下痢等症。本方用其祛湿收敛之性治疗白带，常获良效。

白带 2 号方（李今庸）

【组成】熟地黄 15g，山药 12g，枣皮 10g，茯苓 10g，扁豆 10g，菝葜 15g，芡实 10g，肉桂 5g，补骨脂 10g，菟丝子 10g，当归 10g，川芎 10g。

【用法】上 12 味，加水适量，煎汤取汁去渣温服。

【功效】温肾利湿止带。

【主治】肾虚带下症见白带量多，色白清冷，质稀，小腹不温，腰酸如折，小便频数，夜间尤甚，大便稀溏，苔薄白，脉沉迟。

【心悟】肾阳不足，阳虚内寒，带脉失约，任脉不固，故白带量多，色白清冷，质稀。肾阳不足命门火衰，不能温煦胞宫、肾府，故小腹不温，腰酸如折；阳虚则化气失常，故小便频数；夜间为阴，阴盛则阳无能气化，故夜尿多；肾虚不温脾阳，故大便稀溏。方中用熟地黄、山药、枣皮、菟丝子补肾填精；肉桂、补骨脂温补肾阳；扁豆、茯苓、菝葜、芡实利湿止带；当归、川芎和血。诸药共用，补肾温阳，利湿止带，可治肾虚带下之证。

白带 3 号方（李今庸）

【组成】山药 10g，扁豆 10g，菝葜 30g，茯苓 12g，黄柏 10g，栀子 10g，芡实 10g，当归 10g，白芍 10g。

【用法】上 9 味，加水适量，煎汤取汁去渣温服。

【功效】清利湿热，和血止带。

【主治】湿热白带，症见带下量多，色黄，质稠，有臭秽气味，胸闷纳呆，小腹疼痛，小便黄，阴痒。

【加减】如兼有头昏目眩，五心烦热，腰膝酸软者，是肾阴虚，相火偏旺，虚热与湿浊相搏而下，宜在上方中去扁豆、栀子加生地黄、山茱萸、知母、泽泻，化裁成知柏地黄汤加减。

【心悟】湿热蕴积于下，损伤任、带二脉，下注胞宫，故带下量多，色黄，有臭味，湿热内阻故纳呆；损伤冲任胞宫故小腹疼痛；湿热内郁故小便色黄；湿热下注于前阴故阴痒。治宜清利湿热，和血止带。方中用山药补脾化湿；黄柏、栀子清热燥湿；茯苓、菝葜、芡实、扁豆利湿止带；当归、白芍和调经血。诸药合用，共奏清热利湿止带之功。

参考文献

[1] 班胜，黎敏 . 国医大师临床经验实录：国医大师班秀文 [M]. 北京：中国医药科技出

版社，2011：77

[2] 李郑生，郭淑云.国医大师临床经验实录：国医大师李振华 [M].北京：中国医药科技出版社，2011：289-290

[3] 李今庸.李今庸医学选集 [M].北京：中国医药科技出版社，2004：216-217

第五节　子宫颈炎、阴道炎

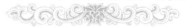

清宫解毒饮（班秀文）

【组成】土茯苓30g，鸡血藤20g，忍冬藤20g，薏苡仁20g，丹参15g，车前草10g，益母草10g，甘草6g。

【用法】水煎服。

【功效】清热利湿，解毒化瘀。

【主治】子宫颈炎、阴道炎者。证属湿热蕴结下焦，损伤冲脉、任脉和胞宫，以湿、瘀、热为患而导致带下量多，色白或黄，质稠秽浊，阴道灼热或辣痛者。

【加减】如带下量多，色黄而质稠秽如脓者，加马鞭草15g，鱼腥草10g，黄柏10g；发热口渴者，加野菊花15g，连翘10g；阴道肿胀者加紫花地丁15g，败酱草20g；带下夹血丝者，加海螵蛸10g，茜草10g，大蓟10g；阴道痒者，加白鲜皮10g，苍耳子10g，苦参10g；带下量多而无臭秽，阴痒者，加蛇床子10g，槟榔10g；带下色白，质稀如水者，减去忍冬藤、车前草，加补骨脂10g，桑螵蛸10g，白术10g，扁豆花10g；每于性交则阴道疼痛出血者，加赤芍12g，地骨皮10g，牡丹皮10g，三七6g；腰脊酸痛、小腹坠胀者，加桑寄生15g，杜仲10g，续断10g，骨碎补10g。

【心悟】子宫颈炎有急性、慢性之分。从临床症状看，急性时宫颈红肿，有大量脓性分泌物，色白或黄，质稠黏而臭秽，腰及小腹胀痛，个别患者伴有发热、口渴、脉弦数，苔黄腻，舌边光红；慢性宫颈炎者，带下量或多或少，小腹胀痛，腰膝酸软，甚或性交时阴道辣痛或出血。证属湿热带下或湿瘀带下范畴。治之宜用清热利湿、解毒除秽、活血化瘀之法。本方重用甘淡平之土茯苓为主药，以利湿除秽，解毒杀虫；忍冬藤、车前草、薏苡仁之甘寒既能辅助土茯苓利湿解毒，又有清热之功，而且甘能入营养脾，虽清利而不伤正；鸡血藤之辛温，能补血行血，是以补血为主之品；益母草之辛苦微寒，能活血祛瘀、利尿解毒；丹参一味功同四物，有补有行，与鸡血藤、益母草同用，则补血化瘀之功益彰；甘草之甘，既能调和诸药，又能解毒。全方以甘、辛、苦为主，寒温并用，甘则能补，辛则能开，苦则能燥，寒则能清，温则能行。故本方有热则能清，有湿则能利，有毒则能解能散，有瘀则能化能消。

参考文献

班胜、黎敏、李莉.国医大师临床经验实录：国医大师班秀文[M].北京：中国医药科技出版社，2011：83-85

第六节　卵巢囊肿、子宫肌瘤

养血化瘀消癥汤（班秀文）

【组成】当归10g，川芎6g，赤芍10g，白术10g，土茯苓20g，泽泻10g，丹参25g，莪术10g，香附10g，皂角刺15g，炙甘草6g。

【用法】水煎服。

【功效】养血化瘀，健脾利湿，消癥。

【主治】因湿瘀所致卵巢囊肿、子宫肌瘤、慢性炎性包块等。

【加减】久病体弱，面白神疲，四肢乏力者，上方去泽泻加黄芪20g以益气化瘀；肝郁气滞者，上方加柴胡6g，夏枯草15g以理气疏肝、通络散结；寒湿凝滞者，上方加制附子（先煎1小时）10g，桂枝6g；湿热下注，带下阴痒者，上方去川芎加马鞭草15g或合二妙散以清热利湿、活血通络。

【心悟】此为理血类方剂。本方由《金匮要略》当归芍药散加味而成。方中既有当归、川芎、赤芍辛苦温通，直入下焦胞脉血分，消散瘀积，又有白术、土茯苓、泽泻健脾利湿，以绝湿源。方中以土茯苓易茯苓可增强解毒利湿之功，全方化瘀药与利湿药相配合，有化瘀利湿、调理气血的作用。重用丹参配当归养血化瘀，补而不滞，且一味丹参功同四物，活血而无耗血之虑。欲行其血，先调其气，故佐以芳香入血之香附行血中之气，散血中之郁，气行则血行。胞脉闭阻，久病入络，故选用皂角刺开关利窍，涤垢行瘀；莪术化瘀消癥，借皂角刺锋锐走窜之性引诸药直达病所；炙甘草补脾调和诸药。全方辛苦温通攻邪不伤正，共奏养血化瘀消癥之功。

自拟消癥瘕方（李今庸）

【组成】当归 12g，赤芍 10g，川芎 10g，桃仁（去皮尖炒打）10g，红花 10g，三棱 10g，莪术 10g，制香附 10g，桂枝 10g，大黄 10g，党参 10g，炒白术 10g。

【用法】上 12 味，加水适量，煎汤，去渣，取汁，温服，每日 1 剂，服 2 次。亦可研细末，炼蜜为丸，如梧桐子大，每次 30 丸，每日 2 次。

【功效】活血化瘀，通络消癥。

【主治】症见少腹掣痛，痛有定处，腹中包块坚硬不移，面色晦暗，月经量多，舌有瘀斑，脉沉涩。

【心悟】因血瘀不行，气机阻滞，积结成癥，故包块坚硬不移，少腹掣痛，痛有定处。脉络不通，血运失常，不能上荣于面，故面色晦暗，瘀血内阻，冲任失调，故月经量多。舌有瘀斑、脉沉涩均为瘀血内阻之象。方中用当归、赤芍、川芎养血活血；桃仁、红花、三棱、莪术、大黄破血攻瘀，消癥散结；桂枝温通经脉；制香附行血中之气，以助化瘀消癥之力；炒白术健脾燥湿，与党参一起可固护正气，以免破血药伤正太过。全方活血祛瘀力量较强，适用于瘀血癥瘕之症状较显著者。

附桂消癥汤（何任）

【组成】制香附 9g，川楝子 9g，八月札 9g，桂枝 9g，丹参 15g，藤梨根 15g，鳖甲 15g，夏枯草 12g，桃仁 12g。

【用法】水煎服。

【功效】行气活血，温经通脉，破瘀消癥。

【主治】子宫肌瘤，卵巢囊肿。

【加减】气虚加黄芪 15g，党参 15g；血虚加阿胶 9g，干地黄 18g；月经量多加蒲黄炭 9g，血余炭 9g，茜草 15g；腹痛加延胡索 9g，五灵脂 9g；白带多加白术 15～30g，怀山药 15～30g；腰酸加杜仲 9g，续断 9g；大便干燥加火麻仁 15g；不孕加枳实 9g，娑罗子 9g，路路通 12g。

【心悟】其中制香附、川楝子、八月札理气散结止痛，使气行则血行；丹参、桃仁、鳖甲活血破瘀积之功较强，与前 3 味配用，共为本方之主药。桂枝性温，功能温经散寒，通利胞脉；夏枯草、藤梨根散结消肿，与桂枝同为本方之佐药。诸药合用，共奏理气活血、温经通脉、破瘀消癥之功效。

理冲汤（朱良春）

【组成】生黄芪 30g，党参 15g，生白术 15g，怀山药 18g，鸡内金

18g，三棱 6g，莪术 10g，天花粉 30～60g，海藻 20g，甘草 6g，生贯众 25g，穿山甲粉（装胶囊）4.5g。

【用法】水煎服。

【功效】调理冲任。

【主治】子宫肌瘤。

【加减】经行崩冲加花蕊石 30g。

【心悟】张锡纯论女子癥瘕治法云："女子癥瘕，多因产后恶露未净凝结于冲任之中，而流走之；新血又日凝滞其上以附益之，遂渐积而为癥瘕矣。"又云："若其病已逾年，或至数年……唯治以拙拟理冲汤，补破之药并用，其身形弱者服之，更可转弱为强。即 10 余年久积之癥瘕，硬如铁石，久久服之亦可徐徐尽消。"张锡纯理冲法之特点是消补兼施，扶正祛瘀。其方论中盛赞三棱、莪术既善破血，又善调气。善消冲任之瘀血，又能开胃进食。"方中用三棱、莪术，非但以之消癥瘕也，诚以此证因于饮食，方中鸡内金固能消食，而三棱、莪术与参芪并用，实更有开胃健脾之功。脾胃健壮不但善消饮食，兼能运化药力使病速愈也。"张锡纯调治奇经，首重冲脉，以冲脉论治妇科疾病，创理冲汤（丸）、固冲汤、安冲汤、温冲汤等法，尤以理冲法之通补兼施治疗妇科癥瘕、肿瘤、闭经等见解堪称独到。朱大师在继承张氏理冲法的基础上又有创新，其一是重用天花粉，张锡纯说："天花粉微酸、性凉润、清火生津，善通行经络，解一切疮家热毒，疗痈初起者与连翘、穿山甲并用即消。"《日华子本草》云："通小肠、排脓、消肿毒、消仆损瘀血。"临床报道天花粉用于引产，对中期妊娠、死胎、过期流产的引产具有疗效高、方法简便、出血少等优点。故朱大师取其通经消肿、通补具备之性而用大剂量，临床对肌瘤偏湿热患者颇能提高疗效，虚寒者亦可伍用肉桂反佐，未见副作用。其二是朱大师拟内外合治之法，理冲汤合外治妇瘤散，提高治愈率，取"味腥气秽，善走奇经之意"。其三是治肌瘤应力避化瘀动血，慎用桃红、水蛭、地鳖虫之峻攻，喜取"反者并用，其功益烈"之对药，处方中多加海藻、甘草同用以激其溃坚，速其消瘤。

外治妇瘤散（朱良春）

【组成】阿魏 10g，生天南星 10g，参三七 3g，海藻 10g，当归尾 20g，王不留行 12g，炒小茴香 12g。

【用法】共碾粗末，干粗末装入长 15cm、宽 10cm 细白布袋内，干敷神阙穴及小腹，外用绷带固定。

【功效】软坚散结。

【主治】子宫肌瘤。

【心悟】用辛烈、臭秽、穿透之力极强的阿魏等药外敷神阙穴，配合内服走窜之性无所不至的穿山甲直达病所，宣通脏腑，贯彻经络，散结除瘀，颇能提高理冲汤治疗子宫肌瘤的疗效，大大缩短疗程，且为治愈子宫黏膜下及子宫浆膜下之较为难治的肌瘤另辟一途。神阙穴与全身经络相通，与脏腑相连，神阙穴敷药即可激发经气。神阙、关元属任脉，又为冲脉循行之地，带脉维系之处。且冲为血海，任主胞胎而总司一身之阴；任督相表里，冲任督"一源而三歧"，三脉经气相通，内联五脏六腑，外接四肢百骸。由于外敷辛烈、臭秽、穿透之药的向内辐射、渗透、穴位刺激等作用，药物分子从俞穴循经络入血脉，直达病所；加上内服中药的相互作用，能加速对肌瘤的软坚消散作用。其弟子治黏膜下或浆膜下肌瘤剂量每加至200g以上，每3日换药1次，冬天晚间用热水袋加温亦能提高疗效。干敷对皮肤过敏者较为适宜，无副作用，且均能接受。

参考文献

[1] 班胜，黎敏，李莉.国医大师临床经验实录：国医大师班秀文 [M].北京：中国医药科技出版社，2011：74–75

[2] 湖北中医学院.李今庸医学选集 [M].北京：中国医药科技出版社，2004：220

[3] 金国梁，何若苹.何任教授治疗子宫肌瘤、卵巢囊肿的经验 [J].新中医，1994(5)：8–9

[4] 邱志济，朱建平，马璇卿.朱良春治疗妇科肿瘤的经验和特色选析 [J].辽宁中医杂志，2002，29(6)：315–316

第七节　妊娠恶阻

清肝和胃汤（李振华）

【组成】黄连6g，吴茱萸6g，香附9g，柴胡4g，栀子9g，陈皮9g，半夏9g，茯苓12g，竹茹12g，黄芩9g，麦冬15g，石斛15g，甘草3g。

【用法】水煎服。

【功效】清肝泄热，和胃降逆。

【主治】妊娠恶阻之肝热者，症见妊娠初期，呕吐酸水或苦水，口干口苦，头晕头痛，心急烦躁，胸胁胀满，溺黄量少，大便干结，舌质红，舌苔薄黄缺津，脉弦数。

【加减】如大便秘结者，可加火麻仁20g。

【心悟】本证系肝阳较盛，肝气横逆，复加冲气上逆，胃失和降，而致呕吐。方中吴茱萸、黄连辛开苦降、调肝清热；香附、柴胡、栀子疏肝理气、平肝清热；陈皮、半夏、茯苓、竹茹、黄芩降逆止呕、清热和胃；麦冬、石斛清热生津。诸药共奏清肝泄热、和胃止呕的作用。

燥湿止呕汤（李振华）

【组成】白术9g，茯苓15g，泽泻9g，橘红9g，半夏9g，藿香9g，砂仁6g，川厚朴9g，生姜9g，甘草9g。

【用法】水煎服。

【功效】健脾除湿，祛痰降逆。

【主治】妊娠恶阻之脾虚痰湿者，症见呕吐痰涎，胸脘满闷，不思饮食，口干不欲饮，四肢无力，或见浮肿，精神倦怠，头晕头沉，舌质淡胖，苔白腻，脉滑。

【心悟】本证系素体脾虚，痰湿较盛，怀孕后冲脉之气上逆，胃失和降，痰随气升，而致呕吐。方中白术、茯苓、泽泻健脾除湿；橘红、半夏、藿香、砂仁、川厚朴、甘草、生姜降逆祛痰、和胃止呕。脾健湿除，胃得和降，则呕吐自止。

益气养胃汤（李振华）

【组成】党参15g，麦冬15g，石斛20g，白芍15g，生地黄15g，知母9g，竹茹12g，陈皮9g，玄参12g，赭石15g，甘草3g。

【用法】水煎服，药宜频服，热服。

【功效】益气养阴，和胃止呕。

【主治】妊娠恶阻之气阴两亏者，症见呕吐较剧，反复发作，或呕出血性黏液，精神倦怠，形体消瘦，皮肤干燥，目眶下陷，二目少神，咽干口渴，尿少便秘，舌质红，苔薄黄缺津或无苔，脉细数无力。

【心悟】本证系呕吐日久，反复发作，气阴耗伤，为妊娠恶阻的重症。西医学认为是长期呕吐，以致脱水、电解质紊乱、代谢性酸中毒，临床亦称"妊娠剧吐"。方中党参、麦冬、石斛、白芍、玄参、生地黄益气生津、养阴清热；知母、竹茹、赭石、陈皮清热止呕、和胃降逆。诸药共奏益气养阴，和胃止呕的作用。本证由于呕吐较重，以免药液吐出，同时因呕吐不能进食，如出现脱水，可中西医结合检查治疗。

国医大师方药心悟

李郑生，郭淑云．国医大师临床经验实录：国医大师李振华 [M]．北京：中国医药科技
    出版社，2011：293-294

第八节　流　产

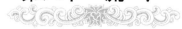

安胎防漏汤（班秀文）

【组成】菟丝子 20g，覆盆子 10g，杜仲 10g，白芍 6g，熟地黄 15g，
党参 15g，白术 10g，棉花根 10g，炙甘草 6g。

【用法】未孕之前，预先水煎服此方 3 ～ 6 个月；已孕之后，可用此
方随证加减。

【功效】温养气血，补肾固胎。

【主治】习惯性流产者。

【加减】如腰脊连及少腹、小腹坠胀疼痛，加桑寄生 12g，续断
10g，砂仁壳 3g，紫苏梗 5g；阴道出血，量少色红，脉细数者，加荷叶
蒂 12g，苎麻根 15g，黄芩 10g，阿胶 10g；如出血多色红，宜减去当归
之辛温，再加鸡血藤 20g，墨旱莲 20g，大叶紫珠 10g；出血日久，淋漓
暗淡，腹部不痛者，加桑螵蛸 10g，鹿角霜 20g，花生衣 30g，党参加至
30g。

【心悟】菟丝子辛甘平，固冲安胎、补益肝肾，覆盆子甘酸微温，
酸甘化阴、入肝肾，二子同用，有补肾生精、强腰固胎之功；杜仲甘温，
补而不腻，温而不燥，为补肝肾之要药，能补肾安胎；白芍、熟地黄俱
是补血养肝之品，肝阴血足，则能促进胎元的发生；党参、白术、棉花
根甘温微苦，能健脾益气、升阳除湿，既有利于气血的化生，更能升健
安胎；炙甘草甘平，不仅能调和诸药，而且能益气和中、缓急止痛。全
方有温养气血，补肾益精，固胎防漏之功。

补肾安胎汤（李振华）

【组成】熟地黄 15g，山茱萸 12g，山药 24g，菟丝子 15g，桑寄
生 12g，炒艾叶 3g，阿胶 9g，炒杜仲 12g，党参 15g，白术 9g，炙甘草
6g。

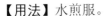

【用法】水煎服。

【功效】补肾益气，养血安胎。

【主治】先兆流产之肾气不足者，症见妊娠期腰部酸困，少腹下坠，或见阴道出血，胎动不安，头晕耳鸣，小便频数，畏寒怕冷，舌质淡，舌苔薄白，脉沉细无力。

【心悟】本证系肾气虚弱，冲任不固，胎失所系，以致出现先兆流产症状。方中熟地黄、山茱萸、山药、菟丝子、桑寄生、炒艾叶补肾益气，固冲任，暖宫安胎；阿胶、炒杜仲养血益肾而止血；党参、白术、炙甘草益气健脾、补益中气，中气足自可安胎。

益阴安胎汤（李振华）

【组成】当归9g，白芍15g，生地黄15g，玄参12g，蒸何首乌15g，白术9g，黄芩9g，阿胶9g，炒栀子9g，地骨皮12g，菊花9g，甘草6g。

【用法】水煎服。

【功效】滋阴清热，凉血安胎。

【主治】先兆流产之血热阴亏者，症见妊娠期胎动不安，少腹时痛，或阴道下血，五心烦热，心情急躁，咽干口渴，头晕面赤，尿少色黄，舌质红，苔薄黄，脉细数。

【心悟】本证系素体阳盛，或阴虚内热，热扰冲任，而出现先兆流产。方中当归、白芍、生地黄、玄参、蒸何首乌滋阴养血、清热凉血；白术、黄芩健脾清热安胎；阿胶、炒栀子、地骨皮、菊花清热凉肝、养血止血。共奏滋阴清热、凉血安胎的作用。

固胎饮（李振华）

【组成】黄芪24g，党参15g，白术9g，茯苓12g，当归9g，白芍12g，熟地黄15g，黄芩9g，阿胶9g，菟丝子15g，川续断9g，巴戟天9g，砂仁6g，炙甘草9g。

【用法】水煎服。本方在怀孕2～4个月内，每月服药15剂。4个月以后，根据孕妇身体情况，每月可酌服5～10剂。

【功效】益气健脾，补肾固冲。

【主治】习惯性流产者。

【心悟】方中黄芪、党参、白术、茯苓、炙甘草益气健脾、补中益气；菟丝子、川续断、巴戟天补肾气，固冲任；当归、白芍、熟地黄、阿胶补血养血；黄芩配白术健脾安胎；砂仁理气调中，使补而不滞。

全方有益气健脾，补肾固冲，补血安胎的作用。脾肾气足，冲任得固，则胎自安。

泰山磐石饮（孙光荣）

【组成】西洋参 15g，生北芪 20g，紫丹参 3g，当归身 12g，大熟地黄 20g，续断 15g，川芎 3g，酒炒杭白芍 15g，白术 15g，西砂仁 2g，淡黄芩 5g，鸡内金 6g，谷芽 15g，麦芽 15g，炙甘草 5g。

【用法】水煎服。

【功效】益气补血，凉血安胎。

【主治】气血两虚兼见血热之习惯性流产并先兆流产。

【心悟】其标为习惯性流产并有先兆流产，其本为肝脾素亏而致气血两虚。君以西洋参、生北芪、当归身、大熟地黄益气补血；臣以淡黄芩、酒炒杭白芍、续断养阴凉血止漏急治其标；佐以白术、鸡内金、谷麦芽、西砂仁健脾养肝缓治其本；以少量紫丹参、川芎理气活血而防瘀阻；使以炙甘草养胃和中。此为安胎保产求全之治也。

参考文献

[1] 班胜，黎敏.国医大师临床经验实录：国医大师班秀文 [M].北京：中国医药科技出版社，2011：76

[2] 李郑生，郭淑云.国医大师临床经验实录：国医大师李振华 [M].北京：中国医药科技出版社，2011：296-298

[3] 李彦知.中和医派孙光荣教授典型验案赏析 [J].中国中医药现代远程教育，2012，10(10)：98-100

第九节　缺　乳

益气通乳汤（李振华）

【组成】黄芪 30g，党参 15g，当归 12g，川芎 9g，熟地黄 15g，青皮 9g，香附 9g，桔梗 9g，穿山甲 9g，通草 9g，王不留行 15g，紫河车粉（分 2 次开水冲服）3g；甘草 6g。

【用法】水煎服，另紫河车粉（分 2 次开水冲服）3g。

【功效】益气养血，疏肝通乳。

【主治】缺乳之气血虚弱，血不化乳者，症见乳少或无，或乳汁清稀量少，乳房柔软，面黄无华，心悸气短，倦怠无力，头晕目眩，时自汗出，舌苔薄白、质淡，脉细弱。

【加减】如产后仍出血者，上方可去穿山甲。

【心悟】本证系气血亏虚，乳汁化源不足所致，必须补益气血，佐以疏肝通乳，则乳汁自生。补血先补气，即补无形之气，可生有形之血。同时气血又赖于脾胃对水谷精微的生化。因此，方中黄芪、党参、紫河车粉、甘草益气健脾，增强气血生化之源；当归、川芎、熟地黄养血补血；配香附、青皮养肝疏肝；桔梗、穿山甲、通草、王不留行通络下乳。共奏益气养血，疏肝通乳的作用。

理气通乳汤（李振华）

【组成】当归 9g，白芍 12g，柴胡 6g，广木香 6g，香附 9g，青皮 9g，桔梗 9g，通草 9g，王不留行 15g，穿山甲 9g，龙胆 9g，甘草 3g。

【用法】水煎服。

【功效】疏肝理气，通络下乳。

【主治】缺乳之肝郁气滞，乳汁不畅者，症见乳汁突然中断，或分泌量少，乳房胀痛，两胁胀满，胸闷气短，食欲减退，口苦咽干，心烦失眠，急躁易怒，有时头晕头痛，舌质边红，苔薄白，脉弦。

【心悟】本证系肝气郁滞，气机不畅，经脉受阻，影响乳汁分泌而致缺乳。方中当归、白芍、柴胡、香附、青皮、广木香疏肝理气；桔梗、王不留行、穿山甲、通草通络下乳；龙胆清肝胆之热。共奏疏肝理气，通络下乳的作用。

参考文献

李郑生，郭淑云.国医大师临床经验实录：国医大师李振华 [M]. 北京：中国医药科技出版社，2011：300-301

第十节 难 产

保产无忧散（李今庸）

【组成】当归（酒洗）4.5g，川芎 4.5g，黄芪 2.4g，荆芥穗 2.4g，

厚朴（姜汁炒）2.1g，艾叶2.1g，川贝母3g，菟丝子3g，羌活1.5g，枳壳（麸炒）1.8g，生姜3片，甘草1.8g，白芍（酒洗炒）3.6g（冬月用3g）。

【用法】上药13味，加水适量，煎汤去渣，取汁温服。

【功效】调和气血。

【主治】妊娠六七个月服之，可使胎气安和；临产服之，可以催生。

【心悟】因气血虚弱，无力催生，故阵痛微弱，宫缩无力，下血量多而色淡；气虚阳气不振，故神疲肢软。后者因气滞血瘀，气血运行受阻，故腹痛剧烈，交骨不开，下血量少而色黯；气血凝滞，气机不利，故胸胁胀满。治宜调和气血，用保产无忧散。

方中用当归、川芎、白芍养血活血；厚朴、枳壳行气散结，助当归等活血祛瘀，使胞胎之气血顺而无阻滞之虞；羌活、荆芥穗疏通太阳，太阳经治则诸经皆治；艾叶暖胞，则胞胎灵动；川贝母、菟丝子最能运胎而使顺产；生姜和胃；加黄芪或人参匡扶元气，元气旺则转动有力；甘草调和诸药。全方调和气血，保产催生。妇人临产服一二剂，可自然易生。若遇横生、倒产，甚至连日不生者，速服一二剂，应手取效，可救孕妇产难之灾，保母婴平安。

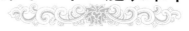

参考文献

湖北中医学院.李今庸医学选集[M].北京：中国医药科技出版社，2004：226-227

第十一节　胞衣难下

血竭红花汤（李今庸）

【组成】当归10g，赤芍10g，川芎10g，红花10g，制没药10g，芒硝（后下）10g，血竭（冲服）3g。

【用法】上药7味，加水适量，先煎前5味，汤成去渣，取汁，入芒硝烊化，送服血竭。

【功效】温经逐寒。

【主治】胞衣不下之寒凝血瘀证，症见胞衣不下，小腹冷痛拒按，恶露少，面色青白或紫暗，胸腹满闷。

【心悟】因产中受寒，寒则血凝，恶露瘀血滞留，使胞衣不易娩出。

寒邪客于胞宫,故小腹冷痛;瘀血内阻故恶露少,小腹疼痛拒按,胸腹满闷;寒则面青,瘀则紫暗。治宜温经逐寒,拟方血竭红花汤。

方中用当归、赤芍活血;川芎理气;红花、血竭祛瘀;制没药活血祛瘀止痛;芒硝通经堕胎以下胞衣。诸药合用,可使瘀血排出,胞衣娩下。

参考文献

湖北中医学院.李今庸医学选集[M].北京:中国医药科技出版社,2004:229

第十二节　不　孕

温肾育卵汤（班秀文）

【组成】当归身9g,鹿角霜20g,仙茅9g,菟丝子20g,巴戟天15g,紫石英30g,熟地黄15g,党参15g,白术15g,蛇床子3g,艾叶5g,小茴香2g,川椒2g,炙甘草10g。

【用法】根据月经周期,主要在卵泡期服药,于月经周期第5日开始服药。每日1剂,水煎服。

【功效】温肾养血。

【主治】排卵障碍性不孕症。

【心悟】中医理论认为,肾主生殖,为先天之本。卵子是生殖之精,生育之本,其藏于肾。卵子在肾精充盛孕育之下而发育成熟,其正常排出则有赖于肾阳的鼓动。所以,肾阳亏虚是引起排卵障碍性不孕症的根本原因。班大师认为,治疗应以温肾扶阳,补血暖宫为法,从而促进卵泡生长发育成熟。因肾藏精而为元阳之根,胞络系于肾,肾阳虚则卵泡生发无能,胞宫寒冷,阳虚不温煦,生机不振,故卵泡发育迟缓、发育不良。以温肾扶阳,补血暖宫之法治之,则气血旺盛,阳生而阴能长,受孕生育有期。

温肾育卵汤由温补肾阳,健脾养血的中药组成,方中鹿角霜温肾助阳,为君药。仙茅有补肾助阳、益精血功效;菟丝子具有补肾益精的功效;巴戟天补肾助阳、强筋壮骨;紫石英具有镇心、安神、暖子宫功效,共为臣药。当归身补血活血,蛇床子温肾壮阳,艾叶温经散寒,小茴香理气散寒,有助阳道,川椒芳香健胃、温中散寒,共为佐药。炙甘草调和诸药。班大师多年的临床实践表明,温肾育卵汤促排卵和助孕疗效比较显著，可促进卵泡生长发育及子宫内膜生长和增厚。

内异止痛方（夏桂成）

【组成】肉桂 5g，五灵脂 10g，三棱 10g，莪术 10g，白芥子 10g，续断 10g，杜仲 10g，延胡索 15g，牡丹皮 10g，益母草 30g。

【用法】每日 1 剂，水煎服，分 2 次服，经前 3 日服至经期结束。

【功效】活血化痰，温阳止痛。

【主治】子宫内膜异位症，致使患者不孕，经期治疗。

【加减】小腹冷痛明显者，加艾叶 10g，吴茱萸 3g，甚者加附子（制）6g，小腹胀痛明显者，加香附（醋制）10g，沉香粉（冲服）3g；小腹坠胀明显者，加黄芪 15g，炙升麻 6g；小腹刺痛，经前黄带多者，加败酱草 15g，薏苡仁 15g，红藤 15g；出血量多者，加血竭（冲服）6g，炒蒲黄 10g 或三七粉（冲服）1.5g；痛甚者，加全蝎粉（冲服）1.5g，蜈蚣粉（冲服）1.5g。

【心悟】肉桂补火助阳，散寒止痛，温经通脉，引火归原；五灵脂活血散瘀，炒炭止血，用于心腹瘀血作痛，痛经，血瘀经闭，产后瘀血腹痛；三棱破血行气，消积止痛，用于癥瘕痞块，痛经，瘀血经闭；莪术破血行气，行气止痛；白芥子温中散寒，通经络；续断补肝肾，行血脉，续筋骨，活血止痛；杜仲补肝肾，强筋骨，固胎元；延胡索活血止痛，治疗月经不调，牡丹皮清热凉血，活血化瘀，益母草活血调经，用于月经不调，痛经经闭。诸药合用，共奏活血化痰，温阳止痛之效。

活血生精汤（夏桂成）

【组成】当归 10g，赤芍 10g，白芍 10g，山药 10g，山茱萸 15g，熟地黄 10g，炙鳖甲 12g，红花 6g，山楂 10g，续断 9g，牡丹皮 12g，茯苓 12g。

【用法】每日 1 剂，水煎服，分 2 次服，经后期服用。

【功效】补肾活血生精。

【主治】子宫内膜异位症，致使患者不孕，经后期治疗。

【加减】由于阴长的活动有赖于阳，到了经后中期必须加入一定量的助阳药，如续断、菟丝子、覆盆子、肉苁蓉等，到了经后中末期，更要加入紫河车、锁阳、巴戟天等，盖阳生阴长，互相促进之道也；若兼有心肝气郁或痰阻者，暂去熟地黄，加入越鞠丸、二陈汤之类，并结合心理疏导；若兼见脾胃虚弱者，则侧重健脾，常选用参苓白术散以健脾滋阴。

【心悟】当归补血活血，止痛润肠，用于月经不调，经闭痛经，赤芍清热凉血，散瘀止痛，用于经闭痛经，癥瘕腹痛，白芍平肝止痛，养血调经，用于血虚萎黄，月经不调，山药补气健脾，补肺养阴，补肾固精，生津止渴，山茱萸补益肝肾，用于崩漏，月经过多，熟地黄滋阴补血，益精填髓，用于月经不调，崩漏下血，炙鳖甲滋阴潜阳，红花活血通经，去瘀止痛，治经闭，癥瘕，山楂消食健胃，行气散瘀，用于瘀血经闭，产后瘀阻，续断补肝肾，续筋骨，调血脉，治腰背酸痛，足膝无力，胎漏，崩漏，带下，牡丹皮清热凉血，活血化瘀，茯苓健脾宁心。诸药合用，共奏补肾活血生精之效。

补肾排卵汤（夏桂成）

【组成】炒当归 10g，赤芍 10g，白芍 10g，山药 10g，山茱萸 10g，熟地黄 10g，牡丹皮 10g，茯苓 10g，川续断 10g，菟丝子 10g，鹿角片（先煎）10g，五灵脂 6g，红花 6g。

【用法】每日 1 剂，水煎服，分 2 次服，经间期服，连服 3～7 天。

【功效】补肾助阳，活血化瘀，以促排卵。

【主治】排卵功能不良，月经失调，闭经，崩漏、不孕症等。

【心悟】方中用归芍地黄汤补养肾阴，用川续断、菟丝子、鹿角片补养肾阳，复用炒当归、赤芍、五灵脂、红花活血化瘀以促排卵，或者谓之促阴转阳，转化顺利，即排卵顺利。

补肾排卵汤，是从"中药人工周期"法中的排卵汤而来，排卵前期或排卵期，垂体前叶分泌促黄体激素与促卵泡激素，两者共同作用于成熟卵泡，促使排卵及排卵后形成黄体。此时选用排卵汤，以祛瘀生新方法，使成熟的卵子突破卵巢表层而排卵。故排卵期促排卵的重点在于活血化瘀。然而根据夏大师的体会，排卵期，称为经间期，又称的候期、真机期，这一时期，只有两个显著的生理特点。第一是重阴或近重阴，也即是明长至重，即高水平，阴精由经净后滋长，由低至中，由中至高，因此经间排卵期必须具有高水平或近高水平的阴，临床上常表现有蛋清样白带，这是排卵期的显著标志，排卵功能不良者，常常缺乏这种现象或不明显，所以补养肾阴与补养肾阳必须并重，使之有高水平阴及阳的条件。第二是氤氲的变化，即气血活动，由重阴转阳，经过显著的气血活动，阳气开始旺盛，使成熟卵子突破卵巢表层而排出。所以排卵期的活血化瘀，有助于卵子从卵巢表层突破出来。补肾排卵汤是在补肾的前提下，加入当归、赤芍、红花、五灵脂，有时可加入水蛭、地鳖虫等以加强活血化瘀而促排卵。但根据临床体会，经间期所出现的蛋清样白带，或称拉丝状带下偏少者，必须大补肾阴肾阳，增加带下，才能达到排卵的目的。

参考文献

[1] 庞秋华，林寒梅，班胜. 班秀文教授温肾育卵汤治疗排卵障碍性不孕症的临床研究
　　[J]. 云南中医中药杂志，2013，34(5)：16-17

[2] 景彦林. 夏桂成辨治子宫内膜异位症不孕经验 [J]. 中医杂志，2011，52（21）：
　　1822-1823

[3] 夏桂成. 实用妇科方剂学 [M]. 北京：人民卫生出版社，1997：141-142

第十一章　五官科病证

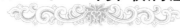

第一节　耳鼻喉病证

眩晕宁（张学文）

【组成】橘红 10g，茯苓 15g，姜半夏 10g，磁石（先煎）30g，丹参 15g，川牛膝 10g，桑寄生 15g，菊花 12g，钩藤 12g，天麻 10g，女贞子 10g。

【用法】水煎服。

【功效】熄风化痰，益肾活血定眩。

【主治】眩晕或呕吐，时发时止，发则如坐舟船，不能站立，胸闷不舒，少食多寐，舌胖，苔厚白而润，脉弦滑。

【心悟】方中天麻、钩藤、菊花清肝平肝，以平熄肝风之上扰；磁石、川牛膝、桑寄生、女贞子滋补肝肾之阴兼以潜阳；丹参和川牛膝并用散瘀并引虚热下行；橘红、茯苓、姜半夏燥湿化痰又行气止呕。该方既化痰熄风以治标，又益肾活血以治本，润燥结合，滋潜并用，可平风痰上逆，兼固肝肾之根本，故治风痰眩晕甚效。

郭氏眩晕方（郭子光）

【组成】石决明 30g，赭石 30g，夏枯草 30g，法半夏 15g，车前子 15g，泽泻 24g，茯苓 15g。

【用法】每日 1 剂，前 2 味先煎 15 分钟，后下其余诸药再煎 20 分钟即成。

【功效】平肝熄风，化痰降逆。

【主治】内耳性眩晕（梅尼埃病），迷路炎，前庭神经元炎以及脑源性眩晕如脑动脉硬化、高血压等多种内伤实证之眩晕。

【加减】眩晕重者，加天麻 15g；呕吐频繁者，加生姜 15g，竹茹 12g，先少量频服以和胃止呕，呕止则分次给服；头痛者加羌活 15g；血压高者加钩藤 30g；大便秘结者，另以大黄 10g 泡服，解便后停服。

【心悟】古谓"无风不眩，无痰不晕"，上述诸病之眩晕，多由肝风夹痰上扰头目或阻于中焦使清阳不升所致。方中前三味石决明、赭石、夏枯草平肝清肝以制风之动，半夏祛痰降逆，妙在后三味车前子、泽泻、茯苓通利小便，引上逆之风痰下行，有上病下治之义。此方药味不多，却包含从三焦论治之理，故其性味平和而效验彰著。

养阴止眩汤（李振华）

【组成】蒸何首乌21g，怀牛膝15g，白芍15g，枸杞子15g，牡丹皮9g，龙胆9g，石菖蒲9g，灵磁石30g，天麻9g，菊花12g，钩藤15g，甘草3g。

【用法】水煎服。

【功效】滋阴潜阳，清热平肝。

【主治】内耳性眩晕病属肾阴不足，肝火上逆者。症见突然发作旋转性眩晕，自觉房屋和床都在旋转欲倒，或有摇晃的错觉，视物时旋转更甚，故常闭目静卧，不敢转动头部，同时伴有恶心呕吐、耳鸣，检查眼球有的出现短时间震颤。一般需3～5日眩晕逐渐缓解。多数患者常数月发作1次，多因疲劳过度而诱发。反复发作可见听力逐渐减退。在不发作期间，亦有头晕耳鸣，失眠多梦，腰膝酸软，五心烦热等，舌质红，苔薄白，脉弦细或弦细而数。

【心悟】本证系肾阴不足，肝失所养，肝肾阴虚，虚火上炎，血随气升，停聚耳窍。本方具有滋阴降火，平肝潜阳的作用。方中蒸何首乌、怀牛膝、白芍、枸杞子滋补肝肾、养血益精，为补虚治本之药；牡丹皮凉血活血；灵磁石镇肝潜阳降逆；石菖蒲行气透窍；龙胆、菊花、天麻、钩藤清热平肝，可止头目晕眩。肝肾阴足，火不妄动，则诸症自愈。

祛痰止眩汤（李振华）

【组成】白术9g，茯苓15g，泽泻12g，橘红9g，半夏9g，枳实9g，竹茹12g，胆南星9g，龙胆9g，天麻9g，菊花12g，钩藤15g，甘草3g。

【用法】水煎服。

【功效】健脾祛痰，清热平肝。

【主治】内耳性眩晕病属痰湿阻滞，肝火上逆者。症见突然发作旋转性眩晕，自觉房屋和床都在旋转欲倒或有摇晃的错觉，视物时旋转更甚，故常闭目静卧，不敢转动头部，同时伴有恶心呕吐、耳鸣，检查眼球有的出现短时间震颤。一般需3～5日眩晕逐渐缓解。多数患者常数月发作1次，多因疲劳过度而诱发。反复发作可见听力逐渐减退。并伴有胸闷食少，头部沉重，倦怠无力，口干口苦，不欲多饮，吐痰较多，舌质边红，苔黄腻，脉滑数。

【心悟】本证系脾虚肝旺，痰湿随肝气上逆，停滞耳窍而发病。由于痰湿为有形之物，阻滞气机而化火，故属实火。但痰湿又由于脾虚所致，所以本证亦属虚实交错之证，即虚中有实，实由虚致。因此，在治疗上用健脾以治本虚，祛痰，清热，平肝，以泻其痰火之实。方中白术甘苦温，健脾燥湿；茯苓、泽泻淡渗利湿，以使湿从小便而去；橘红、半夏、胆南星燥湿祛痰，降逆止呕；枳实、竹茹行气下痰、清热止呕；龙胆、天麻、菊花、钩藤平肝清热，可止头目眩晕。本方从导痰汤基础上演化而来，健脾祛痰，平肝清热，标本兼治，以治标为主。故适用于本病痰火上逆的发作期。痰火下降，湿痰运化，肝气条达，则眩晕自除。由于本证病理为虚中之实，发作期以邪实为主，未发作期以脾虚为主，故平时宜服六君子丸以益气健脾祛痰，巩固疗效，防止复发。

清肺祛风汤（李振华）

【组成】连翘12g，金银花15g，生桑白皮9g，地骨皮12g，桔梗9g，麦冬15g，菊花12g，薄荷9g，前胡9g，苍耳子9g，生石膏21g，黄芩9g，甘草6g。

【用法】水煎服。

【功效】清肺泄热，润肺祛风。

【主治】慢性鼻炎者，症见鼻内干燥不适，有时呼吸不畅，常擤出黄色黏液或黄绿色脓痂，带有臭味，嗅觉减退，前额疼痛，咽干口干，易于感冒，舌质红，苔薄黄，脉浮或浮数。

【心悟】方中连翘、金银花、生石膏、黄芩配"泻白散"之生桑白皮、地骨皮、桔梗辛凉解毒、清肺泄热；麦冬养阴润肺而治鼻咽干燥；前胡、菊花、薄荷、苍耳子宣肺祛风。共奏清肺泄热，润肺祛风的作用。

润肺清燥汤（李振华）

【组成】辽沙参21g，麦冬15g，玉竹15g，生百合15g，冬桑叶9g，菊花9g，牡丹皮9g，生地黄15g，赤芍12g，甘草3g。

【用法】水煎服。

【功效】养阴润肺，清热活血。

【主治】肺热日久，肺阴过于耗伤，症见鼻腔干燥，无鼻涕，呼吸过于通畅，遇冷鼻腔有疼痛感，咽干口燥，属于萎缩性鼻炎者。

【加减】如便秘者，上方加蜂蜜适量冲服。

【心悟】方中辽沙参、麦冬、玉竹、生百合甘寒养阴、生津润肺；牡丹皮、生地黄、赤芍活血凉血；菊花、冬桑叶轻散宣肺清热。肺热清、津液复，气血通畅，则萎缩的鼻黏膜有恢复的可能。本证多为慢性鼻炎日久转化而来，或长期用药不当而形成，恢复较慢，故本方宜多服。

二花解毒汤（李振华）

【组成】金银花 15g，连翘 12g，知母 12g，生石膏 30g，蒲公英 30g，葛根 12g，薄荷 9g，菊花 9g，天花粉 15g，牡丹皮 9g，马勃 6g，穿心莲 15g，桔梗 9g，牛蒡子 9g，甘草 6g。

【用法】水煎服。

【功效】清热解毒，活血排脓。

【主治】扁桃体炎属肺胃炽热者，症见初则全身倦怠不适，继则恶寒高热，口渴引饮，面色潮红，咽喉剧痛，吞咽困难，口臭，干呕不食，小便黄。扁桃体发红肿大，表面有黄白色脓点，逐渐连为伪膜（一侧或两侧或两侧轻重不同），甚者咽颊亦红肿，颌下淋巴结肿大有压痛，舌质红，苔黄，脉洪数。

【加减】如大便秘结者，加大黄 15g，以通便泄热；如扁桃体周围脓肿重者，加桃仁 9g，冬瓜子 15g 以活血化瘀、清肺润肠，导热下行；如咳嗽咯吐黄痰者，加川贝母 9g；如咽喉痛甚者，可配服六神丸，每次 5 粒，含化，每日 3 次。

【心悟】本证系肺卫素热，复感风热，内外热搏，热毒炽盛，结于咽喉部而发病。方中金银花、连翘、蒲公英、知母、生石膏、穿心莲清热解毒、泄肺胃之热；葛根、薄荷、菊花辛凉透表散热；桔梗、牛蒡子、甘草清利咽喉；牡丹皮、天花粉、马勃、桔梗凉血活血、消肿排脓。故适用于本病肺胃热盛的急性炎症。

清肺利咽汤（李振华）

【组成】辽沙参 30g，麦冬 15g，石斛 15g，生地黄 15g，牡丹皮 9g，赤芍 15g，天花粉 12g，桔梗 9g，牛蒡子 9g，川贝母 9g，甘草 3g。

【用法】水煎服。

【功效】养阴清肺，活血利咽。

【主治】扁桃体炎属肺阴亏虚者，症见咽喉干燥，不喜多饮，吞咽有梗阻感，咽痛时作，早轻晚重，夜间更甚，常因外感而复发。干咳无痰，扁桃体微红肥大或萎缩粘连，舌质红，苔薄白，脉细数。

【心悟】本证多为急性炎症，治未彻底，高热耗伤肺阴，虚火上炎于咽喉所致。方中辽沙参、麦冬、石斛、天花粉养阴清肺、生津润燥；生地黄、牡丹皮、赤芍凉血活血、散瘀消肿；川贝母清肺化痰止嗽；桔梗、牛蒡子、甘草清利咽喉。共奏养阴清肺，凉血活血，清利咽喉的作用。

滋肾利咽汤（李振华）

【组成】蒸何首乌21g，山茱萸12g，乌梅肉9g，山药24g，女贞子15g，知母9g，黄柏9g，麦冬15g，石斛15g，桔梗9g，牛蒡子9g，牡丹皮15g，赤芍15g，甘草3g。

【用法】水煎服。

【功效】滋阴降火，生津利咽。

【主治】扁桃体炎属肾阴亏虚者，症见咽喉干燥，轻度充血，扁桃体肥大或萎缩粘连，伴有心烦失眠，头晕耳鸣，五心烦热，午后颧红，舌质红，苔薄白，脉细数。

【加减】如心烦失眠，加炒栀子9g，柏子仁15g；如头晕耳鸣，加菊花9g，灵磁石30g；如五心烦热或午后颧红甚至低热，加地骨皮10g，鳖甲10g。

【心悟】本证亦多为急性炎症，治未彻底，高热伤阴或肾阴素虚，阴虚内热，虚火循经上炎于咽喉。方中蒸何首乌、山茱萸、乌梅肉、山药、女贞子滋补肾阴；知母、黄柏、麦冬、石斛清热生津；牡丹皮、赤芍凉血活血、散瘀消肿；桔梗、牛蒡子、甘草清利咽喉。故适用于本病肾阴不足，虚火上炎证。

理气消梅汤（李振华）

【组成】白术9g，茯苓12g，陈皮9g，半夏9g，香附9g，川厚朴9g，紫苏9g，牛蒡子9g，桔梗9g，山豆根9g，射干9g，广木香6g，麦冬15g，甘草3g。

【用法】水煎服。

【功效】疏肝和胃，清利咽喉。

【主治】慢性咽炎属肝胃气逆，痰凝气滞者，症见咽喉有异物感，轻则如有痰团或小树叶，重则如有梅核阻塞，吐之不出，咽之不下，咽喉不痛但时觉发紧，饮食吞咽顺利，胸闷气短，甚至胃脘痞闷，夜间咽喉干燥。舌苔薄白，脉弦。

【加减】如咽喉干燥甚者，上方去半夏、川厚朴、紫苏，加法半夏9g，佛手9g，川贝母9g。

【心悟】本证主要为肝胃不和，气逆于上，痰凝气滞于咽喉，故每因精神不快时症状加重。此证为临床最多见。方中白术、茯苓、陈皮、半夏祛痰燥湿、和胃降逆；香附、川厚朴、紫苏、广木香疏肝理气宽中；牛蒡子、桔梗、甘草、射干、山豆根、麦冬清利咽喉、养阴生津。共奏疏肝和胃，清利咽喉的作用。

清热消梅汤（李振华）

【组成】玄参 12g，生地黄 15g，牡丹皮 9g，赤芍 12g，知母 9g，黄芩 9g，麦冬 15g，桔梗 9g，牛蒡子 9g，山豆根 9g，青果 9g，甘草 3g。

【用法】水煎服。

【功效】凉血活血，清利咽喉。

【主治】慢性咽炎属肺胃有热，气血壅结者，症见咽喉干燥疼痛，每因语言多或食刺激性食物而加剧，风热外感，亦可使症状加重，咽喉有梗阻感。咽喉检查呈慢性充血，黏膜干燥，舌质红，苔薄微黄，脉大或数。

【加减】如有痰，可加川贝母 9g。

【心悟】本证系肺胃有热，气血壅结于咽喉。方中玄参、生地黄、牡丹皮、赤芍凉血活血；知母、黄芩清肺胃之热；麦冬配牛蒡子、山豆根、青果、桔梗、甘草清利咽喉。故适用于肺胃有热，气血壅结之证。

滋阴消梅汤（李振华）

【组成】蒸何首乌 18g，川牛膝 15g，牡丹皮 9g，女贞子 15g，乌梅 9g，石斛 15g，麦冬 12g，青果 9g，桔梗 9g，牛蒡子 9g，山豆根 9g，甘草 3g。

【用法】水煎服。

【功效】滋阴降火，清利咽喉。

【主治】慢性咽炎属肾阴不足，虚火上炎者，症见咽干口干，夜晚较甚，咽喉有梗阻感，常伴有头晕、头痛、失眠，舌质红，苔薄白，脉沉细或细数。

【心悟】方中蒸何首乌、川牛膝、牡丹皮、女贞子、乌梅滋阴降火；石斛、麦冬清热生津；青果、牛蒡子、山豆根、桔梗、甘草清利咽喉。故适用于肾阴不足，虚火结于咽喉的慢性咽炎。

清解通窍汤（李辅仁）

【组成】防风 10g，荆芥 10g，辛夷 10g，苍耳子 15g，白芷 10g，薄荷（后下）5g，菊花 10g，金银花 20g，桑白皮 15g，桔梗 10g，细辛 3g，生甘草 6g。

【用法】水煎服。

【功效】疏风解表，清解通窍。

【主治】过敏性鼻炎急性期。

【心悟】素有卫气不足，但尚能抗邪外出，是正邪相争，正能胜邪的表现。本病主要在两个交替比较明显的季节——冬春及秋冬发病，此时邪尤盛，正仍虚。本病的治疗，急性期以外感表证论治，故方中多选用辛温解表通窍之药物。

益气通窍散（李辅仁）

【组成】生黄芪15g，炙黄芪15g，防风10g，炒白术15g，辛夷10g，石菖蒲10g，白芷10g，川芎10g，黄芩10g，苍耳子10g，炒薏苡仁15g，桔梗10g，细辛3g。

【用法】水煎服。

【功效】补益肺脾，益气固表。

【主治】过敏性鼻炎缓解期。

【心悟】关于本病的转归，李大师认为，通过积极的治疗，病情缓和阶段宜补益肺脾，益气固表，则病趋痊愈；如病情反复，久则痰浊内阻肺络，而伏邪内留，则病趋缠绵，甚者并发咳喘。本病的治疗，急性期以外感表证论治；缓解期则补益肺脾，益气固表以治本。

脱敏止嚏汤（王琦）

【组成】乌梅20g，蝉蜕10g，辛夷花（包煎）10g，黄芩10g，百合30g，苍耳子6g，鹅不食草6g，细辛3g。

【用法】水煎服。

【功效】脱敏散邪，清肺养阴，宣通鼻窍。

【主治】过敏体质，伏热蕴肺，外邪诱发，鼻窍不利所致的变应性鼻炎，主要表现为遇到冷空气或尘螨、花粉等而引发的连续喷嚏、鼻痒、鼻塞、流涕等。

【加减】辨症加减：鼻塞流涕重者，加白芷10g，薄荷10g，以增强宣通鼻窍、疏风散邪的功效；鼻痒者加路路通10g，百部10g，以杀虫祛风止痒；对冷空气过敏者，加玉屏风散（生黄芪20g，炒白术15g，防风10g）益气固表。

辨病加减：兼有过敏性哮喘者，加炙麻黄8g，生石膏30g，苦杏仁6g，炙甘草6g；兼有咳嗽者，加苦杏仁10g，桔梗10g，百部10g，青黛6g；兼有荨麻疹者，加茜草15g，墨旱莲15g，白鲜皮15g，地骨皮15g，紫草10g，冬瓜皮30g。

辨体加减：气虚体质，经常气短、恶风、容易感冒者，加黄芪20～30g，白术15g，防风10g；改善过敏体质加无柄灵芝10g，徐长卿10g，制何首乌10g。

【心悟】辛夷花、苍耳子、鹅不食草、细辛是常用的宣通鼻窍的药物，这些药物可以直达鼻窍，兼有散邪祛风的功效，能够明显改善鼻塞、鼻痒、流涕、喷嚏等症状。过敏体质是变应性鼻炎发生的内因，因此在防治时一定要兼顾过敏体质。现代药理研究发现，乌梅、蝉蜕具有抗过敏的作用。另外乌梅还可以敛肺，生津止渴；蝉蜕祛风止痒，二者一收一散，恢复肺的宣降功能，改善喷嚏、鼻痒咽干等不适症状。黄芩清泄肺热，百合养阴润肺，二者配合使用可以清透肺中伏热，滋养肺阴，补肺热灼伤之肺阴。现代药理学研究业已证实乌梅、蝉蜕、徐长卿、灵芝均具有抗过敏、抗炎抗菌的作用。辛夷花、苍耳子、细辛、白芷、鹅不食草是治疗鼻炎的常用药，能够散风寒，通鼻窍，改善鼻塞、鼻痒、流鼻涕、喷嚏等症状，研究证实这些药物具有较强的抗炎效应，能够降低鼻部炎性组织的毛细血管通透性，能明显减轻充血、水肿、坏死和炎性细胞浸润等炎性反应，同时也有免疫抑制作用和抗变态反应的作用。路路通有祛风止痒的作用，可以改善鼻痒、眼痒症状。玉屏风散（黄芪、白术、防风）能改善呼吸道病理变化和调节免疫反应。

加味咽痛散（朱良春）

【组成】炙僵蚕 16g，炙全蝎 16g，黄连 16g，炙蜂房 20g，金银花 16g，赭石 16g，生龙骨 16g，生牡蛎 20g。

【用法】上方共细研末，分 40 包，冲服，每次 1 包，每日 2 次，连服 20 日。

【功效】养阴清热，化痰利咽。

【主治】慢喉痹所致失音。

【加减】阴虚肺燥者加生地黄 20g，玄参 20g，百合 30g 以滋阴润燥；肺脾气虚者加太子参 30g，黄芪 30g，白术 20g 以补脾益肺；痰热蕴结者加黄芩 20g，浙贝母 20g，栀子 15g 以清热化痰。

【心悟】方中炙僵蚕散风降火，化痰软坚；炙全蝎祛风解毒散结；黄连、炙蜂房、金银花清热泻火解毒；赭石重镇降逆，清热降火；生龙骨、生牡蛎软坚散结，清热养阴。该方共奏养阴清热，化痰利咽之效。加味咽痛散全方消中寓补，补中有消，攻补兼施，标本同治，切中病机，药证相合，故获良效。

参考文献

[1] 邵文彬，朱丽虹，张学文.张学文教授脑病验方集锦 [J].中医药学刊，2015，23(10)：1767–1768

[2] 黄学宽. 郭子光临床经验集 [M]. 北京：人民卫生出版社，2009：269

[3] 李郑生，郭淑云. 国医大师临床经验实录：国医大师李振华 [M]. 北京：中国医药科技出版社，2011：106，109-110，112-113，252-256

[4] 史学军. 李辅仁治疗呼吸系统疾病经验浅谈 [J]. 中国医药学报，2001，16(1)：56-58

[5] 张惠敏，郑璐玉，杨寅，等. 王琦"主病主方"论治变应性鼻炎的经验 [J]. 安徽中医学院学报，2013，33(1)：35-37

[6] 赵永祥. 加味咽痛散治疗慢性咽炎 120 例 [J]. 陕西中医，2007，28(5)：577

第二节　　眼部病证

治麦粒肿自拟方（唐由之）

【组成】石膏 20g，生地黄 10g，牡丹皮 10g，栀子 10g，连翘 10g，黄芩 10g，荆芥 15g，防风 10g，桔梗 12g，赤芍 15g，陈皮 12g，穿山甲 5g，皂角刺 10g。

【用法】水煎服。

【功效】清热解毒，祛风燥湿，化痰祛瘀，消肿排脓。

【主治】麦粒肿者。

【心悟】本方由四部分组成：①清热解毒药，如栀子、黄芩、石膏；②祛风止痛药，如荆芥、防风、连翘；③燥湿化痰药，如陈皮、桔梗；④清热化瘀药，如生地黄、牡丹皮、赤芍。方中石膏清阳明经热，栀子、黄芩清热解毒，三药合用以清胃泻火，解毒退红；荆芥发表祛风，消疮止痒；防风祛风解表胜湿，兼除痒止痛；连翘清热解毒，消痈散结，此三药配合以清热祛风、消疮止痛；陈皮理气燥湿化痰，桔梗祛痰排脓，兼载药上行；红肿责之于血热，故生地黄、牡丹皮、赤芍清热化瘀，退红消肿。穿山甲、皂角刺相配合，对于将成脓者可以托毒排脓，未溃者有消散之功。以上诸药合用，共奏清热解毒、消肿排脓之功效。

中医眼科五轮学说认为：眼睑属脾。因此，临床上眼睑疾病多从脾胃论治。唐大师认为本病多与脾胃蕴热有关，如《银海精微》所言该病为"阳明胃经之热毒也。或因食壅热之物，或饮食太过，使胃经上充于眼目，故睑眦之间时发疮毒，故名偷针等"。治疗时，当注意清泻脾胃热邪，同时根据症状表现，予以软坚散结、清热化瘀等药物。在治疗同时，当嘱其调整饮食习惯，调理脾胃功能，注意用眼卫生。儿童反复发病，多考虑脾胃不和，郁热内伏，可健脾和胃，清散郁热，改善体质，减少复发。

治眼部带状疱疹自拟方（唐由之）

【组成】金银花 12g，连翘 12g，黄芩 10g，黄连 6g，黄柏 10g，炒栀子 10g，天花粉 12g，菊花 12g，地肤子 10g，薏苡仁 20g，白蒺藜 10g，生地黄 15g。

【用法】水煎服。

【功效】清利湿热，解毒消肿。

【主治】眼部带状疱疹。

【加减】疼痛明显者，可加祛风药蔓荆子、羌活、谷精草、薄荷；红肿热痛明显者，可加大黄、玄参、马勃、赤芍、牡丹皮，清热解毒，凉血散瘀；渗液较多者，可考虑湿盛，加茵陈、生薏苡仁、滑石清利湿热，木通清热燥湿。

【心悟】金银花性寒，味甘、微苦，清热解毒、疏风通络，甘寒清热而不伤胃；连翘味苦、性微寒，清热解毒、散结消肿。两者合用共达清热解毒、消肿的功效。黄芩、黄连、炒栀子三药共奏清脾胃之火作用。地肤子性寒，味辛、苦，清热利湿、祛风止痒；薏苡仁性凉，味甘淡，健脾渗湿。均发挥了清热利湿，加快疱疹溃破愈合的功效。对于头痛较重的加用白芷及蔓荆子，因白芷祛风湿，止痛，为止头痛常用药。蔓荆子疏散风热、清利头目，亦可起止痛的功效。天花粉清热生津，散结消肿；生地黄甘寒，清热凉血、养阴生津；菊花散风清热，治目赤肿痛。白蒺藜祛风明目，治风热头痛，用于目赤肿痛，皮肤瘙痒等症，也利于眼睑皮肤的消肿。

唐大师根据多年临床的经验，认识到带状疱疹是一种外感风热之邪侵袭头面及眼部所致。《内经》云："正气存内，邪不可干。"往往本病患者素体内蕴湿热伏火，火性炎上，又有风热外邪相引，上攻头面，侵袭面部皮肤，甚至侵袭眼部白睛与黑睛。病性为风、湿、热、火、毒。

自拟方（刘尚义）

【组成】焦白术 12g，山药 12g，黄精 15g，槟榔 12g，榧子 10g，使君子 12g，枳壳 10g，广木香 9g。

【用法】水煎服。

【功效】健脾消疳驱虫。

【主治】因脾虚肝热，疳积上目所致的形体消瘦，双眼睑频频眨动，面部及白睛可见虫斑，饮食偏嗜，舌淡少苔。

【心悟】方中用补脾益气之要药焦白术、山药、黄精以健运脾气；驱虫药中舍苦寒有小毒的苦楝根皮、鹤虱、雷丸，而用较为温和甘平的使君子、榧子、槟榔，再加枳壳、广木香理气消积，故药到病除。

五轮学上说眼睑在脏属脾，脾主肌肉，脾与胃相表里，故挤眉眨眼与脾胃有关。李杲《兰室秘藏》说："夫五脏六腑之精气，皆禀受于脾，上贯于目……"中医认为脾为后天之本，主运化水谷之精微，故为生化之源，若脾运健旺，目得所养，则目光有神，如脾虚不运，则目失所养而致视物昏暗，双目连眨等。

参考文献

[1] 邱礼新，巢国俊，王影．国医大师临床经验实录：国医大师唐由之 [M]．北京：中国医药科技出版社，2011：74-75，85-87

[2] 五部医话编写委员会．当代中医名家医话：儿科卷 [M]．北京：科学技术出版社，2012：199

第三节　口腔病证

清胃消糜散（陈可冀）

【组成】元明粉 3g，青黛 30g，麝香 5g，冰片 30g，生蒲黄 30g，明乳香 9g，紫花地丁 6g。

【用法】共研极细末，过绢罗。

【功效】清热解毒，活血消肿。

【主治】口糜，口舌生疮，牙龈肿痛衄血、舌衄等症。

【心悟】口糜之病，首见于《黄帝内经》。在《素问·气厥论》中有"膀胱移热于小肠，膈肠不便，上为口糜"的记载。口糜多因胃火上炽或阴虚火旺，或者湿困脾胃，湿热内蕴，脾经湿热上熏所致。其症见满口糜烂疼痛。其内治方法不外清胃泻火、健脾除湿；有阴虚者则宜降虚火、滋肾阴。本病外治疗效较好，且在本病的治疗中占有一定的位置。本方为外用方药，将细药末敷于患处，取涎出。方中用青黛，味咸性寒，清热解毒。外用可治疗疮痛肿毒；生蒲黄凉血活血；青黛和生蒲黄相配，可治疗热盛所致的出血、衄血。麝香辛温，外用治疗痈疮疔肿，有活血散结防腐之功；冰片微寒，外用可散热止痛，为口齿病常用之药；元明粉外用则可清热泻火，也是用治口齿肿痛的一味要药。诸药合用，有清热解毒，活血消肿之功。

参考文献

陈可冀．清宫外治医方精华[M]．北京：人民卫生出版社，1996：30

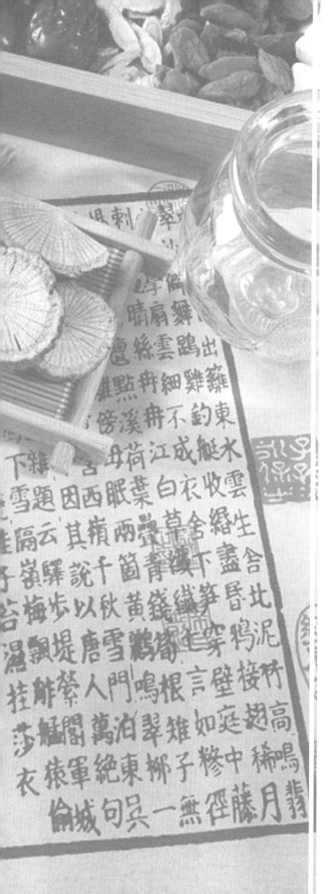

【第二部分·成方心悟】

麻杏石甘汤（刘志明）

【组成】麻黄6g，苦杏仁9g，生石膏24g，甘草6g。

【用法】每日1剂，水煎服，早、晚分服。

【功效】辛凉宣肺，清热平喘。

【主治】表邪未解，肺热咳喘证。症见身热不解，咳逆气急，鼻煽，口渴。常见于现代医学的感冒，上呼吸道感染，急性支气管炎，支气管肺炎，大叶性肺炎，支气管哮喘，麻疹合并肺炎属邪热壅肺，外邪未解者。

【心悟】方中麻黄，性温，味辛、微苦，功能发汗解表，宣肺平喘，利水消肿；能治疗风寒感冒，咳嗽气喘，风水水肿。在本方中主要取其宣肺平喘的作用。苦杏仁，性微温，味苦，有小毒，功能止咳平喘，润肠通便；能治疗咳嗽气喘，肠燥便秘。在本方中主要取其宣肺平喘的作用。生石膏，性大寒，味辛、甘，功能清热泻火，除烦止渴，收敛生肌；能治疗壮热烦渴，肺热喘咳，胃火牙痛，疮疡不敛。在本方中取其清肺热之作用，且以其大寒之性制约麻黄之温热，使其平喘而不助热。甘草，性平，味甘，功能祛痰止咳，清热解毒，益气补中，缓急止痛，调和性味。能治疗心脾气虚，痰多咳嗽，脘腹及四肢挛急作痛之证。在本方中主要取其祛痰及调和性味的作用，使麻黄、石膏寒温不会太过。各药合用，共奏辛凉宣肺，清热平喘之功。

尤其指出的是，小儿病毒性肺炎属于中医"温病"范畴。叶桂云："温邪上受，首先犯肺，逆传心包。"一方面指出温病顺传的规律，另一方面也提示逆传的可能，即风温之邪侵袭肺卫，可以不循卫气营血次第顺传于胃（气分），而逆传心包（营血），此论于小儿风温尤具意义。因小儿血气未充，脏腑娇嫩，易寒易热，易实易虚，外感风热最易邪陷神脏。故刘大师主张在病毒性肺炎之早期，已现发热、气喘、烦躁等症，虽未见神昏抽搐，但应乘其邪势未盛之时，采取有力措施，投以辛凉宣肺、清热解毒之剂，甚至早投紫雪丹清心开窍，积极防范其逆传心营，方能迅速分泄其邪，奏效乃捷。

麻黄细辛附子汤（李士懋）

【组成】麻黄8g，炮附子18g，细辛7g，干姜8g。

【用法】每日1剂，水煎服，早、晚分服。

【功效】助阳解表。

【主治】李大师非常善于运用该法治疗一些疑难杂症，如阳虚寒凝而导致的冠心病、高血压、脑中风、干燥综合征等。

【心悟】炮附子，《本经》曰："味辛温，主风寒咳逆邪气，温中，金创，破癥瘕积聚，血瘕，寒湿，痿。"辛能行能散，温能散寒助阳，后世医家多用其温助阳气。《本草汇言》云其："乃命门之要药""服之有起死之殊功"。《本经》中记载其能"破癥瘕积聚，血瘕"，其本在于阳气虚衰，气血凝滞不通，故而产生积聚、血瘕。《本草崇原》曰："癥瘕积聚，阳气虚而寒气内凝也。"附子温阳化气，使气血得运，自然不会再生癥瘕积聚。

麻黄，《本经》云："味苦温，主中风伤寒头痛温疟，发汗，出汗，去邪热气，止咳逆上气，除寒热，破癥瘕积聚"。现代医家对麻黄的认识多为"发汗解表之要药"，其功效大致为发汗解表，宣肺平喘，利水消肿之类，而李大师却强调其"发越阳气，解寒凝"的功效，也就是说麻黄不仅发散在表之寒邪，亦可以发散在里之寒邪，还可以助阳气的输布，消除因阳虚而产生的阴寒凝泣之象。

细辛，《本经》曰"味辛温，主咳逆，头痛，脑动，百节拘挛，风湿，痹痛，死肌。"细辛的常用功效是解表散寒，祛风止痛，通窍，温肺化饮。而李大师却认为其有"启肾阳，散沉寒，且能引麻黄直达于肾，散直入肾经之寒达于肌表而解"。

附子善于温阳，麻黄善于鼓荡阳气，散寒凝，细辛能启肾阳，并能助附子、麻黄走窜于人身极细极微之处。三药配伍，相得益彰，共奏温阳散寒之奇功。李大师谓其为"温阳散寒之祖方"。

临床中，李大师凭脉辨证，对麻黄附子细辛汤的应用更广泛、灵活。认为该方适用于以下三个方面：一是阳虚，寒束肌表者；二是阳虚，寒邪直中少阴，而不在表者；三是阳虚，阴寒凝泣者。

李大师临床应用该方，不拘泥于有表寒的存在，因而大大扩展了该方及其变方的应用范围。但这里有两个关键点：一是阳虚，二是寒象。此寒象包括寒邪客于肌表而产生的恶寒发热、头身疼痛等，亦包括寒邪直中少阴而产生的阴冷、阴缩等，寒客于经络关节而导致的肢体运动不利，还包括由于阳虚阴寒内盛而产生的虚寒之象。

高血压是当今社会最常见的，亦是危害人类健康最大的慢性疾病之一，中医治疗多从肝肾或痰瘀入手，通过温阳散寒来治疗高血压的并不多见。李大师能够用麻黄附子细辛汤治疗高血压，并取得疗效，很重要的一点是对寒邪致病的灵活理解——寒客于肌表，可以温散；寒客于血脉亦可以温散；纯阳虚而致阴寒内生亦可温散。寒主收引，血脉被寒所克，拘挛不舒，自然引起血压升高。应用麻黄附子细辛汤温阳散寒，阳气得复，阴寒得散，血脉舒展，血压自然下降。至于其头懵，小腿酸，乃是寒凝筋脉导致筋脉不舒所致。寐不安，阳气不能"精则养神"也。也可加吴茱萸，暖肝之阳气，实亦助肾之阳气，"肝肾同源"不仅体现在"精血同源"阴的方面，也体现在阳气的相互助用上。

走马汤（李今庸）

【组成】巴豆（去皮心炒）1 枚，苦杏仁（去皮尖）2 枚。

【用法】上药 2 味，以细布缠裹捶碎，取出以开水浸泡温服。

【功效】峻逐寒邪。

【主治】腹部突然出现胀满疼痛，大便不通，甚至肢冷，汗出，脉伏等。

【心悟】外界臭秽恶毒之气，直从口鼻入于心胸，致使肠胃脏腑壅塞，正气不行，故心腹突然出现疼痛，大便不通；阳气不能外达，故见肢冷，脉伏；阴寒积滞于内，逼迫津液外泄，故见汗出。此乃阴寒内结而然，法当峻逐寒邪，治宜走马汤。

方中取大辛大热之巴豆峻逐寒结；佐以苦杏仁利肺肠之气，使邪实从下而解。

半夏泻心汤（刘志明）

【组成】半夏 9g，黄芩 6g，干姜 6g，人参 6g，炙甘草 6g，黄连 3g，大枣 4 枚。

【用法】每日 1 剂，水煎服，早、晚分服。

【功效】寒热平调，消痞散结。

【主治】寒热错杂之痞证。心下痞，但满而不痛，或呕吐，肠鸣下利，舌苔腻而微黄。

【心悟】本方证病入中气受伤，脾胃、大小肠功能失调，因为寒热互结其中，清浊升降失常。其症状为心下痞满、干呕、肠鸣下利。本方是由小柴胡汤化裁得到，即去柴胡、生姜，而加黄连、干姜。本方中半夏、干姜辛温除寒，和胃止呕；黄连、黄芩苦寒泄降除热，清肠燥湿；人参、大枣、炙甘草补中益气，养胃。

胃痛有急有慢，急性的胃痛有寒有热。如夏令受暑，易致热性胃痛；冬令受寒，易致寒性胃痛。暑令天热，饮冷过多，平素中阳不振者，痛亦属寒。热痛当清，如大黄黄连泻心汤；寒痛当温，如理中汤、附子粳米汤。至于目前临床常见慢性胃痛，则多属虚实相兼，寒热错杂，宜用和法，仲景甘草泻心汤甚为合拍。一面以甘温补益胃气，一面以苦辛通降胃腑。通补兼施而相互为用，胃气流通，则痛自止。

有些医家治疗胃痛习用木香之类，但香燥之药易伤胃阴，胃汁耗尽病必难愈。若病属寒滞，陈皮、砂仁、厚朴可用，亦应少量暂用。一般寒热错杂者，慎用为好，以免劫液伤阴。

寒热错杂证，仲景是归属于厥阴的。黄连、吴茱萸、白芍三味，叶天士治肝胃病最常用，能清能降，能散能养，肝胃同治，体用并调，肝热阴亏，胃热气逆者，用之最宜。

溃疡病和萎缩性胃炎，在西医虽属于不同的病，在中医却有相同的证，所以治法也就一样，正所谓"异病同治"。萎缩性胃炎常是胃阳不振，已见食少，腹胀，若再加清凉阴柔滋润，已惫之阳，更易损伤，故不宜纯用养阴之法治之。

治疗胃痛，总的思想是护胃阴，保胃阳，使阴阳调和，通降复常，通则不痛。

如意金黄散（陈可冀）

【组成】 天花粉 65g，白芷 65g，苍术 165g，大黄 65g，姜黄 165g，天南星 65g，陈皮 65g，甘草 65g，厚朴 65g，黄柏 150g。

【用法】 共研细末。用茶清调敷肿处，或用葱汤同蜜搽之亦可。

【功效】 解毒燥湿，理气消肿。

【主治】 痈疽发背，诸般疔肿，跌扑损伤，湿痰流注，大头时肿，漆疮火丹，风热天疱，肌肤赤肿，干湿脚气，妇女乳痈，小儿丹毒等症。

【心悟】 方中大黄、黄柏泻火解毒；天花粉、白芷、苍术、天南星消肿祛湿；陈皮、厚朴理气；姜黄破血行气。诸药合用，可治疗气血壅郁之疮肿。此药应用范围较广，凡外科一切顽恶肿毒，皆可用之。

风引汤（李今庸）

【组成】 大黄 10g，干姜 8g，寒水石 10g，龙骨 10g，桂枝 10g，赤石脂 10g，甘草 8g，牡蛎 10g，白石脂 10g，滑石 10g，石膏 15g，紫石英 15g。

【用法】 上药 12 味，以适量水煎药，汤成去渣取汁温服，每日 2 次。

【功效】 清热泻火，安神定志。

【主治】 狂言乱语或默默不语，善太息，欲奔走，目赤等。

【心悟】 肝性喜条达而恶抑郁，肝郁化火，内扰心神，神明失守，故见狂言乱语或默默不语；太息则肝郁暂舒，故见善太息；火热并于四肢，故见欲奔走；肝开窍于目，火热上犯，故见目赤。此乃肝郁化热生风所致。

方中取桂枝、干姜辛以散之，以散肝郁，取石膏、滑石、寒水石清肺热以制肝；取大黄苦寒导热邪由大便而去；取赤石脂、白石脂、紫石英、龙骨、牡蛎重镇安神；取甘草调和诸药。

升降散（李士懋）

【组成】白僵蚕（酒炒）10g，全蝉蜕（去土）5g，广姜黄（去皮）15g，生大黄20g。

【用法】合研匀。病轻者分4次服，病重者分2次服。蜜酒调匀冷服。

【功效】清化郁热。

【主治】温热、瘟疫，邪热充斥内外，阻滞气机，清阳不升，浊阴不降，致头面肿大，咽喉肿痛，胸膈满闷，呕吐腹痛，发斑出血，丹毒，谵语狂乱，不省人事，绞肠痧（腹痛），吐泻不出，胸烦膈热，疙疸瘟（红肿成块），大头瘟（头部赤肿），蛤蟆瘟（颈项肿大），以及丹毒、麻风。

【加减】李大师用升降散加淡豆豉10g，栀子7g，连翘15g，薄荷4g，助其清透之力，名之曰新加升降散。栀子豉汤辛开苦降，宣泄胸膈郁热，重用连翘取其清热解毒，入心经且散热结，升浮宣散，透热外达，少加薄荷者取其辛凉宣散，疏风热而外达。

【心悟】升降散以僵蚕为君，辛咸性平，气味俱薄，轻浮而升，善能升清散火，祛风除湿，清热解郁，为阳中之阳。蝉蜕为臣，甘咸性寒，升浮宣透，可清热解表，宣毒透达，为阳中之阳。二药皆升而不霸，功在疏透郁热。姜黄气辛味苦性寒，善能行气活血解郁。气机畅达，热乃透发。大黄苦寒降泄，使热下趋。

扑汗方（陈可冀）

【组成】牡蛎粉80g，枯白矾80g。

【用法】共研极细末，过重绢罗为面。

【功效】解毒，燥湿，敛汗。

【主治】阴囊潮湿有汗。

【心悟】此方为庄守和、杨际和两御医所拟方，曾用以治清光绪帝阴囊潮湿有汗。方中牡蛎咸涩微寒，临床常用以收敛固涩，用治遗精、带下、虚汗等症。古籍载有牡蛎扑粉止汗法。枯矾外用燥湿止痒。枯矾的主要成分为硫酸铝钾，煅后失去结晶水，故可吸湿，临床外科常用治皮炎、湿疹及皮肤糜烂等症。此二药御医将之合用，治阴囊潮汗。此方用时先用热水将阴处洗净，用药面扑于患处即可。此法卫生简便，是一个较好的扑汗方。

吴茱萸汤（李士懋）

【组成】 吴茱萸 12g，人参 10g，干姜 15g，大枣 3 枚。

【用法】 每日 1 剂，水煎服，早、晚分服。

【功效】 温中补虚，降逆止呕。

【主治】 干呕，吐利，吐涎沫，头痛，手足厥冷，胸满，烦躁欲死等。表现虽异，病机则一。皆为厥阴阳虚兼寒气凝滞或寒气上逆。李大师在临床中凡肝胃虚寒者皆以该方加减应用。

【心悟】 该方的临床应用要点：①脉弦，沉取弱，可兼迟、紧、细或左关独弦，沉取无力；②苔白滑，舌质或淡胖，或淡暗，色必不红；③症见畏寒肢冷，倦怠无力。以上三者是主要指征，其他可见头痛、头晕、胸胁满痛、吐利脘痛、吐清水、小腹阴寒、阴痛缩急、抽筋拘挛、顽麻痹痛等凡此皆非必见之征，只要主症见，兼症略见一二，即可以用吴茱萸汤加减治疗。

千金苇茎汤（刘志明）

【组成】 苇茎（锉）30g，薏苡仁 15g，桃仁（去尖、皮、双仁者）100g，瓜瓣 15g。

【用法】 以水 1000mL，先煮苇茎，煮取 600mL，去渣，悉纳诸药，煮取 300mL，分 2 次服，当吐如脓。

【功效】 温复肺气，培土生金。

【主治】 肺痿之证。

【加减】 痰热明显者，合以麻杏石甘汤，酌加白茅根、黄芩、川贝母、瓜蒌等；湿盛痰多，舌苔白腻，不渴者，加半夏、厚朴；风寒外束，加紫苏叶、前胡。苇茎甘寒，可清可利；生薏苡仁甘淡微寒，利湿健脾，以杜湿热之源；黄芩苦寒，苦能燥湿，寒可清热，为治上焦湿热要药。而湿热两感之病，又必先通利气机，俾气水两畅，则湿从水化，热从气化，庶几湿热无所凝结。因此应用清热祛湿法时，用药组方应重视升降相配，宣畅肺气。如常用药物中的麻黄、苦杏仁、紫苏子、紫苏叶、前胡、川厚朴等均具有宣降理气的作用。气机调畅，水湿得去，湿去热自孤而易清，咳嗽自得缓解。

【心悟】 湿热壅肺致咳，在历代医家的著作中有所论述。根据临床观察，外感湿热之邪袭肺，或外感之湿与内蕴之热相合，或脾胃湿热上犯于肺，或因肺脏本身病变而致停湿蕴热，都可形成湿热壅肺之咳。湿热所致在新病时，多属实证，其病变主要在肺，此时应以清化上焦湿热为主。久咳虽多见肺、脾、肾等正气虚损之证，但湿热之邪，亦往往留恋不去。

如肺失治节则不能通调水道，下输膀胱，而停湿蕴热；脾失转输则聚湿酿热生痰；肾阴虚生热，可熏灼津液，均可以虚而致实，继发湿热痰浊之证。而咳嗽虽不独在肺，但又不离乎肺，故虽久病，对于上焦湿热，仍不可忽视。因此对于久病咳嗽，不仅要注意正虚，还要注意有无湿热之邪存在，不可不察虚实，一见病久，便概投补益之剂，而犯"实实"之诫。

清化上焦湿热，宣通肺气是治疗本证的重要法则。因肺为娇脏，居上焦，故用药宜选轻灵之品，所谓"治上焦如羽，非轻不举"。湿热壅肺，药用"轻灵"，主要有三层含义：其一，气味轻薄。药物气轻，可上行入肺，祛上焦之湿热。因肺脏娇嫩，不耐寒热，因此清化湿热要得当。清热不可过于苦寒，化湿不可过于温燥，要力避药物性味之偏而伤肺。其二，性味灵动。湿热壅阻，肺气脓郁而生咳嗽，应用轻灵流动之品，有利于宣畅肺气。其三，药力较轻。湿热壅肺，禁大汗、大下，只能使用轻剂清化其湿热，峻猛攻伐之品均非所宜。

对于久咳肺虚，益气养阴之品亦必不可少，但总以不碍湿热，补而不壅，滋而不腻为原则，常用太子参、北沙参之类。

炙甘草汤（刘尚义）

【组成】炙甘草 12g，人参 6g，生地黄 50g，大枣 10 枚，阿胶 6g，麦冬 10g，麻仁 10g，桂枝 9g，生姜 9g。

【用法】每日 1 剂，水煎服，早、晚分服。

【功效】益气滋阴，通阳复脉。

【主治】阴阳气血虚弱，心脉失养，脉结代，心动悸，虚羸少气，舌红少苔者。

【心悟】方中炙甘草通血脉，利血气为君药，配伍生地黄滋阴养血，《名医别录》谓地黄"补五脏内伤不足，通血脉，益气力"。人参、大枣益心气，补脾气，以资气血生化之源；阿胶、麦冬、麻仁滋心阴，养心血，共为臣药。佐以桂枝、生姜辛性温通，温心阳，通血脉，使诸厚味滋腻之品得姜、桂则滋而不腻。诸药合用，滋而不腻，温而不燥，使气血充足、阴阳调和，则心动悸，脉结代，皆得齐平。

脉结代和心动悸两者密切相关，由于心主血脉，正常人的心脏总是在不停地搏动，但是正常人是感觉不到心跳的，如果患者感觉到心跳了就是病理现象，感觉心跳非常明显就称为心动悸，也就是现代医学所说的心律不齐如房性早搏、室性早搏、心房颤动等。正是由于心律不齐，脉搏就表现为结代，它反映了心脏的气血虚衰。心脏是五脏六腑之大主，心虚则脉结代，这是邪气和心脏的正气发生了关系，以正虚为主，邪气为次，因此治疗上要调整血脉，补益气血，使心脏的搏动恢复正常，所以用炙甘草汤。本方中有一些甘药能补益中气，因血化中焦，脾胃为气血生化之源，中焦气血充足，血才能得养而充于血脉。但血属阴，阴不得阳不化，故加上阳药桂枝、生姜，使阳气推动血脉，使血脉通利又兼治了阴药的滞腻，这样非常有利于心脏的搏动和血脉的流畅，所以炙甘草汤又称为复脉汤。现代药理研究表明，炙甘草中有一种物质叫甘草苷，有强心的作用。

刘大师在临床上运用炙甘草汤加减治疗心律不齐的患者取得较好的疗效，但在临床上进行了一些变化，多重用炙甘草，一般用量为30g，去掉阿胶、麻仁滞腻之品，改用珍珠母、熟地黄、百合、远志、生熟枣仁等安神之品，取得奇效。方中珍珠母入心经镇惊安神，百合、生枣仁、熟枣仁养心安神，生熟地黄配用养阴生津，增加滋补阴血的作用，而远志、甘草有宁心之妙，全方更能养心阴、益心气、通心脉、安心神，用于治疗心律不齐的患者效果更佳。

阿胶散（张大宁）

【组成】阿胶（麸炒）9g，牛蒡子3g，甘草3g，苦杏仁6g，糯米6g。

【用法】上为细末，每服6g，或水煎温服。

【功效】养阴补肺，清热止血。

【主治】小儿肺虚有热证。症见咳嗽气喘，咽喉干燥，咳痰不多，或痰中带血，舌红少苔，脉细数等。

【心悟】本方以小儿肺阴不足，阴虚有热为主证，为长期咯血之症所设。方中阿胶甘平质黏，用量独重，功能滋阴补肺，养血止血，为君药。臣以牛蒡子宣肺清热，化痰利咽。苦杏仁宣降肺气，止咳平喘；糯米、甘草既能补脾益肺，又作为调和诸药之用，为佐、使药。诸药合用，补肺阴，清肺热，降肺气，止喘咳，止咯血。原方有马兜铃一药，因近年来发现其为肾毒性药物，故舍而不用。本方用于治疗慢性支气管炎、支气管扩张咯血属阴虚有热者。

右归丸（饮）（张大宁）

【组成】熟地黄24g，山药12g，山茱萸9g，枸杞子9g，菟丝子12g，鹿角胶12g，杜仲12g，肉桂6g，当归9g，制附子6g。

【用法】将熟地黄蒸烂杵膏，余为细末，加炼蜜为丸，如弹子大，温淡盐水下。

【功效】温补肾阳，养肾填精。

【主治】肾阳不足，命门火衰证。老人或久病后气衰身疲，畏寒肢冷，腰膝软弱，阳痿遗精，性欲减退，慢性腹泻，五更泄泻，便不成形，阳衰无子，或小便自遗，夜尿增多，舌淡苔白，脉沉而迟。

【心悟】本方以附子、肉桂、鹿角胶培补肾之中元阳，温里祛寒，为君药。熟地黄、山茱萸、枸杞子、山药滋阴益肾，养肝补脾，填精补髓，取"阴中求阳"之义，为臣药。佐以菟丝子、杜仲补肝肾，健腰膝；当归养血和血，与补肾之品相配，以补养精血。诸药合用，肝脾肾阴阳兼顾，仍以温肾阳为主，妙在阴中求阳，使元阳得以归原，故名"右归丸"。

右归丸系由《金匮要略》肾气丸减去"三泻"泽泻、牡丹皮、茯苓，加鹿角胶、菟丝子、杜仲、枸杞子、当归而成，增加补阳的作用，减少用"泻"妨补之力，使药效能更专于温补。

本方治疗慢性肾炎、肾病综合征、老年骨质疏松症、精少不育症，以及贫血、白细胞减少症等属肾阳不足者，均可加减治疗。

另有右归饮，熟地黄 9～30g，山药（炒）6g，枸杞子 9g，山茱萸 6g，甘草 3g，肉桂 3～6g，杜仲 9g，制附子 6～9g，以水煎温服。功用：温补肾阳，填精补血。主治：肾阳不足证，气怯神疲，腹痛腰酸，肢冷脉细，舌淡苔白，或阴盛格阳，真寒假热之证。

补中益气汤（李士懋）

【组成】黄芪 30g，炙甘草 9g，人参 15g，当归 10g，陈皮 6g，升麻 6g，柴胡 5g，白术 12g，防风 10g。

【用法】每日 1 剂，水煎服，早、晚分服。

【功效】补中益气，升阳举陷，甘温除热。

【主治】一切清阳下陷、中气不足之证，中气下陷证。

【加减】补中益气汤益气升阳固摄，加阿胶养血止血；加防风，黄芪得防风，其功更大，使气能上行，帅血温煦濡养脑窍；气虚外感者，属虚人感冒者，可稍佐紫苏叶或荆芥或葱豉以散邪；气虚甚者易致暴脱，故可宗张锡纯用山茱萸以防脉暴出而气暴脱。

【心悟】补中益气汤出自金代医家李东垣的《脾胃论》，是李东垣根据《素问》"损者益之"、"劳者温之"之旨而制定的方剂，其配伍特点是升提药与补气药同用。方中黄芪补中益气、升阳固表为君；人参、白术、甘草甘温益气、补益脾胃为臣；陈皮调理气机，当归补血和营为佐；升麻、柴胡协同人参、黄芪升举清阳为使。《本草纲目》云："升麻引阳明清气上行，柴胡引少阳清气上行……脾胃引经最要药也。"炙甘草调和诸药，亦为使药。

诸药合用，使气虚者补之，气陷者升之，气虚发热者得此甘温益气则除之，元气内充，清阳得升，诸症自愈。综合全方，一则补气健脾，使后天生化有源，脾胃气虚诸症自可痊愈；一则升提中气，恢复中焦升降之功能，使下脱、下垂之症自复其位。现代药理研究表明，补中益气汤具有双向调节胃肠运动、兴奋子宫、增强心肌收缩力、影响消化液分泌、促进代谢、抗肿瘤、抗突变、提高细胞免疫等多项功能，为临床应用提供了依据。

李大师在临床中应用补中益气汤的指征：①脉濡缓或滑或弦或数或洪大，必按之（沉取）无力，此为必备指征。②有气虚或中气下陷的表现，如少气懒言，四肢无力，困倦少食，饮食乏味，不耐劳累，动则气短；或气虚发热，气高而喘，身热而烦，渴喜热饮，其脉洪大，按之无力，皮肤不任风寒，而生寒热头痛；或气虚下陷，久泻脱肛，子宫下垂、胃下垂或其他内脏下垂者。但要注意，李东垣方中药物剂量均很小，体现本方药量要轻，以轻清向上具有升提作用，以升阳举陷，温濡清窍。特别是升麻、柴胡一般 3～6g 为宜，陈皮调理气机以除滞行气，量亦不宜大，一般少于 6g。

和中止眩丸（陈可冀）

【组成】 旋覆花 9g，天麻 3g，川芎 6g，菊花 12g，全当归 12g，杭芍（酒炒）9g，生地黄 12g，洋参（炒）9g，白术（炒）9g，云茯苓 12g，橘红 6g，炙甘草 3g。

【用法】 共研细面，炼蜜为丸，如绿豆大，每晚服 9g，白开水送服。

【功效】 补益气血，健脾化痰。

【主治】 因脾肾不足，肝胃饮热熏蒸，以致动则头晕，胸脊窜痛，腿膝酸软等症。

【心悟】 本方为八珍汤化裁。方中以八珍补益气血，意在固本。加橘红、旋覆花以健脾化痰降逆；菊花、天麻以平肝止眩。其中天麻配川芎暗寓《普济方》天麻丸之意，可治因风痰引起的头痛眩晕。本方名曰和中止眩丸，可称贴切。

御制平安丹（陈可冀）

【组成】 苍术（炒）104g，陈皮 104g，厚朴（炙）104g，甘草 104g，山楂（焦）104g，神曲 104g，麦芽（炒）104g，枳实（炒）67.2g，红豆蔻 52g，白豆蔻 52g，草豆蔻 52g，肉豆蔻 52g，沉香 67.2g，木香 52g，檀香 67.2g，丁香 52g。

【用法】 丹剂成人每次 1.5g，温开水送服，每日 3 次，连续 1～3

日为1疗程。儿童剂量为成人用量的 1/3 ～ 1/2。

【功效】理气机，和脾胃，升清降浊。

【主治】心胃疼痛，中气中寒，水停心下，恶心呕吐，吐食吐水，胸膈痞满，嗳气嘈杂，恶食吞酸，少腹膨胀，或饮食不香，噎塞倒饱，大便泄泻，肠胃不和，一切暑症，并皆治之。现多用于主治急性单纯性胃炎，以及晕动症。

【心悟】平安丹乃平胃散化裁而成。平胃散源自宋代《太平惠民和剂局方》，是以苍术、陈皮为主药的燥湿健脾、行气除满名方。平安丹以此方为君药，辅以山楂祛积消食，白豆蔻芳香和中，沉香降气止痛，并与其他药物共同组成一张针对性极强的方剂。产生理气机、和脾胃、升清降浊作用，从而在中气中寒、水停心下、肠胃不和诸症的治疗上发挥显著疗效。现代研究表明，组成平安丹的药物具有调理肠胃，改善心血管功能和抗菌消炎等综合作用，故适用于旅游、防暑。

连苏饮（李士懋）

【组成】黄连 3g，紫苏叶 3g。

【用法】捣碎，开水冲泡代茶饮，每日 1 剂。

【功效】辛开苦降。

【主治】胸痞脘满，口苦咽干，烦躁不寐，舌红苔黄，脉沉而数等症。有热故当脉数，舌红苔黄；热扰心神则烦躁不寐；热灼津伤而口苦咽干；肺胃气机窒塞，故见胸脘痞满，脉沉。若夹湿浊，则苔当黄腻，脉沉数而濡，伴头沉身困等症。临床见呕吐而兼此等舌脉象者，即可断为胃中郁热，而以连苏饮主之。

【心悟】连苏饮出自薛生白《湿热病篇》："湿热证，呕恶不止，昼夜不差，欲死者，肺胃不和，胃热移肺，肺不受邪也。宜用川连三四分，苏叶二三分，两味煎汤，呷下即止。"此方药量甚轻，总计不足3g。王孟英曰："此方药止两味，分不及钱，不但治上焦宜小剂，而轻药竟可以愈重病，所谓轻可去实也。"

连苏饮，乃辛开苦降之方，辛以开郁，苦以降上逆之火。方中黄连，苦寒，入心、肝、胃、大肠经，功能泻火、燥湿、解毒。《本草正义》云："黄连，大苦大寒，苦燥湿，寒胜热，能降泄一切有余之湿火。"紫苏叶，辛温，入肺、脾经，功能发表散寒，行气宽中。《本草正义》载："紫苏，芳香气列，外开皮毛，泄肺气而通腠理。上则通鼻塞，中则开胸膈，醒脾胃，宣化痰饮，解郁结而利气滞。"连苏饮所治呕吐，乃胃中郁火，胃气上逆所致。黄连苦寒，清热泻火为君；紫苏叶辛温而芳香，开胸膈之结气，行气宽中，使气机畅达，郁火得以透达为臣。紫苏叶之辛散与黄连之苦降，共同组成辛开苦降之方。王孟英曰："川连不但治湿热，乃苦以降胃火之上冲；苏叶味甘辛而气芳香，通降顺气，独善其长……余用以治胎前恶阻甚妙。"

治疗呕吐，外感所致肺胃不和而吐者，此方可用；内伤气郁化火所致肺胃不和而吐者，当辛开苦降，此方可用；胎热上攻，胃气上逆所致妊娠呕吐，此方可用。若不吐，而见胸脘满闷、嗳气吞酸、烦躁不眠等诸症，属胃中郁热、肺胃不和者，皆可予连苏饮治之。

连苏饮药味少，药量轻，服用时将药捣碎，开水冲泡代茶饮即可，服用方便。李大师强调，采用开水冲泡之法，乃取"治上焦如羽，非轻不举"之意。所谓"轻"者，有三层含义：一是药量需轻。薛氏云："分数轻者，以轻剂恰治上焦之病耳。"此即"轻可去实"；二是药之性味轻，气为阳，味为阴。气胜升浮，味主沉降。气薄者阳中之阳，气厚者阳中之阴。治上焦病，当取其气，令其升浮以达于上。紫苏叶芳香气胜，故取以通肺胃。薛氏云："以肺胃之气，非苏叶不能通也"；三是不能久煎，久煎则气散留味，开水浸泡，乃取其气，令其升浮上达。此法仿《伤寒论》大黄黄连泻心汤以"麻沸汤渍之"之法。《温病条辨》银翘散煎法云："香气大出即取服，勿过煮。"亦在取其气，以升浮达于上焦耳。

阿魏化坚散（陈可冀）

【组成】阿魏 15g，朱砂 15g，血竭 15g，山羊血 9g，硼砂 9g，红花 15g，没药 15g，广郁金 15g，冰片 0.8g，麝香 0.8g，香附（生）15g，旱三七 9g，白芷 15g，当归尾 15g，川大黄 15g。

【用法】共研极细末，用黄酒调，不时温服。

【功效】散结化坚，活血通络。

【主治】痰核瘰疬。

【心悟】瘰疬一证，多因风火毒邪，结于颈项；或由肝气郁结，久而化火内燔；或肺肾阴虚，虚火灼津，痰火上升，结于颈项所致。临床可分急、慢二性，急者多为风热痰毒，慢者多为气郁虚损。其治疗大法，急者以清解热毒为主，佐以软坚散结；慢者以散结化坚活血为主，兼以补益。本方重在疏肝解郁，软坚化痰，组方颇有法度。

活瘀化坚散（陈可冀）

【组成】赤芍 9g，大黄 6g，白芷 6g，石菖蒲 9g，川芎 6g，紫荆皮 9g，乳香 6g，没药 6g，红花 6g，防风 9g，独活 6g。

【用法】共为细末，用陈醋调敷。

【功效】活血化坚，疏风通络。

【主治】治颐部坚硬作痛已成发颐。

【心悟】此方为御医用治四公主发颐所拟外用方。发颐即痄腮，由温毒外袭，郁于经络所致。用此方外敷，活血化坚，疏风通络，再内服和胃解毒之剂而取效。

消肿定痛散（陈可冀）

【组成】金果榄9g，姜黄9g，乳香3g，没药3g，梅花片（另研后兑）1.2g。

【用法】共研极细面，过重罗后兑梅花片，用青茶卤调匀，温敷患处。

【功效】活血止痛，解毒消肿。

【主治】疮痈肿毒诸证。

【心悟】痈肿，或因气滞，或因血瘀。本方以治血瘀为主。《内经》云："营气不从，逆于肉理，乃生痈肿。"方中用药偏于活血化瘀，温通营血，佐以冰片、橄榄者，是因为该痈肿属实证热证，用以清热止痛。此方乃御医杨际和、范绍相等为光绪皇帝所拟。

桂枝茯苓丸（王琦）

【组成】川桂枝15g，茯苓15g，白芍15g，桃仁10g，牡丹皮15g。

【用法】口服。

【功效】活血化瘀，消癥通经。

【主治】妇人素有癥块，以致妊娠胎动不安，漏下不止之证。

【心悟】桂枝茯苓丸方出自汉代名医张仲景《金匮要略·妇人妊娠病篇》，方中桂枝温通经脉而行瘀滞为君药；桃仁化瘀消癥；牡丹皮既能散血行瘀，又能消退瘀久所化之热；白芍与诸祛瘀药合用，有活血养血之功，共为臣药；茯苓利水渗湿健脾，以助消癥之力，为佐药。以白蜜为丸，取其缓和诸药破泄之力，为使药。诸药相合，共奏活血化瘀，缓消癥块之效。此方为治疗妇人妊娠癥疾而设，具有活血化瘀、消除癥块的功效。桂枝茯苓丸具有寒温并用，通因通用的特点。临床上常以少腹有癥块，血色紫黑晦暗，腹痛拒按为辨证要点。常用于治疗妇科的慢性盆腔炎、附件炎、子宫肌瘤等病证。

王大师认为男子以精为本，精赖血液化生。精乃血之粹，血为精之源。男性特殊的生理结构和功能，决定了在病理状态下男科疾病经常表现为血瘀的证候。《素问·调经论》说："血气不和，百病乃变化而生"，"瘀者，淤也"。瘀血引起的种种病象，都与阻滞不通有关。瘀血阻滞，致使经气不利，出现以疼痛或者排尿异常或者器质性改变为主的男科病。故王大师用桂枝茯苓丸加减治疗男科疾病，疗效满意。特别是用于改善前列腺增生的尿路症状，缩小前列腺的体积。前列腺排泄的功能与六腑相似，"六腑以通为用"，在用桂枝茯苓丸活血消癥的同时，加用三棱、莪术消癥逐瘀；金银花、红藤清热利湿、排毒活血；荔枝核、木香、川芎理气止痛；牡蛎软坚散结；川牛膝活血祛瘀、补肝肾引药下行。

血府逐瘀汤（王琦）

【组成】桃仁 12g，牛膝 12g，柴胡 12g，当归 12g，生地黄 10g，川芎 10g，赤芍 10g，桔梗 8g，枳壳 8g，红花 5g，甘草 3g。

【用法】水煎服。

【功效】活血化瘀，行气止痛。

【主治】胸中血瘀证。王大师运用血府逐瘀汤治疗肝血瘀滞，魂不守舍之失眠，气滞血瘀之黄褐斑，足干裂，腰痛等。

【加减】

（1）治疗失眠时加用夏枯草、法半夏、紫苏叶、百合，夏枯草清肝火，百合清心安神，紫苏叶悦脾安神。

（2）治疗黄褐斑时加玫瑰花、白芷、菟丝子、泽兰增强祛斑之效。其中玫瑰花能疏肝解郁、活血化瘀，为祛斑之要药。白芷为治疗头面部疾病的要药，具有美白功效，菟丝子除具有补肝肾、益精髓、明目功效外，尚有宣通百脉、柔润肌肤消斑之功用。

（3）治疗足干裂加用自制川楝子膏外敷患处，因川楝子苦寒有毒，能清热燥湿，杀虫疗癣。其对多种致病性真菌有抑制性作用。故将川楝子膏涂抹于病变部位，以增强杀灭真菌的作用且能润肤收口，防止皮肤干裂。

（4）腰痛是临床常见病证，其病因众多，中医学多从温经通络、补肾着手。临证应该打破这种惯性思维，不可一见腰痛就补肾壮阳、祛风湿，应详加辨析，以临床实际为本，开放思路。酌加三棱、莪术、地龙、三七粉、威灵仙、䗪虫等破血逐瘀、通经活络之品。王大师临证遇到气滞血瘀之证或血瘀体质，喜用血府逐瘀汤为底方结合具体疾病和兼证加减治疗。

【心悟】血府逐瘀汤系桃红四物汤合四逆散加桔梗、川牛膝而成，其中柴胡、桔梗、枳壳疏肝解郁，调畅气机；桃红四物汤养血化瘀，其中桃仁、当归又可润肠通便，养血祛瘀，安神的同时兼治便秘。本方具有气血兼调的组方特点，寓行气于活血之中，行气活血而相得益彰；寓养血于行散之中，活血而无耗血之虑。药理研究发现，血府逐瘀汤可改善微循环，舒张血管，降低血管阻力；改善毛细血管通透性，提高网状内皮细胞的功能；改善神经营养代谢，促进损伤组织的修复；抑制结缔组织代谢，减少瘢痕形成及粘连；具有镇痛作用等。

资寿解语汤（李今庸）

【组成】 防风 8g，熟附片 8g，天麻 8g，肉桂 6g，羌活 6g，甘草 5g，羚羊角（镑末）3g，酸枣仁（炒打）8g，竹沥 20g，生姜汁 5g。

【用法】 上药 10 味，以适量水先煎 8 味，汤成去渣取汁，加入竹沥、生姜汁，内服。

【功效】 祛风和肝，以护脾气。

【主治】 中风舌强不语，半身手足不遂，脉浮缓，或见恶寒，头痛等症。

【心悟】 《素问·阴阳应象大论篇》说："东方生风，风生木，木生酸，酸生肝"，又说："风气通于肝。"肝为风木之脏。人体血气不和，肝风内动，招致外风侵袭，外内合邪，风气偏盛，风盛而未上扰心神，故不见卒倒、昏迷诸证。风盛则肝木失和而乘凌脾土，土受木侮，则脾气缓纵，《灵枢·经脉篇》说："脾足太阴之脉……连舌本，散舌下"，脾缓则其不能上至于舌部，舌失其养，故舌强不语；脾缓则转输津液不周，半身气血虚少，风邪乘虚偏客于身半，则半身肢体失养，故半身手足不遂。脾缓则脉缓，风袭则脉浮，故其脉见浮缓，风邪侵袭，卫气失职，故或见恶寒、头痛。病乃风木偏胜，脾土受侮。

《灵枢·阴阳系日月篇》说："肝者，足厥阴也"，《素问·六微旨大论篇》说："厥阴之上，风气治之，中见少阳。"肝脉为足厥阴经，其气则本风而标阴，中见少阳相火，病则寒热错杂，退则为阴寒，进则为阳热。方中用防风、羌活表散外来之风；肝属木，为肾水之子，喜春温之气，故用附片、肉桂之大热，以温肾暖肝而遂其肝阳之欲散；酸枣仁酸敛肝阴；天麻柔润以熄肝风，妙在羚羊角清肝热，宁肝风，以防厥阴中见少阳相火之太过；竹沥、生姜汁疏通经络；甘草调和诸药。共奏祛风、和肝、救脾之效。外风去，肝风熄，脾气复，气血周，则舌强不语、半身不遂等症自愈。

敷药方（陈可冀）

【组成】 绿豆 30g，蝉蜕 3g，荆芥穗 9g，泽兰 9g，秦皮 6g，夏枯草 6g，连翘 9g，白芷 9g，蔓荆子 9g。

【用法】 共研细面，每次 12g，淡蜜水调敷。

【功效】 祛风清热消肿。

【主治】 皮肤肿痒。

【心悟】 此方为光绪二十八年四月御医徐本麟为慈禧太后配制，主要用治皮肤疾病。方中绿豆用量最大，此药清热解毒，可疗丹毒痈肿，内服外用均可，外用研末调敷。《普济方》用此治疗遍身火丹、赤游丹等，用"绿豆为末，薄荷蜜水调涂"。本方加诸多风药，或可生效。

加减玉容散（陈可冀）

【组成】 白芷 65g，白牵牛 65g，防风 60g，白丁香 50g，甘松 60g，白细辛 60g，山柰 50g，白莲蕊 50g，檀香 65g，白僵蚕 50g，白及 50g，鸽条白 50g，白蔹 60g，鹰条白 50g，团粉 100g，白附子 50g。

【用法】 共研极细面，每用少许，放手心内，以水调浓，搽搓面上，良久再用水洗净，每日 2 次。

【功效】 疏风化痰通络，润泽肌肤。

【主治】 面风，面部锅黑斑。

【心悟】 慈禧患面风多年，左侧面部自目以下连颧，时作跳动，时有反复，当为面神经痉挛无疑。御医李德昌等于光绪十四年拟此方时，慈禧五十三岁，面风已颇有进展。此方出自《医宗金鉴》，原治面部黑斑，温运经脉，祛风活络，外用润泽皮肤。此处去羌活、独活、白茯苓及白扁豆，加山柰而成。因而本方既用治面风，又有祛斑美容之功效。

洗面玉容丸（陈可冀）

【组成】 白芷 115g，白丁香 115g，白附子 115g，羌活 65g，独活 65g，牡丹皮 65g，山柰 65g，甘松 65g，藿香 65g，官桂 65g，排草 50g，良姜 50g，檀香 50g，公丁香 15g。

【用法】 共研细末，肥皂面一斤八两，合蜜丸。

【功效】 祛风化痰，燥湿行气，芳香润泽。

【主治】 面生黑点、酒刺、粉刺、游风，雀斑，皮肤瘙痒，暗淡无光，容额不润，鼻颧红赤，面腮白屑，汗斑、黑䵟等症。

【心悟】 上述诸症，缘过食厚味肥甘酒浆，以致胃火上升，或聚湿生痰，行于脸面；或因风湿邪气，搏结于面。本方不仅祛风胜湿化痰，而且多用芳香行气之品，其间香药皆光明润泽之品，每日洗面如皂用之，久则可望收玉容驻颜之效。

小续命汤（李今庸）

【组成】麻黄8g，桂枝8g，炙甘草8g，防风10g，黄芩8g，制附片8g，防己8g，党参8g，生姜10g，苦杏仁（去皮尖炒打）8g，川芎8g，白芍8g。

【用法】上药12味，以适量水煎服，汤成去渣取汁温服，每日2次。

【功效】助正和营，外散风邪。

【主治】外风卒中。卒然昏倒，语言不利，或左或右手足不遂，口目僻戾，恶寒发热，脉浮或微。

【加减】如神志恍惚，为心气衰弱，神明失聪，故加远志、茯神以补心安神。如骨节烦疼有热，为血气痹塞而生郁热，故去大热之附片，而加苦平之白芍1倍，除血痹烦疼也。

【心悟】人体血气不和，外风卒中，或左或右客于身半之血脉，身半肢体失养，则其手足不遂。风伤面颊经脉，故口目向一侧歪斜。《灵枢·经脉篇》说："手少阴之别，名曰通里，去腕一寸半（'半'字为衍），别而上行，循经入于心中，系舌本……虚则不能言。"风伤手少阴心之别络，风邪盛而络脉阻塞，则心气不能上通于舌，舌失所养，故其语言謇涩而不利。病由外风所中，故见恶寒发热。《金匮要略·脏腑经络先后病脉证篇》说："风令脉浮。"《金匮要略·肺痿肺痈咳嗽上气病脉证篇》说："微则为风"，风性向上故脉浮，或风入营分则脉微也。治宜助正和营、外散风邪，方用小续命汤。

方中用麻黄、桂枝、苦杏仁、防风、生姜等表散风寒，附片助正阳以鼓之；虑其温散升火。故用黄芩之苦寒以制之。古语云："治风先治血，血行风自灭"，故用川芎、白芍以行血和营，防己有升清循环之能，用之以通大经小络。风动则易于耗液伤正，故用党参补气生液以护正。甘草调和诸药。共奏散邪固正之效果。

猪苓汤（刘志明）

【组成】猪苓（去皮）9g，茯苓9g，泽泻9g，阿胶9g，滑石（碎）9g。

【用法】水煎服。

【功效】滋阴，清热，利水。

【主治】水热互结，邪热伤阴所致的发热，渴欲引水，或下利，咳而呕渴，心烦不得眠者。

【心悟】方中以猪苓、茯苓渗湿利水为君；滑石、泽泻通利小便，泄热于下为臣，君臣相配，既能分消水气，又可疏泄热邪，使水热不致互结；

更以阿胶滋阴为佐，滋养内亏之阴液。诸药合用，利水而不伤阴，滋阴而不恋邪，使水气去，邪热清，阴液复而诸症自除。

慢性肾炎的病理特点为湿热伤肾。临床主要表现为虚实相兼的病证。虚的一面，如气虚、血虚、阴虚、阳虚、脾虚、肾虚等；而实的一面常为虚象所掩盖，容易被疏忽。然而，实邪在慢性肾炎的各种类型，各个阶段都是存在的，并对正虚的程度、疾病的过程有极大影响。实邪有痰饮、瘀血、湿热等。而其中最重要的是湿热，这是慢性肾炎最基本的病理因素。从尿液的变化足以证明，无论何种类型，病程任何阶段，慢性肾炎都有尿液的变化，其特点是尿中蛋白、细胞都增多，并常出现管型，小便浑浊。《素问·至真要大论》说："水液浑浊，皆属于热。"虽然《内经》讲的浑浊，是肉眼的观察，但与显微镜下的浑浊是相似的。何况，肾炎患者的尿液，在肉眼观察下也有浑浊者。可见，肾炎所引起的尿液异常变化，主要由于湿热所致。肾为水脏，主一身水液代谢，司膀胱气化，开窍于二阴，尿液的形成与排泄过程，和肾脏的关系最为密切。故小便的变化，首先反映了肾脏的病变。王冰在注释《内经》时进一步指出："溲变者，水火相交，火淫于下也，而水脏水腑皆为病也。"肾炎患者，随小便的异常变化，常见面浮，身肿，腰酸乏力，脉沉滑等症，确由湿热之邪伤肾所致。故湿热伤肾是肾炎病机的基本特点。

刘大师在多年的临床实践中，发现猪苓汤是治疗肾炎湿热病机的一剂良方，方中诸药和缓而不峻烈，互相配伍，共奏育阴利水、清利湿热之功。其补而不滞，利而不伤，是治疗下焦湿热的专剂良方。

由于猪苓汤既可清下焦湿热，又可滋少阴之源，切合湿热伤肾的病机特点，故临床治疗肾炎以其为基本方，根据证情适当配伍，灵活运用，确能取得卓效。

刘大师对猪苓汤的运用体会颇深，对于湿热犯肾，宜清凉不宜燥热，而肾病多属湿热为患，虚寒者少，燥热更不宜轻投，若用燥热之品，必然会助火邪而重伤肾阴，故选用猪苓汤取其寒凉，配伍也力求避免助热生火，但是并不是说，凡是肾气温补就一概不用，若真属虚寒，桂附又为必用；用药不宜呆滞，湿热在肾，用药宜活泼流利，才能祛邪，若呆滞黏腻，反导致邪气留而不去。如补肾用阿胶、牛膝、桑寄生、生地黄、枸杞子之类，皆补而不滞，如用熟地黄则湿热胶固难解；宜和平不宜峻烈，慢性肾病的治疗只宜图缓，不宜速效，若用峻烈之品，则邪气未去而正气已伤，欲速反迟。用药甘淡和平，使邪气渐去，正气逐渐恢复，如猪苓、茯苓、薏苡仁等，疗效稳妥；宜兼顾而不宜独行，治疗湿热伤肾，正邪逐渐恢复，既要清利湿热，又要保养肾脏，脏腑需兼顾，既要调理肾脏又要注意其他脏腑的病变。

胃苓汤（刘志明）

【组成】苍术（去粗皮，米泔浸2日）25g，厚朴（去粗皮，姜汁制，炒香）15g，陈皮（去白）15g，甘草9g，泽泻15g，茯苓9g，猪苓9g，白术9g，桂枝6g。

【用法】每日1剂，水煎服。或共为细末，每次6g，以水1盏，入生姜2片、大枣2枚，同煎至七分，去姜枣，趁热服。

【功效】温化寒湿，健脾利水。

【主治】寒湿痰饮，困脾碍阳，阻滞宗筋脉络，所致阳痿不举，虽时有性欲萌动而阴茎弛纵难举，困倦身重，眩晕嗜卧，舌苔白厚腻，脉缓滑等症。

【心悟】《素问·至真要大论》云："诸湿肿满，皆属于脾。""脾胃为生化之源""中运乃升降之枢"。然而，肾炎病机的基本特点在于湿热伤肾，湿热之邪常影响脾胃使其升降失常。故临床可见浮肿日见加重，伴有胸闷腹胀，身重疲乏，纳呆食少等，此时应从脾胃升降调理，促使脾胃健运，恢复其升降功能，常用胃苓汤。用胃苓汤加减治疗慢性肾炎疗效显著。

《证治汇补》云："肾虚不能行水，脾虚不能制水。""肾主蛰藏"，受五脏六腑之精而藏之，肾气充则精气内守，肾气虚则精关不固，蛋白精微失守而漏于尿中；脾主运化、升摄，脾虚失运，生化乏源，升降失司，则肾失水谷精微充养，加之水液内停，壅滞伤肾，使肾失闭藏，而出现蛋白尿及水肿。刘大师在长期的临床实践中认识到，在治疗肾病时除强调健脾益肾外，还非常重视保护胃气，认为病者有胃气则生，无胃气则死，反对使用败伤胃气之方药。凡见脾胃虚弱者都以健脾和胃入手，喜用甘缓和络，扶正祛邪的方药，临床疗效卓著。本方系四苓散与平胃散组合，具有行气利水，祛湿和胃作用。方中茯苓、猪苓甘淡入肺而通膀胱；泽泻甘咸入肾、膀胱同利水道，益土所以制水；白术苦温健脾去湿；苍术辛烈燥湿而强脾；厚朴苦温除湿而散满；陈皮辛温利气而行痰；甘草中州主药能补能和；重用生黄芪、太子参以健脾升阳，胃和则降，脾健则升，脾胃升降得调，湿热之邪自化。全方利中有补，有补有行，利而不伤，补而不滞。总之，刘大师在临床上根据水肿的不同症状，详察病情，分析病机，辨证施治，灵活运用上述诸法，或一法独进，或数法同施，或先标后本，或标本兼顾，因而临床取得较好疗效。

热痹饮（刘志明）

【组成】当归 12g，黄芩 9g，连翘 12g，忍冬藤 12g，海桐皮 15g，生甘草 12g，生薏苡仁 24g，防风 12g，防己 12g。

【用法】水煎，1 剂煎 2 次，上午煎头煎，下午煎二煎，煮开煎半小时，每次煎成 1 小碗，饭后 1 小时服，每日 1 剂。

【功效】清热利湿，宣痹通络。

【主治】湿热为主，风寒为兼，寒热虚实错杂，气血流行不畅的热痹证。

【加减】热胜者，加知母 12g，栀子 9g，羌活 12g，独活 12g；湿胜者，加苦参 15g，滑石 15g，半夏 9g，秦艽 12g；阴虚者，加生地黄 18g，知母 12g，苦参 12g，半夏 9g，滑石 15g。

【心悟】方中当归辛温，血中气药，养血活血，治一切风、气、血病，善止肌肉、关节、神经痛，黄芩苦能燥湿，寒能胜热，消化湿热，以利经脉，具有消炎、解痉、镇静功效；甘草调和诸药，缓峻急之势，和寒热之性，生用大量更能凉泻火邪，善于消炎镇痛；防风能散风寒湿痹，解热镇痛，治一身尽痛，称风药中润剂；防己苦寒，泄血中湿热，通其滞塞，十二经有湿热壅滞不通，皆可用此行经，消炎镇痛，松弛肌肉；海桐皮祛风湿，通经络，消肿止痛，痹痛严重者得此可减；连翘升浮宣散，流通气血，治十二经血凝气厚，总治诸火，泄诸经络脉之热；薏苡仁除湿而不助燥，清热而不伤阴，益气而不滋湿热；忍冬藤清热解毒，通经脉而调气血，对风湿性关节炎有良效。九药合用，湿化热清，结散痹通。

宣痹汤（刘志明）

【组成】防己 15g，苦杏仁 15g，滑石 15g，连翘 9g，栀子 9g，薏苡仁 15g，半夏（醋炒）9g，晚蚕沙 9g，赤小豆皮（取五谷中之赤小豆，凉水浸，取皮用）9g。

【用法】水煎服。

【功效】清化湿热，宣痹通络。

【主治】湿热痹证。湿聚热蒸，阻于经络，寒战发热，骨节烦疼，面色萎黄，小便短赤，舌苔黄腻或灰滞。

【心悟】热痹的发病，主要取决于患者体质和感受外邪两大因素。素体阴虚阳盛者，感受风寒湿邪，容易发为热痹。以感受之外邪而论，风湿热邪相兼侵袭人体，湿热蕴蒸，亦能产生热痹。此外，风、寒、湿三痹经久不愈，邪留经络，郁而化热，又可转化为热痹。由此可知，热痹实乃风湿与热相搏，流注关节，阻于经络，气血流行不畅所致。故其病因应以湿热为源，风寒为兼。其临床表现有热偏胜与湿偏胜之异。其兼证可见寒象而呈寒热错杂之证。而热邪最易伤阴，故热痹每有阴虚见证。因此，热痹有热胜、湿胜、阴虚、兼寒之证，临床必须明辨之。

热痹的治疗，总的原则是清热利湿，疏风通络。李东垣之当归拈痛汤，主治湿热为病，肢节烦疼、肩背沉重、胸膈不利、遍身疼痛、足胫肿痛等症。吴鞠通之宣痹汤，主治湿聚热蒸，蕴于经络，寒战热炽，骨骱烦疼，舌质灰滞，面目萎黄之湿痹证。二方皆为治热痹之良方。故宗二位前贤制方之义，结合自己临证体会，治疗时随证选用，灵活变通。多年来治疗热痹患者甚多，疗效满意。

因所受外邪与患者体质的不同，在临床中本病可见以下四证。

（1）热痹热胜证：多见于痹证初期，发病较急，病程较短。患者关节红肿疼痛，灼热感明显，皮肤可见环形红斑，伴发热、恶寒、口干喜饮、大便秘结、小便灼赤、舌质红、苔黄腻偏燥、脉象滑数。治宜清热利湿，宣痹通络。

（2）热痹湿胜证：可见于痹证初起或复发期，患病关节肿胀较甚，疼痛沉重，灼热感轻度或不明显，伴发热或身热不扬，身体沉重，疲乏无力，纳呆欲呕，大便溏，小便短黄，舌苔黄腻，脉濡滑而数。治疗宜利湿宣痹，清热通络。

（3）热痹阴虚证：多见于久罹本证反复发作的患者，其病程较长，患病关节疼痛或有肿胀灼热感，甚则轻度变形，常伴低热，五心烦热，形体消瘦，口干咽燥，大便干结，小便短少。舌红无苔或苔少，脉细滑数。治疗宜养阴清热，利湿宣痹。

（4）热痹多见于痹证初起或复发期，是疾病的一个阶段。治疗时一旦热邪解除，栀子、连翘等清热泻火药物就当及时减去。但因风、湿之邪缠绵难愈，故祛风胜湿之品必须继续使用，同时增以调理气血之品以善后，如此则能扶正与祛邪并举，而增强疗效，缩短疗程。热痹后期，患者大多正气已虚，以致狡邪留恋，影响疗效。此时若增以补气血之品，如黄芪、太子参、当归、白芍等品，使正气充实，鼓动血脉，则气血流行通畅，且能发挥祛风湿药物的功效，而达到祛邪务尽之目的。

小陷胸汤（刘尚义）

【组成】瓜蒌壳30g，法夏12g，黄连6g。

【用法】水煎服。

【功效】清热化痰，宽胸散结。

【主治】痰热互结之结胸证。症见心下痞满，按之则痛，或心胸闷痛，或咳痰黄稠，舌红，苔黄腻，脉滑数。

【加减】

（1）治疗恶性肿瘤，如喉癌术后、肺癌术后、乳腺癌术后等，临床表现有咳嗽，声音嘶哑、舌红，苔黄腻，脉滑等中医辨证为痰热互结，临床上用小陷胸汤配伍甲珠、莪术、冬凌草、猫爪草、百合、桃仁等养阴化痰散结之品。咳血患者加仙鹤草、白及等，有胸水患者可选用冬瓜子、葶苈子、牵牛子等，咳嗽剧烈患者可加百部、紫菀、款冬花等，对于放化疗的患者多加用生熟地黄、山茱萸等补肾生髓之品。疼痛剧烈的患者可加延胡索、罂粟壳理气止痛。

（2）治疗慢性胃痛患者，临床表现剑突下隐痛，舌红，苔薄黄，中医辨证为痰热互结者，如胃痛绵绵，似饥非饥兼有胃阴虚者多配伍北沙参、天冬、麦冬、五味子、白芍，胃中热多配伍蒲公英、紫花地丁、升麻等清热解毒药物，肝火犯胃疼痛配伍左金丸清肝泻火，慢性胃溃疡引起胃痛、胃中烧灼感、反酸嘈杂加用瓦楞子、乌贼骨等，如伴有呃逆者，可配伍公丁香、柿蒂、旋覆花等。

（3）治疗慢性腹泻，临床表现为腹泻反复发作，舌红、苔黄腻，中医辨证为湿热阻滞患者。

（4）治疗消渴临床表现：多饮、多食、消瘦，舌红，苔黄，多配伍养阴补肾之品，如黄芪、桑椹、黄精等。

【心悟】 本方出自张仲景《伤寒论·辨太阳病脉证并治》："小结胸病，正在心下，按之则痛，脉浮滑者，小陷胸汤主之。"方中黄连配半夏，辛开苦降，与瓜蒌配伍润燥相得；瓜蒌清热化痰，宽胸散结，润肠通便，瓜蒌壳重在清热化痰，宽胸理气散结，瓜蒌仁润燥化痰，润肠通便。

乌梅丸（李士懋）

【组成】 乌梅 12g，细辛 3g，干姜 10g，黄连 10g，（炮）附子（先煎）10g，当归 15g，黄柏 10g，桂枝 10g，人参 15g，枳壳 9g，合欢花 12g，鬼箭羽 15g，甘草 20g。

【用法】 每日 1 剂，水煎服，早、晚分服。

【功效】 温脏安蛔。

【主治】 消化系统疾患（萎缩性胃炎、胆囊炎、慢性结肠炎）、心血管疾患（风湿性心脏病、冠心病）、内分泌疾患（甲状腺功能亢进症、甲状腺功能减退症）、呼吸系统疾患（支气管哮喘、慢性阻塞性肺疾病）及自主神经功能失调等多种疾病。此方应用指征是：①脉弦，按之减，其中可兼濡、滑、缓、细数等；②具有厥阴肝经之症状，如脘胁胀痛、呕吐嗳气、胸痛心悸、头昏厥、痉痛转筋、阴痛囊缩、懈怠无力、寒热交作等，数症可并见，或仅见一症，又具上述脉象即可用之。

【心悟】乌梅，取其至酸之味，至柔之性，入肝经以敛肝泻肝（敛其散越之气以固本元），又以细辛、干姜、附子、桂枝之辛温刚燥，配黄连、黄柏之苦寒，则寒热刚柔并用；复以人参甘温补阳气，少佐合欢花、枳壳疏肝行气。鬼箭羽化瘀通络，合甘草抑制机体异常活跃的免疫反应和抗体的产生。

参考文献

[1] 金香兰.近现代名老中医时病医案[M].北京：中国中医药出版社，2010：57

[2] 李志强.平脉辨证活用麻黄附子细辛汤[N].中国中医药报，2013-11-20（004）

[3] 李今庸.李今庸医学选集[M].北京：中国医药科技出版社，2004，112-113，115-116，157，190

[4] 单书健，陈子华，徐杰.古今名医临证金鉴：胃痛痞满卷[M].北京：中国中医药出版社，2011：176-177

[5] 陈可冀.清宫外治医方精华[M].北京：人民卫生出版社，1996：43，48，52，58，59，259

[6] 赵建红，王强.李士懋教授凭脉辨证运用新加升降散经验介绍[J].中国中医药现代远程教育，2010，8(08)：13-14

[7] 李桂，李士懋.李士懋经方应用经验体悟[J].中医杂志，2012，53(06)：464-466

[8] 单书健，陈子华.古今名医临证金鉴：咳喘肺胀卷[M].北京：中国中医药出版社，1999：217-218

[9] 卫蓉，金荣，吴志秀.刘尚义教授经方运用的体会[J].贵阳中医学院学报，2011，33(2)：3-5

[10] 张勉之.张大宁谈肾病与肾保健[M].北京：中国医药科技出版社，2013：130，159-160

[11] 王雪红.李士懋应用补中益气汤验案举隅[J].河北中医，2009，31(11)：1605-1606

[12] 陈可冀，江幼李，周文泉，等.清宫配方集成[M].北京：北京大学医学出版社，2013：4

[13] 陈可冀，李春生，张国玺.清宫名方御制平安丹溯源[J].中成药，1996，(02)：43-44

[14] 吕淑静，王四平，吴中秋，等.李士懋应用连苏饮治疗呕吐经验简介[J].新中医，2010，42(06)：126-127

[15] 袁卓珺.王琦教授用桂枝茯苓丸治疗男科疾病的经验探讨[J].云南中医中药杂志，2013，34(7)：1-3

[16] 张惠敏，张慧丽，田杨. 王琦运用血府逐瘀汤治验 4 则 [J]. 安徽中医学院学报，2012，31(5)：37-39

[17] 沈庆法. 中医肾脏病学 [M]. 上海：上海中医药大学出版社，2007：1079-1080

[18] 张启文，李致重. 杏林真传：全国五百名中医药专家独特经验精华 [M]. 北京：华夏出版社，1994：17-20

[19] 王华章，王琦. 中国当代名医名方录 [M]. 北京：中国大百科全书出版社，2000：302-303

[20] 单书健. 古今名医临证金鉴：痹证下卷 [M]. 北京：中国中医药出版社，2011：127-128

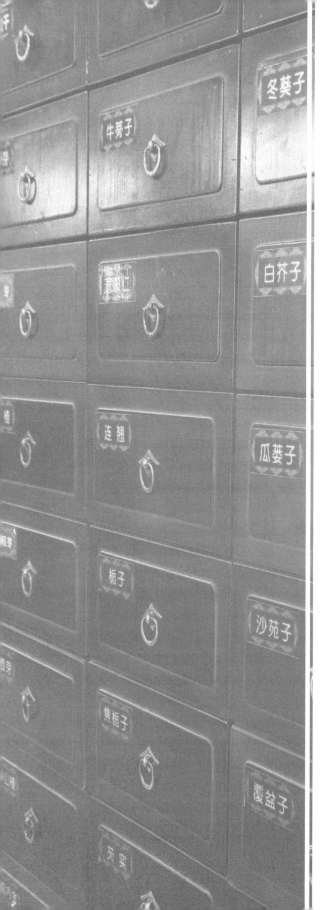

【第三部分·单药心悟】

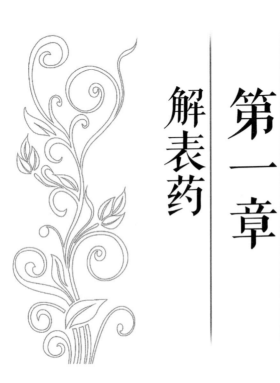

第一章

解表药

第一节　发散风寒药

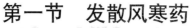

麻黄

【别名】狗骨、龙沙、卑相、卑盐。

【性味】味辛、微苦，性温。

【归经】肺经、膀胱经。

【功效】发汗散寒，宣肺平喘，利水消肿。

【主治】风寒感冒，胸闷喘咳，风水浮肿，哮喘。

【心悟】

颜正华大师

颜大师认为，麻黄辛温疏散，善于宣肺气。而肺合皮毛，主一身之气，故麻黄有发汗、平喘、利尿之功，常用于外感风寒无汗之实证，可以宣肺气，开毛窍而发汗解表；又治肺气壅遏的咳喘证，有宣肺平喘止咳之效；并治水肿兼有表证者，既能发汗，又能通水道，下输膀胱而利尿，故可消退水肿。颜大师取本品发汗解表之功，用于外感发热所致的恶寒、发热、头痛、身疼、无汗等表实证，常与桂枝配伍，以增强发汗之力，如麻黄汤。颜大师取本品善开宣肺气之特点，多于平喘方中使用麻黄。如用于风寒外束，肺气壅遏的喘咳证，常与苦杏仁、甘草配伍，以增强疗效，如三拗汤；用于外感风寒兼有内饮的咳喘，配伍细辛、干姜、半夏等温化寒饮药，以外散风寒，内化寒饮而平喘咳，如小青龙汤；用于肺有郁热的咳喘，当配伍生石膏、苦杏仁、甘草以宣肺清热，解除肺部郁热而平喘咳，如麻杏石甘汤。再者，麻黄既开宣肺气，发汗解表，又能通调水道而利小便，故适用于风水水肿兼有表证者，可与生石膏、苍术等药同用，如越婢加术汤。也可单用研末服，用治小便癃闭。此外，取麻黄温散寒邪之特点，可配伍乌头、薏苡仁等祛风除湿药，治疗风湿入络之关节痹痛，如《金匮要略》乌头汤、麻杏苡甘汤；亦可配伍肉桂、干姜、白芥子、鹿角胶、熟地黄等，治疗营血不足，寒凝痰滞引起的阴疽、痰核等。

干祖望大师

干大师喜用麻黄，取麻黄、龟甲、藁本、甘草四味治疗"喉源性咳嗽"，中西医无此病名，但在临床上特别多。干大师于1989年在光明中医函授大学《中医喉科学》讲义中第一次报道了此病，多年来采用此说此方，施于临床者颇多。病因是浮邪失表，伏困肺经，故每病必用麻黄。急性病生用，久病炙用。

李济仁大师

李大师喜用麻黄治疗痹病。痹病初起，寒湿阻络，可冀麻黄一汗而解；但久痹、顽痹，气血亏耗则不宜。大剂量应用麻黄，以防耗血散血。李大师对痹病疼痛甚的患者，常嘱其用所服汤剂冲服九分散（乳香、没药、麻黄、马钱子），其消肿、止痛效果明显。

桂枝

【别名】玉桂、桂皮等。

【性味】味辛、甘，性温。

【归经】心经、肺经、膀胱经。

【功效】发汗解肌，温通经脉，助阳化气，平冲降气。

【主治】风寒感冒，脘腹冷痛，血寒经闭，关节痹痛，痰饮，水肿，心悸，奔豚。

【心悟】

李济仁大师

本品治疗上肢痹病，尤以风寒、寒湿型为切当。

《长沙药解》曰："桂枝，入肝家而行血分，走经络而达荣郁。善解风邪，最调木气……舒筋脉之急挛，利关节之壅阻。入肝胆而散遏抑，极止痛楚，通经络而开痹涩，甚祛湿寒。"《药品化义》称桂枝"专行上部肩臂，能领药至痛处，以除肢节间痰凝血滞"。现代药理学研究，桂枝有降温、解热作用。此作用系通过中枢及末梢而使皮肤血管扩张，调整血液循环，使血液流向体表，有利于散热与发汗，并能加强其他活血化瘀药的功效。

桂枝配刺猬皮、五加皮、地骨皮、炙穿山甲等可软皮行皮、活络化瘀，以治皮痹；配葛根、麻黄、马钱子、炙乳香、炙没药等能发表解肌、行瘀止痛，以治肌痹；配川芎、地龙、水蛭、当归身等可活血逐瘀、通脉解结，以治脉痹；配伸筋草、牛膝、木瓜、五加皮等舒筋活络，以治筋痹；配透骨草、寻骨风、川乌、草乌、威灵仙、独活等逐寒祛湿，以治骨痹。因其横行手臂，故为上肢痹病之引经药，常与片姜黄并用。

肉桂与桂枝来源均是樟科植物肉桂，嫩枝为桂枝，干皮及桂皮为肉桂，但功用各有所长，一偏于发汗解肌，一偏于温阳逐寒；一偏于表，一偏于里。肉桂香气浓烈醇厚，用熏洗法治疗痹病，欲其透达力专，肉桂较桂枝为上。

涂景藩大师

桂辛甘而温，桂枝通达表里，桂心温里暖胃，官桂通阳化气。胃病中虚易兼胃寒，气候一冷，胃中尤寒，用桂使胃得温而气畅血行，内寒自祛，腐熟水谷之功能得复。脾胃气虚兼寒者，黄芪配入桂枝，用黄芪建中汤主药之二，建其中气，补脾温胃，并使补虚建中之性行而不滞。内外兼寒，桂枝配紫苏梗、高良姜，温中祛寒而止痛尤良。胃寒辛痛挛急不已，喜温喜按，舌白脉细，肉桂甚有效，煎剂必须后下，研细粉吞服亦可，也可用肉桂粉与烂饭共捣为丸吞服，作用更为持久。胃寒痛引脐腹，或及于少腹，欲转矢气，可用官桂。

石仰山大师

石大师喜用桂枝作四肢引经药。四肢为手足之经的主要循行通道，多见外伤引起气滞血瘀而为肿痛。石大师往往上肢选用桂枝，下肢运用牛膝。石大师认为，桂枝味辛微甘，芬芳醒郁，其枝柔嫩，其气清扬，善走上肢，具有宣通经络之功。正如《药品化义》所说：桂枝"专行上部肩臂，能领药至痛处，以除肢节间痰凝血滞"。

李士懋大师

李大师认为桂枝伐肝降冲逆。《神农本草经》云："桂枝气味辛温，无毒，主上气咳逆，结气，喉痹，吐吸，利关节，补中益气。"《本经》论桂枝，开端先言其主上气咳逆，可见降逆气为桂枝之专长也。然《本经》仅言其降逆肺气，对于其他作用，李大师经验如下：

伐肝气。当脉弦或劲，出现易怒，胸胁胀满等肝气亢于本脏，或肝气犯胃出现干哕，胃胀，甚则呕血等症状时，李大师喜用桂枝伐上逆之肝气。因其性温，故偏寒者用之佳。

降冲逆。对于肝气之奔豚，《金匮要略》云其由于肝气不舒，气郁化火，冲脉之气上逆所致，故予奔豚汤来疏肝清热，降逆平冲。然李大师临床不拘泥于此，认为冲脉起于下焦，上循喉咙，如由于某种原因导致冲脉之气上逆，就可发为奔豚。因八脉隶属于肝肾，故当肝肾虚衰不能制约冲脉时，冲气即可上犯而作乱。此时李大师用桂枝平冲脉之逆气。

温心阳，化心血。桂枝辛温，色红赤，纹理纵横，宛如经脉系统。色赤属心，纵横通脉络，故可温心阳而通血脉。然李大师探其理致，发其余蕴，在长期实践中，引而伸之，于血虚时加之，以取温心阳，化心血之意。对于血虚之治，世人只知"中焦受气取汁，变化为赤，是为血"，却不知"阳生阴长"之理，要多加注意。

羌活

【别名】羌青、护羌使者、胡王使者、羌滑、退风使者、黑药。

【性味】味辛、苦，性温。

【归经】膀胱经、肾经。

【功效】散表寒，祛风湿，利关节，止痛。

【主治】外感风寒，头痛无汗，风水浮肿，疮疡肿毒；阳痿遗精，遗尿尿频，腰膝冷痛，肾虚作喘，五更泄泻；外用治白癜风，斑秃。

【心悟】

颜德馨大师

羌活味辛苦，性温，气味雄烈，上升能直至巅顶，旁行则通行全身关节。行于外，可祛寒湿风邪，行于内，可通肢体血脉，为祛风止痛要药。《本草汇言》言其："功能条达肢体，通畅血脉，攻彻邪气，发散风寒风湿，故疡证以之能排脓托毒，发溃生肌；目证以之治羞明隐涩，肿痛难开；风证以之治痿、痉、癫痫，麻痹厥逆。盖其体轻而不重，气清而不浊，味辛而能散，性行而不止，故上行于头，下行于足，遍达肢体，以清气分之邪也。"临床习用羌活治疗风寒头痛、胸痹心痛、失音不语、半身不遂、口眼㖞斜、四肢抽搐等症，疗效颇佳。

如治疗风寒外袭引起的头痛，恶寒，鼻塞声重，流涕等，常取羌活与川芎、荆芥、防风、藁本等药同用，取"巅顶之上，唯风可到"之义，以祛风散寒止痛；治疗寒湿犯表，发热头痛，肢体关节作痛，取羌活与大青叶、蒲公英等同用，寒热并施，解表退热有殊效；治疗痰热内闭清窍引起的神昏，半身不遂，鼻鼾痰鸣，肢体强痉拘急等中风闭证，配小承气汤，以祛风通腑开窍；至于中风不遂，在辨证用药基础上，加羌活可有助于中风的治疗和肢体功能的恢复；用于中风言语謇涩，口涎外溢等，可配伍天麻、全蝎、胆南星、白附子、石菖蒲、远志等，如神仙解语丹(《校注妇人良方》)。治疗胸痹心痛，加用羌活可散寒活络，升太阳经和督脉之阳气，而治心痛彻背；对于癫痫，因其病位在脑，十二经脉中唯足太阳膀胱经"入颅络脑"，羌活归膀胱经可引诸药直达病所，临证每与石菖蒲、生铁落、天麻等配伍治疗癫痫大发作，与党参、葛根、白芍等配伍治疗癫痫失神之小发作，随证配伍，颇多效验。然血虚痹痛者忌服。

朱良春大师

朱大师指出，张元素对本药论述尤其周详。朱大师研究历代所用羌活良方，分析后认为羌活善走窜、走表，为祛风寒、化湿、通利关节之良药，尤善治疗上肢及头面诸病。现将朱大师临床应用羌活之经验归纳如下：

治疗风湿痹证。朱大师强调羌活可列属"风药"范畴，能通畅血脉，发散风寒风湿，气清而不浊，味辛而能散，上行于头，下行于足，通达肢体。用治风湿痹证、头痛尤宜，常配独活、防风、当归、川芎、白术、豨莶草、海风藤、薏苡仁、苍术、生姜等。兼有发热加柴胡、葎草；阳虚加制附片、补骨脂；郁热加子芩；湿盛加泽泻、茯苓。

治疗外感风寒头痛。外感风寒，上犯头部，络脉痹阻，可见头痛。常用羌活配白芷、防风、蔓荆子、苦杏仁、茯苓、川芎等药；头痛剧烈，加细辛3～5g。朱大师指出羌活与独活为一对药，为风湿痹证治疗中常用之品，然羌活发散力胜，善走气分治头面上肢风寒湿邪。独活发散力缓，善走血分搜剔肌肉筋骨间之风寒湿邪，治疗下肢痹证。如内伤头痛，常多不用；血虚之人，应配当归、熟地黄、白芍养血之品，以防发散耗血；风热之头痛，咽喉肿痛，配大青叶、蒲公英、牛蒡子、薄荷、子芩等多有佳效，因其发散力强，祛邪甚速。而《杂病源流犀烛》之羌麻汤治疗破伤风，可供参用。对于病毒性疹病，朱大师常用之配牛蒡子、蝉蜕、僵蚕、荆芥、连翘等，也有良效。

此外，脾虚泄泻，久治不愈，而肠鸣不已者，可于辨治方中加羌活10g，白芷10g，多能于3～7剂收效。因羌活、白芷均为祛风药，久泻多为脾虚湿盛，风药多燥，风能胜湿，湿化阳升，泄泻自已也。朱大师指出，因羌活辛苦温，凡阴虚、血虚、表虚之人，均应慎用。剂量亦应掌握，一般6～10g，超过15g，易引起恶心呕吐，不可轻忽。

石仰山大师

石大师善用羌活作为颈项引经药。颈项为诸脉汇通之处，若因外伤、劳损、风寒湿邪侵袭，使颈部气血经络痹阻，易发为颈椎病。石大师伤科以六经理论为依据，认为其病属太阳膀胱经、少阴肾经与督脉。引经药常用羌活。《主治秘诀》云：羌活为"手足太阳引经药"，石大师认为，羌活功能助膀胱气化，行太阳之表，通经脉气血，畅督脉经气，故以其作为颈部伤疾之要药。

白芷

【别名】川白芷、芳香。

【性味】味辛，性温。

【归经】肺经、脾经、胃经。

【功效】祛风，燥湿，消肿，止痛。

【主治】头痛，眉棱骨痛，齿痛，鼻渊，寒湿腹痛，肠风痔漏，赤白带下，痈疽疮疡，皮肤燥痒，疥癣。

【心悟】

朱良春大师

《本草汇言》称"白芷上行头目，下抵肠胃，中达肢体，遍通肌肤以至毛窍，而利泄邪气"。说明其功效广泛，具有祛风、散寒、除湿、通窍、消肿、止痛之功，能行能散，长于宣通、止痛消肿之功，尤为卓著，临床广为应用。

善治头痛。对头痛患者，以前额及眉棱骨痛为主者，尤为适合，单用一味(15～20g)或加于辨治方中，均奏佳效；顽固性偏头痛，可取30g单味煎汤，分2次服，或用20g加于辨治方中，多能取得佳效；对于腰椎麻醉后头痛，以及硬膜外麻醉所致之头痛、头晕，用30g煎汤，分2次服，收效亦佳，以其善于祛风、温散、宣通也。

通治诸痛。凡周身疼痛，偏于风寒、风湿、气滞血瘀者均可参用，如寒湿痹痛、胁痛(肋间神经痛、肋软骨炎)等，均可于辨治方中加用20g，奏效满意。

消囊散肿。白芷具有辛香、走窜、温通、利水、消肿之功，对于关节滑囊炎、卵巢囊肿，恒奏显效。

防风

【**别名**】铜芸、回云、回草、百枝、百种。

【**性味**】味辛、甘，性微温。

【**归经**】膀胱经、肺经、脾经、肝经。

【**功效**】祛风解表，胜湿止痛，解痉，止痒。

【**主治**】外感风寒，头痛身痛，风湿痹痛，骨节酸痛，腹痛泄泻，肠风下血，破伤风，风疹瘙痒。

【心悟】

李济仁大师

《长沙药解》称防风能"行经络，逐湿淫，通关节，止疼痛，舒筋脉，伸急挛，治肢节，起瘫痪。"《太平圣惠方》以防风散治疗白虎风，走转疼痛，两膝热肿；《宣明论方》用防风汤治疗行痹，疼痛行走不定；《杂病源流犀烛》用防风天麻丸治白虎历节风，均是以防风为主的治痹方剂。

现代药理学研究证实，防风具有解热、消炎、镇痛、抗病原微生物等多种作用。李大师善用防风治疗痹证，痹病初起、风气胜者，关节游走性疼痛，常以防风配羌活、威灵仙、桂枝、天麻、川芎、葛根、麻黄等。一般用量为6～9g。久痹血虚气弱者不宜用。

苍耳子

【别名】粘头婆、虱马头、苍耳子、野茄子、敝子、道人头、刺八裸、苍浪子等。

【性味】味辛、苦，性温，有小毒。

【归经】肺经。

【功效】散风除湿，通窍止痛。

【主治】风寒头痛，鼻渊头痛，风湿痹痛，四肢拘挛，风疹瘙痒，疥癣麻风。

【心悟】

李济仁大师

李大师善用苍耳子治疗关节肿胀疼痛之骨痹和肌肉酸胀疼痛之肌痹。一般汤剂用 6～9g。本品有毒，不宜久服或过量，年老体弱之人勿服。

周仲瑛大师

周大师在综合古代文献记载和现代医学研究的基础上，通过大量临床验证，认为苍耳的茎叶 (苍耳草) 与其果实作用相似，且毒性较小，性味和缓，无升散过度、伤气耗血之虑，大剂量 (15～20g) 运用亦较安全；并对其主治、功用进一步发挥，用于治疗类风湿性关节炎、风湿性心脏病、心力衰竭、荨麻疹、过敏性哮喘等疾病，或径直选用，或在辨证的基础上参入本品，往往收效显著。

荆芥

【别名】香荆荠、线荠、四棱杆蒿、假苏。

【性味】味辛，性微温。

【归经】肺经、肝经。

【功效】解表散风，透疹。

【主治】感冒，头痛，麻疹，风疹，疮疡初起；炒炭治便血，崩漏，产后血晕。

【心悟】

颜正华大师

荆芥是为数不多的性味平和，既可治疗风寒，又可治疗风热的解表药。《神农本草经》记载："主寒热，鼠瘘，瘰疬生疮，破结聚气，下瘀血，除湿痹。"《性味论》云："治恶风贼风，口面喎斜，遍身顽痹，心虚忘事，益力添精。主辟邪毒气，除劳，治疗肿。"

颜大师认为，荆芥轻扬疏散，辛而不烈，微温不燥，性较平和，善散风邪。最显著特点为既散风寒，又散风热。故荆芥广泛适用于外感风寒和风热，症见头痛、发热、目赤、咽喉肿痛。同时，本品能疏散血中风热，透邪外出，故兼有透疹、疗疮之作用，可用于麻疹透发不畅或风疹瘙痒以及疮疡肿毒等症。再者，荆芥对产后畏风发痉，也可以起到祛风解痉之功效。另外，荆芥炒炭可止血，用于吐血、衄血、便血、尿血以及妇女崩漏。颜大师临证应用荆芥多讲究灵活配伍。如治疗风寒表证常与防风、羌活等配伍，如荆防败毒散；治疗风热表证，常与薄荷、金银花、连翘等配伍，如银翘散。又如用于麻疹透发不畅以及风疹瘙痒等症，常与蝉蜕、牛蒡子、薄荷等同用。再如用于疮疡初起而有恶寒发热等表证者，常与防风、赤芍、金银花、连翘等药同用。另如用于产后冒风，口噤发痉，项背强直等，可与蝉蜕、僵蚕配伍。炒炭止血，用于吐血、衄血、尿血、便血、崩漏等症，常与其他止血药，如大蓟、小蓟、苎麻根同用。可单用研末服，治疗小便癃闭。

细辛

【别名】 华细辛、小辛、少辛、盆草细辛。

【性味】 味辛，性温。

【归经】 肺经、肾经、心经。

【功效】 解表散寒，祛风止痛，通窍，温肺化饮。

【主治】 风寒感冒，头痛，牙痛，风湿痹痛，鼻渊，肺寒咳嗽。

【心悟】

裴沛然大师

细辛是一味散寒、止痛、化饮、通窍的良药，但对其使用剂量历来有"辛不过钱"之说，如《本草纲目》载："若单用末，不可过钱，多用则气闭塞不通者死。"《证类本草》云："不可过半钱匕。"（约合今之1g余）《本草经疏》亦说："不可过五分。"裴大师通过对仲景用细辛方的研究，发现其量一般在二三两，纵然古今度量有别，但从其组方中与其他药味剂量的比例来分析推算，无论如何均超过了3g之限。师仲景之方而避畏其量，必然会影响其疗效。"不入虎穴，焉得虎子。"裴大师经过小心论证，大胆实践之后，发现细辛入汤煎服可用至10～15g，其应用50年未发现有副作用（若用散剂吞服，必须减其剂量）。裴大师曾用细辛合麻黄、附子等治愈屡治不效的顽固性风湿痛、偏头痛，以细辛与麻黄、干姜、黄芩合用治愈不少重症痰饮喘嗽，对某些癌症患者用大量细辛在止痛消癥方面有较好疗效，在补肝益肾药中配伍细辛还可以增强补益的功效。裘大师曾感慨地说，用药贵在熟谙性味，通过临床而知见始真。

姜

【别名】生姜、白姜、川姜、干姜、炮姜。

【性味】味辛，性温。

【归经】肺经、脾经、胃经。

【功效】生姜解表散寒，温中止呕，温肺止咳；干姜温中散寒，回阳通脉，温肺化饮；炮姜温经止血，温中止痛。

【主治】风寒感冒，脾胃寒证，胃寒呕吐，肺寒咳嗽（生姜）；腹痛呕吐泄泻，亡阳厥逆（干姜）；出血证，腹痛腹泻（炮姜）。

【心悟】

涂景藩大师

姜有生姜、干姜、高良姜、炮姜之别，同具温中祛寒之性，对胃病用姜，有分有合。胃寒用高良姜或干姜，外寒用生姜，内外俱寒，高良姜或干姜与生姜同用。胃中有饮，饮水而吐，宜用干姜。生姜止吐，胃病常见呕吐，生姜打自然汁滴入汤剂中，并事先滴在舌上，再服汤剂，或先将姜切片，嚼姜知辛时再服汤剂，以防药液吐出。脾胃气虚，脘痛便溏，高良姜可与炮姜同用。脾胃气虚，不能摄血，便血（远血）色黑而溏，腹中鸣响，宜用炮姜或炮姜炭。以上用姜的量，根据证候，参考患者平素饮食习惯，喜吃辛辣者，用量适当加重。

参考文献

[1]颜正华.国医大师临床经验实录：国医大师颜正华[M].北京：中国医药科技出版社，2011：34-35

[2]干祖望.干祖望医话[M].北京：人民卫生出版社，1996：241

[3]李艳.国医大师临床经验实录：国医大师李济仁[M].北京：中国医药科技出版社，2011：38，45，50

[4]单书健，陈子华，徐杰.古今名医临证金鉴：胃痛痞满卷上[M].北京：中国中医药出版社，2011：276-277

[5]胡劲松，邱德华，石仰山.石氏伤科用药特色[J].中国中医骨伤科杂志，2002，10(3)：58-60

[6]颜德馨.国医大师临床经验实录：国医大师颜德馨[M].北京：中国医药科技出版社，2011：77

[7]朱良春.国医大师临床经验实录：国医大师朱良春[M].北京：中国医药科技出版社，
    2011：92，107

[8]刘朝圣，曾顺，毛武塬.名医用药佳话[M].北京：中医古籍出版社，2008：180

[9]徐皖生.中医药治学经验录[M].北京：中国中医药出版社，1993：120

第二节　发散风热药

桑叶

【别名】家桑、荆桑、桑椹树、黄桑叶等。

【性味】味苦、甘，性寒。

【归经】肺经、肝经。

【功效】疏散风热，清肺润燥，清肝明目。

【主治】风热感冒，肺热燥咳，头晕头痛，目赤昏花。

【心悟】

颜德馨大师

桑叶清肺泻胃，凉血燥湿，祛风明目，晚清后颇为盛行。颜大师对于桑叶的使用作总结如下：

盗汗：《医学入门》云："思虑过度，以致心孔独有汗出者……青霜第二番叶，带霜采，阴干，或焙为末，米饮调服。"临床用之确有效果。

虚实夹杂证：阴虚内热者，又罹新感，寒热往来。此证不宜柴胡之耗散，亦鲁公喜以桑叶与牡丹皮同用以代柴胡，乃仿叶桂手笔，用之多能应手。他如血家新感与经期寒热亦用此法，防止热入血室。轻清以祛实，从而血络安宁，微汗而解，引为心法。

引经药：桑叶轻清扬上，可用作引经之品，引药上行，以达病所。临床治疗脸部色素沉着，用血府逐瘀汤清荣化瘀，佐以桑叶（桑白皮）引经入肺，取肺主皮毛之义；治疗急、慢性肾炎方中，常以桑叶或桑白皮为使，引经入肺以畅水源，有利于利尿退肿；治疗老年性便秘，用桑白皮宣畅肺气，有利更衣。以上诸症，屡试而不爽。于常法不验时，用桑叶试投之，可达意想不到之效，且常用而不衰。

另以霜桑叶阴干制枕，能治疗头晕目糊，安神入眠，确有效果。

蝉蜕

【别名】蝉退、蝉蜕、虫蜕、蝉壳、蚱蟟皮、知了皮、金牛儿、虫衣。

【性味】味甘，性寒。

【归经】肺经、肝经。

【功效】散风除热，利咽，透疹，退翳，解痉。

【主治】风热感冒，咽痛，音哑，麻疹不透，风疹瘙痒，目赤翳障，惊风抽搐，破伤风。

【心悟】

朱良春大师

朱大师认为，蝉蜕善解外感风热，并有定惊解痉的作用，为温病初起之要药。其主要临床应用如下：

哮喘、荨麻疹：某些哮喘与荨麻疹均为过敏性疾病，故在治疗上有其共同之处。单方"祛风定喘丸"：蝉蜕45g，蔓荆子15g，共研细末，炼蜜为丸，每次6g(幼儿酌减)，口服，每日3次，收效甚好。发作时服量可增至9～12g，不发时可以小剂量，每日3次巩固之。

角膜斑翳：角膜炎多由肝经风热上扰所致，经常反复发作，每致遗留翳膜。宜养阴柔肝、清热散风、和血退翳，可用加减"拨云退翳丸"。处方：川芎45g，蝉蜕15g，菊花15g，密蒙花15g，蔓荆子15g，木贼草15g，楮实子15g，荆芥穗15g，地骨皮15g，黄连15g，甘草15g，生地黄30g，枸杞子30g，共研细末，炼蜜为丸如梧子大。口服，每次6g，每日2次。体虚者应兼服"补中益气汤"或"杞菊地黄丸"。

干祖望大师

蝉蜕，有很多医家对其有不同的见解，干大师对这些见解有一定的考究。

失音用蝉蜕，人谓蝉能鸣。耳聋用蝉蜕，人谓蝉声可振作听力。皮肤瘙痒用蝉蜕，人谓以皮治皮。干大师认为其能治愈这三病者，全在《得配本草》所谓"入手太阴经，除风热"八个字。喉属肺，肺主皮毛，蝉蜕是治疗此类风热证的首选。至于耳朵，《温热经纬·疫证条辨》第24条谓："肺经之结穴，在耳中，名曰笼葱，专主乎听。"风热性的失听，蝉蜕为首选之品。

干大师总结〔清〕搏沙拙写的《闲处光阴》："治小儿夜啼，状若鬼祟方：蝉壳不拘几枚，取其下截为末。未弥月者用半分，以薄荷汤入黄酒少许调下，即止"，认为这是单方，用正规的理论来解释，难圆其说。

柴胡

【别名】地熏、山菜、菇草、柴草。

【**性味**】味苦，性微寒。

【**归经**】肝经、胆经。

【**功效**】和解表里，疏肝，升阳。

【**主治**】感冒发热，寒热往来，疟疾，肝郁气滞，胸胁胀痛，脱肛，子宫脱垂，月经不调。

【**心悟**】

颜正华大师

柴胡自汉代起就是中医临床最为多用的和解药之一。《神农本草经》云："主心腹肠胃结气，饮食积聚，寒热邪气，推陈致新。"《本草纲目》记载："知阳气下陷，平肝、胆、三焦、包络相火，及头痛、眩晕、目昏、赤痛障翳、耳聋鸣，诸疟，及肥气寒热，妇人热入血室，经水不调，小儿痘疹余热，五痔羸热。"颜大师认为，柴胡芳香疏泄，善解少阳半表半里之邪，又能疏泄肝气而解郁结，且可升举清阳之气。常用治疗邪在少阳，寒热往来；胁肋胀痛，月经不调；阳气下陷，脱肛，子宫下垂等病证。本品疏散退热，用于邪在少阳，寒热往来，口苦，咽干，目眩等症，常以柴胡为主药，配伍黄芩、半夏等，如小柴胡汤；又可与常山、草果等配伍治疟疾。也可用于感冒，三阳合病，形寒壮热，头痛，肢酸，目痛，鼻塞等症，可配伍葛根、羌活、黄芩等，如柴葛解肌汤。本品疏肝解郁，用于肝气郁结，胁肋胀痛，可与香附、枳壳、芍药等同用，如柴胡疏肝散；如妇女肝气不舒，引起月经不调，多配伍当归、白芍、白术、茯苓等，如逍遥散。本品升举阳气，用于气虚下陷，久泻脱肛，子宫下垂等，可与党参、黄芪、升麻等配伍，如补中益气汤。

张琪大师

柴胡临床常用于治疗伤寒外感后，热邪入里，麻桂不能解者，多与黄芩、半夏、西洋参、甘草配伍使用，以小柴胡汤为代表。即邪入少阳之证，少阳病位既因病邪不在太阳之表，又未达阳明之里，居于太阳、阳明之间，故称半表半里，病邪不在表故禁汗，不在里故禁吐下，治疗原则以和解为主，以往来寒热、胸胁苦满、嘿嘿不欲饮食、心烦喜呕、口苦、咽干、目眩等为主症，皆宜用此方治疗。《伤寒论》谓："伤寒中风，有柴胡证，但见一证便是，不必悉具。"此条可作为运用小柴胡汤之指征。张大师在此基础上，结合前人论柴胡除寒热之功效，凡外感临床表现发热恶寒、恶心欲吐、苔白、脉浮数等症，投以此方，重用柴胡，莫不取效，不必局限于往来寒热之症。

石仰山大师

柴胡味苦，性微寒而质轻，为厥少二经的引经药，按足少阳经的循行是由上至下，足厥阴经则由下至上，故可随经气上下，能升能降，具升清阳，降浊阴之功。盖伤科内伤初成皆由卒然身受，其部位都在头、胸、腹及少腹、会阴等处，属于瘀阻或气滞，其症状除疼痛胀滞者外，更是诸变百出，但总由阴气不舒（气滞）、阳气不达（气郁）所为。应用柴胡疏泄肝胆气血之郁滞最为适宜。柴胡之用，在脏主血，在经主气，故以之治脏是血中之气药，以之治经是气分之药。只要配伍得宜，自能开郁、散滞而通达上下，用于治疗伤科内伤瘀阻气滞诸证，确有良效。

石大师伤科善用柴胡，但并不单味独用，每多佐他药合用之。如对头部内伤（脑气震伤）初期，症见昏厥、恶心、呕吐、眩晕者，常用柴胡细辛汤以化瘀通窍，升清降浊。方中柴胡引清阳之气上达髓海，辅细辛以治头痛脑动，半夏为使降逆止呕，薄荷则辛散助之，再酌配苏合香丸等化瘀通闭开窍之品，此可谓"化瘀升清法"。若少腹部或会阴部内伤，浊瘀内阻，气化失司，窍隧不通而见癃闭、口渴、烦躁者，法当通调上下，散其瘀而气化能行，方用柴胡桔梗汤。方中配桔梗、升麻以辅助柴胡宣气升清，伍通草、琥珀通利阴窍，消散瘀热，合诸化瘀通络之品，是欲其降也，必先升，是谓"提壶揭盖法"，合清气升浊瘀降而得化。若胸胁、腹部内，柴胡则多与复元活血汤、金铃子散、失笑散诸方合用之。

可见，不论损伤内证病之位于上、中、下何处部位，皆可以柴胡为君药，辨证变通，灵活配伍，用之每多合辙。

张大宁大师

柴胡能治疗肾性蛋白尿、血尿以补益脾肾、固涩升提，可与升麻配伍。

中医学认为：蛋白、血皆为人体水谷精微所化生，为人体的"精微""精气"，宜藏而不宜泄。若脾肾亏虚，清阳之气不得上升，水湿内阻，精微不能正常转输，肾虚封藏失职，不能固摄精微致精气下泄，精微外漏，则出现蛋白尿、血尿等症。可见，蛋白尿、血尿的产生与脾肾关系最为密切。又慢性肾病多迁延难愈，反复发作，久病致虚，久病入络，由虚致瘀，而出现肾络瘀阻之征，从而加重蛋白尿的发生，成为病情缠绵难愈的重要因素。因此，张大师提出：肾性蛋白尿、血尿的治疗当以补肾活血、固涩升提为基本大法。柴胡、升麻皆长于升举脾胃清阳之气，因此张大师考虑用其升举之性治疗肾性蛋白尿、血尿。因肾性蛋白尿、血尿属"精气下泄"，精微物质的丢失当属"伤阴"，而古代医家张洁古、李东垣、缪仲淳等认为柴胡具有"升阳劫阴"之说，故临证时只选用升麻治疗。

葛根

【别名】干葛、甘葛、粉葛、葛麻茹、葛子根、葛条根、鸡齐根。

【性味】味甘、辛，性凉。

【归经】脾经、胃经。

【功效】解肌退热，生津，透疹，升阳止泻。

【主治】外感发热头痛，项背强痛，口渴，消渴，麻疹不透，热痢，泄泻，高血压颈项强痛。

【心悟】

颜德馨大师

葛根味甘辛，气微寒，气味俱薄，浮而微降，既能升阳，尚可活血，故用于心脑血管病，多有效验。如用于各种原因引起的瘀血痹阻脉络所致的中风半身不遂，口舌㖞斜，偏身麻木，甚则口噤不开等，常与黄芪、当归、赤芍、丹参、地龙等同用，以增强活血化瘀通络之功；用于瘀血内阻心脉所致的胸痹心痛，胸闷如塞，心悸怔忡，动则气促，舌紫脉弦等，常取其祛瘀通络之功，与丹参、红花、赤芍等活血化瘀药配伍使用；用于清阳不升引起的高血压病，症见头晕、头痛、颈项板滞不适等，则取其祛风解肌之力，常与桂枝、白芍等同用，如桂枝加葛根汤。

牛蒡子

【别名】恶实、鼠粘子、黍粘子、大力子、毛然然子、黑风子、毛锥子。

【性味】味辛、苦，性寒。

【归经】肺经、胃经。

【功效】疏散风热，清热解毒透疹，宣肺利咽散肿，生用可润肠通便。

【主治】风热感冒，温病初起，风热或肺热咳嗽、咳痰不畅；斑疹不透，麻疹初期，疹出不畅及风疹瘙痒；咽喉肿痛，疮疡肿毒及痄腮等。热毒咽喉红肿疼痛，兼有热结便秘尤宜（生用）。

【心悟】

颜正华大师

颜大师临床应用牛蒡子善随证（症）加减配伍，如疏散风热，用于外感风热，发热咳嗽或温病初起有表证，常与金银花、连翘、薄荷、荆芥等同用，如银翘散；宣肺祛痰，用于肺热咳嗽，咳痰不畅可与马兜铃、苦杏仁、川贝母、桔梗等配伍；疏散而有透疹功效，用于麻疹透发不畅或风疹皮肤瘙痒，常配伍薄荷、蝉蜕、荆芥等；解毒消肿，用于咽喉肿痛，痈肿疮毒，如牛蒡汤即以本品配荆芥、防风、生甘草、大黄等。

菊花

【别名】金英、黄华、秋菊、寿客。

【性味】味辛、甘、苦，性微寒。

【归经】肺经、肝经。

【功效】疏散风热，平抑肝阳，清肝明目，清热解毒。

【主治】风热感冒、温病初起的发热、头痛、咳嗽等症；肝阳上亢所引起的头痛眩晕；肝经风热，或肝火上攻所致目赤肿痛；疮痈肿毒。疏散风热宜用黄菊花，平肝、清肝明目宜用白菊花。

【心悟】

颜正华大师

颜大师临证应用菊花注重品种之别。疏散风热，多用黄菊花(杭菊花)，常用于外感风热，头痛、头晕等症；益阴泄热，平肝明目，多用白菊花(菊花)，可治疗肝阳上亢、头晕目眩、肝经风热、目赤肿痛等症；清热解毒，解疗疮毒，多用野菊花。

张大宁大师

张大师对于菊花的治疗病证和用量用法总结如下：

治疗病证：①风热感冒，发热头痛。本品体轻达表，为花主散，气清上浮，微寒清热，长于疏散风热，常与桑叶、连翘、薄荷、桔梗等同用，治风热感冒，温病初起，温邪犯肺，发热、头痛、咳嗽等症，如桑菊饮。②目赤昏花，眩晕惊风。本品功善疏风清热，清肝泻火，兼能益阴明目，用于治疗肝经风热或肝火上攻所致目赤肿痛，多与桑叶、决明子、龙胆草、夏枯草等同用，共奏疏风清肝明目之效；用于治疗肝肾不足，目暗昏花，常与枸杞子、地黄、山茱萸等同用，如杞菊地黄丸，共收滋补肝肾、益阴明目之功；本品既能平肝潜阳，又能熄风止痉，故与石决明、珍珠、牛膝等同用，治疗肝阳上亢，头痛眩晕；与羚羊角、钩藤、白芍等同用，治疗惊厥抽搐之肝风证，如羚角钩藤汤。③疗疮肿毒。本品甘寒益阴，清热解毒，尤善解疗毒，故可治疗疗疮肿毒，与金银花或甘草配伍，如银菊散、甘菊汤。

用量用法：10～15g，煎服或入丸散。疏散风热多用黄菊花(杭菊花)；

平肝明目、清热解毒多用白菊花 (滁菊花)。

蔓荆子

【别名】蔓荆实、荆子、万荆子、蔓青子、蔓荆、白背木耳、小刀豆藤、白背风、白背草。

【性味】味辛、苦，性微寒。

【归经】肺经、膀胱经、肝经。

【功效】疏散风热，清利头目，除湿利关节。

【主治】外感头痛，偏正头风，昏晕目暗，赤眼多泪，目睛内痛，齿龈肿痛，湿痹拘挛。

【心悟】

颜正华大师

《神农本草经》云："主筋骨间寒热，湿痹拘挛，明目，坚齿，利九窍，去白虫。"《名医别录》记载："去长虫，主风头痛，脑鸣，目泪出。益气，令人光泽脂致。"颜大师认为，蔓荆子辛能散风，微寒清热，轻浮上行，主散头面之邪。每遇外感风热引起的头痛、眩晕、目赤肿痛、齿龈肿痛以及头风作痛等症，颜大师每多用之。颜大师应用蔓荆子时颇注重配伍应用。如治疗风热头痛或头风作痛，常配伍白菊花、白蒺藜、薄荷等；治疗目赤肿痛，常配伍菊花、决明子、龙胆草等；治疗齿龈肿痛，常配伍生地黄、石膏、黄连等。另外，颜大师承继古训并结合多年自身经验认为，本品兼能祛风除湿，可用于风湿痹痛，筋脉拘挛，常配伍羌活、川芎、防风等，如羌活胜湿汤。

薄荷

【别名】野薄荷、夜息香。

【性味】味辛，性凉。

【归经】肺经、肝经。

【功效】宣散风热，清头目，透疹。

【主治】风热感冒，风温初起，头痛，目赤，喉痹，口疮，风疹，麻疹，胸胁胀闷。

【心悟】

方和谦大师

方大师用薄荷多后下，取其芳香之气。剂量一般为 3 ～ 5g，幼儿用量为 1.5g。方大师临床善用薄荷，且治疗范围较广，现总结如下：

皮肤疾病：薄荷辛凉发散，能祛风清热。方大师常与金银花、连翘、生薏苡仁、苦参等同用，治疗由风热引起的风疹、皮肤瘙疹。

五官科疾病：凡急慢性咽炎、口腔溃疡、鼻炎、中耳炎、突发性耳聋、结膜炎、舌炎等疾病，属于上焦郁热之证者，均可使用薄荷。

呼吸系统疾病：如上呼吸道感染、气管炎、肺炎、不明原因低热等，属风热犯肺者，均可使用。方大师常用薄荷配桑白皮泄肺热，配地骨皮、银柴胡退骨蒸劳热。

消化系统疾病：薄荷具有消食下气、消胀、止吐泻的作用。《本草求真》云："薄荷气味辛凉……辛能通气，而于心腹恶气痰结则治。"方大师常与木香、川厚朴、藿香、佩兰等药同用，以理气除胀。

脑血管疾病：薄荷具有清肝明目、清利头目的作用。汪昂的《本草备要》云：薄荷能"搜肝气而抑肺盛，消散风热，清利头目"。方大师常与天麻、钩藤、生石决明等配伍，治疗头晕头痛、耳鸣等病证。

肝气郁结病证：各类妇科疾病、肝胆类疾病、抑郁症、内分泌疾病等，方大师常与柴胡、陈皮等理气药配伍，可加强散郁调气之力。

升麻

【别名】龙眼根、周麻、窟窿牙根。

【性味】味辛、微甘，性寒。

【归经】肺经、脾经、胃经、大肠经。

【功效】解表透疹，清热解毒，升举阳气。

【主治】外感表证，麻疹不透，齿痛口疮，咽喉肿痛，气虚下陷。

【心悟】

裘沛然大师

升麻的功用，自金元医家张元素提出"升阳于至阴"的观点后，一直作升阳举陷之用，且剂量极小。裘大师对于这一说法有所研究，并付诸临床加以检验，常与玄参、连翘为伍治疗咽喉炎、扁桃体炎；与黄连、黄柏、鳖甲、龟甲等合用治疗白塞病；与石膏、知母同煎治疗牙龈炎；与人中白、人中黄、黄连相配治疗顽固性口舌生疮；与连翘、生地黄、葛根、石膏、黄芩、黄连相配治疗高热发斑；与茵陈、黄芩合用治疗急性肝炎等，均收到良好效果。剂量一般用 15～30g。通过大量的临床验证，认定所谓"升阳"之说只是一种望文生义的臆测之辞。

参考文献

[1]颜德馨.国医大师临床经验实录：国医大师颜德馨[M].北京：中国医药科技出版社，

2011：76-78

[2] 朱良春 . 国医大师临床经验实录：国医大师朱良春 [M]. 北京：中国医药科技出版社，2011：79

[3] 干祖望 . 干祖望医话 [M]. 北京：人民卫生出版社，1996：241

[4] 颜正华 . 国医大师临床经验实录：国医大师颜正华 [M]. 北京：中国医药科技出版社，2011：28-29

[5] 张佩青 . 国医大师临床经验实录：国医大师张琪 [M]. 北京：中国医药科技出版社，2011：50

[6] 施杞 . 中国中医骨伤科百家方技精华 [M]. 北京：中国中医药出版社，1990：90-92

[7] 尚红艳，徐英，薛丹枫，等 . 张大宁教授运用升麻治疗肾性蛋白尿、血尿 [J]. 吉林中医药，2013，11：1093-1095

[8] 张大宁 . 实用中医肾病学 [M]. 北京：中国医药科技出版社，1990：562-563

[9] 高剑虹 . 方和谦临床应用薄荷验案 [J]. 北京中医药，2008，27(1)：46-49

[10] 徐皖生 . 中医药治学经验录 [M]. 北京：中国中医药出版社，1993：119-120

第二章 清热药

第一节　清热泻火药

石膏

【别名】大石膏、玉大石、白虎、冰石、细理石。

【性味】味甘、辛，性大寒。

【归经】肺经、胃经。

【功效】清热泻火，除烦止渴。

【主治】外感热病，高热烦渴，肺热喘咳，胃火亢盛，头痛，牙痛。

【心悟】

颜正华大师

石膏作为典型的清热泻火药已有两千余年的应用历史。颜大师认为，石膏临床应用需仔细辨别炮制品，生用大辛大寒，辛以发散，寒以清热，故内可清肺胃之火，外可解肌表之热，为治肺胃二经气分实热之要药，适用于热病而见高热、汗出、烦躁、口渴、脉洪大之气分实热证，对于邪热壅肺，气急鼻煽、上气咳喘，及胃火炽盛的头痛、牙龈肿痛、口舌生疮等症，也有良效；若气血两燔，症见高热斑疹、神昏谵语等，与清热凉血药同用，有双清气血之效。煅石膏外敷湿疹疮疡，能收湿敛疮。

颜大师临证应用石膏多讲求灵活配伍。用于外感热病邪在气分，壮热、烦渴、脉洪大等实热亢盛之证，兼具除烦止渴之效，常与知母相须为用，如白虎汤；用于邪渐深入，气血两燔，高热神昏谵语而发斑者，宜配伍犀角（现以水牛角代替）、牡丹皮、玄参等清热凉血药，共奏解毒化斑、气血两清之效，如清瘟败毒饮；用于邪热壅肺所致咳嗽气喘，与麻黄、苦杏仁、甘草等配用，有清热宣肺平喘之效，如麻杏石甘汤；用于胃火炽盛所致疼痛、牙龈肿痛、口舌生疮等症，与黄连、升麻、牡丹皮等同用，如清胃散；兼有阴虚证，又当配以生地黄、麦冬、牛膝等，如玉女煎；用于湿疹、水火烫伤、疮疡久溃不敛，宜以煅石膏粉外敷，单用，或配伍青黛、黄柏粉。

知母

【别名】蒜瓣子草、羊胡子根、地参。

【性味】味苦、甘，性寒。

【归经】肺经、胃经、肾经。

【功效】清热泻火，生津润燥。

【主治】外感热病，高热烦渴，肺热燥咳，骨蒸潮热，内热消渴，肠燥便秘。

【心悟】

颜正华大师

知母既能清热，又可滋阴。颜大师认为知母苦寒质润，能上清肺热而泻火，中泻胃火而除烦渴，下润肾燥而滋阴。既能清热泻火以治实热，又能滋阴润燥以治虚热。故可用于热病烦渴、肺热咳嗽、阴虚燥咳、骨蒸潮热及消渴等证，益气滋阴降火，润燥滑肠，又可用于阴虚二便不利之证。

颜大师应用知母善临证配伍。用于外感热病壮热、烦渴、脉洪大之肺胃实热证，与石膏配伍有协同之效，如白虎汤；用于肺热咳嗽，痰黄黏稠者，多与黄芩、瓜蒌、浙贝母等同用；用于阴虚燥咳，常配以川贝母，如二母丸，亦可配沙参、麦冬等同用；用于阴虚火旺，肺肾阴亏所致骨蒸潮热、盗汗、心烦等症，常与黄柏相须为用，配入养阴药中，如知柏地黄丸；用于阴虚消渴，口渴、饮多、尿多者，可配伍天花粉、五味子等，如玉液汤；用于阴虚肠燥便秘，与何首乌、火麻仁同用；还可用于阴虚之小便不利。

夏枯草

【别名】棒槌草、铁色草、大头花、夏枯头。

【性味】味辛、苦，性寒。

【归经】肝经、胆经。

【功效】清火，明目，散结，消肿。

【主治】目赤肿痛，目珠夜痛，头痛眩晕，瘰疬，瘿瘤，乳痈肿痛，乳腺增生，甲状腺肿大，淋巴结核，高血压。

【心悟】

颜正华大师

夏枯草是中医常用清肝火佳品。颜大师认为，夏枯草辛散解气，苦寒泄热，又具清肝火、散郁结功效，用于治疗肝火上炎、头痛眩晕、目赤肿痛、羞明流泪，肝火清则能明目；还能用于治疗气郁化火，炼液为痰，痰火结聚，所致瘰疬、瘿瘤等症；还用于治疗高血压病，有降压功效。

颜大师临证应用夏枯草多讲求配伍。清肝火，利头目，用于治疗肝火上炎、头痛眩晕、目赤肿痛、目珠疼痛、羞明流泪等症，可单用，也可配伍石决明、白菊花、蝉蜕等；目痛日久血伤者，与当归、生地黄、白芍等补血养肝药配伍；清热散结，用于痰火郁结所致的瘰疬、瘿瘤，可单用煎服或熬膏服，并可涂患部，或与玄参、牡蛎、昆布等配伍，也可用于消散瘰肿；清泻肝火，常用治高血压病属肝火、肝阳之证者。

朱良春大师

夏枯草为清肝火、散郁结之药，朱大师认为该药功效有其独到之处。

安神宁志：不寐虽病因复杂，但究其发病之关键乃"阴阳违和，二气不交"，脏腑气血失和。根据朱震亨"夏枯草能补养厥阴血脉"之说，提出以夏枯草散郁火之蕴结，安神以定魂。常选其与半夏合用治疗不寐。正如《医学秘旨》云："盖半夏得阴而生，夏枯草得阳而长，是阴阳配合之妙也。"二药合用，使"阴阳已通，其卧立至"。又《重庆堂随笔》云其"散结之中兼有和阳养阴之功，失血后不寐者服之即寐"。故朱大师认为夏枯草治疗失血性不寐，尤其对阴虚火旺、肝阴不足者更为适宜。

清泄热毒：夏枯草因其苦寒能清热，味辛能散结的作用，被朱大师广泛用于治疗热毒郁结等症，如用单味药 10～30g 煎汁代茶饮，治疗慢性咽炎、扁桃体炎；加车前草、凤尾草治疗尿路感染；加败酱草、鸭跖草、赤芍、丹参治疗盆腔炎（浓煎成 150mL，保留灌肠，每晚 1 次，经期停用）；加橘核、荔枝核、川楝子、蒲公英治疗睾丸炎；加谷精草、密蒙花治疗葡萄膜炎；加葶苈子、大枣、鱼腥草治疗渗出性胸膜炎；加芍药汤治疗痢疾。

清热除痹：《本经》云夏枯草"主寒热……脚肿湿痹"。《滇南本草》有其"祛肝风，行经络……行肝气，开肝郁，止筋骨疼痛，目珠痛，散瘰疬周身结核"的记载。该药治疗痹证古有记载，今人用之较少，朱大师认为该药不失为治疗热痹的一味佳药，具清火热、散郁结、通经络之功，现代药理研究提示夏枯草具有明显的抗炎消肿作用。

夏枯草因其能散结，还可用于治疗冠心病动脉硬化者，动物实验证实该药有延缓主动脉中粥样斑块的形成，具有防止动脉粥样硬化的作用。朱大师还认为其尤善通心气，用治胸膈之痞满，每获良效，因其苦能泄降，其辛能疏化，其寒能胜热，故可宣泄胸膈之郁窒，疏利气血之运行，用量宜 15～30g。该药少数患者服后胃脘有不适感，可减少用量或辅以护胃的玉蝴蝶、凤凰衣等。

决明子

【别名】马蹄决明、钝叶决明、假绿豆、决明子。

【性味】味甘、苦、咸，性微寒。

【归经】肝经、大肠经。

【功效】清热明目，润肠通便。

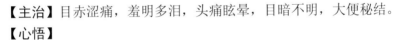

【主治】目赤涩痛，羞明多泪，头痛眩晕，目暗不明，大便秘结。

【心悟】

颜正华大师

决明子是临床常用清肝明目之品。颜大师认为决明子微寒清热，苦以降泄，主入肝经，长于清肝明目，且味甘，兼益肾阴，为明目佳品。凡肝热目涩、风热目赤、肾虚目暗，均可应用。本品又能通便，治疗热结肠燥，大便秘结。

颜大师用决明子善灵活配伍。清肝明目，用于治疗肝热或风热上攻，目赤肿痛，羞明多泪，轻者单品煎服，重者可配伍菊花、黄芩、石决明等同用；若为肝肾阴虚之目暗不明、视物不清者，常配伍枸杞子、女贞子、沙苑子等养肝明目药同用；若为内热津伤之便秘者，可单味煎服或配伍白芍、麦冬、火麻仁、瓜蒌子等同用。

大黄

【别名】将军、黄良、火参、肤如、蜀大黄、锦纹大黄、牛舌大黄、锦纹、生军、川军。

【性味】味苦，性寒。

【归经】脾经、胃经、大肠经、肝经、心包经。

【功效】泄热通肠，凉血解毒，逐瘀通经。

【主治】实热便秘，积滞腹痛，泻痢不爽，湿热黄疸，血热吐衄，目赤，咽肿，肠痈腹痛，痈肿疔疮，瘀血经闭，跌打损伤，上消化道出血；外治水火烫伤。酒大黄善清上焦血分热毒，用于目赤咽肿，齿龈肿痛。熟大黄泻下力缓，泻火解毒，用于火毒疮疡。大黄炭凉血化瘀止血，用于血热有瘀出血症。

【心悟】

张琪大师

张大师擅用其治疗森林脑炎、病毒性脑炎等出现神志昏迷合并潮热、大便秘结、腹满拒按，舌质红，苔黄燥，甚至抽搐，用大承气汤以大黄为主，配合芒硝，进药后下燥屎及污秽黏稠粪便，患者随之而苏醒。在此情况下，用安宫牛黄丸、紫雪丹等清心开窍之药皆无效，因阳明腑实，燥屎内结，不除其燥屎内结热则神志不能苏，病必不能痊愈。《伤寒论》阳明经病，即里热炽盛，热邪充斥阳明经所致的病证，则可见腹满、谵语、身热等症。大黄亦可治疗肠梗阻，尤其外科诊断为麻痹性肠梗阻，西医不能手术者。肠梗阻在中医病机为腑气不通，故上为呃逆，下为便秘，为脾胃升降失常所致，先用赭石止呃逆，再用大承气汤通腑泻浊，可收良效。

何任大师

何大师在临床上喜用大黄，取效颇多。何大师多年来对大黄从理论和实践上都作了深入的探索，现介绍如下：

对张仲景用大黄之看法：综观张仲景用大黄各法，其用大黄总在于攻坚、利下、清解毒积。何大师除了重视大黄的用量变化外，还对大黄与他药的配伍苦心探究，如大黄配合厚朴、枳实治疗胸腹满，大黄配黄连治疗心下痞，合甘遂、阿胶则治疗水证与血证，合水蛭、虻虫、桃仁治疗瘀血，配黄柏、栀子、茵陈治疗发黄，配甘草治疗迫急之症，配芒硝治疗实结之证等。除《伤寒论》用大黄外，仲景在《金匮要略》中亦有精深之方法，如用大黄甘草汤治疗便秘呕吐，用大黄甘遂汤治疗水与血结，用大黄牡丹皮汤治疗肠痈，用大黄硝石汤治疗里实腹满黄疸，用下瘀血汤治疗血瘀癥瘕，用大黄䗪虫丸治疗虚劳干血等，未见有单独用大黄的。单味大黄用治重症肝炎、急性胆囊炎、急性胰腺炎、门静脉炎、门静脉高压大出血、消化道出血、肾衰竭、急性脑血管病等，效果显著。仲景用大黄，除用量和配合他药之外，还有另一层意思，即大黄作为荡涤蕴热、推陈致新来说是主药，可以从方的名称上感觉到。但是，对陷胸涤热的大陷胸汤来说，大黄用量虽为六两，但未必作为主药。成无己说："陷胸汤，甘遂味苦寒，苦性泻，寒胜热，虽曰泄热，而甘遂又若夫间之，遂直达之气，陷胸破结，非直达者不能透，是以甘遂为（君）；芒硝味咸寒……是以为（臣）；大黄……荡涤邪寇，除去不平，将军之功也。陷胸涤热，是以大黄为（使）。"本方黄、硝二味煎汤，加入一钱匕的甘遂末进服。仿大陷胸汤方义，何大师治单纯性肠梗阻患者，用甘遂1.5g研末，用大黄泡水送服，效果快捷。此说明大陷胸汤中为主的是甘遂，从而说明仲景制方之奇。

大黄入血分、气分之议：李时珍说："大黄乃足太阳、手足阳明、手足厥阴五经血分之药，而病在五经血分者宜之。若在气分用之，是谓诛伐无过矣。"缪希雍说："味厚则入血分，血者阴也。"张璐说："大黄气味俱沉降，纯阴，乃脾、胃、大肠、肝与三焦血分之药。"医家多此种看法，独张锡纯则说："大黄味苦气香，性凉，能入血分，破一切瘀血。为其气香，故兼入气分，少用之亦能调气，治气郁作痛。"张氏之说较为实际。按气血者，实是有形、无形之分。如热在气分，为无形之邪；热在血分，为有形之邪。有形之邪当用大黄荡涤，如大陷胸丸以泻胸胃血分之邪，用大黄。而结胸在气分，则用小陷胸汤；痞满在气分，则用半夏泻心汤，俱不用大黄。故有形、无形是辨证关键。若单从气分、血分而言，则易舛误。如温热证化热阶段，发热、不恶寒、苔黄；伏热内发之气分证以中焦阳明为主,既有肺经征象,亦有口渴、便秘或下利等;或中焦湿困,苔腻热壅,若有需要亦可用大黄。若热病深重之血分征,动风、动血、耗血等所谓血分,则不宜使用大黄。故认为大黄入血分兼入气分之说是对的。

大黄应用宜忌:从大黄的禁忌证而言,若表证未罢,血虚气弱,脾胃虚寒,无实热、积滞、瘀结,以及胎前产后,均应不用或慎用。何大师早年尝采《温疫论》吴又可专尚大黄方法,治疗湿温化热、血分热毒诸证。如热邪深陷血分,高热、神昏、斑疹、吐血、便血、衄血、舌色深绛,重症麻疹、猩红热、斑疹伤寒、流脑等,以及急性化脓性之感染诸症有实热者,均用生大黄配合清热解毒诸药,效果好。大黄可治疗精神分裂症发狂并大便数日不下患者和跌仆后脑受伤而神志不清并二便不通的患者,可见对大黄"不可畏而不用"。因大黄之泻下成分还能进入乳汁之中,引起婴儿腹泻,故对大黄亦"不可忽而轻用"。

参考文献

[1] 颜正华.国医大师临床经验实录:国医大师颜正华 [M].北京:中国医药科技出版社,2011:36,37,38,47

[2] 朱良春.国医大师临床经验实录:国医大师朱良春 [M].北京:中国医药科技出版社,2011:91

[3] 张佩青.国医大师临床经验实录:国医大师张琪 [M].北京:中国医药科技出版社,2011:47

[4] 王国辰.现代中医名家医论医话选:中药 [M].北京:中国中医药出版社,2012:218-222

第二节 清热燥湿药

黄连

【**别名**】味连、川连、鸡爪连。

【**性味**】味苦,性寒。

【**归经**】心经、脾经、胃经、肝经、胆经、大肠经。

【**功效**】清热燥湿,泻火解毒。

【**主治**】湿热痞满,呕吐吞酸,泻痢,黄疸,高热神昏,心火亢盛,心烦不寐,血热吐衄,目赤,牙痛,消渴,痈肿疔疮;外治湿疹,湿疮,耳道流脓。酒黄连善清上焦火热，用于治疗目赤，口疮。姜黄连清胃和胃止呕，用于治疗寒热互结，湿热中阻，痞满呕吐。萸黄连疏肝和胃止呕，用于治疗肝胃不和，呕吐吞酸。

【心悟】

颜正华大师

颜大师认为，黄连清热燥湿功效显著，尤以清中焦湿热见长，用于治疗湿温病之中焦湿热，脘闷呕吐，舌苔黄腻者，可配厚朴、半夏、石菖蒲；用于治疗大肠湿热之泄泻、痢疾，疗效颇佳，如《备急千金要方》《肘后备急方》治泄泻，均单用本品，若病情较重或兼其他症状者，颜大师多配入复方中，如用于治疗腹泻而发热者，常配以黄芩、葛根以增强其止泻退热之功效；用于治疗泻痢里急后重者，可配伍木香以调气行滞，使后重自除，如香连丸。

颜大师认为，本品为泻火解毒之要药，清泻力强而以清心、胃二经之火见长，用于治疗热盛火炽，壮热，烦躁，甚至神昏谵语等病证，常配伍黄芩、栀子等，如黄连解毒汤；用于治疗心火亢盛，心烦不眠，可配伍淡竹叶、栀子等；用于治疗阴虚火旺之心烦不眠，常配以阿胶、白芍、黄芩等；用于治疗肝火或胃热呕吐，与吴茱萸同用，即左金丸，或配伍半夏、竹茹等，均可奏清热降逆止呕之效；用于治疗内热炽盛，血热妄行而见吐血、衄血者，常配用大黄、黄芩，泻心火以凉血止血；用于治疗痈肿疮毒，疔毒内攻，耳目肿痛诸症，内服、外用均有良效，如与黄芩、栀子、连翘同用；黄连煎汁点眼，可治疗目赤肿痛；配枯矾外用，可治疗耳内疖肿疔毒。此外，黄连还可治疗胃火炽盛，消谷善饥，烦渴多饮之中消，常配伍天花粉、生地黄、知母等清热生津之品。

干望祖大师

黄连在中医用药尤其是外科化脓性疾病用药方面，位居榜首，甚至谈到黄连就联系到外科病，谈到外科病必然牵涉到黄连。凡化脓性疾病，血液检查发现白细胞及中性粒细胞明显增加，白细胞总数居高难下时，只要使用得当，黄连有时比抗生素还灵验。

黄连是中医外科的重要常用药，但因外科中的派别不同其用量也各异。外科三派（正宗派、全生派与心得派）中的正宗派创始人陈实功，以消、托、补三法为治法大纲，他使用消法时，黄连是首选之药。因为《外科正宗》的肿疡，以阳痈为多。全生派则以"以消为贵""以托为畏"作为治法总纲，但其所治疗的肿疡，常以阴疽或半阴半阳的为主，所以不一定非用黄连不可。阳和汤，就突出了正宗派与全生派的水火不相融。至于《疡科心得集》的心得派，是运用传统内科治法来处理外科病，所以对黄连的依赖程度也就不及正宗派。

苦参

【别名】苦骨、地槐、水槐、菟槐、骄槐、野槐、白茎。

【性味】味苦，性寒。

【归经】肝经、肾经、大肠经、小肠经、膀胱经、心经。

【功效】清热燥湿，杀虫（外用），利尿。

【主治】湿热泻痢，肠风便血，黄疸，小便不利，水肿，带下，阴痒，疥癣，麻风，皮肤瘙痒，湿毒疮疡。

【心悟】

颜正华大师

颜大师取苦参清热燥湿之特点，用于湿热黄疸，常与栀子、龙胆草等同用；用于治疗湿热泻痢，可单味煎服，或与木香、甘草等同用，即香参丸；用于治疗湿热下注所致带下黄稠及阴痒，多与黄柏、白芷、蛇床子同用，内服、外洗均可。颜大师应用苦参祛风杀虫止痒，用于皮肤瘙痒、湿疹、脓疱疮、疥癣、麻风等，既可煎服，又可外用。用于湿疹瘙痒、脓疱疮，可煎汤，每日1洗；用于疥癣，可配枯矾、硫黄制成软膏外涂；用于麻风，常与大风子、苍耳子配伍；清热利尿，用于湿热蕴结，小便不利、灼热涩痛等症，常与蒲公英、石韦、车前子等同用；妊娠小便不利之证，可配伍当归、川贝母，即当归贝母苦参丸。

张学文大师

苦参是一味甚苦、甚寒之品，它的清热燥湿利湿作用很强，但应以湿热实证为主要适应证。临床遇到正虚久病、脾胃虚弱的患者必须慎用。另外，苦参味苦气浊，与黄连虽大同而小异，前人所谓"补中"，实则取其"苦以燥脾""小苦以健脾"之意。所谓"补肾"实质乃"泻火存阴"之意，如同黄柏、黄芩之"坚阴"，本身无补益之性。借鉴现代药理研究结果，张大师将苦参应用于下列疾病的治疗：

期前收缩及心肌病导致的心律失常：研究表明，苦参所含的活性成分苦参碱和氧化苦参碱能显著对抗实验性大鼠心律失常，缩短心律失常恢复时间。故用苦参10～12g，配伍补气养阴之西洋参或太子参10g，麦冬15g，玄参10g，活血之丹参15g，生山楂10g，养心安神之炒酸枣仁10g，温通经脉之桂枝6g，益心气之炙甘草10g，组成"四参安心汤"。专治病毒性心肌炎导致的心悸不安，胸闷心慌，疲乏无力，头昏自汗，或有轻度浮肿，舌红少苔，脉虚大而数或结代。实践证明，该方合理使用效果优于单用生脉散或炙甘草汤。

湿热带下：苦参对湿热导致的带下色黄腥臭或下阴瘙痒有良好疗效。既符合苦参性味，又与现代药理研究结果相结合，即苦参有很好的抗病原微生物作用，特别是抗滴虫作用。用苦参10g配入二妙散中，或加车前子、土茯苓、野菊花、山药、薏苡仁等，疗效显著。

湿热痢疾：苦参苦寒泄热燥湿，功效与黄芩、黄连、龙胆草相近，配入治痢方中，对提高疗效、缩短疗程、改善腹痛下坠等症状有明显效果。张大师的经验是用苦参10g，配伍黄连、大黄、白芍、葛根、木香等，或加入葛根芩连汤或芍药汤中应用。另外，鉴于苦参的燥湿止泻、利尿作用，还将其用于急性泄泻的治疗，取"利小便、实大便"之意。

急性黄疸型肝炎：利用苦参清热泻火、利湿燥湿的作用，治疗湿热阳黄，既降泄湿热，又可使湿热从小便排出而退黄。常用苦参10g配入茵陈蒿汤中，或再加虎杖、重楼、郁金、赤芍、白芍、丹参等，临床应用，效果满意。

皮肤病：自古以来，苦参就是治疗湿热所致皮肤病的常用药。苦参有肯定的止痒和抗过敏作用。因其清热燥湿之力甚强，故可用于湿疹、皮炎、阴部湿疮、外阴瘙痒、手足癣、荨麻疹、银屑病等，既能内服，又可外用。张大师的经验是如果内服，常配伍白鲜皮、地肤子、蛇床子、白芷、苍术、黄柏、栀子、车前子、土茯苓、野菊花等；如果外用，可在上述用药的基础上加花椒、艾叶、芒硝煎水外洗。

参考文献

[1] 颜正华.国医大师临床经验实录：国医大师颜正华[M].北京：中国医药科技出版社，2011：30-31

[2] 干祖望.干祖望医书三种[M].济南：山东科学技术出版社，2002：198-199

[3] 邵文彬，朱丽红.张学文教授临床用药经验拾萃[J].中医药学刊，2005，23(11)：1-3

第三节　清热解毒药

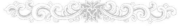

山豆根

【别名】金锁匙、解毒、黄结、中药。

【性味】味苦，性寒。

【归经】心经、肺经、大肠经。

【功效】清火，解毒，消肿，止痛。

【主治】喉痛，喉风，喉痹，牙龈肿痛，喘满热咳，黄疸，下痢，痔疾，热肿，秃疮，疥癣，蛇、虫、犬咬伤等。

【心悟】

干祖望大师

山豆根是干大师的常用药。山豆根又名金锁匙，这很可能与中医把急性喉疾患称为锁喉风有关，此药可以开启闭锁之锁，一如钥匙。

山豆根还有一别名为"解毒"，一望而知取其作用而定名的。又名黄结与中药，则殊深费解矣。禀性苦寒无毒，治疗咽喉部病症，效亦显著。对一切虫蜂之伤，也可以作外治之药。唯虚证、寒证，慎弗取用。用量不应超过10g。

蒲公英

【别名】黄花地丁、婆婆丁、华花郎。

【性味】味甘、微苦，性寒。

【归经】肝经、胃经。

【功效】利尿，缓泻，退黄疸，利胆。

【主治】热毒，痈肿，疮疡，内痈，目赤，湿热黄疸，疔疮肿毒，瘰疬，牙痛，咽痛，热淋涩痛。

【心悟】

张琪大师

张大师常用蒲公英治疗病毒性肝炎，与大青叶、虎杖、板蓝根、茵陈、柴胡合用有明显的降低谷丙转氨酶效用，有保肝利胆作用，治疗急性胆囊炎与柴胡、郁金等合用有良好疗效。常用利胆汤（蒲公英30g，柴胡15g，郁金20g，焦栀子10g，连翘20g，茵陈15g，天花粉15g，虎杖15g）治疗急性胆囊炎，此类患者多有右胁痛，口苦，舌干，脉弦数等症。蒲公英绞汁服之治疗咽喉肿痛，饮后消肿止痛甚效。治疗眼疾暴发赤眼，眼红肿热痛，外敷、外洗、内服均有佳效。

干祖望大师

干大师用蒲公英治腮腺病，尤其是对混合瘤、腺瘤、慢性腮腺炎等更是非用不可。深符朱丹溪《本草衍义补遗》所谓"散滞气、化热毒、消恶肿"学说。但取用以治腮腺病的见解，认为蒲公英主治乳腺炎，因有排泄乳汁作用，畅通腺体的分泌，理出一轨。

败酱草

【别名】败酱、泽败、鹿酱、苦菜、取麻菜。

【性味】味辛、苦，性凉。

【归经】胃经、大肠经、肝经。

【功效】清热解毒，祛瘀排脓。

【主治】阑尾炎，痢疾，肠炎，肝炎，眼结膜炎，产后瘀血腹痛，痈肿疔疮。

【心悟】

王琦大师

王大师喜用败酱草治疗慢性前列腺炎。慢性前列腺炎，临床以会阴、腰骶、后尿道、少腹等部位酸胀疼痛最为多见，亦为病家所苦。此皆因湿热瘀毒内蕴，气血瘀阻不通所致。王大师在辨证论治基础上，常加败酱草。败酱草既止痛、破瘀排浊，又擅清热解毒祛湿，与慢性前列腺炎"湿热瘀浊阻滞"之病机甚合。临证常与薏苡仁、附子配伍组成"薏苡附子败酱散"，用治慢性前列腺炎初中期之寒热夹杂证，用之多效。常用量为 10～15g。

忍冬藤

【别名】忍冬、银花藤、金银藤、老翁须、金钗股、大薜荔、水杨藤、千金藤、鸳鸯草、通灵草、蜜桶藤、金银花藤、甜藤、二花秧。

【性味】味甘，性寒。

【归经】心经、肺经。

【功效】清热解毒，疏风通络。

【主治】温病发热，热毒血痢，痈肿疮疡，风湿热痹，关节红肿热痛。

【心悟】

班秀文大师

忍冬藤虽为金银花的茎叶，但药与花有一定的区别，花质轻清，善于清热解毒，尤其是解气分之毒效果显著。而忍冬藤质轻较厚重，不若花之轻韧，故解气分热毒之力不及金银花，然而通络清热，清络脉之热毒则效力优于其花，且藤茎之属，质地重着，故治下部之湿热壅滞，脉络不通有良效；且古人已有用之为补药的先例，故久服无伤身殒体之忧。因此，班大师常用忍冬藤治疗湿瘀互结之带下疾病。妇人阴盛之体，平素操劳烦重，最易因郁致瘀，故脉络不通最为常见，而郁证一生，百病易成，尤其是带下等阴湿瘀重之病，更应治带不忘血，治血不忘瘀，故不管瘀重与否，忍冬藤均为治疗带下诸病、通络清瘀的一味良药。治疗体虚与湿瘀俱重的带下病，忍冬藤为良好的首选药物，该药清中寓通，且能扶正，用之得当，则顽带能除。

连翘

【别名】连壳、黄花条、黄链条花、黄奇丹、青翘、落翘、旱连子、大翘子、空壳、空翘。

【性味】味苦，性微寒。

【归经】肺经、心经、胆经。

【功效】清热解毒，消痈散结，为"疮家圣药"。

【主治】外感风热或温病初起发热，头痛，口渴，或热毒蕴结所致的各种疮毒痈肿等病证。

【心悟】

班秀文大师

连翘芬芳轻扬，具有辛散之性，能调和营气，通达上下，善清冲任血分之瘀热，且解毒不伤正，利湿不损阴，不仅可广泛应用于内、外、儿科之疾，亦能在妇科经、带、胎、产等疾病中发挥奇效。

连翘可清郁热而治疗月经病，妇人以血为用，血易虚易瘀。因此，各种因素导致气机不畅，郁而化火，致血分蕴热，热伤冲任，迫血妄行，则出现月经量多，甚至崩漏；热灼津伤，血行不畅，脉络受阻而致经行腹痛、头痛等症。连翘辛苦而寒，入血分清解郁热，凉血和营，行血散结，使血热能清，血结能散，则血循常道，脉络通畅，故血止而痛消。常用连翘合四物汤或两地汤治疗火热壅盛之月经量多、崩漏、痛经等疾病；对于经行量少、小腹灼热疼痛、阴道灼热、便溏溺黄者，为湿热之邪所致，以当归芍药散合二妙散配连翘治之，以清热利湿，散结化瘀而止痛。连翘能利湿浊，清热解毒，能治湿瘀互结之带下疾病。带下病为湿热之邪流注下焦，损伤冲、任、带三脉所致。连翘性寒能清热解毒，味苦能化湿，其气清馥芳香，能除秽和中。朱丹溪谓之："泻心火，降脾胃湿热。"故可用于治疗带下疾病以清泄芳化，解毒除湿。此外，《性味论》谓之："主通利五淋，小便不通，除心家客热。"对于孕妇小便频数患者，连翘能清心火，通畅三焦，治疗子淋。子淋者多为阴虚火热、津液受损之证。妇人孕后血聚胞宫以养胎，阴血不足，心阳偏亢，热移小肠，导致膀胱湿热郁结而为淋。因此，治疗子淋需清热利湿而不伤正，选用祛湿不伤阴、散结解郁之品。连翘性味平和，清热利水，行三焦而调水道，寒而不凝，利而不伐，可利湿而不伤胎，祛邪不伤正。

张琪大师

本品有清热利尿之效，张大师用连翘治肾炎水肿，属风水有热，用麻黄连翘赤小豆汤加车前子、冬瓜皮、玉米须，利水消肿有良好疗效。张大师最擅长用此方加大黄治疗肾衰竭，慢性肾衰竭可与补脾肾药配伍。

连翘又治湿热淋病，张大师治疗尿路感染常与石韦、马齿苋、瞿麦等配伍。

金银花

【别名】银花、双花、二花、二宝花。

【性味】味甘，性寒。

【归经】肺经、心经、胃经。

【功效】清热解毒，凉散风热。

【主治】痈肿疔疮，喉痹，丹毒，热毒血痢，风热感冒，温病发热。

【心悟】

颜正华大师

颜大师认为，金银花甘寒轻扬，为清热解毒之良药，又具轻宣疏散之性，既善清里热而解毒，又能透散在表之邪热。颜大师临证治疗外感风热、温病初起或热入气分，热入营血或热毒疮疡疔痈或热毒下利脓血等病证每多用之。颜大师对金银花配伍颇有独到见解。颜大师认为，金银花清热解毒作用较强，又有轻宣疏散之功，用于外感风热或温病初起，邪在卫分，发热而恶风寒者，可与荆芥、连翘、牛蒡子等配伍，以增强疏散清热之力；用于热入气分，壮热、烦渴、脉洪大者，常可与石膏、知母、连翘等同用；用于热入营血，斑疹、神烦、舌绛者，与生地黄、玄参等同用，可共奏清营护阴、凉血解毒之效。再者，金银花乃外科常用清热解毒之品，用于热毒壅盛所致疮痈疖肿，可单用本品内服或以鲜品捣烂外敷，亦可配伍蒲公英、野菊花、紫花地丁等煎服，以加强解毒消痈作用；而用于肠痈腹痛，则常配伍薏苡仁、黄芩、当归。此外，金银花又有解毒凉血止痢作用，用于热毒泻痢，下痢脓血之证，可视情况配伍黄连、白头翁、赤芍等。

张琪大师

张大师对于金银花的使用进行总结：

热毒疮痛。如《外科准绳》真人活命饮：金银花、陈皮、当归尾、防风、白芷、甘草、浙贝母、甘草、天花粉、乳香、没药、穿山甲、皂角刺。治疮痛红肿热痛，有清热解毒，消肿定痛之功，为屡用有效之方。若气虚、血虚之疮痛或已溃脓者，必须加用黄芪方效。

外感风热或温病初起。金银花甘寒，既能清气分热，又能清血分热，且在清热之中又有轻微宣散之功，所以能治外感风热或温病初起的表证未解、里热又盛的病症。应用时常与连翘、薄荷、荆芥合用，如银翘散。

胃肠湿热泄泻痢疾。金银花与白头翁、黄连、葛根、马齿苋合用。张大师常用金银花治疗外感风湿病甚多，该药有良好的解毒清热作用，凡属病毒性感冒发热咳喘与苦杏仁、黄芩、川贝母合用；用于急性咽炎、扁桃体炎、丹毒、乳腺炎、带状疱疹、疮痛等以金银花为主与他药配合均有良效。本品属于甘寒药，须量大方效。《医宗金鉴》有五味消毒饮，金银花、野菊花、紫花地丁、紫背天葵，水煎加酒一匙服之，治疗毒疮。

板蓝根

【别名】靛青根、蓝靛根、大青根。

【性味】味苦，性寒。

【归经】肝经、胃经。

【功效】清热解毒，凉血利咽，消斑。

【主治】温毒发斑，舌绛紫暗，痄腮，喉痹，烂喉丹痧，大头瘟疫，丹毒，痈肿。

【心悟】

张琪大师

板蓝根治疗病毒性肝炎与蒲公英、柴胡、白芍等合用，对恢复肝功能有较好疗效。治疗咽喉肿痛与山豆根合用，有清热毒、利咽喉、消肿止痛之功。治疗急性胆囊炎与蒲公英、金银花、赤芍、柴胡、黄芩、大黄合用，清热解毒，疏肝利胆，胆道有梗阻可加郁金、桃仁，高热者加生石膏。治疗丹毒、大头瘟，头面红肿，畏寒发热，肢体疼痛，有的连腮下、两腮下红肿而痛，张大师多用东垣普济消毒饮，去升麻、柴胡，重用板蓝根治愈多人。方药如下：板蓝根30g，黄芩15g，黄连15g，玄参15g，连翘20g，僵蚕15g，牛蒡子15g，马勃15g，薄荷15g，桂枝15g，水煎服，大便秘者加大黄，热盛者加生石膏。

大青叶

【别名】蓝靛叶、靛青叶。

【性味】味苦，性寒。

【归经】肝经、心经、胃经、肺经。

【功效】清热解毒，凉血消斑。

【主治】温邪入营，高热神昏，发斑发疹，黄疸，热痢，痄腮，喉痹，丹毒，痈肿。

【心悟】

张琪大师

张大师临床常用大青叶治疗过敏性紫癜属于热盛者，予凉血地黄汤，或犀角地黄汤（水牛角代犀角），有清热凉血消斑之功。《朱肱活人书》载犀角大清汤：大青叶 15g，犀角 3g，栀子 6g，淡豆豉 6g，此方具清热解毒、凉血消斑之功，犀角如今用水牛角代之可生用，大青叶在方中为主药，与凉血止血的水牛角配伍相辅相成，张大师曾治疗麻疹流行，用此方未止者，与升麻葛根汤合用，已出者出现咽喉肿痛，用此方加山豆根、连翘、玄参，用之有佳效，2～3剂即消，而且麻疹消退甚速。

《本草纲目》谓其性大寒，主热毒痢、黄疸、喉痹、丹毒。时珍谓其治疗黄疸，即今日之肝炎或胆囊炎一类病，此药与茵陈合用确有良效。张大师治甲型、乙型病毒性肝炎，常用大青叶与板蓝根、连翘、虎杖、柴胡、茵陈、白芍合用治疗，降低转氨酶，有明显疗效。

射干

【别名】乌羽、乌扇。

【性味】味苦，性寒，微毒。

【归经】肺经、胃经、肝经。

【功效】清热解毒，散结消炎，消肿止痛，止咳化痰。

【主治】咽喉、牙龈肿痛，痄腮，乳痈，胃痛，肺热咳喘，跌打损伤。

【心悟】

朱良春大师

朱大师除用之治疗喉痹外，梅核气、支气管哮喘、乳糜尿等亦多用射干。

梅核气：《金匮要略》论"妇人咽中如有炙脔，半夏厚朴汤主之"之症，于《医宗金鉴·诸气治法》称之为梅核气。痰凝气郁，阻滞胸咽，舌苔白腻，脉弦小滑，是半夏厚朴汤的适应证，多见情志抑郁而病的初始阶段。若情绪波动反复不愈，痰郁化热，苔黄舌红者，用之泄化痰热、清

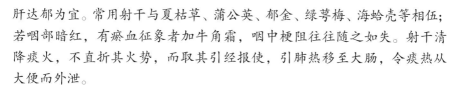

肝达郁为宜。常用射干与夏枯草、蒲公英、郁金、绿萼梅、海蛤壳等相伍；若咽部暗红，有瘀血征象者加牛角霜，咽中梗阻往往随之如失。射干清降痰火，不直折其火势，而取其引经报使，引肺热移至大肠，令痰热从大便而外泄。

支气管炎：射干对于多种呼吸道急性感染者有良好的疗效，其代表方剂有射干麻黄汤等。支气管哮喘是一种反复发作性的变态反应性疾病，发作期以气促、哮鸣、咳嗽、痰多等症状尤为明显。"风""痰""气"与其发作密切相关。每于外邪袭肺(包括过敏原吸入、食入、接触)，痰壅气道，肺失宣肃而致病。朱大师从发时治标着手，用善降苦散的射干，配合祛风化痰的地龙、蜂房、僵蚕等虫类药，以及百部、桃仁、槟榔为基础方，喘促咳嗽能明显改善，病情迅速控制。从现代药理来看，诸药相伍，具有抑制变态反应，活血利水，改善呼吸道通气功能，预防继发感染的功能。

参考文献

[1] 干祖望. 干祖望医话 [M]. 北京：人民卫生出版社，1996：228，242

[2] 张佩青. 国医大师临床经验实录：国医大师张琪 [M]. 北京：中国医药科技出版社，2011：68-71

[3] 廖敦. 王琦男科用药经验举隅 [J]. 中医杂志，2004，45(1)：17-20

[4] 班胜，黎敏. 国医大师临床经验实录：国医大师班秀文 [M]. 北京：中国医药科技出版社，2011：26，30

[5] 颜正华. 国医大师临床经验实录：国医大师颜正华 [M]. 北京：中国医药科技出版社，2011：33

[6] 朱良春. 国医大师临床经验实录：国医大师朱良春 [M]. 北京：中国医药科技出版社，2011：104

第四节 清热凉血药

甘中黄

【别名】甘草黄。

【性味】味甘、咸，性寒。

【归经】心经、胃经。

【功效】清热凉血，泻火解毒。

【主治】天行热病，温病发斑，大热烦渴，血热痘疮，丹毒，疮疡。

【心悟】

干祖望大师

甘中黄的功用是清热解毒，治天行热疾，疗瘟疫恶疮，这是众所周知的。干大师取用频繁，正因为除此之外，还有许多病证适用。如：齿龈长期出血，龈乳头充血肿胀长期不愈者，用之；慢性咽炎、慢性声带炎、慢性喉炎充血长期存在者，必用之；慢性复发性口腔炎而有炎性症状者，用之。

此外其与牡丹皮、地骨皮共用，对原因不明的长期肤热骨蒸，疗效极佳。作外用药使用，可代替犀黄。唯用量加重，一般为犀黄的 1～3 倍。同时更严格要求，研得要"细如尘"。

地黄

【别名】怀庆地黄、生地黄。

【性味】生地黄：味甘，性寒。熟地黄：味甘，性微温。

【归经】心经、肝经、肾经。

【功效】生地黄：清热凉血，养阴生津。熟地黄：滋阴补血，益精填髓。

【主治】生地黄：热病舌绛烦渴，阴虚内热，骨蒸劳热，内热消渴，吐血，衄血，发斑发疹。熟地黄：肝肾阴虚，腰膝酸软，骨蒸潮热，盗汗遗精，内热消渴，血虚萎黄，心悸怔忡，月经不调，崩漏下血，眩晕耳鸣，须发早白。

【心悟】

李济仁大师

李大师认为对于新病邪实、热毒炽盛者可在清热解毒药中加生地黄 5～10g；久痹虚赢、精血亏损者可用熟地黄 15～20g，为防止其久服腻膈可用砂仁拌炒。生地黄性寒滑肠，脾虚及寒湿型痹病不宜应用。

芍药

【别名】将离、离草、婪尾春、余容、犁食、没骨花、黑牵夷、红药。

【性味】味苦、酸，性微寒。

【归经】肝经、脾经。

【功效】赤芍：清热凉血，散瘀止痛。白芍：平肝止痛，养血调经，敛阴止汗。

【主治】赤芍：温毒发斑，吐血衄血，目赤肿痛，肝郁胁痛，经闭痛经，癥瘕腹痛，跌扑损伤，痈肿疮疡。白芍：头痛眩晕，胁痛，腹痛，四肢挛痛，血虚萎黄，月经不调，自汗，盗汗。

【心悟】

李济仁大师

白芍用于肝肾亏虚、关节拘挛疼痛之筋痹、骨痹，配甘草名曰芍药甘草汤，有良好的缓急止痛效果，李大师对关节痛甚者常大剂量应用白芍30～50g。赤芍用于脉痹、筋痹、骨痹以血瘀为主者，一般用量为9～15g。

颜正华大师

颜大师认为，赤芍苦寒主入肝经，善走血分，功效主治与牡丹皮相似，其清热凉血之功效较牡丹皮为弱，而活血散瘀则甚之，且能清肝泄火。故可用于治疗热入营血，斑疹吐衄，经闭痛经，癥瘕积聚，跌打损伤，痈肿疮疡以及肝郁化火，目赤肿痛。总之，凡血热、血瘀、肝火所致诸症，均可用之。颜大师临证每根据病证及患者体质灵活配伍应用。用于温热病热入营血，身热斑疹、舌绛，以及血热妄行之吐血衄血，颜大师常与牡丹皮相须为用，并配伍水牛角、地黄；治疗血热发斑还可配紫草、玄参等。赤芍善活血行瘀止痛，用于血滞经闭、痛经，常与当归、牡丹皮、川芎等配伍；用于跌打损伤，瘀血肿痛，常配以桃仁、乳香、血竭等。此外，赤芍又能凉血祛瘀而善消肿痛，用于痈肿疮毒、红肿热痛，颜大师常配伍金银花、黄连、重楼等。本品还能清肝泻火，用于肝火上亢，目赤肿痛，常配菊花、夏枯草、决明子等药；用于肝郁化火之胁痛，可配伍柴胡、香附、栀子等药。此外，颜大师认为，本品亦可用于热淋、血淋及热痢带血等血热证，多配入相应的方剂之中。

牡丹皮

【别名】牡丹皮、粉牡丹皮、木芍药、条牡丹皮、洛阳花。

【性味】味苦、辛，性微寒。

【归经】心经、肝经、肾经。

【功效】清热凉血，活血化瘀。

【主治】温毒发斑，吐血衄血，夜热早凉，无汗骨蒸，经闭痛经，痈肿疮毒，跌扑伤痛。

【心悟】

颜正华大师

牡丹皮乃中医清热凉血活血之佳品。颜大师认为，牡丹皮善入血分，既能清血热，又能散瘀血，具有凉血止血而不致血液瘀滞，散瘀活血而不致血液妄行之特点，凡血热或血瘀之证均可用之，而血热兼有瘀滞者最为适宜。就具体病证而言，常用于治疗热入营血之斑疹、血热妄行之吐衄、血滞经闭或痛经，以及癥瘕积聚等症。再者，本品又能清营分之伏热，除蒸而退虚热，可治疗邪伏营分，夜热早凉，或阴虚内热，无汗骨蒸。另外，临床中牡丹皮亦可用于痈肿疮毒、损伤瘀血及内痛等症。颜大师取本品清热凉血之功，收祛血分郁热而止血之效，用于温热病热入营血，高热斑疹舌绛及血热妄行所致吐血、衄血等症，常与犀角（现用水牛角代替）、生地黄、赤芍同用，即犀角地黄汤；又取本品能清营分邪热，除蒸退虚热之特点，用于热病后期邪伏营分，发热或夜热早凉，或阴虚内热，无汗骨蒸，常与知母、鳖甲、青蒿、生地黄等同用，如青蒿鳖甲汤；再者，取其凉血退热功效，还可用于妇女月经先期，经前发热之证。颜大师常将牡丹皮与青蒿、地骨皮、白芍、柴胡等配伍。另外，牡丹皮善于活血行瘀以通经散瘀，故颜大师遇血滞经闭、痛经，或癥瘕积聚等症，常将牡丹皮与桃仁、桂枝等配伍，如桂枝茯苓丸；又用治跌打损伤，瘀滞疼痛，多与乳香、没药等配伍。颜大师认为，本品属凉血散瘀之品，总以热结血凝为治，在方剂中发挥清热凉血与活血行瘀的综合作用，故能消痈肿。用于痈肿疮毒，常配伍金银花、连翘、白芷等；用于肠痈腹痛，多配以大黄、桃仁、冬瓜子等，如大黄牡丹汤。

铁树叶

【别名】 剑叶木、乌猿蔗。

【性味】 味甘、淡，性凉。

【归经】 肝经、脾经、大肠经。

【功效】 清热，止血，散瘀。

【主治】 痢疾吐血，便血，胃痛，尿血，月经过多，跌打肿痛。

【心悟】

张镜人大师

铁树原产于海南、福建、广东，现各地园圃普遍栽培，亦可取幼株移植盆中，不甚长，供案头观赏。其叶紫黑作细尖瓣，生两旁，如篦箕，每数年开花一次，色微紫而白，状若瑞香，累月不凋。据《纲目拾遗》考证，即《群芳谱》载录的凤尾蕉，又名番蕉。并说："友人唐振声在东瓯见凤尾蕉，土人皆呼为铁树，则知今人所用及洋舶带来之叶，皆番蕉叶，而非真正铁树叶也。濒湖于隰草部只列甘蕉荷，而于虎头凤尾等蕉，概不及焉。或当时未有知其性者，今录之以补其缺。"相传需以铁屑和泥壅之，始茁壮茂盛，故称铁树。叶入药。性味或谓甘酸微温，或谓酸寒，功能"平肝，统治一切肝气痛"。所结果实则有毒。

张大师常用铁树叶配合芍药、甘草，医治胃脘疼痛，颇获灵验，未见任何不适反应。然《纲目拾遗》云真正的铁树，乃铁连草，系另一品种，"形如屏风，状如孔雀尾分张，黑色细支，刀砍不断，斧之乃折，治一切心胃及气痛。煎汤服，立愈"。对胃痛的治疗作用，当更优于凤尾蕉叶。

野葡萄藤

【别名】大风藤。

【性味】味甘，性平。

【归经】肝经、大肠经。

【功效】清热，止血。

【主治】风湿，麻疹，痢疾，疮疡肿毒。

【心悟】

张镜人大师

张大师对肝肾阴虚，湿热夹瘀留滞营分，肢节酸楚，头面、口唇、耳轮、颈项散发盘状红斑，或手指出现殷赤疹点者，每在养阴凉血剂中，酌加野葡萄藤一至二两，颇获灵验。盖性味甘凉，专清热毒，且茎藤尤善通经达络，热毒解则斑疹消而筋脉自利耳。

参考文献

[1] 干祖望. 干祖望医话 [M]. 北京：人民卫生出版社，1996：237

[2] 李艳. 国医大师临床经验实录：国医大师李济仁 [M]. 北京：中国医药科技出版社，2011：35，44

[3] 颜正华. 国医大师临床经验实录：国医大师颜正华 [M]. 北京：中国医药科技出版社，2011：32–33

[4] 王松坡. 国医大师临床经验实录：国医大师张镜人 [M]. 北京：中国医药科技出版社，2011：24–25

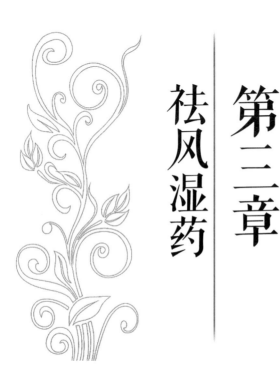

第三章

祛风湿药

五加皮

【别名】南五加皮、五谷皮、红五加皮。

【性味】味辛、苦，性温。

【归经】肝经、肾经。

【功效】祛风湿，补肝肾，强筋骨。

【主治】风湿痹痛，筋骨痿软，小儿行迟，体虚乏力，水肿，脚气。

【心悟】

李济仁大师

李大师在临床中治疗关节肿胀、屈伸不利者，常在方剂中用五加皮15g，宣木瓜20g。五加皮与木瓜，一偏于利湿行水，一偏于舒筋活络，两药合用，有协同作用，特别是消肿作用理想。此外，五加皮"主多年瘀血在皮肌"，皮痹可用其以皮行皮，常与地骨皮、海桐皮、刺猬皮等同用。

木瓜

【别名】乳瓜、木梨、文冠果。

【性味】味酸，性温。

【归经】肝经、脾经。

【功效】消食，驱虫，清热，祛风。

【主治】胃痛，消化不良，肺热干咳，乳汁不通，湿疹，寄生虫病，手脚痉挛疼痛等。

【心悟】

李济仁大师

木瓜入肝、肾二经，可作为筋痹、骨痹的引经药，一般用量为9～15g。李大师认为筋痹、骨痹以下肢为主者无论其虚实均可酌用木瓜。湿盛邪实者常配以五加皮、薏苡仁、伸筋草、威灵仙、海风藤等；肝肾亏虚者常配以炒杜仲、怀牛膝、虎胫骨、熟地黄、续断、桑寄生等。现代药理学研究证实，木瓜煎剂对小鼠蛋清性关节炎有消肿作用。

秦艽

【别名】大叶龙胆、大叶秦艽、西秦艽。

【性味】味辛、苦，性平。

【归经】胃经、肝经、胆经。

【功效】祛风湿，清湿热，止痹痛。

【主治】筋脉拘挛，骨节酸痛，日晡潮热，小儿疳积发热。

【心悟】

李济仁大师

李大师认为秦艽长于除下肢风湿，常与独活、木瓜、牛膝、伸筋草等伍用。常用量为 9～15g。以秦艽为主组成的治痹方剂，有治疗皮痹的秦艽地黄汤（《类证治裁》）、治疗血虚筋痹的大秦艽汤（《医学发明》）等。

防己

【别名】粉防己、粉寸己、汉防己、土防己、石蟾蜍、蟾蜍薯、倒地拱、白木香。

【性味】味苦，性寒。

【归经】膀胱经、肺经。

【功效】利水消肿，祛风止痛。

【主治】水肿脚气，小便不利，湿疹疮毒，风湿痹痛，高血压。

【心悟】

李济仁大师

李大师认为汉防己偏于除湿利水，木防己偏于祛风止痛。关节肿胀可用汉防己、宣木瓜、五加皮、薏苡仁、泽泻等。一般用量为 6～15g。历来认为汉防己、木防己二者功用各有所长，如《本草拾遗》说："汉防己主水气，木防己主风气、宣通。"

张镜人大师

防己有两种：曰木、曰汉。治风需木防己，以其能宣经络也；治水需汉防己，以其能利水湿也；故为风湿痹阻和风水泛滥的要药。如仲景于风湿与风水脉浮身重，汗出恶风者，用防己黄芪汤；皮水为病，四肢肿，水气在皮肤中，四肢聂聂动者，用防己茯苓汤。张大师临床上对湿郁肤腠之里而致肌肉酸痛的症状，防己配草薢，常获缓解；下肢丹毒，二妙散加防己、牛膝，取效尤捷。但毕竟辛苦大寒之品，赢弱疾患殊不相宜。凡血失濡养或脾不健运引起的肢体拘挛肿痛，勿猛浪滥施。

寻骨风

【别名】清骨风、白面风、黄木香。

【性味】味辛、苦，性平。

【归经】肝经。

【功效】祛风通络，止痛。

【主治】风湿痹痛，胃痛，睾丸肿痛，跌打伤痛等。

【心悟】

李济仁大师

李大师常用寻骨风治疗关节肿痛之骨痹，汤剂用量为 10～30g，洗剂、散剂用量可酌情考虑。还有寻骨风汤剂治疗类风湿关节炎，寻骨风 30g，红糖 60g，米酒 60g 为 1 日量，先将寻骨风用文火浓煎后，置入红糖与米酒，待药液沸腾后，即可停火。将煎好的药液滤出，以不烫口为度，分为 2 份，在上、下午热服。

威灵仙

【别名】铁脚威灵仙、铁角威灵仙、铁脚灵仙、铁脚铁线莲、铁耙头等。

【性味】味辛、咸，性温。

【归经】膀胱经。

【功效】祛风除湿，通络止痛。

【主治】风湿痹痛，肢体麻木，筋脉拘挛，屈伸不利，骨鲠咽喉。

【心悟】

李济仁大师

李大师认为风湿盛者，威灵仙常配羌活、防风、苍术、秦艽；痰湿盛者，常配白芥子、制天南星、云茯苓、晚蚕沙、九节菖蒲等。威灵仙善走窜消克，故久痹虚羸、气血衰弱者用时宜慎。常用量为 6～12g。

朱良春大师

朱大师以威灵仙治疗痛风、湿热黄疸、无精子症、骨刺、血吸虫病感染早期等经验，依此药之功，尚有发挥，兹举数例。

胆囊炎、胆石症：胆道疾患常以右上腹胀痛或绞痛为临床表现，剧者伴有呕恶、寒热、黄疸等，中医多从肝胆郁滞、湿热蕴结论治。朱大师从《增补雷公性味赋》载威灵仙有"推腹中新旧之滞"中得到启示，常用威灵仙、金钱草、刺猬皮、柴胡、广郁金、鸡内金、虎杖、酒大黄等治疗慢性胆囊炎、胆石症，有相当的疗效。威灵仙能松弛括约肌，使胆汁分泌增加，以利于胆石的排出，配伍诸药，理气解郁，通下泄热，能抑制胆囊炎症，促进排石和减少新胆石的生成。

支气管哮喘：本病发作期以呼吸气促、喉间痰鸣、呛咳有痰、不能平卧等为主要症状。朱大师指出，凡咳喘证，属本虚标实。发作期以标实为主，须识寒热；缓解期以正虚为主，宜分阴阳、辨脏腑。病理因素以痰为主，故急性发作期从痰论治。威灵仙其性可升可降，《增补雷公性味赋》言其能"消胸中痰唾之痞"，利气道以缓胸闷喘促，蠲痰积以除咳喘夙根，威灵仙屡建奇功。朱大师常在宣肺化痰、降气平喘的方中加用威灵仙一味，往往疗效大增。

肢体麻木症：肢体麻木是疾病中的一个症状，多见于血管神经营养传导障碍引起的疾病。病因虽多，但不外寒、热、虚、实、风、湿、痰、瘀所致。朱大师在辨证的基础上习用威灵仙，发挥其通行十二经络，引领诸药，直达病所的作用，每收佳效。

呃逆：呃逆多由膈肌痉挛而致，虽属小恙，烦恼无穷。朱大师用威灵仙 30g，白及 30g，蜂蜜 30g，水煎服，用之多验。

此外，朱大师用威灵仙研末，醋调外敷，治疗淋巴结肿大、乳腺炎、腮腺炎均有较好的疗效。

桑枝
【别名】桑条。
【性味】味微苦，性平。
【归经】肝经。
【功效】祛风湿，利关节。
【主治】肩臂、关节酸痛麻木。
【心悟】

李济仁大师
李大师认为桑枝与桂枝、片姜黄合用能横行手臂，疗上肢痹痛；与牛膝、木瓜、五加皮同用，解下肢拘挛；与竹沥、姜汁、白芥子同用能化痰开结；与赤芍、桃仁、乳香、没药、红花同用能活血行瘀。

路路通
【别名】枫果、九空子。
【性味】味苦，性平。
【归经】肝经、肾经。
【功效】祛风活络，利水通经。
【主治】关节痹痛，麻木拘挛，水肿胀满，乳少经闭。
【心悟】

李济仁大师
李大师认为水湿下注，关节肿胀，可以路路通配福泽泻、云茯苓、汉防己消肿利水；络脉瘀闭，屈伸不利，可以路路通配丝瓜络、桑枝、橘络、木瓜、红花等舒筋活络。一般用量为 9 ～ 15g。

钻地风（附：钻石风）

【别名】桐叶藤、利筋藤。

【性味】味淡，性凉。

【归经】脾经。

【功效】舒筋活络，祛风活血。

【主治】风湿筋骨痛，四肢关节酸痛。

【心悟】

李济仁大师

本品主要用于痹病初起，风气盛者。

李大师在临床常用此品与防风、穿山甲、羌活、海风藤、威灵仙、秦艽等配伍使用。煎汤一般为9～15g，也可用至30g，或浸酒内服。

钻石风为青风藤科植物四川青风藤的根，与钻地风作用大致相同。但钻石风性温，适于寒湿盛者，偏治筋骨；钻地风性凉，适于风温、温热盛者，偏治皮肉。

络石藤

【别名】石鲮、明石、悬石、云珠、云丹、红对叶肾、白花藤。

【性味】味苦，性微寒。

【归经】肝经、肺经、胃经。

【功效】祛风通络，凉血消肿。

【主治】气阴双亏，烦热口渴，虚劳咳嗽，跌仆损伤，关节疼痛，咳血，吐血，外伤出血。

【心悟】

李济仁大师

本品适用于筋脉拘急、关节肿胀、腰膝酸痛之筋痹、骨痹。

关节红肿热痛，可用络石藤20～30g，配以石膏、知母、土茯苓、地龙等；筋屈不伸可与其他藤类药并用，如鸡血藤、青风藤、天仙藤、忍冬藤、海风藤、宽根藤、丁公藤等。

络石藤与丁公藤均能利湿舒筋，但丁公藤性温有毒，偏治寒湿，用量为3～6g（煎汤）；络石藤性凉平和，偏治湿热，汤剂可用至30～60g。

鹿衔草

【别名】鹿含草、破血丹。

【性味】味甘、苦，性温。

【归经】肝经、肾经。

【功效】祛风湿，强筋骨，止血。

【主治】风湿痹痛，腰膝无力，月经过多，久咳劳嗽。

【心悟】

李济仁大师

李大师认为本品对肝肾不足、骨节变形之骨痹最为适宜。配鸡血藤、熟地黄、肉苁蓉、骨碎补、莱菔子、鹿茸、千年健等治疗骨质增生，如刘柏龄的骨质增生丸。民间有以鹿衔草为主治疗风湿性关节炎、类风湿关节炎。其应验方为鹿衔草12g，白术12g，泽泻9g，水煎服。一般用量：煎汤内服15～30g，或入丸散剂。

张镜人大师

据张大师临床体会，鹿衔草当属苦而微温。盖苦能燥湿清热，温能祛风除痹。故于肢体疼楚与阴阳毒面赤斑斑似绵纹，身痛如被杖诸患，最为适合。治医风病汗出，确有神效，则人鲜知者，李时珍谓："麋衔乃素问所用，治风病自汗药，而后世不知用之，诚缺略也。"

《本草逢原》称此草温补冲督精血，"性专助阳，力能走散阴精"。然尝取以治肾虚腰痛、老人夜间尿频及阳痿等症，并无验应，张大师认为此系附会之说，不足为信。

海桐皮

【别名】钉桐皮、鼓桐皮、刺桐皮、刺通、接骨药。

【性味】味苦，性平。

【归经】肝经、肾经。

【功效】祛风湿，舒筋通络。

【主治】风湿麻木，腰腿筋骨疼痛，跌打损伤；外用治各种顽癣。

【心悟】

李济仁大师

以海桐皮为主的治痹方剂很多，如治风湿痹不仁，肢体疼痛的海桐皮汤；治腰膝痛不可忍，似肾脏风毒攻刺的海桐皮酒；治风湿两腿肿满疼重，关节拘挛痛的海桐皮散等。取其以皮行皮之意，与五加皮、刺猬皮、露蜂房、地骨皮、炙穿山甲等配合治疗皮痹；与桑枝、牛膝、木瓜、五加皮、伸筋草等配合治疗筋痹。一般用量为9～15g。可于熏洗剂中随证加入。

透骨草

【别名】蝇毒草、粘人裙、老婆子针线。

【性味】味辛、苦,性温。有小毒。

【归经】肝经、肾经。

【功效】祛风除湿,透骨舒筋,活络止痛。

【主治】风湿关节痛;外用治疮疡肿毒。

【心悟】

李济仁大师

透骨草透达之力颇强,内服可透筋骨之伏邪外达,外洗可引诸药直达筋骨。李大师常用六草汤治疗筋骨痹痛。处方为:透骨草30g,伸筋草30g,鹿衔草30g,老鹳草30g,豨莶草30g,苍耳草25g,煎汤熏洗痛处,每日1次,每次半小时,每剂药可连用4次。

伸筋草

【别名】石松、过山龙、宽筋藤、火炭葛、金毛狮子草、金腰带、狮子草、狮子毛草、立筋草、舒筋草、铺筋草、抽筋草、分筋草、过筋草、地棚窝草。

【性味】味微苦、辛,性温。

【归经】肝经、脾经、肾经。

【功效】祛风散寒,除湿消肿,舒筋活血。

【主治】关节酸痛,屈伸不利。

【心悟】

李济仁大师

凡筋脉拘急、关节肿痛、僵硬不舒、屈伸不利之筋痹、骨痹,无论何型均可酌情用伸筋草。湿热型常配土茯苓、薏苡仁、土牛膝、川草薢、汉防己、忍冬藤等;肝肾不足型常配熟地黄、山茱萸、鹿角胶、龟版胶、当归、白芍等;痰瘀互结可配白芥子、淡竹沥、鲜姜汁、半夏、炙天南星、橘络、干地龙、桃仁、红花、乳香、没药等。一般用量15～25g,也可用至50g。

白花蛇(附:乌梢蛇)

【别名】金钱白花蛇、花蛇、小花蛇、百节蛇、银环蛇、金钱蛇、金钱蕲蛇。

【性味】味甘、咸,性温。有毒。

【归经】肝经。

【功效】搜风逐湿,通经活络,透骨舒筋,止痉。

【主治】风湿顽痹，麻木拘挛，中风口歪，半身不遂，抽搐痉挛，破伤风，麻风疥癣，瘰疬恶疮。

【心悟】

李济仁大师

白花蛇为蝰蛇科动物五步蛇或眼镜蛇科动物银环蛇幼蛇等除去内脏的全体。

乌梢蛇为游蛇科动物乌风蛇除去内脏的干燥全体。功用与白花蛇类同。

类风湿关节炎：去头尾、皮及内脏后的乌梢蛇蛇肉放砂锅中加水煮熟（可加少许葱、姜、酒），每周吃 1～2 条，10 条为 1 疗程，2 疗程之间隔一两周。

痹痛：将杀后或泡酒后的不论何种蛇（均去内脏）焙干、磨粉，每次 1.5～3g，每日 3 次。个别患者服后出现皮疹，可作对症处理。

血瘀顽痹：可用白花蛇、乌梢蛇与其他活血化瘀药配伍应用。以服散剂为佳，每日服 0.5～1g。煎剂一般用 3～9g。或入丸剂、酒剂。

雷公藤

【别名】黄藤、黄腊藤、菜虫药、红药、水莽草。

【性味】味苦、辛，性寒。有大毒。

【归经】肝经、肾经。

【功效】祛风除湿，消肿止痛，通经活络，杀虫解毒。

【主治】风湿顽痹，麻风，顽癣，湿疹，疥疮，皮炎，皮疹疔疮肿毒。

【心悟】

李济仁大师

雷公藤主要用于筋痹、骨痹。李大师对于雷公藤的剂型作了总结：

煎剂：用去净两层皮的根木质部分 15～25g，文火水煎 2 次，共成 400mL 煎液，每日分 2 次饭后服用，7 日为 1 疗程，停药 3～4 日再服下 1 疗程。

浸膏剂：将本品干浸膏或干浸膏的乙醇提取物做成 25% 药液，每次口服 20～40mL，每日 3 次。

片剂：将本品浸膏加入赋形剂做成。每片含生药 1.5g，每次 3～4 片，每日 3 次。

合剂：雷公藤 250g，生川乌 60g，生草乌 60g，当归 18g，红花 18g，桂皮 18g，川牛膝 18g，羌活 18g，杜仲 18g，地骨皮 18g，加水煎至 1000mL，滤渣后加入红糖 250g 溶化，冷后，加入白酒 1000mL。成人每次 30～50mL，内服，每日 3 次，老年人、儿童酌减。

　　酒剂：雷公藤 60g，浸入白酒 500mL 中 7～10 日，成人每次 10～15mL，每日 3 次。雷公藤毒性较大，内服宜慎。

萆薢

【别名】畚箕斗、山畚箕、山薯、狗粪棵。

【性味】味苦，性平。

【归经】肝经、肾经、膀胱经。

【功效】祛风湿，利湿浊。

【主治】风湿顽痹，腰膝疼痛，小便不利，淋浊，遗精，湿热疮毒。

【心悟】

张琪大师

　　张大师认为萆薢治疗诸痹之偏于湿者。如属湿痹，腰脊沉痛，四肢酸重，与薏苡仁、土茯苓、防己、桂枝合用有良效；如属肾虚、湿痹、腰痛肢节沉痛，可与补肾药合用，如山茱萸、熟地黄、杜仲、茯苓、车前子、苍术。诸家本草皆云萆薢祛风湿，根据张大师临床观察此药长于祛湿利筋，用于治疗湿痹有效，并无祛风之效。除治疗湿痹外，长于治疗淋浊，尤以治疗膏淋，多因饮酒无度，嗜食肥甘辛热，湿热下注，气化不利，小便混浊或如米泔之淋痛，可用萆薢清利湿浊，如萆薢分清饮为治疗尿浊之良方，组方为萆薢、石菖蒲、益智仁、甘草，有清利湿热，固肾通淋之效，其中有益智仁疏气温寒固肾元，偏于湿盛热轻者为宜。若偏热重者应用程钟龄的萆薢饮，组方为萆薢、文蛤粉、石韦、车前子、茯苓、灯心草、莲子心、石菖蒲、黄柏，原方谓治疗膏淋，此方治疗热重湿轻之小便浑浊，在原方的基础上加淡竹叶、瞿麦、薏苡仁，疗效尤佳。

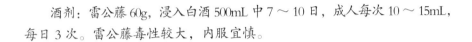

参考文献

[1] 李艳.国医大师临床经验实录：国医大师李济仁 [M].北京：中国医药科技出版社，2011：34，36，39，41-42，44-46，48，50

[2] 王松坡.国医大师临床经验实录：国医大师张镜人 [M].北京：中国医药科技出版社，2011：25，27

[3] 朱良春.国医大师临床经验实录：国医大师朱良春 [M].北京：中国医药科技出版社，2011：99

[4] 张佩青.国医大师临床经验实录：国医大师张琪 [M].北京：中国医药科技出版社，2011：60

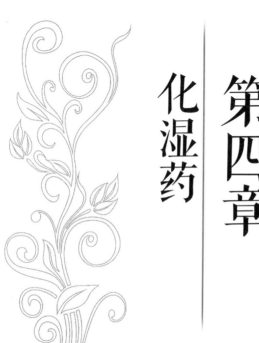

第四章

化湿药

苍术

【别名】赤术、青术、仙术、马蓟、矛术、枪头菜。

【性味】味微甘、辛、苦，性温。

【归经】脾经、胃经、肝经。

【功效】燥湿健脾，祛风，散寒，明目。

【主治】湿阻中焦，风寒湿痹，脚膝肿痛，痿软无力，雀目夜盲。

【心悟】

颜德馨大师

颜大师在临床上用苍术配伍其他药物，通过调理脾胃，治疗多种疾病，每获佳效。

风温：肺炎属风温范畴，温病多兼湿邪。湿温相合，胶着熏蒸，如云如雾，其热极为难解。先贤恽铁樵谓："苍术温燥，能发汗，能化湿，为湿温要药。"取苍术味辛主开，黄芩味苦主降，两味相使，一君一臣，辛开苦降，则能清热泄浊。且苍术尚能微微发汗，透邪外出，用于湿热蕴结气分之病症，有一举两得之妙。

肝病：临床所见乙型肝炎多表现为情志抑郁、两胁胀痛、脘腹胀满、舌绛苔厚腻、脉弦数等肝郁脾虚、营血热毒壅滞之象。苍术气味芳香，善克瘴疠邪毒，辛温快气，其性走而不守，故朱丹溪谓其"能总解诸郁"；配以犀角咸而大寒，入心肝经，擅长凉血解毒，两药同用，归入血分，功能凉血行郁，解毒辟邪，芳香燥湿，善泄血分湿热毒邪。以此二味为主药组成犀泽汤（广犀角、苍术、泽兰、败酱草、金钱草、平地木、土茯苓），治疗乙型肝炎患者，均有良效。

腹胀：脾胃同居中州，脾宜升则健，胃宜降则和。若脾气失健不得宣升，胃气失和难以下降，气机升降失常，湿浊诸邪内生，则腹胀泛恶迭起。苍术气香而性燥，统治三焦水湿，质重而味厚，可导胃气下降；配以升麻质轻而味薄，功能引脾气上腾，二味相配，俾清气得以升发，浊气得以下泄，用于治疗胃病腹胀泛恶因湿浊为患者，颇有效验。

血证：脾胃为后天之本，脾胃健运则水谷气盛，五脏充盈，故《何氏虚劳心传》谓："治虚劳者，无论何脏致损，皆当以调脾胃为主"。补脾不如健脾，健脾不如运脾，故调治脾胃贵在运而不在补。运脾之品首推苍术，其气味雄厚，为健运脾胃之要药，虽香燥泄气，微嫌辛烈，但配以滋阴养血之熟地黄，则变动不居，既能消除熟地黄之黏腻，补而不滞，又可助脾运，以求"中焦受气取汁生血"之效。

枳椇子

【别名】龙爪果、林琴、万字梨、万寿果、万韦果、金钩子、鸡距子、木蜜、梨枣。

【性味】味甘、酸，性平。

【归经】心经、脾经。

【功效】和胃化湿，降气止呃。

【主治】酒醉烦渴，呕吐，小便不利。

【心悟】

任继学大师

任大师用枳椇子解酒毒，主要治疗各种新旧酒毒为患。

任大师认为，饮酒醉仅一时，但结毒为害深远。酒性辛热有毒，伤胃败脾，毒热穿肠，侵及于血脉、肝胆胰、前列腺等。许多疾病如脾心痛（胰腺炎）、肝积（脂肪肝）、慢性浊病（慢性前列腺炎及前列腺肥大）、风头旋（高血压病）等，都与酒之结毒有关。酒之结毒系指酒毒浸淫日久，对人体脏腑经络气血所造成的损害，此毒不解，病根难除。任大师对于有嗜酒史的患者，多在辨证论治的基础上重用枳椇子15g。葛根也可解酒，但与枳椇子作用机制不同，《得配本草》曰："葛根解酒而发散，枳椇解酒而不散。"葛根发散指发表退热，辛散升阳，枳椇子不散，谓酸甘化阴，和润五脏，故《世医得效方》有枳椇子丸，以枳椇子为君药，治疗饮酒多发和酷热熏蒸，五脏津液枯燥。酒毒结于体内，化生湿热，耗伤气血，气血亏虚则慎用葛根之辛散，必用枳椇之甘平。

参考文献

[1] 颜德馨.国医大师临床经验实录：国医大师颜德馨[M].北京：中国医药科技出版社，2011：69

[2] 刘朝圣，曾顺，毛武源.名医用药佳话[M].北京：中医古籍版社，2008：156–157

第五章
利水渗湿药

薏苡仁

【别名】薏苡、薏仁、六谷米。

【性味】味甘、淡，性凉。

【归经】脾经、胃经、肺经。

【功效】利水消肿，健脾，渗湿，清热。

【主治】水肿，脚气，脾虚泄泻，肺痈，肠痈。

【心悟】

刘柏龄大师

治疗风湿痹痛，筋脉拘挛，下肢水肿，风湿盛在下半身者必用。配伍：薏苡仁 30g，苍术 15g，黄柏 15g，泽泻 15g，泽兰 15g，丹参 15g，紫草 15g，赤芍 15g，川牛膝 15g，陈皮 15g，即为薏苡苍柏汤（自拟），主治膝关节滑膜炎，小腿静脉炎。用量：15～50g。禁忌：孕妇不可妄用，误用有堕胎之虞。

现代研究表明，本品有缓解横纹肌挛缩的作用，故治疗风湿痹痛，筋脉拘挛有效。偏寒者配麻黄、苦杏仁；偏热者配防己、络石藤、桑枝等。本品配丝瓜络、萹蓄，治疗鞘膜积液有效；本品配丹参、川牛膝、王不留行、水蛭治疗小腿静脉炎。

李济仁大师

薏苡仁生用则利湿舒筋，炒用则健脾利水。李大师常生薏苡仁、炒薏苡仁同用，一般用量为各 15g。据病情可用至各 25～50g。久服无副作用。湿热盛者常配土茯苓、土牛膝、五加皮等，寒湿盛者常配川乌、麻黄、桂枝、细辛等，取其利湿之用而去其寒凉之性。

茯苓

【别名】茯菟、茯灵、茯蓉、伏苓、伏菟、松腴、绛晨伏胎、云茯苓、茯兔、松薯、松木薯、松苓。

【性味】味甘、淡，性平。

【归经】心经、脾经、肾经。

【功效】利水渗湿，健脾宁心。

【主治】水肿尿少，痰饮眩悸，脾虚食少，便溏泄泻，心神不安，惊悸失眠。

【心悟】

王琦大师

王大师喜用茯苓秘真元，助阳止遗。茯苓用于男科，认为其有"秘真元，助阳止遗"之功。

补虚助阳：王大师说，晋唐以前，古人恒用茯苓以补虚助阳，早在《素女方》中即有更生丸（更生者，茯苓也）治疗男子五劳七伤、阴衰消小；补肾茯苓丸治疗男子内虚；茯苓散长生延年，老而益壮。《素女经·四季补益方七首》皆用茯苓，既除房中之疾，又可强身延年。《备急千金要方》房中补益亦常用茯苓。历代医家对此尤多发挥，如李东垣述其"淡以利窍，甘以助阳"；王好古称其"小便多能止之，小便少能利之，酒浸与光明朱砂同用，能秘真元"；张石顽亦称"茯苓得松之余气而成，甘淡而平，能守五脏真气"。王大师认为，古人用茯苓助阳皆因其宁神之效，而男女交接必须神畅、气和、志定而施，故以茯苓为男科补虚助阳之主要药物之一。

固精止遗：茯苓有固精止遗之效，古人亦常用之，如《仁斋直指方》用"白茯苓末6g，米汤调之，日二服"治疗心虚梦遗；《普济本事方》用"白茯苓二两，缩砂仁一两，为末"治疗虚滑遗精；《局方发挥》威喜丸用"茯苓四两，制蜡丸"治疗"丈夫元阳虚愈，精气不固，小便不浊，余沥常流，梦寐多惊，频频遗泄"。现代研究证明，茯苓有中枢神经抑制作用。王大师认为，遗精、早泄，心肾不交，即所谓交感神经兴奋阈值降低，副交感神经兴奋功能减退，出现极易泄精等神经调节紊乱状态，而茯苓有调节性神经功能的作用，从而达到"秘真元，固精止遗"之功。王大师常于临床中用茯苓配远志，以茯苓宁心，远志入肾，两者配合，则心肾交通，真元固秘，用于治疗男科阳痿、早泄、遗精诸症。另外，男子脱发，亦可用茯苓饮，即茯苓500～1000g为细末，每次10g，每日2次，2个月左右可使再生。

土茯苓

【别名】土萆薢、刺猪苓、山猪粪、草禹余粮、仙遗粮。

【性味】味甘、淡，性平。

【归经】肝经、胃经。

【功效】除湿，解毒，通利关节。

【主治】湿热淋浊，带下，痈肿，瘰疬，疥癣，梅毒及汞中毒所致的肢体拘挛，筋骨疼痛。

【心悟】

李济仁大师

李大师在临床应用土茯苓治疗热毒型痹病疗效满意，但用量要大，一般为50g，多用可达200g，无不良反应。

车前草

【别名】当道、胜舄、芣苢、马舄、陵舄、牛舄、牛遗、车前。

【性味】味甘，性寒。

【归经】肝经、肾经、肺经、小肠经。

【功效】利水通淋，渗湿止泻，清肝明目，清肺化痰。

【主治】热结膀胱，小便不利，淋浊带下，暑湿泻痢，衄血，尿血，肝热目赤，咽喉肿痛，痈肿疮毒。

【心悟】

班秀文大师

　　车前草是内、外、妇、儿等各科疾患都可选用的药物。班大师认为对于妇人湿瘀化热，经带并病者，见经行前后不定，量多少不一，色泽暗红而夹紫块，经将行而少，小腹胀痛，平时带下量多，色白黄而稠者，以车前草及益母草煎水熏洗，能收到经带并治之功。对于小便色黄，短涩疼痛，甚至血尿者，属下焦湿热，膀胱郁热，损伤脉络之变，可用车前草、墨旱莲、藕节配适量黄砂糖煎水服，既能清热利尿，又能化瘀止血。肝经风热而见两眼红肿疼痛，怕光羞明，迎风流泪者，以车前草、九里明、野菊花煎水内服则清肝经之热。夏日暑热之邪，从口鼻而入，灼伤肺络，脉络受损而出现鼻衄，色鲜红者，以车前草、鲜荷叶配适量黄砂糖煎服，则能祛暑止血。车前子为车前成熟种子，味甘，性寒，入肾、膀胱经，具有利水、清热、明目、祛痰作用，治疗小便不通、淋浊、带下、尿血、暑湿泻痢、咳嗽多痰、目赤障翳。

金钱草

【别名】过路黄、铜钱草。

【性味】味甘、咸，性微寒。

【归经】肝经、胆经、肾经、膀胱经。

【功效】利尿清热，通淋排石，退黄解毒。

【主治】砂淋，石淋，湿热黄疸，恶疮肿毒。

【心悟】

张大宁大师

　　张大师对于金钱草的运用作了总结：

　　砂淋、石淋：本品甘淡利尿，咸以软坚，微寒清热，故有利尿清热，通淋排石之效。常用于砂淋、石淋、尿涩作病，为治疗泌尿系结石要药，可单独大剂量煎汤代茶饮。或配伍海金沙、鸡内金、滑石、车前子、石韦、瞿麦等以通淋排石。

湿热黄疸：本品清肝胆之火，除下焦湿热，有清热利湿退黄之效，故可用治湿热内蕴，黄疸尿赤等，常与茵陈、栀子同用；还可用于治疗肝胆结石，常与柴胡、赤芍、枳实、茵陈、郁金等同用。

恶疮肿毒：本品有清热解毒，消肿止痛之功。可用于治疗恶疮肿毒，常用鲜品洗净捣汁内服，并捣烂外敷，又可用鲜金钱草、鲜车前草各等份，白酒合绞汁，外敷患处，若治疗烫伤烧伤，亦可用鲜者捣汁擦患处。

用量一般 15 ～ 60g，鲜品 150 ～ 300g，外用适量。本品为治肝、胆、肾、膀胱、输尿管结石的必用之品，但需长期坚持服用，一般需 1 个月以上。

参考文献

[1] 黄煌，史欣德. 名中医论方药：国家级名中医临证经验实录 [M]. 南京：江苏科学技术出版社，2005：968

[2] 李艳. 国医大师临床经验实录：国医大师李济仁 [M]. 北京：中国医药科技出版社，2011：34，35

[3] 王东坡，张凯麟. 王琦男科用药经验撷粹 [J]. 中医杂志，2003，44(5)：343-345

[4] 班胜，黎敏. 国医大师临床经验实录：国医大师班秀文 [M]. 北京：中国医药科技出版社，2011：28

[5] 张大宁. 实用中医肾病学 [M]. 北京：中国医药科技出版社，1990：577

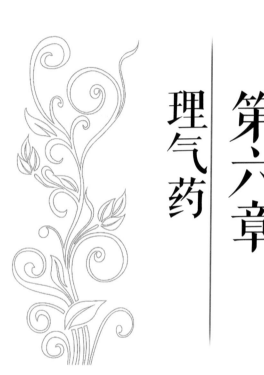

第六章 理气药

素馨花

【别名】 素英、鸡蛋花、耶悉茗花、野悉蜜、玉芙蓉、素馨针。

【性味】 味苦，性平。

【归经】 肝经、脾经。

【功效】 疏肝解郁，行气止痛。

【主治】 肝郁气滞所致的胁肋脘腹作痛，下痢腹痛，胃痛，肝炎，月经不调，痛经，带下，口腔炎，皮肤瘙痒，睾丸炎，乳腺炎，淋巴结结核。

【心悟】

班秀文大师

素馨花是肝郁疾病最常用之药。由于妇人易为情所伤，正如《景岳全书·妇人规》所云："妇人之病不易治也……此其情之使然也。"因此，妇人肝郁临床上多见。班大师认为因妇女以血为本，只有脾之健运功能正常，气血运化有常，血旺气和才能经带正常。故治肝必治脾。然疏肝之品，多用常有劫伤肝阴之弊，故治疗肝郁用药慎之又慎。临床上可用于治疗月经先后不定、月经后期而见经行乳房胀痛、嗳气食少、性急易怒、形体瘦弱、面部痤疮者，常用逍遥散合素馨花、牡丹皮、茜草等治之。肝郁化火，脾失健运，肾失封藏，湿热下注，壅滞胞宫，任脉不固，带脉失约，而见带下绵绵，色黄白，伴有腹痛、性急易怒、乳房胀痛者，可用龙胆泻肝汤加素馨花治之。

佛手花

【别名】 九爪木、五指橘、佛手柑。

【性味】 味辛、苦，性微温。

【归经】 肝经、脾经、胃经、肺经。

【功效】 疏肝理气，和胃快膈。

【主治】 妇人带下，痰湿较重兼有心腹疼痛之疾者。

【心悟】

班秀文大师

佛手花清香淡雅，气味不浊，与理气止痛的佛手相比，疏肝醒脾之功强于佛手，化痰止痛之功不及，故治疗肝胃气痛当以佛手为宜，而治疗带下肝脾不和者，班大师认为妇人阴柔之体，病多日积月累而成，治疗当有长期应战之思想，故以佛手花为宜。妇人素有胃疾，又见带下，上下不安，精神负担较重，用峻猛之药常不能速解，反而变生他病，故以调和柔养为贵，佛手花最为合适。常用于治疗带下绵绵，清冷不绝，色白质稀，伴见纳呆食少、胃脘隐痛、嗳气频频、困倦乏力等症。

香附

【别名】香头草、回头青、雀头香。

【性味】味辛、微苦、微甘，性平。

【归经】肝经、脾经、三焦经。

【功效】行气解郁，调经止痛。

【主治】肝郁气滞，胸胁脘腹胀痛，消化不良，胸脘痞闷，寒疝腹痛，乳房胀痛，月经不调，经闭痛经。

【心悟】

班秀文大师

班大师常用香附治疗肝郁气滞之月经不调、痛经、不孕等病。如肝郁气滞，血行不畅之月经后期，见经行错后，量少而红，经行乳房及少腹胀痛，经后则舒者，以桃红四物汤加香附、柴胡同用，以疏肝理气，活血化瘀。如寒凝血瘀之痛经，症见经行少腹疼痛剧烈，呕吐，头晕，唇面发青，汗出肢冷者，经色暗红夹块，经前乳房胸胁胀痛者，以艾附暖宫丸加延胡索、乌药温肾暖肝，养血调经。治疗肝郁血滞之闭经，则以疏肝理气之柴胡疏肝散治之。但香附辛窜，因此不能久服多服，且临床上多配养血健脾之品，以防耗伤肝阴。

娑罗子

【别名】苏罗子、开心果。

【性味】味甘，性温。

【归经】肝经、胃经。

【功效】理气宽中，和胃止痛。

【主治】胸腹胀闷，胃脘疼痛。

【心悟】

张镜人大师

娑罗子为七叶树或天师栗之果实。张大师认为其功擅宽胸畅中，治疗胃痛最验。但煎服每苦脘腹气分撑动难受，甚至泛呕，宜从《肘后备急方》"细研勿令粗"之法，磨成粉末，每次1.5g，冲入汤剂，每日2次。量既少，力殊不逊，且无不适反应，诚调气之要药。

木香

【别名】蜜香、青木香、五木香、五香。

【性味】味辛、苦，性温。

【归经】脾经、胃经、大肠经、胆经、三焦经。

【功效】行气止痛，健脾消食。

【主治】脾胃气滞证，泻痢里急后重，腹痛胁痛，黄疸，疝气疼痛。

【心悟】

涂景藩大师

木香分为广木香、青木香。广木香辛苦而温，擅于行气消胀止痛，青木香（马兜铃根）辛苦而寒，亦能行气治疗胃痛。脾胃气虚、胃寒用广木香。胃阴不足，阴虚胃热或肝郁化火之胃痛，用青木香。寒热兼杂者，二药同煎。胃脘灼痛，兼咽干而痛，伴食物反流，宜用青木香。胃痛兼头晕脉弦，用青木香。辛辣食品所伤，用青木香。

参考文献

[1] 班胜，黎敏.国医大师临床经验实录：国医大师班秀文[M].北京：中国医药科技出版社，2011：31-32，38

[2] 王松坡.国医大师临床经验实录：国医大师张镜人[M].北京：中国医药科技出版社，2011：28

[3] 单书健，陈子华，徐杰.古今名医临证金鉴：胃痛痞满卷上[M].北京：中国中医药出版社，2011：276

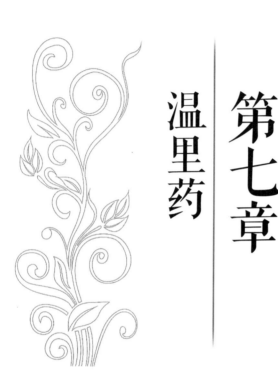

第七章

温里药

附子

【别名】乌头、草乌、乌药、盐乌头、鹅儿花、铁花、五毒。

【性味】味辛、甘，性大热。有毒。

【归经】心经、肾经、脾经。

【功效】回阳救逆，补火助阳，散寒除湿。

【主治】阴盛格阳，大汗亡阳，吐利厥逆，心腹冷痛，脾冷泻痢，脚气水肿，小儿慢惊，风寒湿痹，痿躄拘挛，阳痿等。

【心悟】

颜德馨大师

附子为百药之长，功兼通补，温补阳气，有利于气血复原，散寒通阳，可促使气血畅通，对经治不愈的难治病，颜大师每在辨证基础上辄加附子而获效颇丰。

胸痹：胸痹者，"阳虚而阴凝"。附子为大辛大热之品，乃治疗胸痹之要药。如取麻黄附子细辛汤治疗慢性肺源性心脏病，常与小青龙汤、三子养亲汤、苓桂术甘汤同用；取附子汤治疗冠心病，如心绞痛、心肌梗死等引起的胸痛，胸闷甚者，酌加葛根、丹参，胸痛甚者，酌加参三七、降香；取通脉四逆汤治疗病态窦房结综合征，并可酌加石菖蒲、郁金开郁以通脉。附子主入手少阴心经，功能大补心阳，其性走而不守，善于祛除寒邪，疏通血气，用于治疗胸痹有一举三得之妙。心居阳位，为清旷之区，凡心阳不足，阳气失于斡旋，寒邪乘虚而入，两寒相得，凝滞气血，痹阻心脉，不通则痛，则胸痹心痛。症见脉细而微、舌胖而淡，属阳微阴弦者，当取附子汤温阳散寒；若见脉虚而数、舌红质干，属气阴两亏者，则宜附子合生脉散同用，用附子振阳，生脉散养阴，共成复脉之剂。

中风：中风脱证病情危笃时，临床所见为目合手撒，冷汗淋漓，二便自遗，气息俱微。如阳气虚脱，则用参附汤；如阴阳俱脱，则用参附汤合生脉散；如兼痰浊闭窍者，可配羚羊角、竹沥、姜汁等豁痰开窍。

肺胀：附子味辛，辛入肺经，故能温肺散寒，助阳固表，与麻黄配伍，宣补并用，攻补兼施。肺胀一证，饮邪充斥，湮蔽阳气，以致阳不卫外，无能御邪，稍一冒寒触风，即可引动伏饮，夹感而发。其证属本虚标实，此非一般宣肺化痰药所能胜任。三拗汤、华盖散、小青龙汤等之麻黄功在宣散，温阳之力多嫌不足，唯有加入附子一味，温扶阳气，庶可克敌。临床凡见咳喘频发，咳痰清稀，背俞寒冷，舌苔白腻等阳虚阴凝证者，取小青龙汤加附子投之，每能奏效。

阴黄：附子性大热，不仅祛寒，尚能燥湿，故张元素谓："附子温暖脾胃,除脾湿",与退黄专药茵陈相使而用,温阳化湿,专治阴黄。黄疸发病,当以湿邪为要,所谓"黄家所得,从湿得之",湿性黏滞,缠绵难祛,最易遏气损阳,故而黄疸日久不退,必然损伤阳气,加重水湿的停滞,遂成阴黄变证。症见肤色如烟熏,舌润脉沉,治此当在茵陈剂中,佐以少量附子,振奋脾阳,以求"离照当空,阴霾自散"之效。

石淋:附子气雄,善补肾阳,温膀胱之气,与石韦等清利通淋之剂同用,则有温阳行气,通淋排石之力。石淋一证,肾虚气化失利为本,湿热蕴结下焦为标。肾主水,司二便,肾阳旺盛,气化有权,生化有序,湿热无以蕴结,结石无法形成。若肾阳衰弱,气化乏力,清浊泌别失司,湿浊无法下注而沉积为石,治疗若拘泥清热通淋,不但结石难以攻下,且久服攻利,反有耗气损阳之弊。而施以温肾通阳之附子,以补代通,正气充盈,气化则能出焉。

关格:附子与大黄相配,乃取《金匮要略》大黄附子汤之意,主治寒积实证,多用于慢性肾炎尿毒症期。脾肾阳亏,寒湿内生,浊邪弥漫三焦,小便不通者曰关,呕吐不止者曰格。大黄为降浊要药,有祛浊通腑之力,唯其性寒凉,久服必伐肾阳;附子辛热,功能温散寒浊而开闭结,并能制大黄寒性而存其走泄之性,二味同用,共成温散寒浊,苦辛通降之剂,而奏通关除格之功。

疑难杂症:临床所见之慢性病、疑难病,缠绵不愈,最终均可伤及人体之阳气。凡病日久,阳气必虚,故扶阳为治久病要诀,在辨证的基础上酌加附子,既可振奋阳气,又可助正气祛邪外出,以达事半功倍之效。

张琪大师

附子其性味辛热善行,能通行十二经,自上而下,出表入里,为回阳救逆之要药,如配伍得法则可以发挥其多用之功能。附子的作用在于温阳,《内经》谓:"阳气者,若天与日,失其所,则失寿而不彰。"以天与日喻人身之阳气,认定阳气是机体生命之本,于摄生延年,防病祛病至关重要。张仲景之四逆汤、附子汤温阳祛寒,实为振奋全身各脏器的功能,增强机体动力和抗邪能力,所以临床上应用附子为主的复方则具有"回阳救逆""温阳利水""温中散寒"之效。附子主要温脾肾阳气,临床表现为手足厥冷、脉沉微、冷汗淋漓、血压下降、舌淡嫩、昏厥等症,即西医之休克,张大师临证之时以四肢厥逆为主的,附子与玉竹、何首乌合用回阳救逆;以冷汗,舌淡嫩,昏厥为主加人参;心源性休克则合用龙骨、牡蛎、人参。小儿吐泻,脱水,出现四肢厥冷,口唇青,面色㿠白,脉细数,此为亡阳脱水,张大师常用四逆汤加人参、五味子、山茱萸以回阳救脱,该方用法即药煎好后频频饮之，俟吐痢止，手足转温，血压徐徐上升即转危为安。附子有温中止痛之效，《金匮要略》有附子粳米汤，治疗腹中雷鸣切痛之症，取附子温中祛寒止痛，配半夏降逆、温脾寒，大枣健脾和中，张大师常用此方治疗寒气攻冲之证甚效。

李士懋大师

附子有毒，畏用者也众，故有些医者终生视附子如蛇蝎。然李大师验之临床，只要炮制得法，用量适度，配伍巧妙，从未见中毒者。

附子温振心脾肾诸脏阳气，但以心经为主，故附子又称为中药之"强心剂"。心主血脉、达四末，主神志，开窍于舌，其华在面，其液为汗。心功能正常与否，关键在心中阳气是否充沛。若阳气充沛，则心之功能正常，否则心失其所主。中药治病的机制之一在于恢复脏腑的功能状态，所以，李大师认为附子应用的指征为心之阳气不足引起的心之所主功能及其所主志、液、窍、华等的病理改变。

脉：沉细无力，或沉微，或沉微欲绝，或沉迟，或数而无力，或结代，或三五不调等阴脉；

舌：舌质淡，或淡嫩，或胖嫩，或淡润胖嫩等；

汗：汗多，汗后身有冷感，或手心汗多，但四肢发凉，或欠温；

面色：面色苍白；

神志：倦怠，嗜卧，但欲寐，神疲乏力或神志时明时昧等。

临证若见上述一二项即可使用附子。

心阳不振，轻者用桂枝甘草汤。桂枝甘草汤是温心阳的祖方，使用指征为心悸，或兼胸闷、胸痛，寸脉不足。桂枝与甘草剂量比例为4:2。心阳虚重者，用桂枝加附子汤，或桂枝去芍药加附子汤。附子用量一般为12～15g，重者30g、40g，或60g。胸痛甚者，加炙川乌10～15g。阳虚夹饮者，用苓桂术甘汤，阳虚重者加附子。肾寒，水气上凌者，可选用真武汤，其使用指征为脉阳弦尺弱，舌淡，或暗红。阳虚寒凝者，用麻黄附子细辛汤，其使用指征为脉迟、涩、结、代；胸闷气短，甚则胸痛彻背，遇冷则心痛加剧。

肉桂

【别名】玉桂、牡桂、玉树、大桂、辣桂、平安树、中国桂皮。

【性味】味辛、甘，性大热。

【归经】肾经、脾经、心经、肝经。

【功效】补火助阳，散寒止痛，温经通脉，引火归元。

【主治】阳痿宫冷；腹痛寒疝，腰痛，胸痹，阴疽，闭经，痛经；虚阳上浮。

【心悟】

何任大师

何大师临床上应用肉桂十分广泛，如常用肉桂配黄连，交通心肾，治疗顽固性不寐。主张用肉桂应以研末吞服效果好，每次2g，每日2次。如治疗痛经或附件炎引起的腹痛，伍当归、芍药、延胡索、香附、没药；治疗胃脘疼痛配伍沉香末、白芍、炙甘草、海螵蛸等。此外，常将肉桂末与桂枝合用，温阳气，鼓舞气血，治疗低血压病证，可收到良好的效果。

丁香

【别名】公丁香（花蕾）、母丁香（果实）。

【性味】味辛，性温。

【归经】脾经、胃经、肺经、肾经。

【功效】温中降逆，散寒止痛，温肾助阳。

【主治】脘腹冷痛，胃寒呕吐，阳痿宫冷。

【心悟】

涂景藩大师

丁香是一味理想的暖胃药，凡是因寒邪引起的胃痛、呕吐、呃逆、腹痛、泄泻、疝气痛以及妇女寒性痛经等，均有很好效果。徐大师认为单用丁香也能治疗顽疾。具体用法：等量丁香和肉桂，研极细，密贮，用时取少许掺于局部，约豆粒大小，外贴胶布两层，一昼夜取下，洗去原药，待1小时后如法再用，连续3～7日。所治疗病证及外贴部位：

胃痛：贴于中脘、梁门穴或痛点。

肝炎、肝硬化：贴于肝区痛点，或期门、日月、章门穴。腹胀腹水时贴中脘、气海及两侧天枢穴。

食管炎或食管功能障碍：贴膻中或紫宫穴。

慢性胆囊炎：贴于痛点，也可加贴右侧阳陵泉穴。

腰痛：贴于肾俞、命门及痛点。

胸神经痛、肋软骨炎：贴于痛点。如未效，可加贴痛点相应的背部俞穴，如厥阴穴、心俞穴、膈俞穴等穴。

参考文献

[1]颜德馨.国医大师临床经验实录：国医大师颜德馨[M].北京：中国医药科技出版社，

2011：70

[2] 张佩青.国医大师临床经验实录：国医大师张琪 [M].北京：中国医药科技出版社，
　　2011：52

[3] 郝宪恩.李士懋用附子温扶心阳验案举隅 [J].上海中医药杂志，2008，(08)：10-11

[4] 王国辰.现代中医名家医论医话选中药 [M].北京：中国中医药出版社，2012：222-
　　223

[5] 刘朝圣，曾顺，毛武塬.名医用药佳话 [M].北京：中医古籍出版社，2008：82-85

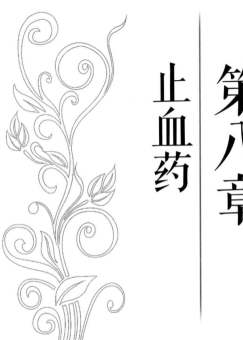

第八章　止血药

茜草

【别名】 血茜草、血见愁。

【性味】 味苦，性寒。

【归经】 心经、肝经。

【功效】 凉血止血，活血通经。

【主治】 吐血，衄血，崩漏下血，外伤出血，经闭瘀阻，关节痹痛，跌仆肿痛。

【心悟】

班秀文大师

茜草既能凉血止血，又能活血行血，故为妇科调经要药，为治疗崩漏之常用药。班大师认为崩漏治之首要塞流止血。血不归经而成瘀，瘀血不去，新血不生，离经之血不能复归故道，停积于中，阻塞经脉气机，而使崩中漏下不止，甚或有积聚之变。故崩漏日久多夹瘀，因此塞流之中酌加活血化瘀之品。茜草既能止血，又有活血通经之功，在治疗崩漏上无论虚实皆可使用。常配三七、益母草、延胡索等治之，使之能塞中有化。茜草炭收敛止血作用更强，善于塞流止血，但不宜早用或过用，以免留瘀贻患。

白及

【别名】 连及草、甘根、白给、箬兰、朱兰、紫兰、紫蕙、百笠。

【性味】 味苦、甘、涩，性微寒。

【归经】 肺经、肝经、胃经。

【功效】 收敛止血，消肿生肌。

【主治】 咳血，如肺结核咳血，吐血，如溃疡病出血，外伤出血，疮疡肿毒，皮肤皲裂。

【心悟】

朱良春大师

朱大师善用白及，除出血证外，对下列诸种疾患，别有经验体会。

恶心呕吐：食管肿瘤放射治疗和肝癌等介入手术后，恶心呕吐是常见的并发症之一，而恶心呕吐、呃逆咽痛、吞咽困难等难以忍受的痛苦，往往使治疗被迫中断。常用的降逆和胃剂（如旋覆代赭汤、橘皮竹茹汤之类），收效甚微。对放射治疗介入术，朱大师认为系热毒之邪内遏，灼伤胃络，胃气不和，升降失调而致呕恶。《别条》记载，白及"主胃中邪气者，则苦寒之品，能除胃热耳"，《本草经疏》谓其"入血分以清热，散结逐腐"。其性苦降清热，甘缓和中，虽属胶黏之质，但涩中有散，具有吸附、收敛、止血、生肌、清热、护膜、消肿、散瘀等一物数效的作用。正是因为白及能保护食管、胃肠黏膜，减轻其充血水肿，修补受损组织，促进愈合，因此在辨证方中加用或单用，还可广泛地用于胃、十二指肠溃疡，糜烂性胃炎，溃疡性结肠炎等病患。

咳嗽：白及对咳血有独特的功效，对痨咳、阴虚咳嗽、百日咳的止咳效果显著。朱大师指出，白及治咳，缘于其"涩中有散，补中有收"的双向特性，涩则敛肺，散则逐瘀，顽咳久咳尤为适宜。并拟与百部、黄精等组成基础方和"保肺丸"（朱大师经验方）治疗肺结核病，其补肺清热、敛肺止咳、逐瘀生新、消肿生肌之功，与诸药相伍，有修复结核病灶，提高西药的抗痨效果的作用。对慢性支气管炎、咳嗽反复不愈者，随证加入，往往疗效明显。

尿浊、带下：临床常见的小便浑浊不清，形如米泔水的乳糜尿，或带下绵绵不断，清稀如水或黏稠如膏的带下病，多因病久由实转虚，脾肾亏损，固涩无权，精微下注所致。辨证属气虚者，配伍山药、白术、莲子；阴虚者配伍山药、女贞子、墨旱莲；夹有郁热者，配伍射干。由于其性黏腻而收敛，凡湿热较盛，而苔黄腻者，暂勿用之。

仙鹤草

【别名】 脱力草、瓜香草、老牛筋、狼芽草。

【性味】 味苦、涩，性平。

【归经】 胃经、肝经、脾经、肺经、大肠经。

【功效】 收敛止血，截疟，止痢，解毒。

【主治】 咳血，吐血，流鼻血，疟疾，脱力劳伤，痈肿。

【心悟】

干祖望大师

凡人精神不振，四肢无力，疲劳怠惰，或重劳动之后的困乏等（土语称"脱力"）。用仙鹤草（不计分量），加赤砂（即红糖，也不拘多少），浓煎2次，服用。一般轻者1～2剂，重者3～4剂，必能恢复精神。

干大师把二仙汤（仙茅、淫羊藿、巴戟、当归、黄柏、知母）用其两仙，删去其余四味，加仙鹤草，可称"三仙汤"。凡无外邪的各种疾病而神疲怠惰者都可使用，或在处方中参此三味，效果殊佳。因之其尝戏谓之"中药的激素"。

朱良春大师

朱大师擅用仙鹤草止血、治疗气血虚弱之眩晕、治疗血小板减少性紫癥及过敏性紫癜、治疗痢疾（结肠炎）以及强心等。此外，还善用仙鹤草治疗某些癌症和其他杂症，如《本草纲目拾遗》引葛祖方，仙鹤草"消宿食，散中满，下气，疗……翻胃噎膈"。又常用仙鹤草 100～150g 煎汤代水，加入辨证的处方中，临床用于食管癌、胃癌、肺癌、胰腺癌、乳腺癌等的治疗，有消癌抗瘤之效。

朱大师从自拟经验方"仙橘汤"治疗溃疡性结肠炎的临床观察中证实，仙鹤草对慢性浅表性、慢性萎缩性胃炎伴肠化也有非常明显的疗效，表明仙鹤草既能抗菌抗炎、杀灭幽门螺杆菌，又有修复黏膜、促进再生的双重作用。此外，用仙鹤草配萆草、大枣治盗汗、自汗；配天浆壳治久咳无痰；配僵蚕治消渴症、糖尿病等，多应手收效。

参考文献

[1] 班胜，黎敏.国医大师临床经验实录：国医大师班秀文 [M].北京：中国医药科技出版社，2011：36

[2] 朱良春.国医大师临床经验实录：国医大师朱良春 [M].北京：中国医药科技出版社，2011：99，102

[3] 干祖望.干祖望医话 [M].北京：人民卫生出版社，1996：244

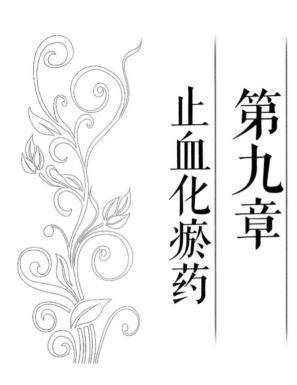

第九章
止血化瘀药

蟅虫

【别名】地鳖、土鳖、过街、簸箕虫等。

【性味】味咸，性寒。

【归经】肝经。

【功效】破血逐瘀，续筋接骨。

【主治】血瘀经闭，癥瘕积块，跌打瘀肿，筋伤骨折。

【心悟】

干祖望大师

考蟅虫一物，干大师著《国药提要》说："通经、催乳、治折伤。"停经、折伤当然是瘀，乳则"血乳同源"，血滞则乳少，用化瘀药当然适合。

用蟅虫治失音 (凡慢性喉炎、声带炎、增生性喉炎的主要症状就是失音)，为历来方书所未载。干大师认为蟅虫毕竟性味较猛，辨证必须明确。在一般情况下，声带水肿应属增生性，充血应属暗晦型，表面虽然"狼藉"不堪，但必须光滑，才是使用蟅虫的适应证，不符合此者，宁可弗用。

如顽僵木然者，与九香虫同用。一以破瘀一以利气，在"血以气行"的关系上更相得益彰。这类喉炎或声带炎经常与喉癌、声带癌相互混淆误诊。所以务宜活体组织病检，证其是表面粗糙者。

马钱子

【别名】马钱、车里马钱、云南马钱。

【性味】味苦，性寒。有大毒。

【归经】肝经、脾经。

【功效】通络止痛，消肿散结。

【主治】风湿顽痹，麻木瘫痪，跌仆损伤，痈疽肿痛。

【心悟】

王琦大师

王大师喜用马钱子壮阳，善通精窍。王大师认为，马钱子用于男科有较强的"壮阳，通精窍"作用。马钱子壮阳，主要是因其有效成分士的宁对脊髓、延髓及大脑皮质等中枢神经系统的强兴奋作用，因而对脊髓勃起中枢兴奋性减退致阳痿者，有很好的疗效。其能通精窍，还可治疗不射精症。现代医学认为，不射精症与大脑皮质抑制过度，低极性中枢功能不能正常发挥作用有关。王大师常用麻黄、细辛、王不留行等通窍之品治之，若效果不显者，非"虎狼之品"不能愈，即加用马钱子。

王大师用马钱子，主张以砂烫或脱脂酸牛奶煮制者为好，一般用量每日控制在0.4g以内。治疗阳痿，亦可用士的宁注射液，每日0.001～0.002g，肌内注射。治疗不射精症，可用马钱通关散，即马钱子0.3g，蜈蚣0.5g，冰片0.1g，共研细末，用麻黄6g，石菖蒲6g，虎杖6g，甘草6g，煎汤，每晚睡前1小时送服，每日1次，30日为1疗程。应该注意的是马钱子过量可引起强直性肌痉挛，导致窒息缺氧或延髓麻痹致死，使用时应告之患者用量、服法，以防过量中毒。

李济仁大师

李大师于肌痹、筋痹、骨痹寒凝血瘀痛者常嘱患者用汤剂冲服九分散一两，若肌肉松弛、缓弱无力，可用汤剂冲服马钱子粉0.6～0.9g。马钱子毒性较大，应严格如法炮制并掌握用量。

鸡血藤

【别名】血风、血藤、大血藤、血风藤、三叶鸡血藤、九层风、马鹿藤、紫梗藤、猪血藤、红藤、活血藤、血龙藤、过岗龙、五层血。

【性味】味苦、甘，性温。

【归经】肝经、肾经。

【功效】补血，活血，通络。

【主治】月经不调，血虚萎黄，麻木瘫痪，风湿痹痛。

【心悟】

班秀文大师

班大师认为鸡血藤补中有行，攻不伤正，为徐图缓攻，治疗瘀血之圣药，不论血瘀或血虚兼有瘀滞之证者均可用之。如治疗妇女崩漏，虽有寒热虚实之分，但离经之血多留瘀，故治崩不忘瘀，常在补肝肾脾药中佐以祛瘀之法，加用鸡血藤治之。痛经治疗当以"通"为要，临床上常用当归芍药散加鸡血藤以血水两治；以温经汤加鸡血藤、丹参、附子等温经暖宫散寒；以桃红四物汤加鸡血藤、益母草以理气活血化瘀。产后疾病与瘀血关系密切，多虚多瘀，虚瘀夹杂，选方用药注意寒而不过温，热而不过凉，补而不滞，常用生化汤或圣愈汤加鸡血藤、益母草、丹参等治之，以补中有化，补而不留瘀。鸡血藤尚有养血舒筋，疏通血脉，善祛瘀生新，祛风蠲痹，常用于治疗各种慢性炎症所致带下，如宫颈炎、盆腔炎，甚至某些盆腔肿块影响所致带下病。鸡血藤集补通于一身，补不滞邪，通不伤正，且性属温和，可益肝阳之气，肝为妇人之先天，与肾脾互为母子制约关系，肝气得疏，肾气得复，脾气得运，瘀祛湿清，最利于带脉之恢复，故为各种带病常用之良药。最适用于带病日久，缠绵不愈，或黄带淋漓，或赤带时作，伴见小腹隐痛，腰膝如折，月经不调，伴有瘀血，经色不鲜之人。

益母草

【别名】 蓷、茺蔚、坤草、九重楼、云母草、森蒂。

【性味】 味苦，性辛。

【归经】 心经、肝经、膀胱经。

【功效】 活血，祛瘀，调经，消水。

【主治】 月经不调，胎漏难产，胞衣不下，产后血晕，瘀血腹痛，崩中漏下，尿血，泻血，痈肿疮疡。

【心悟】

班秀文大师

益母草为治血之药，为妇科经产要药。班大师对益母草的运用非常灵活，如血虚之月经后期，量少色淡，下腹绵绵作痛，头晕眼花者，可用圣愈汤加益母草治之；赤白带下，质稠而属脾失健运，不能统摄血液者，以异功散或补中益气汤加益母草治之；产后恶露不绝，时多时少，色暗有块，偏于虚者以益母草加入佛手散或生化汤治之，偏于瘀积者，常用保产无忧散加益母草治之；婚后不孕，胞脉不通，寒湿凝滞者，常用少腹逐瘀汤加益母草以化瘀通络。此外，运用益母草不只治疗妇科疾病，更用于治疗内科杂病。如血尿者，小便短赤涩痛，属下焦湿热，损伤脉络，用龙胆泻肝汤加益母草治之，取益母草能清太阳膀胱经之热，凉血止血，散瘀通络；益母草适用于疮痈肿毒、皮肤痒疹等，如长夏之时，湿热交蒸，小儿全身肌肤痒疹难忍，或疮疖痈肿，以益母草配忍冬藤适量煮水外洗，以清热解毒，消肿止痒。

凌霄花

【别名】 紫葳、五爪龙、红花、倒水莲、倒挂金钟、上树龙、上树蜈蚣、白狗肠、吊墙花、堕胎花。

【性味】 味辛、酸，性微寒。

【归经】 肝经、心包经。

【功效】 活血散瘀，凉血祛风。

【主治】 月经不调，经闭癥瘕，产后乳肿。

【心悟】

班秀文大师

凌霄花为妇科常用之药，该药属于性味平和的凉开散瘀之药，用之得当，能使肝郁得解，瘀血得行，郁去生机有望，瘀除脉络得行，纵有顽疾缠身，也能康复。尤其对瘀热型之癥瘕、输卵管阻塞、产后乳痛、妇人面部黄褐斑、月经不调等效果显著。如治疗湿瘀互结之带下病，见带下量多，色黄味臭，外阴瘙痒，伴见面部痤疮此起彼伏、纳寐欠佳、口鼻气热、大便秘结者，常以清热化湿、通络健脾法，用四妙散加凌霄花、忍冬藤、土茯苓等治之；治疗产后乳痛，乳汁不畅，乳房结块，按之疼痛，甚或红肿灼热者，常以清热解毒、消肿散结之法，以逍遥散加凌霄花、野菊花、夏枯草、瓜蒌壳、浙贝母等治之；治疗输卵管阻塞不孕，或见痛经，或经色暗黑有瘀块者，常以化瘀通络、养血调经之法治疗，方用当归芍药散加凌霄花、路路通、穿破石等治之；治疗月经不调，先后不一，伴见面部黄褐斑明显者，常用凌霄花、当归、鸡血藤、柴胡、素馨花、佛手花、合欢花、赤芍等以养血调经，疏肝醒脾。

丹参

【别名】 紫丹参、红根、血参根、大红袍。

【性味】 味苦，性微寒。

【归经】 心经、心包经、肝经。

【功效】 活血祛瘀，凉血消痈，养血安神。

【主治】 月经不调，经闭痛经，癥瘕积聚，胸腹刺痛，热痹疼痛，疮疡肿痛，心烦不眠，肝脾大，心绞痛。

【心悟】

班秀文大师

由于丹参入血分，能治血病，功善活血祛瘀，性微寒而缓，既能活血，又能养血补血，祛瘀生新而不伤正，善调经水，为妇科调经常用药。丹参与鸡血藤两者功效有类似之处，但丹参偏于凉散，鸡血藤则偏于温补，两者配伍使用，一温一凉，一补一散，相反相成，其功效相得益彰。因此，在妇科中常用鸡血藤与丹参配伍应用。经者血也，治疗月经病必治血。如阴虚血热而致月经先期、月经量多者，常用两地汤以滋阴制火，阴液充足，则虚火自平，但阴药多柔腻，易于留瘀，加丹参、鸡血藤以补中有行，滋腻而不留瘀，避免有后遗之患。又丹参苦而微寒，能凉血祛瘀，故在治疗血热而致月经量多甚则崩漏者，常加丹参既能清热止崩，又能养血祛瘀。赤白带下，属湿瘀互结之变，无论湿热或是寒湿，均可加用丹参、鸡血藤，除湿之时，以补血化瘀，则带下自愈。湿瘀互结，滞于冲任胞宫，发为癥瘕而见卵巢囊肿、子宫肌瘤或附件炎性包块者，以当归芍药散加味治之，以化瘀健脾利湿以消癥，并重用丹参配当归以养血化瘀，补而不滞，且丹参功同四物，活血而无耗血之虑。产后病既虚又瘀，用药宜补中有行，祛瘀而不伤正，故常用丹参、鸡血藤、益母草等既能补血养血，又能活血化瘀，且无过寒或过温之虞。

颜德馨大师

古有"一味丹参，功同四物"之说，颜大师认为本品补血力稍逊，而偏于活血止痛，上行入脑，下行归心，常用于心脑病属气滞血瘀者。如与檀香、砂仁、降香、川芎、红花配伍，用以治疗气滞血瘀，络道不和的胸痹、胸胁胀痛诸症；配伍半夏、茯苓、胆南星等，可治疗风痰瘀血痹阻经络之中风；配水蛭、远志、石菖蒲等用于瘀血阻窍之眩晕。

丹参味苦性寒，尚有清心之功，临床配黄连、生地黄、柏子仁，清血热以安神，泻心火除烦之力益彰，用于失眠证属心火夹瘀血，内扰心神者；与炒远志、石菖蒲、生酸枣仁伍用，治疗健忘，也取其清心安神之功。丹参一味，治疗血管性痴呆，效果也佳。

红花

【别名】草红、刺红花、杜红花、金红花。

【性味】味辛，性温。

【归经】心经、肝经。

【功效】活血通经，散瘀止痛。

【主治】经闭，癥瘕，难产，死胎，产后恶露不行、瘀血作痛，痈肿，跌仆损伤。

【心悟】

班秀文大师

红花为妇科常用之活血化瘀药，擅长通经，凡属血瘀而致的月经不调均可使用。常配桃仁、当归、白芍、川芎、熟地黄、牛膝、益母草等治疗月经过少、经期延长、闭经等属血瘀证者；用温经汤、少腹逐瘀汤加红花治疗寒凝血瘀之痛经、不孕症等。红花"主产后血病为胜"，因此常用红花治疗产后恶露不绝、胎死腹中、胞衣不下等胎产之病。且红花辛散温通，善于祛瘀止痛，桃仁苦以泄滞血，能泻血分之壅滞，又去血中之热。故两药常配伍使用，既活血化瘀，祛瘀生新，又无寒热之偏颇。

张镜人大师

张大师尝读《药品化义》云："红花，善通利经脉，为血中气药，能泻而又能补，各有妙义。若多用三分，则过于辛温，使血走散，同苏木逐瘀血，合肉桂通经闭，佐当归、芍药治遍身或胸腹血气刺痛，此其行异而活血也。若少用七八分，以疏肝气，以助血海，大补血虚，此其调畅而和血也。若只用二三分，入心以配心血，解散心经邪火，令血调和，此其滋养而生血也。分量多寡之义，岂浅鲜哉。"是说，殊不足信，张大师以为血者运行经脉，洒陈脏腑，宜调畅，忌涩滞。红花总属行血、破血之品，少则行，多则破，分量权衡，在于审定病机与瘀滞之深浅，用之得当，经脉宣利，血行遂复常度，疾蹇正安，身体自臻康泰，岂可以为多用能泻，而少用反能补。《本草述钩元》云："红花开于盛夏，其色正红，火也，其气温，其味辛甘。发散为阳而归于苦，苦又火味，确为入心之药，如投之得宜，则润燥通经、活血散肿，是其功也。诸家于多用少用分破养，盖血脉欲行不欲壅，然既已行矣，而更行之，岂不反害耶，固非一物而补泻忽异也。"张大师认为此为真知灼见，甚合临床实际。

三棱

【别名】泡三棱、芩根、京三棱、红蒲根、光三棱、黑三棱、芩草、三棱草。

【性味】味辛、苦，性平。

【归经】肝经、脾经。

【功效】破血祛瘀，行气止痛。

【主治】血滞经闭，痛经，产后瘀阻腹痛，跌打瘀肿，腹中包块。

【心悟】

班秀文大师

班大师认为本品攻散之力较为猛烈，久用易伤正气，且癥瘕等血瘀之证日久正气已伤，因此使用本品应中病即止，不可久用，或配以益气养血之品。攻补兼施，以防伤正。此外，三棱破血之力较莪术强，行气导滞之力较弱，多用于破血逐瘀以消癥块，而少用于治疗痛经。

莪术

【别名】莸药、莪莛、青姜、黑心姜。

【性味】味辛、苦，性温。

【归经】肝经、脾经。

【功效】破血消积，行气止痛。

【主治】癥瘕痞块，瘀血经闭，食积胀痛，早期宫颈癌。

【心悟】

班秀文大师

莪术除可用于治疗血瘀经闭、癥瘕之患外，因其有良好的行气止痛之功，故凡气滞、血瘀、寒凝所致的经行疼痛、产后腹痛及盆腔炎等，常配以理气、散寒、调经之品以增强止痛之功，如当归、香附、川芎、丹参、赤芍、皂角刺、吴茱萸、小茴香等。莪术亦有耗气伤血之弊，使用不宜过量、久服，中病即止，气血亏虚、脾胃虚弱而有癥瘕者，使用本品须佐以健脾益气之药，以攻补兼施，祛邪而不伤正。不少医家喜欢三棱、莪术配合应用，但班大师往往仅用莪术，而不伍三棱。因为妇人体质娇嫩，不耐攻伐；三棱、莪术同用，破血太过，恐伤正气。三棱、莪术虽同为活血祛瘀药，但同中有异，三棱偏于破血，活血作用比莪术强；莪术偏于行气止痛，祛瘀作用较三棱缓和，此即有益于固护正气。因而治疗痛经常在辨证的基础上加入莪术。

川芎

【别名】 芎䓖、香果、胡䓖、马衔。

【性味】 味辛，性温。

【归经】 肝经、胆经、心包经。

【功效】 活血行气，祛风止痛。

【主治】 月经不调，经闭痛经，癥瘕腹痛，胸胁刺痛，跌仆肿痛，头痛，风湿痹痛。

【心悟】

李济仁大师

本品能活血行气、祛风止痛，为血中之气药，走而不守。

川芎性温，其通脉行血之力强，为脉痹之要药，常与地龙、活血藤、归尾、桂枝、水蛭等相配伍。但川芎性善走窜，易耗伤气血，故用量不宜过大，一般为 3～9g，也不宜久服。

颜德馨大师

川芎上行头目，中开郁结，下调经水，既能活血化瘀，又可行气通滞，辨证而施，则有"气通血活，何患不除"之功。颜大师认为临证可治疗多种疾病证属瘀血者。

头痛：川芎辛温香窜，走而不守，尤能上行头目，为治疗头痛要药。"头为诸阳之会，唯风可到"，宗"治风先治血，血行风自灭"之说，对风寒、肝火、痰浊、瘀血等引起的顽固性头痛，当取川芎为君，以活血化瘀通络，配以羌活宣发风邪，二药相使，引药上行脑络，共奏止痛之效，既治表证头痛，亦疗内伤头风，故《本经逢原》说："羌活与芎蒻同用，治太阳、厥阴头痛。"外感头痛多以川芎茶调散化裁；内伤头痛则取桃红四物汤加减；若痰湿甚头痛且重者，配苍术、半夏、升麻；肝火旺头痛且胀者，辅以黄芩、夏枯草、石楠叶；久痛不已者，则加用全蝎、蜈蚣、露蜂房等虫蚁之品。

眩晕：川芎擅长祛风行血，黄芪功善升阳补气，二者相配，则能益气活血，引血上行。血液上行头目，全赖清阳之气升发。人体随着年龄的增长，清阳之气日渐衰弱，以致气血上奉减少，血气不升，脑络失养，则头痛、目眩、健忘、痴呆等症丛生。诸如老年高血压病、脑动脉硬化、脑血管意外、老年性痴呆等，多由清阳下陷，血瘀内滞所致，治此习用东垣清暑益气汤、益气聪明汤、补阳还五汤等方出入，并重用黄芪、川芎二味，可收事半功倍之效。

血证：每取川芎与当归合方，此即佛手散，众多传统名方中多含有此方。当归性润，功能补血和营，配以川芎活血行气，则补血而不滞，活血而不伐。血虚者常兼血瘀，盖血液盈余则流畅，若病久营血耗损，血脉空虚，无余以流，则艰涩成瘀，而瘀血不去，则新血不生，互为因果。故治疗再生障碍性贫血、白细胞减少症、血小板减少性紫癜等血液系统难治病，则取当归、川芎于补血药中，其效益倍。属热者辅以虎杖、升麻等清营泄热；属寒者佐以补骨脂、肉桂、鹿角、牛骨髓等温经壮阳；兼有脾运失健，纳呆腹胀者，则加入苍术、白术、谷芽、麦芽，以鼓舞中州，促进药物吸收，寓"上下交损，当治中焦"之意。

郁证：朱丹溪谓"气血冲和，万病不生，一有怫郁，诸病生焉"，创越鞠丸，用川芎、苍术以疏肝行气，活血化瘀，示后人治郁大法。《内经》虽有"五郁"之说，但总以木郁气滞为多见。肝主疏泄，斡旋周身阴阳气血，使人的神志活动、水谷运化、气血输布、三焦气化、水液代谢宣统条达，一旦肝失常度，则阴阳失调，气血乖违，气滞、血瘀、痰生、火起、风动诸疾丛生，魏玉瑛谓"肝为万病之贼"，确有至理。苍术气味芳香，不仅擅长燥湿，更能行气解郁，配以川芎，气血双调，用于多种难治病，有"疏其血气，令其调达，而致和平"之效。

牛膝（附：土牛膝）

【别名】 怀牛膝、牛髁膝、山苋菜、对节草、红牛膝、杜牛膝、土牛膝。

【性味】 味苦、酸，性平。

【归经】 肝经、肾经。

【功效】 补肝肾，强筋骨，逐瘀通经，引血下行。

【主治】腰膝酸痛，筋骨无力，经闭癥瘕，肝阳眩晕。

【心悟】

李济仁大师

牛膝入肝肾二经，能引药至下半身，故常作为引经药，凡痹在下半身均可酌用。川牛膝偏于活血祛瘀、通经止痛，怀牛膝偏于补益肝肾、强筋壮骨。取其活血通痹，常用川牛膝配以当归、川芎、活血藤、桃红、乳香、没药、丹参等；取其补肾强筋，常用怀牛膝配以杜仲、虎胫骨（猪骨代）、鹿角胶、肉苁蓉、熟地黄、白芍、木瓜等。

土牛膝又名野牛膝，为野生牛膝的干燥根茎及根。功能活血散瘀，祛湿利尿，清热解毒。民间有用鲜土牛膝 18～30g（干品 12～15g）和猪脚 1 只（23cm），红酒和水各半煎服，治疗风湿性关节炎。李大师在治疗湿热型和热毒型的痹病时，常在方剂中加土牛膝 15～30g，土茯苓 50～100g，清热利湿解毒效果理想。

姜黄

【别名】黄姜、毛姜黄、宝鼎香。

【性味】味辛、苦，性温。

【归经】脾经、肝经。

【功效】破血行气，通经止痛。

【主治】血瘀气滞诸证，胞腹胁痛，妇女痛经，闭经，产后瘀滞腹痛，风湿痹痛，跌打损伤，痈肿。

【心悟】

李济仁大师

临床治疗上肢痹痛常将片姜黄与桂枝同用，引药直达上肢。李大师常用自拟肩宁散治疗肩关节周围炎。处方：片姜黄 15g，川桂枝 9g，羌活 9g，归尾 12g，炙穿山甲 6g，蕲蛇 15g，干地龙 15g，红花 9g，威灵仙 12g，川芎 9g，生地黄 25g，白芥子 12g，共为细末，每次 6g，黄酒送服，每日 2 次。

穿山甲

【别名】鲮鲤、陵鲤、龙鲤、石鲮鱼。

【性味】味咸，性微寒。

【归经】肝经、胃经。

【功效】活血散结，通经下乳，消痈溃坚。

【主治】血瘀经闭，癥瘕，风湿痹痛，乳汁不下，痈肿，瘰疬。

【心悟】

李济仁大师

五体痹之湿痰坏血凝聚，非一般活血化瘀开痰之药所能奏效者，皆可用穿山甲透达。穿山甲用于治疗血瘀痰凝之皮痹，可配刺猬皮、地骨皮、川芎、桃红、橘络、海藻、昆布等；用于治疗骨节变形之骨痹，可配用补肾壮骨和虫类搜剔之品。一般用量为汤剂 6～9g，或入丸、散剂。

任继学大师

穿山甲治下清上，直达病所。任大师用穿山甲治疗肾风血尿及咽喉红赤日久不退。

肾风：最早见于《素问·风论》，以其作为独立疾病，分急性肾风（急性肾小球肾炎）和慢性肾风（慢性肾小球肾炎及部分肾病综合征）。任大师认为，肾风发生病机核心在肾，关键在咽喉。肾风是以经络相连的上下同病。毒邪盘踞于咽喉日久不除，一者局部气血塞滞，故咽部红赤、肿胀、痛或不痛、经久不愈；再者咽部瘀毒可沿经络、气血移邪于肾，肾之血络阻塞，造成"血液稽留，为积为聚，为肿为毒"（《医林绳墨》）。肾之脉络膜由瘀肿变薄或毒邪所伤而致血液外渗，遂致尿血。

血尿：可为肉眼血尿或镜下血尿或尿潜血，瘀血阻络为关键，瘀去则新生，治疗肾风须治下清上，以利咽解毒、活络化瘀为法，佐以益肾。对于肾风之咽赤，不能单纯理解为清热即是解毒。瘀毒须从瘀解，穿山甲的特点就在于搜剔瘀血而解毒，通经达络而止血。任大师每用穿山甲 5～10g，妇女月经期慎用。

水蛭

【别名】 蛭蟒、至掌、蚑、蚑、马蜞、马蛭、蜞、马蟥、马鳖、红蛭、水蜞、蚂蝗蜞、黄蜞。

【性味】 味咸、苦，性平。有小毒。

【归经】 肝经。

【功效】 破血，逐瘀，通经。

【主治】 癥瘕痞块，血瘀经闭，跌仆损伤。

【心悟】

颜德馨大师

证有虚、实、寒、热之异，病有脏腑、经络之别，瘀有新、久、轻、重之分，凡治瘀证，必先明此理。临床见巩膜有瘀丝累累，或见瘀斑、瘀块，或眼睑暗黑、青紫，或口唇色紫、发黑，或皮肤色素沉着、粗糙，或肌肤甲错、青筋暴露，或毛发枯黄脱落，或舌质紫暗、舌有瘀斑，或舌下系带色暗、血管怒张、色紫、充盈，或指端粗大、指甲暗黑，或癥瘕积块，或痛如针刺、痛有定处等，均为瘀血证。亦可以将血液流变测定、甲皱微循环观察等实验数据，作为瘀血之佐证。

颜大师认为水蛭虽有逐瘀之力，若不加辨证，不重配伍，则获效甚微，甚则犯虚虚之弊。故用水蛭等活血化瘀之品，必须合理配伍，如配伍柴胡、枳壳、降香、小茴香等，为理气化瘀法；配伍附子、桂枝、吴茱萸、细辛等，为散寒化瘀法；配伍金银花、连翘、牡丹皮、广犀角等，为清热化瘀法；配伍马钱子、地龙、全蝎、地鳖虫等，为通络化瘀法；配伍黄药子、海藻、昆布、穿山甲等，为软坚化瘀法；配伍大黄、枳实、厚朴、莱菔子等，为攻下逐瘀法；配伍参三七、土大黄、蒲黄等，为止血化瘀法；配伍黄芪、党参、白术等，为益气化瘀法；配伍生地黄、地骨皮、鳖甲胶、龟甲胶等，为育阴化瘀法。凡此九法，治疗疑难顽杂诸症，多能获效。对于瘀血证，或久病入络，或新病骤成，或气滞、气虚、血热、寒凝所致，均可选用水蛭投之。

凡用水蛭，必审证而用药，有瘀则可服用，无瘀则勿滥施。然而临床应用水蛭，尤应注意中病而即止，以免攻伐太过，耗伤正气。水蛭以生水蛭粉吞服为佳，其用量少则每日 1g，多则每日 6g。生用者，乃取水蛭破血逐瘀之力，若经加热炮制，其功效大减，几无活血散瘀之力。服用时可装入胶囊，以除其腥。新病之瘀多实，宜峻剂攻瘀，祛瘀务净，以免残瘀羁留，造成后患，故水蛭用量宜大，使瘀血骤化，然后渐次减量，以祛残留之瘀；久病之瘀多虚，宜峻药缓攻，缓缓图治，以免攻伐太过，耗伤正气。故初用水蛭，剂量宜小，待有动静，渐次加重，使瘀结之凝血缓缓消散，达到气血调和。

景天三七

【别名】 土三七、墙头三七、见血散、血山草、破血丹、六月淋。

【性味】 味甘、微酸，性平。

【归经】 心经、脾经、肝经。

【功效】 散瘀止血，安神镇痛。

【主治】 衄血，吐血，咯血，牙龈出血，或消化道出血，子宫出血，血小板减少性紫癜，心悸，烦躁失眠，外用治跌打损伤，外伤出血，烧烫伤。

【心悟】

张镜人大师

近代报道对各种血证，如衄血、咯血、吐血、尿血、便血、妇女崩漏等均堪奏效，并治疗跌打损伤，但张大师临床应用体会，其平肝清热、宁心安神的功能，殊不逊于芍药、钩藤、茯神、远志。头晕得而可愈，心悸得而可平，烦躁得而可定，睡眠得而可安。凡癫痫患者，在化痰制痫中加此一味，每多桴应，盖味甘微酸之品，甘则缓，酸则敛，甘酸化阴，阴液濡养，则心神有倚，风阳自戢耳。

参考文献

[1] 干祖望. 干祖望医话 [M]. 北京：人民卫生出版社，1996：244

[2] 王东坡，张凯麟. 王琦男科用药经验撷粹 [J]. 中医杂志，2003，44(5)：343-345

[3] 李艳. 国医大师临床经验实录：国医大师李济仁 [M]. 北京：中国医药科技出版社，2011：43-44，49，51

[4] 班胜，黎敏. 国医大师临床经验实录：国医大师班秀文 [M]. 北京：中国医药科技出版社，2011：25，27，32-33，35

[5] 颜德馨. 国医大师临床经验实录：国医大师颜德馨 [M]. 北京：中国医药科技出版社，2011：73-75

[6] 李艳. 国医大师临床经验实录：国医大师李济仁 [M]. 北京：中国医药科技出版社，2011：42

[7] 刘朝圣，曾顺，毛武燚. 名医用药佳话 [M]. 北京：中医古籍出版社，2008：152-153

[8] 王松坡. 国医大师临床经验实录：国医大师张镜人 [M]. 北京：中国医药科技出版社，2011：26

第十章 化痰止咳平喘药

栝楼

【**别名**】苦瓜、吊瓜、老鸦瓜。

【**性味**】味甘、苦，性寒。

【**归经**】胃经、肺经、大肠经。

【**功效**】清热化痰，宽胸散结，润燥滑肠。

【**主治**】肺热咳嗽，痰浊黄稠，胸痹心痛，结胸痞满，乳痈，肺痈，痈肿疮毒，消渴，便秘。

【**心悟**】

干祖望大师

栝楼的药力作用重点部位在于皮和仁。皮以其质地空松，故能疏通胸膈阻塞；仁多油，故能荡涤痰垢黏腻。所以古人都用全栝楼，取其皮、仁同用之意。不过楼实一老，水分蒸发而中空，瓜瓤即失其中间牵连作用而皮仁分离，故药工都在其未老（未熟透）之前摘取晒干而剖切成块，才能保持我们现在看到的皮、瓤、仁三者浑然一体的形象。唯张山雷不赞成瓜瓤入药，可栝楼的瓤正像乳房中的乳腺，以中医"医者意也"论证，正是引药入络的良药，非但没有一弊，而且更为有利。

古人认为栝楼治疗乳腺炎有其独到之处，其外形似乳房，内有瓜瓤如乳腺；乳房在人身胸部，栝楼作用于上焦。《本草从新》的"清上焦之火……荡涤胸中郁热垢腻"可以证实；栝楼具备了防治急性乳腺炎形成的功能，诚如《本草备要》所谓"清上焦之火，使痰气下降……通乳消肿"。栝楼除了清泻阳明经伏热之外，还具备疏厥阴之气的作用，而急性乳腺炎的内因正是阳明积热、厥阴气逆。故《中国药学大辞典》引王秉衡的说法为"栝楼实，润燥开结，荡热涤痰，夫人知之。而不知其疏肝郁，润肝燥，平肝急之功，有独擅也"。

急性乳腺炎，正是肝郁、胃热、气滞、毒凝及乳汁壅结所致，所以栝楼一药，成为其天生的克星。

当然，它也有副作用，就是滑肠致泻。所以，它就被归入平和的通便药中。

颜正华大师

颜大师在应用瓜蒌时，常将皮与仁分开。瓜蒌皮偏清热化痰、利气宽胸，而瓜蒌仁则偏润燥化痰、润肠通便。另有瓜蒌霜为瓜蒌仁去油之品，功似瓜蒌仁而力弱。颜大师应用瓜蒌善灵活配伍，治疗痰热咳嗽、黄稠难咳之症每每选用。症轻者单用；症重而又见胸膈痞满者，常配黄芩、枳实、胆南星等同用。若痰稠黄结块，又常与知母、贝母等清热润肺稀痰之品同用以稀释痰液。此外，瓜蒌仁能润燥化痰，治疗燥咳痰黏而兼热者，常与贝母、麦冬、桑叶等同用。治疗胸痹心痛，常与半夏、枳实、桂枝等同用，如瓜蒌薤白半夏汤、瓜蒌薤白白酒汤、枳实薤白桂枝汤等。据此，今人以全瓜蒌治疗冠心病取效。颜大师用本品治疗痰热互结胸膈之痞满作痛，按之加重，常与黄连、半夏伍用，如小陷胸汤。治疗乳痈肿痛，常与蒲公英、牛蒡子等同用；治疗肠痈腹痛，常以全瓜蒌或瓜蒌仁配伍蒲公英、牡丹皮、金银花、大黄等同用；治疗肺痈吐脓，常与全瓜蒌或瓜蒌仁配伍芦根、鱼腥草、桔梗、薏苡仁等同用。治疗肠燥便秘兼热者，常以全瓜蒌配决明子、生何首乌等同用；无热者，可以瓜蒌仁或瓜蒌霜配火麻仁、柏子仁、郁李仁、枳壳等同用。

马兜铃

【别名】水马香果、蛇参果、三角草、秋木香罐。

【性味】味苦、微辛，性寒。

【归经】肺经、大肠经。

【功效】清肺降气，化痰止咳。

【主治】肺热喘咳，痰中带血，咯血，失音，痔瘘肿痛。

【心悟】

干祖望大师

干大师用马兜铃治疗各种鼻病。鼻塞不通，在鼻病中最为常见。除息肉、息变、肿瘤、中隔弯曲、增殖体肥大等之外，大多为鼻炎所致。凡各法无效，不管鼻腔中各种表现，只需气实正充者，马兜铃似颇有效。下鼻甲肥大、充盈满腔者，如收缩不良者攻坚；收缩尚可者化瘀；黏膜苍白者温通；黏膜充血者清肺；气怯者补中益气……虽为常法，却无定规。

浙贝母

【别名】浙贝母、大贝、象贝、元宝贝、珠贝。

【性味】味苦，性寒。

【归经】肺经、心经。

【功效】清热化痰，消肿散结。

【主治】风热咳嗽，痈肿，瘰疬。

【心悟】

王琦大师

王大师喜用浙贝母解郁散结，通淋沥。王大师认为贝母在明代以前尚无浙、川之分，而其应用亦非今日之比。如《神农本草经》曰："主淋沥邪气。"《金匮要略》治疗妊娠小便难用当归贝母苦参丸。李时珍曰："治心中气郁不快。"清代医家傅青主用贝母于保产无忧散中以治漏胎或难产，说明古人用贝母范围较广。现代研究证明，浙贝母对腺体分泌有抑制作用。因此王大师常用浙贝母治疗前列腺炎、前列腺肥大等。认为前列腺疾病常出现前列腺导管阻塞或不畅，其病因与瘀、湿、虫、毒郁结有关，而浙贝母能散郁结、通淋沥，用之尤当。临床常与苦参等配伍使用，治疗前列腺肥大，多3～5剂见效。

颜正华大师

颜大师认为，川贝母、浙贝母均味苦性寒凉，同归肺心经，同具清热化痰开郁之功，适用于痰热咳嗽、风热咳嗽、痰火郁结、胸闷心烦、疮肿、瘰疬、乳痈及肺痈等症；浙贝母则苦寒清泻力强，功偏清热散结，又兼解毒，适用于风热或肺热咳嗽，以及疮肿、瘰疬等属风邪、痰火郁结的实证。浙贝母、川贝母均能散结开郁，然浙贝母药力尤强而兼解毒。

颜大师因贝母善清热化痰止咳，治疗痰热咳喘、咳痰黄稠，故常以浙贝母或川贝母与瓜蒌、桑白皮、地骨皮、黄芩等同用，以增强清肺化痰之力。治疗外感风热咳嗽，可以浙贝母与桑叶、牛蒡子、前胡、苦杏仁等同用。治疗伤风咳嗽，可以川贝母配麻黄、苦杏仁、款冬花等同用。川贝母又善润肺止咳，治疗肺有燥热之咳嗽痰少而黏，常与桑叶、知母、麦冬等清燥润肺止咳之品同用；治疗阴虚劳嗽，常与知母、百部、百合、沙参等合用，以养阴润肺止咳。治疗痰热互结或久郁化火而致的胸闷心烦，常与瓜蒌、郁金、桔梗等同用；治疗瘰疬痰核，常与玄参、生牡蛎等同用，如消瘰丸；治疗疮痈肿毒与乳痈，常与蒲公英、天花粉、连翘、金银花等同用；治疗肺痈咳吐脓血，可配金荞麦、鱼腥草、芦根等药，以清肺祛痰排脓。此外，颜大师常以川贝母与乌贼骨、甘草为散服治疗胃溃疡有效；以浙贝母与夏枯草、海藻、昆布、莪术等药同用，治疗甲状腺肿瘤，每收良效。

丝瓜络（附：橘络）

【别名】丝瓜筋、丝瓜布、天萝筋、丝瓜网、丝瓜壳、瓜络、絮瓜瓤、天罗线、丝瓜瓤、千层楼。

【性味】味甘，性平。

【归经】肺经、胃经、肝经。

【功效】化痰通络，活血，祛风。

【主治】痹痛拘挛，胸胁胀痛，乳汁不通。

【心悟】

李济仁大师

李大师主用本品于筋痹、骨痹。《本草便读》云："丝瓜络，入经络，解邪热。热除则风去，络中津液不致结合而为痰，变成肿毒诸症，故云解毒丸。"痰凝阻络之筋骨痹，常配以淡竹沥、生姜汁、姜半夏、橘络、路路通、露蜂房、白芥子等。常用量为 6 ～ 12g。

橘络为芸香科植物福橘或朱橘等多种橘类的果皮内层的筋络。能理气疏筋、通经活络，驱皮里膜外积痰，常与丝瓜络并用。

桔梗

【别名】包袱花、铃当花、道拉基。

【性味】味苦、辛，性平。

【归经】肺经。

【功效】宣肺，利咽，祛痰，排脓。

【主治】咳嗽痰多，胸闷不畅，咽痛，音哑，肺痈吐脓，疮疡脓成不溃。

【心悟】

颜正华大师

颜大师认为，桔梗辛散苦泄性平，质轻上浮，善于提肺气，而宣肺祛痰排脓，兼解表利咽。凡咳嗽痰多或咳痰不爽，不论肺寒肺热，俱可选用，尤以外邪犯肺者用之为佳。又可治疗肺经风热之咽痛音哑、气滞痰阻之胸膈满闷，以及肺痈胸痛、咳吐脓血或腥臭黄痰等症。另，古云桔梗为"诸药舟楫，载药上浮"，多用于胸膈以上的疾病。颜大师临证应用桔梗精于配伍，治疗风寒袭肺之咳嗽痰多，常配紫苏、苦杏仁、半夏、生姜等，如杏苏散；治疗风热袭肺之咳嗽痰稠难咯，常配桑叶、菊花、苦杏仁等，如桑菊饮；治疗外感咳嗽，日久不止而痰多难咯者，常配紫菀、百部、白前、甘草等，如止嗽散；治疗风热或肺热之咽痛音哑，可配牛蒡子、蝉蜕、生甘草、黄芩等同用；治疗气滞痰阻之胸闷不舒，可配枳壳、瓜蒌皮、香附等同用。再者，桔梗善宣肺排脓祛痰，治疗肺痈胸痛、咳吐脓血或腥臭黄痰，颜大师常将桔梗与鱼腥草、金荞麦、金银花、冬瓜子、薏苡仁、芦根等同用。

旋覆花

【别名】驴儿草、百叶草。

【性味】味咸，性温。

【归经】肺经、肝经、胃经。

【功效】消痰，下气，软坚，行水。

【主治】胸中痰结，胁下胀满，咳喘，呃逆，唾如胶漆，心下痞鞕，噫气不除，大腹水肿。

【心悟】

颜正华大师

颜大师应用旋覆花，每随证配伍。如取其下气行水消痰之意，用于治疗痰壅气逆之咳喘痰多，证属寒而兼表者，常配生姜、半夏、细辛等药；证属热者，可配桑白皮、葶苈子、前胡、白前等。治疗痰饮蓄结之胸膈痞闷、大便秘涩等症，可配大黄、槟榔、柴胡等药，如旋覆花汤；若治疗痰结胸痞，唾如胶漆者，又常与海浮石同用。旋覆花功善降逆止呕，治疗脾胃气虚痰湿内阻所致的呕吐、呃逆、噫气，常配赭石、半夏、生姜、人参，如旋覆代赭汤。

竹茹

【别名】竹皮、青竹茹、淡竹皮茹、淡竹茹、麻巴、竹二青、竹二皮、嫩竹茹、细竹茹、水竹茹、甘竹茹。

【性味】味甘，性寒。

【归经】心经、肺经、肝经。

【功效】清热化痰，除烦止呕。

【主治】肺热咳嗽，痰热心烦不寐，胃热呕吐，妊娠恶阻。

【心悟】

任继学大师

重剂竹茹治疗风消。风消一病，多由素体胃肠亏虚，脾阴不濡，复受恐惧不解，饮食所伤，导致脾胃衰败，气机逆乱，上不养心，下不济肾而成，总以"虚损"为主。"诸虚互见，当取中土。"任大师治疗风消，多从脾胃入手，善用竹茹重剂，以醒脾和胃、调理气机，每获良效。

半夏

【别名】地文、守田、羊眼半夏、蝎子草、麻芋果。

【性味】味辛，性温。有毒。

【归经】脾经、胃经、肺经。

【功效】燥湿化痰，降逆止呕，消痞散结；外用消肿止痛。

【主治】湿痰，寒痰证，呕吐，心下痞，结胸，梅核气，瘿瘤，痰核，痈疽肿毒，毒蛇咬伤。

【心悟】

李今庸大师

李大师每以半夏为主组方以治疗因痰饮而失眠者。李大师曾治疗一50岁每夜赖服"安眠药"的严重失眠男性患者，处方：半夏9g，茯苓9g，陈皮9g，桂枝9g，白术9g，炙甘草6g，牡蛎12g，以水煎服，并嘱停服安眠药，患者服此药的当晚安然入睡。

朱良春大师

常选半夏与夏枯草合用治疗不寐。正如《医学秘旨》云："盖半夏得阴而生，夏枯草得阳而长，是阴阳配合之妙也。"二药合用，使"阴阳已通，其卧立至"。

参考文献

[1] 干祖望.干祖望医书三种[M].济南：山东科学技术出版社，2002：204-205

[2] 干祖望.干祖望医话[M].北京：人民卫生出版社，1996：242

[3] 王东坡，张凯麟.王琦男科用药经验撷粹[J].中医杂志，2003，44(5)：343-345

[4] 颜正华.国医大师临床经验实录：国医大师颜正华[M].北京：中国医药科技出版社，2011：38-39，41-42

[5] 李艳.国医大师临床经验实录：国医大师李济仁[M].北京：中国医药科技出版社，2011：43

[6] 刘朝圣，曾顺，毛武源.名医用药佳话[M].北京：中医古籍出版社，2008：153

[7] 李今庸.李今庸临床经验辑要[M].北京：中国医药科技出版社，1998：65-66

[8] 朱良春.国医大师临床经验实录：国医大师朱良春[M].北京：中国医药科技出版社，2011：91

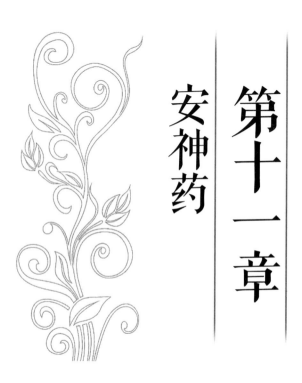

第十一章

安神药

首乌藤

【别名】夜交藤、何首乌藤、夜交屯。

【性味】味甘、微苦,性平。

【归经】心经、脾经、肾经、肝经。

【功效】养心,安神,通络,祛风。

【主治】失眠,劳伤,多汗,血虚身痛,痈疽,瘰疬,风疮疥癣。

【心悟】

班秀文大师

班大师认为首乌藤有祛风湿止痒之功,故治疗带下兼有肝肾不足之头晕、腰膝酸软、筋骨酸痛等最为适用,属于以补为主,补中有通之药。妇人以肝为先天,肾为人体生殖之根,故带下等妇人疾患,日久病及根本,最易出现肝肾阴虚,肝虚则疏泄不及,肾虚则封藏不能,致使带下病经久不愈,且带下病既久,多有瘀阻,故纯补虚则邪气壅滞,纯祛邪则体虚难支,唯有补中寓通之剂最为合适,故以首乌藤治之,以肝肾俱治,肝肾固而脉络通,先天足而邪气祛,带下自愈。

酸枣仁

【别名】山枣仁、山酸枣。

【性味】味甘、酸,性平。

【归经】肝经、胆经、心经。

【功效】补肝,宁心,敛汗,生津。

【主治】虚烦不眠,惊悸多梦,体虚多汗,津伤口渴。

【心悟】

颜正华大师

颜大师认为,酸枣仁甘补酸收而性平,善养心阴补肝胆而宁心,为安神良药。又能敛阴止汗生津,适用于虚烦失眠、惊悸多梦、体虚多汗、津少口渴。颜大师善于配伍活用酸枣仁。酸枣仁养心安神,治疗虚烦失眠多梦、惊悸健忘每用,证属心肝血虚者,常配伍当归、制何首乌、龙眼肉、茯神等同用;属肝虚有热者,常与知母、茯苓等同用;属心肾不足、阴虚血少又兼见咽干口燥者,可配生地黄、玄参、柏子仁、五味子等养心滋肾药,如天王补心丹。酸枣仁敛汗生津,用于体虚自汗、盗汗、津亏口渴,可与人参、麦冬、五味子等同用。

龙骨

【别名】陆虎遗生、那伽骨、生龙骨、煅龙骨、五花龙骨、青化龙骨、花龙骨、白龙骨。

【性味】味甘、涩，性平。

【归经】心经、肝经、肾经、大肠经。

【功效】镇静，敛汗涩精，生肌敛疮。

【主治】神经衰弱，心悸，失眠，多梦，自汗，盗汗，遗精，遗尿，崩漏，带下；外用治疮疡久溃不敛。

【心悟】

颜正华大师

颜大师用龙骨善于配伍活用。治疗惊狂烦躁，与桂枝、牡蛎、蜀漆等同用，如桂枝去芍药加蜀漆龙骨牡蛎救逆汤；治疗心悸怔忡、失眠多梦，每与酸枣仁、牡蛎、首乌藤等安神药同用；治疗肝阳上亢之头晕目眩、烦躁易怒，常配伍生牡蛎、龟甲、白芍、赭石等同用，如镇肝熄风汤；治疗自汗、盗汗，多与牡蛎、五味子同用，属阳虚自汗，可加黄芪、白术；属阴虚盗汗，可加生地黄、白芍、麦冬等；治疗遗精、滑精，可配伍韭菜子、金樱子等；治疗遗尿尿频，可配桑螵蛸、益智仁、覆盆子等；治疗泻痢不止，可配诃子、罂粟壳、赤石脂等，如龙骨散；治疗便血，常与地榆炭、大黄炭、乌梅炭等同用；治疗崩漏或月经过多，常与海螵蛸、贯众炭、山茱萸等同用；治疗带下不止，常与山药、海螵蛸、芡实、椿根皮等同用。颜大师认为，外用龙骨能收湿敛疮，生肌止血。治疗疮疡久溃不敛，可与儿茶、壁虎等同用；治疗湿疮流水，可单用煅龙骨研末外敷或与枯矾、炉甘石等同用；治疗外伤出血，可与乳香、没药、血竭等同用。

张琪大师

张大师运用龙骨总结：

肾虚滑脱，精关不固：症见梦遗滑精、腰膝酸软、头眩耳鸣、自汗等症，可重用龙骨的收敛固摄，张琪大师常用金锁固精丸，龙骨与芡实、莲子须、牡蛎、山药合用有佳效。龙骨一般用 30～50g，量小效果较差。

脾虚不统，崩中带下：症见气短乏力，下血不止，张琪大师常用归脾汤加龙骨、茜草而即止。张锡纯之清带汤，龙骨与牡蛎、海螵蛸、茜草、山药、白芍、黄芪、生地黄合用，治疗赤红带下，月经过多或过期，持续13日不止亦有佳效。张琪大师曾治一43岁崩中出血不止的妇女，某院用止血药无效，建议切除子宫，患者未同意，张大师投以此方，且龙骨30g，黄芪30g，连服5剂血止而愈。

肾虚不固之尿血：尿血多因肾气虚不固，封藏失职而致，症见腰脊酸软，全身乏力，头晕耳鸣，精神困惫，脉弱，舌淡红，可用龙骨收敛固涩止血。张大师常以张锡纯之理血汤化裁治疗慢性肾炎血尿日久不止，症见腰脊酸痛，头晕，倦怠乏力，舌淡，脉弱者有较好疗效。组方：龙骨、牡蛎、海螵蛸、茜草、生山药、阿胶、白头翁，加参三七、地榆、山茱萸等化裁应用。

合欢

【别名】合欢皮：合昏皮、夜合皮、合欢木皮；合欢花：夜合花、乌绒。

【性味】味甘，性平。

【归经】合欢皮：心经、肝经、肺经。合欢花：心经、肝经。

【功效】合欢皮：解郁安神，活血消肿。合欢花：解郁安神。

【主治】合欢皮：心神不安，忧郁失眠，肺痈疮肿，跌仆伤痛；合欢花：心神不安，忧郁失眠。

【心悟】

张镜人大师

合欢和血化瘀、消肿止痛，张大师用单味煎汤医痛唾浊。用合欢配白芥子内服外敷疗跌仆折骨，唯剂量宜重。

班秀文大师

合欢花集清养于一身，苦能清心，甘能养脾，是治疗心脾两病，隐曲难解，伴有失眠、健忘的各种妇科病的良药。班大师认为该药甘苦而微香，香能疏理肝气，故又有升发阳气之功，是治疗心、脾、肝俱病之带下淋漓的良好辅助药物，常用于治疗带下绵绵，伴有口苦心躁，健忘失眠，性情郁闷，思想负担较重之人，或因心肝脾俱病，而见带下绵绵，性欲淡漠之人。

参考文献

[1] 班胜，黎敏.国医大师临床经验实录：国医大师班秀文 [M].北京：中国医药科技出版社，2011：26，33

[2] 颜正华.国医大师临床经验实录：国医大师颜正华 [M].北京：中国医药科技出版社，2011：43-44

[3] 张佩青.国医大师临床经验实录：国医大师张琪 [M].北京：中国医药科技出版社，2011：65

[4] 王松坡.国医大师临床经验实录：国医大师张镜人 [M].北京：中国医药科技出版社，2011：27

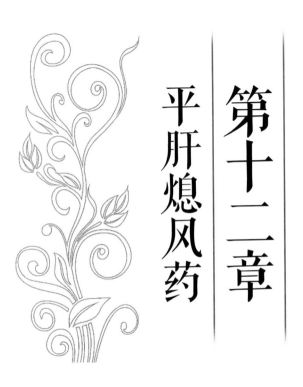

第十二章 平肝熄风药

钩藤

【别名】大钩丁、双钩藤。

【性味】味甘、苦，性凉。

【归经】肝经、心经。

【功效】清热平肝，熄风定惊，为平熄内风之要药。

【主治】小儿惊痫瘈疭，成人血压偏高，头晕目眩，妇人子痫。

【心悟】

王琦大师

王大师谓其为安神之良药，治疗遗精、早泄，获明显疗效。王大师谓，遗精、早泄之证，倡从心论治者已多明训。木为火之母，心神不安则肝魂不定，魂动则夹肝风上扰，风火相搏，君、相火动，则精随之泄。钩藤，逐走心、肝两经，苦能泻火，凉能熄风，风静火熄则肝心自宁，君、相火亦各司其位，故遗精、早泄之证愈。临证常与三才封髓丹或安神定志之品联用，治疗遗精、早泄之证。常用量为 10～15g，宜后下。

磁石

【别名】吸铁石、活磁石、灵磁石、磁铁石、玄石、磁君、慈石、处石、元武石、吸针石等。

【性味】味咸，性寒。

【归经】肺经、肝经、肾经。

【功效】平肝潜阳，聪耳明目，镇惊安神，纳气平喘。

【主治】头晕目眩，视物昏花，耳鸣耳聋，惊悸失眠，肾虚气喘等。

【心悟】

王琦大师

王大师喜用磁石养肾脏，益精兴阳。王大师认为，磁石用于男科，有"养肾脏，益精兴阳"之功。

现代研究证明，磁石主要含四氧化三铁及其他 20 多种元素，其药理作用为强壮补血和镇静。王大师认为，铁是人体所必需的元素，古人称磁石益精，盖因对精血亏损确有补益作用，加之镇静，用于男科治疗阳痿、早泄、遗精诸症，亦能调节性神经功能。

临证应用时，常用磁石配丁香，以磁石镇益真精能守，丁香纯阳走窜善行，两者配伍，则精充气畅，阳兴神秘。临床用之得效即可，不宜久服，因其碍胃，脾胃素虚者慎用。

牡蛎

【别名】蛎黄、蚝白、海蛎子、青蚵、生蚝、牡蛤、蛎蛤。

【性味】味咸、涩，性平。

【归经】肝经、肾经。

【功效】收敛固涩，平肝潜阳，软坚散结，镇惊安神。

【主治】惊悸失眠，眩晕耳鸣，瘰疬痰核，癥瘕痞块，自汗盗汗，遗精崩带，胃痛泛酸。

【心悟】

班秀文大师

《本草经疏》谓牡蛎"主女子赤白带下"，故常与龙骨配伍，用于治疗带下日久不愈而伴有心烦易怒，头晕面赤，失眠心悸等肝阳上亢之症者，并与芡实、莲须、金樱子等配用。牡蛎生用，具有软坚散结之功，故适用于盆腔肿块伴有带下或盆腔炎者。生牡蛎收涩与软坚并举，故生牡蛎用量较大，用的时间长久，每日可用 30g，连服 1～2 个月，若配伍得当，无明显不良反应，属于较平和之收涩软坚之药。若患者带下淋漓，如滑似脱，则用煅牡蛎，此时中病而止，不可久用，也可用 5～7 日后改用生牡蛎治之。牡蛎"善消瘰疬"，凡痰湿留滞，痰火郁结，脏腑功能失调，痰湿瘀互结于冲任胞宫，而致卵巢囊肿、子宫肌瘤者，常以牡蛎配玄参、贝母以软坚散结，清热消痰。牡蛎尚可"治女子崩中"。阴虚火旺者，以牡蛎配知母、地骨皮、生地黄等滋阴降火之品共用；脾虚气陷，统摄无权，冲任失固者，则以牡蛎、桑螵蛸和补中益气汤治之。

全蝎

【别名】虿、奎、杜伯、主簿虫、虿尾虫、全虫、茯背虫。

【性味】味辛，性平。有毒。

【归经】肝经。

【功效】熄风镇痉，攻毒散结，通络止痛。

【主治】小儿惊风，抽搐痉挛，中风半身不遂，破伤风，风湿顽痹，偏正头痛，疮疡，瘰疬。

【心悟】

李济仁大师

李大师认为，全蝎不但能搜风剔络，用于久痹顽痹，还能化瘀解毒，故热毒型痹病用之亦佳，可与蜈蚣、地龙、犀角（水牛角代）、生地黄、土茯苓相伍用。一般用法：全蝎研末，每次 1～2g；若入汤剂，每次 6～9g。

朱良春大师

朱大师认为，本品主要功用有：①祛风定惊，善治诸风掉眩及惊痫搐搦，常用于高热抽搐，中风后口眼㖞斜、半身不遂，内风萌动而致血压偏高、肢体震颤，以及癫痫、破伤风等症。②窜筋透骨，善于走窜，逐湿除风，蠲痹通络，用于治疗风湿痹痛，亦多奏效。③开瘀解毒，具有开气血凝滞、解毒医疮、内消僵肿之功，古人常用于顽疮恶疽；近人用之治疗癌肿、结核、血栓闭塞性脉管炎，均据此引申而出。

朱大师认为，蝎尾较全蝎之功力为胜，粉剂内服又较煎剂为佳。宜先用清水漂去盐质，晒干或微火焙用。应用时宜从小剂量开始，一般蝎尾用 1～3 条，全蝎可用 2～3g，研末分 2 次吞服。长期服用，一般无毒性反应。但体虚甚者，须配合补益药同用。其主要临床应用如下：

偏头痛：偏头痛的原因甚多，但均与肝阳偏亢、肝风上扰有关，每于气交或辛劳、情志波动之际发作；患者痛眩呕吐，畏光怕烦，疲不能支，久延屡发，不仅发时不能工作，亦且影响脑力及视力。某些病症极为顽固，用一般药物殊无效果，而朱大师自组经验方"钩蝎散"，用后每获佳效。因为全蝎长于祛风平肝，解痉定痛，故取为主药；钩藤善于清心热、平肝风以为佐；"久痛多虚"，又伍以补气血、益肝肾的紫河车，以标本兼顾。方用炙全蝎9g，钩藤9g，地龙9g，紫河车9g，共研细末，分作 10 包，每次 1 包，每日 2 次，一般 1～2 日便奏效。痛定后，每日或间日 1 包，以巩固疗效；亦可取全蝎末少许置于"太阳穴"，以胶布封固，每 2 日一换。此法对肿瘤脑转移患者之头痛，用之亦能缓解。

破伤风：在外伤名为"金创瘈疭""金疮痉"；在新生儿称为"脐风"；产妇感染则为"产后风"。本病以全蝎为主药的方剂甚多，朱大师使用下方，对口噤，角弓反张，痉挛抽搐，甚则不省人事者，有显著缓解乃至治愈之功。处方：蝎尾4枚，蜈蚣1条，防风9g，天麻12g，研细末备用。口噤者，可以药末擦牙或吹鼻内，待口噤稍开后，再取药末6g和陈酒灌服。如病情需要，可以连续服用。

急、慢惊风：急、慢惊风所包者广，朱大师所指的急惊风主要是指暑痉，即"乙脑"，慢惊风是指"结脑"而言。历代用虫类药治惊风之方甚多，如《证治准绳·幼科》大青膏之用蝎尾；《沈氏尊生书》截风丹之全蝎、蜈蚣；而早在《外台秘要》即用此类药治痉病。

瘰疬：全蝎不仅长于熄风定惊，而且又有化痰开瘀解毒，医治顽疽恶疮之功。无锡已故外科名医章治康，对阴疽流痰症（多为寒性脓疬、骨结核及淋巴结核）应用虚痰丸，屡起沉疴，该丸即为本品与蜈蚣、斑蝥、炮穿山甲制成，足证其医疮之功。朱大师经考证，认为方书以全蝎为主药治疗瘰疬之验方、秘方甚多，配合蜈蚣并用，其解毒消坚之功更著。

漏睛疮：朱大师认为此即《银海精微》之"漏眼脓血"症。本病是眼科常见的一种疾患，相当于西医学之慢性泪囊炎急性发作者。多由肝热风湿蕴结而成，极时治愈，每致化脓而遗留"窍漏症"（泪囊瘘）。朱大师认为，全蝎善于平肝熄风，又能解毒消痛，选用单味全蝎治疗，奏效较好。一般服用2～3日后，即肿消痛定而愈。药用炙全蝎若干，研极细末，每次1.5g，儿童酌减，开水送下，每日2次。

流火：朱大师认为此即"丹毒"之发于腿部者，多由肝火湿热郁遏肌肤所致，每以辛劳、受寒而引发，殊为顽缠，不易根除。朱大师自拟蝎甲散（生全蝎30g，炮穿山甲45g），共研细末，每次4.5g，每日1次，儿童、妇女或体弱患者酌减，孕妇忌服。一般服药第一次后，寒热可趋清解，随后局部肿痛及鼠蹊部之红肿硬核（痰核）亦渐消退，多于3日左右缓解乃至痊愈。

蜈蚣

【别名】 天龙、百脚、吴公、百足虫、千足虫、天虫、千条腿、蜩蛆。

【性味】 味咸、辛，性温。有毒。

【归经】 肝经、脾经、肺经。

【功效】 熄风镇痉，解毒散结，通络止痛。

【主治】 小儿惊风，抽搐痉挛，中风口歪，半身不遂，破伤风，风湿顽痹，疮疡，瘰疬，毒蛇咬伤。

【心悟】

李济仁大师

《医学衷中参西录》云："蜈蚣，走窜之力最速，内而脏腑，外而经络，凡气血凝聚之处皆能开之。"《疡医大全》用蜈蚣散治疗蛇头疔，红肿发热疼痛。可见其解毒之力颇强。

蜈蚣功专力雄，开瘀破结，搜风定痛，为治疗久痹、顽痹之要药。但要防其耗血散血，尤其是证实体虚之人，要适量配伍党参、黄芪、当归、熟地黄等补气养血之品。常用剂量：散剂0.5～1g，汤剂1～2条。

朱良春大师

朱大师认为，本品主要作用治疗如下：

口眼㖞斜：蜈蚣善祛风和络，对风中经络而致口眼㖞斜，即所谓周围型面瘫的初期，用之多收良效。常用的处方是：生蜈蚣粉2g，防风9g，僵蚕9g，制白附子6g，煎汤，分2次送服。

癫痫、惊搐：以蜈蚣、全蝎各等份，共研细末，每次1～3g（按年龄、病情增减用量），开水送下，每日3次。朱大师认为，对小儿乙型脑膜炎或高热惊搐，于辨证施治的方药中参用此二药，有止搐缓惊之功。又方用蜈蚣、僵蚕、全蝎、朱砂、钩藤各等量，共研细末，每次1.5～3g，每日2～3次，对小儿惊风抽搐亦有效。

李士懋大师

李大师临证以全蜈蚣入药，不去头足，不炒不炙，以大者、生者为佳。其用量常在10～40条，有时常研粉服用。例如高血压病、头晕患者常配伍蜈蚣、水蛭、全蝎、地龙熄风通络；蜈蚣、僵蚕、蝉蜕、全蝎、地龙等虫类药物以平肝熄风，临床未见毒副作用，血压平稳。

白僵蚕

【别名】僵蚕、僵天虫。

【性味】味辛、咸，性平。

【归经】肝经、肺经、胃经。

【功效】祛风止痉，化痰散结，解毒利咽。

【主治】惊痫抽搐，中风口眼㖞斜，偏正头痛，咽喉肿痛，瘰疬，痄腮，风疹疮毒。

【心悟】

李济仁大师

皮痹痰凝血瘀以白僵蚕配软坚化痰、软皮行皮之品，如海藻、昆布、鳖甲、刺猬皮等；骨痹关节变形者可配熟地黄、当归、鸡血藤、鹿衔草、骨碎补、怀牛膝、虎胫骨（猪骨代）等益肾强腰壮骨之品及搜风剔络、逐瘀开痹的虫类药物。一般煎剂用量5～10g；散剂用量0.5～1g，白水或黄酒送服。

朱良春大师

朱大师认为，因白僵蚕功能散风降火、化痰软坚、解毒疗疮，故用于风热痰火为患之喉痹咽肿、风疹瘙痒、结核瘰疬等症。一般与大贝母、玄参等同用，对喉风、痄腮、瘰疬等有佳效；配合治疗空洞型肺结核亦有一定效果；与蝉蜕（2:1）共同研粉，每次4g，每日3次，治疗流感发热及风热型伤风感冒效佳，兼治风疹瘙痒；也可配紫苏子、牛蒡子、朱砂、生姜等治疗癫痫；单用僵蚕研末吞服，可治疗头风作痛；与全蝎相伍，善于熄风定惊，适用于癫痫、惊搐；配白附子、全蝎，善于治疗口眼㖞斜。由于本品具有清宣表散之功，对风热壅遏而痘疹不能透达者，最能表而达之。

地龙

【别名】蚯蚓、蝼、螾、丘蚓、蜿蟺、引无、附蚓、寒蚓、曲蟺、曲蟮、土龙、地龙子、土蟺、虫蟮。

【性味】味咸，性寒。

【归经】肝经、脾经、膀胱经。

【功效】清热定惊，通络，平喘，利尿。

【主治】高热神昏，惊痫抽搐，关节痹痛，肢体麻木，半身不遂，肺热喘咳，尿少水肿，高血压等。

【心悟】

李济仁大师

李大师在热毒型之痹病中常用地龙配犀角（水牛角代）、生地黄、金银花、连翘、牡丹皮、土茯苓等；关节变形可用地龙配其他虫类药；肌痛难忍，可在九分散（马钱子粉、麻黄、制乳香、制没药，功效活血散瘀，消肿止痛，主治跌仆损伤，瘀血肿痛）基础上加用地龙。一般煎汤内服 6 ~ 12g，散剂 2 ~ 3g。

刺蒺藜

【别名】蒺藜子、旁通、屈人、止行、犲羽、升推、即藜、白蒺藜子、社蒺藜、土蒺藜、白蒺藜、旱草、三角蒺藜、三角刺、八角刺、蒺骨子。

【性味】味辛、苦，性微温。有小毒。

【归经】肝经。

【功效】平肝解郁，活血祛风，明目，止痒。

【主治】头痛眩晕，胸胁胀痛，乳闭乳痈，目赤翳障，风疹瘙痒。

【心悟】

颜正华大师

颜大师认为，刺蒺藜辛散苦泄，入肝经。既平肝熄风，又疏肝行气，兼能活血。凡肝阳上亢，眩晕头痛，肝郁气滞兼血瘀的胸胁胀满、闭经、乳胀、乳难，均可应用。本品又善散风热明目、止痒，故又治风热目疾及风疹瘙痒等症。

颜大师应用刺蒺藜善配伍应用。刺蒺藜平肝疏肝，用于肝阳上亢头晕头痛，常与白芍、菊花、石决明等平肝潜阳药同用；若肝郁气滞，胸胁胀满，心烦易怒，常配伍炒枳壳、香附、青皮等同用；刺蒺藜行气活血，用于气滞血瘀，月经不调，闭经者，与当归配用；肝郁气滞乳汁不下、乳房胀痛，单品研末服，或配香附、穿山甲、王不留行同用；刺蒺藜祛风明目，用于风热上攻引起的目赤多泪、头目疼痛，常配伍桑叶、菊花、决明子、蔓荆子等药；治疗风疹瘙痒，常配伍蝉蜕、荆芥、防风等散风止痒药。

赭石

【别名】须丸、赤土、丁头代赭、血师、紫朱、代赭石、土朱、铁朱、钉头赭石、钉赭石、赤赭石、红石头等。

【性味】味苦，性寒。

【归经】肝经、心经。

【功效】平肝镇逆，凉血止血。

【主治】眩晕耳鸣，呕吐，噫气，呃逆，喘息，吐血，衄血，崩漏下血。

【心悟】

张琪大师

张大师临证应用总结如下：

肝阳上亢：赭石苦寒质重，功善潜降肝阳，治疗肝阳偏亢之头痛、眩晕、目胀、耳鸣，甚或肝阳过亢，血随气逆，并走于上，症见跌仆、不知人事，常与牛膝、生龙骨、生牡蛎等同用，如《医学衷中参西录》之镇肝熄风汤；若属肝火上冲，常与菊花、夏枯草、黄芩、钩藤同用，以平肝降火；若兼肝肾阴亏，常与生地黄、白芍、牡蛎、龟甲同用以育阴潜阳。

风火上扰：赭石不仅能清心肝之火，且有镇逆坠痰之效。治疗风火夹痰，发为癫狂者，常与泻火、清心、导痰之黄连、大黄、远志、胆南星等同用；因于风痰上逆，发为惊痫者，可配郁金、石菖蒲、明矾、朱砂等以宣窍、豁痰、镇静、安神。

噎膈：噎膈为上下不通，食入即反，可配人参、天冬、肉苁蓉以培补气津，通降胃气，标本兼治，如《医学衷中参西录》参赭培气汤。

噫气：噫气有属胃热气逆上冲，舌苔白燥或黄，须与黄芩、黄连合用，如便秘更须配伍大黄；如兼寒者，舌淡滑，脉沉迟，须与温寒之药合用，如吴茱萸、公丁香、干姜等。

肺气上逆：赭石又善下气降痰，治疗肺气上逆之咳嗽气喘，既可单用本品，也可配伍他药，因于痰湿阻滞者，常配半夏、橘皮、旋覆花；因于热壅肺气者，常配桑白皮、瓜蒌；如与补益肺肾之人参、山药、山茱萸等同用，亦治下虚上盛之喘促。

出血：赭石重镇之力甚强，凡属气连上冲之证皆可用之，也可用于血热吐血、衄血、崩漏等血证。赭石能清降气火，凉血止血，故尤宜于气火上逆，迫血妄行之出血，可单味使用，如《药性论》治疗崩漏不止，《斗门方》治疗吐血、衄血、肠风下血，均以本品火煅醋淬研末冲服。临床上多根据出血部位的不同，配伍他药以增强止血之效。如吐血、衄血，常借其入血镇逆之功，虚寒者与干姜、白术、白芍相伍，如《医学衷中参西录》温降汤；热证配生地黄、牡丹皮、大蓟；便血，常配地榆、槐花；尿血，常配小蓟、白茅根；崩漏下血，常配茜草根、艾叶炭、阿胶等。

参考文献

[1] 廖敦. 王琦男科用药经验举隅 [J]. 中医杂志，2004，45(1)：17-20

[2] 王东坡，张凯麟. 王琦男科用药经验撷粹 [J]. 中医杂志，2003，44(5)：343-345

[3] 班胜，黎敏. 国医大师临床经验实录：国医大师班秀文 [M]. 北京：中国医药科技出版社，2011：37

[4] 李艳. 国医大师临床经验实录：国医大师李济仁 [M]. 北京：中国医药科技出版社，2011：47-48

[5] 朱良春. 国医大师临床经验实录：国医大师朱良春 [M]. 北京：中国医药科技出版社，2011：70，75，77

[6] 陈金鹏. 李士懋重用蜈蚣平肝熄风经验介绍 [J]. 中医杂志，2008，49(01)：15

[7] 颜正华. 国医大师临床经验实录：国医大师颜正华 [M]. 北京：中国医药科技出版社，2011：44

[8] 张佩青. 国医大师临床经验实录：国医大师张琪 [M]. 北京：中国医药科技出版社，2011：62

第十三章 补虚药

第一节　补气药

人参

【别名】黄参、血参、人衔、鬼盖、神草、土精、地精、海腴。

【性味】味甘、微苦，性平。

【归经】脾经、肺经、心经。

【功效】大补元气，复脉固脱，补脾益肺，生津安神。

【主治】体虚欲脱，肢冷脉微，脾虚食少，肺虚喘咳，津伤口渴，内热消渴，久病虚羸，惊悸失眠，阳痿宫冷，心力衰竭，心源性休克。

【心悟】

颜德馨大师

颜大师临证应用总结如下：

心脑肾病危重症所致脱证：取温阳药相须而用，尤其在阳气暴脱或欲脱之时，更是非参不能挽回，宜急投大剂量人参以扶元固脱，辅以附子以温中回阳，佐龙骨、牡蛎以收敛散失之精气；如气阴两伤，常配伍五味子、麦冬，以益气敛阴。

健忘失眠：必与安神药相配而施，心气不足者，伍白术、黄芪、远志、茯神等，方如归脾汤；心神不宁者，伍茯苓、石菖蒲、龙齿等，方如安神定志丸。

冠心病心绞痛：属气虚血瘀者，则取人参、参三七、血竭各等份，研末吞服。

血证：则取"有形之血不能速生，无形之气所当急固"之说，每以独参汤取效。

人参分白、红两类，白参类有野山参、移山参、生晒参；红参类有高丽参、别直参、石柱参。白参类性平，红参类性温，宜量体质之阴阳偏胜使用，方可奏效。临床实践中，由于党参价格较为低廉，且功效与人参相似但力薄，因此一般轻证多用党参代替人参。唯亡阳、亡阴等危重症，非用人参力挽狂澜不可。用于危重症，剂量可酌增为 15 ～ 30g，宜文火另煎兑服；或研末吞服，每次 1.5 ～ 2g。

黄芪

【别名】棉芪、绵芪、黄蓍、黄耆、箭芪。

【性味】味甘，性温。

【归经】肺经、脾经。

【功效】补气固表，利尿托毒，排脓，敛疮生肌。

【主治】气虚乏力，食少便溏，中气下陷，久泻脱肛，便血崩漏，表虚自汗，气虚水肿，痈疽难溃，久溃不敛，血虚萎黄，内热消渴，慢性肾炎蛋白尿，糖尿病。

【心悟】

颜德馨大师

黄芪甘温补气，禀升发之性，专走卫分而固皮毛，入脾胃而举其下陷，用于肾病综合征蛋白尿，颇有效验。未接受激素和免疫抑制剂治疗的病例，蛋白尿常随水肿的消长而进退，最常用的方剂为防己黄芪汤；某些病例消肿后仍有蛋白尿者，则多为脾肾两亏，有失封固，黄芪建中汤主之；使用激素和免疫抑制剂联合疗法固佳，但其引起的副作用、复发率都是难以解决的问题，临床则以黄芪为主，配以丹参、红花、赤芍等活血药，取益气化瘀法治之。因久病患者，其气必虚，久病入络，滞积为瘀，虚实夹杂。益气治本，化瘀治标，对加强及巩固疗效，减轻激素及免疫抑制剂的副作用，胜人一筹。

李士懋大师

黄芪治气虚型高血压，临床并不常见，但见之则较为棘手。因益气则恐血压骤然升高，反之则又不能治其本。然李大师用黄芪配伍虫类药治疗气虚型高血压，确有卓效。张锡纯云："黄芪性温，味微甘，能补气，兼能升气，善治胸中大气下陷。"《本经》又云其"主大风"。故黄芪集补气、升举、熄风为一体。因其升举之力可托蜈蚣直达于巅以熄风解痉，且黄芪主大风（此时黄芪用量需大），又助蜈蚣之行窜搜风，开破气血之凝聚以治其标。可见，黄芪实为治疗虚性高血压之佳品。

白术

【别名】於术、于术、冬术、广术、贡术、杭术、于潜术、仙居术。

【性味】味苦、甘，性温。

【归经】脾经、胃经。

【功效】健脾益气，燥湿利水，止汗，安胎。

【主治】脾虚食少，腹胀泄泻，痰饮眩悸，水肿，自汗，胎动不安。

【心悟】

颜德馨大师

颜大师临床从"脾统四脏"之说，取白术用于治疗多种疾病，效果显著。

血证：脾为后天之本，气血生化之源，又主统血，运行上下，充周四体，五脏皆受气于脾，若脾气虚弱，则不能统摄而陷注于下，或渗溢于外，多见便血、尿血、崩漏、肌衄等。白术益气健脾，收敛止血，颇有殊功。

便秘：人皆知白术止泻，殊不知白术既能燥湿实脾，复能缓脾生津，津润则便畅。治疗老年人肠液枯燥之便秘，以白术30g煎汤服之，大便遂即通畅。盖脾为太阴之脏，藏精气而不泻，多脂多液，脾主运化，为胃行其津液，重在生化。故凡脾土本虚，胃强脾弱，耗伤脾阴，或老年脏躁，产后体虚，皆使脾气不得输布，失其转输之能而使脾阴亏损，症见消渴、便秘，治当补益脾阴，然滋阴之剂仅补其阴液，不能助其生化，唯有白术一味，资其化源，治疗脾虚便秘，极为合拍。

浮肿：浮肿之因甚多，故治法迥异。宗先贤张景岳"水惟畏土，故其制在脾"之意，取白术治疗浮肿，既能健脾制水，又能燥湿利水，尝用白术与赤小豆同煎服，临证治疗脾虚浮肿甚效。昔在自然灾害时期，浮肿病比比皆是，投之多验。

小儿单纯性泄泻：小儿为纯阳之体，生机蓬勃，然脾运不健，又常为饮食所伤而为泄泻，故有"脾常不足"之说。张元素称白术乃"去脾胃中湿"之品，湿胜则濡泻，湿去则泻止。临证多用生白术、生扁豆同煮薏苡仁粥，每日2次，颇效。

哮喘：哮喘日久，必有伏饮，饮为阴邪，遇寒则发，治疗"当以温药和之"。张元素称"白术温中"，尝于夏令以白术煎服，冬病夏治，培土以生金，每日2次，常服可预防哮喘病发作。

耳源性眩晕：症见眩晕耳鸣，如坐舟车，恶心呕吐。《症因脉治》谓"中州积聚，清明之气窒塞不通而为恶心眩晕矣"，究其病机责之水饮痰浊上泛清窍，常用白术15g，茯苓15g，水煎服，利水化饮，其效堪佳。

甘草

【别名】 甜草根、红甘草、粉甘草、美草、密甘、密草、国老、粉草、甜草、甜根子、棒草。

【性味】 味甘，性平。

【归经】 心经、肺经、脾经、胃经。

【功效】 补脾益气，祛痰止咳，缓急止痛，清热解毒，调和诸药。

【主治】 脉结代，心动悸；咳喘；脘腹四肢挛急疼痛；热毒疮疡，咽喉肿痛；药食中毒。

【心悟】

方和谦大师

方大师认为甘草因其炮制方法的不同有生、炙甘草之分，临床功效亦不相同。《本经疏注》曰："甘草之用生、用炙，确有不同，大率除邪气，治金创，解毒，皆宜生用。缓中补虚、止渴，宜炙用。"《普济方》称其"生甘平，炙甘温纯阳，补血养胃"。《药品化义》曰："甘草，生用凉而泻火，主散表邪，消痈肿，利咽痛，解百药毒，除胃积热，去尿管痛，此甘凉除热之力也；炙用温而补中，主脾虚滑泻，胃虚止渴，寒热咳嗽，气短困倦，劳役虚损。此甘温助脾之功也。"可见，生甘草长于清火，以清热解毒、清肺止咳力胜；炙甘草长于温中，以甘温益气、缓急止痛力强。二者功效相异，故不能互为代用。如在银翘散、桑菊饮中清热，麻杏石甘汤、三拗汤中清肺止咳，桔梗汤与绿豆同用之解毒都是生用。而在炙甘草汤中益心气，小建中汤中缓急止痛，四君子汤中补益脾气等则都是炙用。故临床生、炙甘草多分用。

何任大师

何大师经过多年的临床实践和研究，认为甘草的临床应用极为广泛，现总结如下：

甘草之功效与用量：综观甘草之用，功为益气补中，健脾养心，缓急止痛，清热解毒，调和诸药。甘草之古方用量，有轻有重。何大师临诊中调和诸药则用 6g，而用于通血脉、缓急止痛必用 9g 方为恰当。

甘草之解毒：何大师于外症疮疡、喉症，作解毒清热亦不过生用 6～9g。若作为解误食药食之毒，则与绿豆、黑豆合煎，当在 9～12g，或更多。孙思邈云："甘草解百药毒，如汤沃雪。有中乌头、巴豆毒，甘草入腹即定，验如反掌。方称大豆汁解百药毒，予每试之不效，加入甘草为甘豆汤，其验乃奇也。"

甘草之调和诸药、缓和药性：比如古方麻黄汤之用甘草，不使汗之太过；桃核承气汤、调胃承气汤之用甘草，不使下之过峻；四逆汤之用甘草，不使辛热过烈，均为有制之师之妙用。《汤液本草》认为甘草"安和七十二种石，一千二百种草，名为国老……能安和草石而解诸毒也。"可见甘草调和之意。

甘草之禁忌：陶弘景认为："此草最为众药之主，经方少不用者。"以为各方均可加入甘草。然则亦有禁忌之证。如水气胀满之证、浮肿病者，多不宜用。何《金匮要略》黄芪桂枝五物汤，乃桂枝汤加黄芪倍干姜，而独去甘草，以治疗血痹身体不仁，不用甘草乃使其药力猛捷。

炙甘草汤勿去酒用：甘草不必一定配合酒用。然以炙甘草汤而言，炙甘草为主药。原方以清酒七升，水八升先煮，酒行药力，通血脉为佐使之用。酒经煮煎，失其烈性，有益无害。何大师常以本方治疗功能性心律不齐、期前收缩、风湿性心脏病等，见心悸、气短、脉结代、舌淡少苔者，嘱煎时加酒适量，往往有显著疗效。

现代药理实验证明甘草有肾上腺皮质激素样作用，并能抗炎、抗变态反应、解毒，影响脂代谢、镇咳、抗惊厥、抗肿瘤等，其毒性甚低。但如长期服用，能引起水肿和血压升高，应引起注意。

参考文献

[1] 颜德馨.国医大师临床经验实录：国医大师颜德馨 [M].北京：中国医药科技出版社，2011：66，67-69

[2] 张静.李士懋用药经验点滴 [N].中国中医药报，2012-11-29(005)

[3] 权红，李文泉，范春琦，等.方和谦临床合用生炙甘草的体会 [J].北京中医药，2008，27(2)：106-108

[4] 张煜，王国辰.现代中医名家医论医话选：中药卷 [M].北京.中国中医药出版社，2012：216-218

第二节　补阳药

紫河车

【别名】人胞、胞衣、胎衣、衣胞、坎气。

【性味】味甘、咸，性温。

【归经】肺经、心经、肾经。

【功效】补肾益精，益气养血。

【主治】虚损，羸瘦，咳血气喘，劳热骨蒸，遗精等。

【心悟】

干祖望大师

干大师认为其作用可以用四个字高度概括，即"大补元气"。中医认为它"禀血肉之情"。所以一切胎盘制剂，自有其一定的营养价值。《书影》中就有这样记载，谓："江南北皆以胞衣为人所食者，儿多不育，故产蓐之家慎藏之。"其实此风，来之已久。

不过有许多慢性病，常常侵及胞衣，最多的为梅毒。那么食用者，非但达不到保健目的，相反所得到的是疾病。这种情况，古人也早已洞悉，《书影》又言："其人谨愿，生平绝迹北里（妓院），突生天疮（梅毒），不解所自。"干大师忽悟其故，解之曰："君质弱，常服紫河车。京师四方杂集，患天疮甚夥，所服药中安知无天疮衣胞……君之患必源于此。"

淫羊藿

【别名】三枝九叶草、淫羊藿、牛角花、三叉风、羊角风、三角莲。

【性味】味辛、甘，性温。

【归经】肝经、肾经。

【功效】补肾壮阳，祛风除湿，强健筋骨。

【主治】肾虚阳痿，遗精早泄，精冷不育，尿频失禁，肾虚喘咳，腰膝酸软，筋骨挛急，风湿痹痛，麻木拘挛，半身不遂，四肢不仁，更年期高血压，小便淋沥等。

【心悟】

刘柏龄大师

刘大师喜用淫羊藿治疗骨无菌坏死、骨疏松、骨质增生。

指征与配伍：腰膝冷痛，手足麻木，骨痿，筋挛等肾阳虚衰，兼有风寒湿痹者必用。淫羊藿 30g，熟地黄 25g，骨碎补 25g，生牡蛎 25g，鸡血藤 25g，丹参 20g，三七 20g，延胡索 20g，藏红花 15g，鹿茸片 15g，陈皮 15g，炮制后研末装胶囊，每粒 0.5g，成人每次 6 粒，每日 3 次。此即自拟之壮骨复肢胶囊，主治骨无菌性坏死。

用量禁忌：10～15g（水煎剂量）。阴虚火旺者不用，误用有助火纵欲之虞。

体会：本品长于温肾壮阳，故多与熟地黄、龟甲胶、阿胶、紫河车等滋阴养血填精之品同用，可收到壮阳益精、阴平阳秘之功效。本品还有祛风除湿散寒的作用，用于风寒湿痹或四肢麻木，与威灵仙、海桐皮、桂心等同用，多收奇效。本品温通阳气，还能促进血液循环，与独活、防风、五加皮等同用，可治疗中风偏枯、半身不遂。

狗脊

【别名】金毛狗脊、生狗脊、制狗脊。

【性味】味苦、甘，性温。

【归经】肝经、肾经。

【功效】补肝肾，强腰膝，祛风湿，利关节，镇疼痛。

【主治】腰背酸痛，膝痛脚弱，寒湿周痹，遗溺，尿频，遗精，白带。

【心悟】

刘柏龄大师

刘大师认为本品苦能燥湿，甘能养血，温能益气，有温而不燥，补而能走，走而不泄的特点。对肝肾不足兼风寒湿邪之腰脊强痛、不能俯仰、足膝软弱最为适宜，为治疗脊柱久病常用药物。常用量为 10～15g。用于腰椎损伤后遗症，腰不能伸，配骨碎补、龙骨、续断、牛膝、没药、乳香、白术。用于坐骨神经痛，配牛膝、木瓜、杜仲、薏苡仁、制川乌，泡酒内服。用于腰膝软弱胀痛、时轻时重，配秦艽、海桐皮、川芎、木瓜、五加皮等，泡酒喝。用于强直性脊柱炎，腰背僵硬、屈伸不利，配续断、杜仲、牛膝、海风藤、桑枝、木瓜、秦艽、熟地黄、桂枝、当归。

石仰山大师

石大师喜用狗脊作为腰部引经药。腰部为足太阳膀胱经和督脉循行的通道。《景岳全书》曰："腰为肾之府，肾与膀胱为表里，故在经属太阳，在脏属肾气。"石大师认为狗脊入肾膀胱二经，除了能填精固髓、温少阴之经，畅太阳督脉之阳气外，还能作引经药之用。正如《本草正义》所说，狗脊"能温养肝肾，通调百脉，强腰膝，坚脊骨，又能固摄冲带，坚强督脉，引经向导"，故石氏腰痛方中每每使用狗脊。

李济仁大师

《神农本草经》曰：狗脊"主腰背强，机关缓急，周痹寒湿，膝痛。颇利老人。"《本草经疏》称："狗脊，苦能燥湿，甘能益血，温能养气，是补而能走之药也。"《太平圣惠方》用狗脊丸治五种腰痛，利脚膝。对日久不愈、骨节变形之骨痹，李大师常在应用虫类药搜风剔络的同时，配用狗脊、熟地黄、川续断、杜仲、鹿角胶、龟甲胶等益精养血、强腰补肾。尤其是对年老体弱之人，祛邪时不能忘了扶正。

续断

【别名】川续断。

【性味】味苦、甘、辛，性微温。

【归经】肝经、肾经。

【功效】补肝肾，行血脉，续筋骨，活血止痛。

【主治】腰背酸痛，足膝无力，胎漏，崩漏，带下，遗精，痔漏，跌打损伤，金疮，痈疽疮肿。

【心悟】

刘柏龄大师

本品具有补而不宣、行而不泄的特点，为骨伤科常用药物。用于治疗腰腿脚弱，有补而不滞、行中有止之效；用于治疗软组织损伤的早、晚期关节疼痛、软弱无力，有通利关节、接骨续筋之效，又可通行血瘀。常用量为 10 ~ 20g。用于一切筋骨关节酸软疼痛，配丹参、千年健、伸筋草、海桐皮、五加皮等。用于腰膝酸痛无力，配牛膝、补骨脂、杜仲、木瓜等，为蜜丸（《扶春精方》）。用于肥大性脊柱炎，配熟地黄、鹿衔草、骨碎补、威灵仙、鸡血藤等。

现代研究证明续断含续断碱、挥发油、维生素 E 等，对痈疡有排脓、止血、镇痛、促进组织再生的作用。

杜仲

【别名】 厚杜仲、绵杜仲、炒杜仲、焦杜仲。

【性味】 味甘，性温。

【归经】 肝经、肾经。

【功效】 补肝肾，强筋骨，固胎。

【主治】 腰脊酸痛，足膝痿弱，小便余沥，阴下湿痒，胎漏欲堕，胎动不安，高血压。

【心悟】

刘柏龄大师

肝主筋，肾主骨，肾充则骨强，肝充则筋健。脊柱乃筋骨聚集之处，筋骨病变繁多，因而本品乃治疗各种脊柱病变之要药。《神农本草经》曰："主腰脊痛，补中益精气，坚筋骨，强志。"另外，凡腰腿部创伤、骨折后期筋骨无力及损伤后遗症均可用之。妙用治疗损伤性胎动不安或习惯性流产。常用量 10 ~ 15g。用于颈椎病之头目眩晕等症，配白芍、石决明、天麻、钩藤、半夏、茯苓等。用于外伤劳损腰腿痛及跌打损伤、瘀阻作痛，配当归、赤芍、乌药、延胡索、牡丹皮、桃仁、续断、红花，水煎服（《伤科补要》）。用于腰椎管狭窄症、腰椎间盘突出症等，如通督壮腰汤。用于关节韧带软弱无力，配儿茶、五加皮、续断、松节、海桐皮等外敷。

骨碎补

【别名】 猴姜、毛姜、申姜。

【性味】味苦，性温。

【归经】肝经、肾经。

【功效】补肾强筋续骨，祛风活血止痛，止血。

【主治】肾虚久泻及腰痛，风湿痹痛，齿痛，耳鸣，跌打闪挫、骨伤，阑尾炎，斑秃，鸡眼。

【心悟】

刘柏龄大师

本品苦温性降，既能补肾，又能收浮阳，还能活血。常用于各类骨折、筋伤、骨质增生、肾虚腰痛等症，为治疗脊柱久病之要药。常用量10～20g。阴虚内热及无瘀血者不宜服。用于肾虚腰痛，配补骨脂、牛膝、胡桃仁等（《太平圣惠方》）。用于颈椎病、腰椎病、跟骨骨刺等，配熟地黄、肉苁蓉、鹿衔草、鸡血藤、淫羊藿、菟丝子，即骨质增生丸。用于骨质增生症之腰背酸痛，配熟地黄、牡蛎、续断、鹿衔草、山药等。用于腰椎管狭窄症，如通督壮腰汤。用于肌肉韧带伤及闭合性骨折，配大黄、续断、当归、乳香、没药、土鳖虫、血竭、硼砂、自然铜，研末外敷，即接骨散。

鹿角胶

【别名】白胶、鹿胶。

【性味】味甘、咸，性温。

【归经】肾经、肝经。

【功效】温补肝肾，益精养血。

【主治】阳痿滑精，腰膝酸冷，虚劳羸瘦，崩漏下血，便血尿血，阴疽肿痛。

【心悟】

李济仁大师

《神农本草经》云鹿角胶："治伤中、劳绝、腰痛、羸瘦，补中益气，妇女血闭无子，止痛安胎。"《本经逢原》说："鹿角，生用则散热行血、消肿辟邪，熬胶则益阳补肾、强精活血，总不出通督脉、补命门之用，但胶力稍缓，不能如茸之力峻耳。……茸有交通阳维之功，胶有缘合冲任之用，不能达任脉而治羸瘦腰痛；非辅当归、地黄，不能引入冲脉而治妇人血闭胎漏。"著名的阳和汤、龟鹿二仙胶即以鹿角胶生精补血、温通督脉。

对于腰脊变形的强直性脊柱炎或腰间盘突出症等，李大师常龟、鹿二胶合用，疼痛有瘀者加炙穿山甲通督开瘀，疗效满意。久痹骨弱虚羸可嘱其长服鹿角胶丸：鹿角胶 500g，鹿角霜 250g，熟地黄 250g，牛膝 150g，茯苓 150g，菟丝子 150g，人参 150g，当归 200g，白术 100g，杜仲 100g，炙虎胫骨（猪骨代替）50g，炙龟甲 50g，研为细末，另将鹿角胶用好酒烊化，共为丸，如梧桐子大，每次 10 丸，空腹姜盐汤送下。鹿角胶常用量为 6 ～ 12g，开水或黄酒溶化内服，或入丸、散、膏剂。

核桃仁

【别名】胡桃仁、胡桃肉。

【性味】味甘，性温。

【归经】肺经、肾经、大肠经。

【功效】补肾固精，温肺定喘，润肠。

【主治】肾虚喘嗽，腰痛脚弱，阳痿遗精，小便频数，石淋，大便燥结。

【心悟】

李济仁大师

李大师应用核桃仁治疗久痹肾虚。

《医学衷中参西录》说："胡桃，为滋补肝肾、强健筋骨之要药，故腰腿疼痛，一切筋骨疼痛。"《局方》用青娥丸治肾气虚弱，腰痛如折，或腰间似有物重坠，起坐艰辛，核桃仁（去皮膜）二十个，破补骨脂（酒浸，炒）八两，蒜（熬膏）四两，杜仲（去皮，姜汁浸，炒）十六两。上为细末，蒜膏为丸。每次 3 丸，空心温酒下，妇人淡醋汤下。肾虚骨痹，若腰脊冷痛、四末不温，可用核桃仁配以巴戟天、淡附片、上肉桂、炒杜仲、菟丝子、鹿茸等；若发枯齿槁、腰脊空痛、身体虚羸，可用核桃仁配以熟地黄、怀山药、鹿角胶、龟甲胶、当归、枸杞子、虎骨（狗骨代）等。常用量为 9 ～ 15g。

肉苁蓉

【别名】肉松蓉、纵蓉、地精、金笋、大芸。

【性味】味甘、咸，性温。

【归经】肾经、肝经。

【功效】补肾阳，益肾精，润肠通便。

【主治】肾阳不足，精血亏虚，肠燥便秘。

【心悟】

张大宁大师

张大师临证应用总结如下：

肾阳不足，精血亏虚：本品甘温助阳，质润滋养，咸以入肾，既能补肾阳，又能益肾精。但作用较缓，临床治肾阳不足时，可与补肾阳、益肾精之药配伍；肾阴不足时，可用本品与益肾精之药同用。

肠燥便秘：本品质润，养阴益液，具有平和的润肠通便作用，所谓"增水以行舟"，故可用于肠燥便秘。因本品既能润肠通便，又能补肾阳，益肾精，故尤其适宜于老人或病后因肾阳不足、精亏血虚而致"水乏舟停"之大便秘结者。如《景岳全书》济川煎以之与当归、牛膝、枳壳等药同用，治疗体虚大便闭结不通。

朱良春大师

朱大师长于用益肾壮督法治疗顽痹、老年病及疑难杂症。肉苁蓉益精养血助阳，具有阴阳双补之效，温而不热，暖而不燥，补而不峻，滑而不泄，为平补之药。其作用与何首乌相似，但肉苁蓉之性略温一些，何首乌苦涩微温，为滋补良药。朱大师常用之与巴戟天相伍，肉苁蓉温补肾阳兼有润燥的作用，而巴戟天温阳助火之力较强；再配伍熟地黄、补骨脂、怀山药，用于肾阳虚衰之腰膝足冷、酸软乏力、头昏耳鸣、阳痿、遗精等症，并能用于年老体弱、肢寒不温、神疲等症；配伍金狗脊、补骨脂、鹿角霜、鹿衔草、穿山龙等治疗肾虚型强直性脊柱炎；配党参、白术、芡实、金樱子等治慢性肾炎蛋白尿；治疗痤疮配生山楂、生薏苡仁、蒲公英等效佳；配威灵仙、骨碎补、地鳖虫、蜂房等治疗腰椎退变、膝关节骨性关节炎等。高血压病、失眠、更年期综合征等病，往往责之机体阴阳失衡，治疗不可一味平肝潜阳、滋阴降火，而应注重调理阴阳。肉苁蓉用于滋补阴精之方剂中，更能使阳生阴生，阴阳平衡。

朱大师还从其润五脏、长肌肉中悟出其道，用于治疗肌营养不良，肌萎缩等症。常用肉苁蓉配淫羊藿、炙黄芪、炒白术、当归、党参等，此乃先、后天互补，精血互生，以使肌肉得以濡养。

肉苁蓉也可用于治疗妇科病证，如经前期综合征，以之配淫羊藿、仙茅、远志、石菖蒲、佛手、首乌藤、生白芍、煅龙牡等药；对于乳腺囊性增生，可用其配锁阳、巴戟天、当归、山茱萸、夏枯草、紫背天葵、枳实、鳖甲、地鳖虫、白芥子、桃红、海藻、牡蛎等药。

需要注意的是，炮制方法的不同，对其作用亦有影响。如肉苁蓉采收后晒干或埋在沙土中使其干燥，则长于补肾益精，阴阳双补；而盐苁蓉，长于补肾壮阳，主治肾虚腰痛，并有润肠通便作用；酒苁蓉，则长于温通肾阳，强筋健骨，主治下元虚冷，腰膝酸软，阳痿，阴冷，宫寒不孕。

本品性温而质润多液，故阴虚火旺、大便溏薄或实热便秘者忌用。用量一般 8～15g 为宜。

益智仁

【别名】益智子、摘艼子。

【性味】味辛，性温。

【归经】肾经、脾经。

【功效】补肾阳，益肾精，健脑固精，缩尿，温脾阳，摄唾，止泻。

【主治】肾虚不固之遗精滑精，尿频遗尿；脾肾虚寒之多唾，泄泻。

【心悟】

张大宁大师

张大师临证应用总结如下：

肾虚不固之遗精滑精、尿频遗尿：本品特点是"补涩并用，能补能涩、标本兼治"，对下元虚冷，肾虚不固之遗精滑精、尿频遗尿，既能补肾阳、补肾气，又能固精、缩尿，固涩方面以缩尿见长。如治疗肾虚不固之遗尿、尿频的缩泉丸即以本品为主，辅以温肾散寒的乌药和补肾固精的山药组成。此外，"益智者，益人之智慧也"，即本药可补肾健脑、使人聪慧，故临床上智力低下者可以本药治之。

脾肾虚寒之多唾、泄泻：本品既能温补脾肾，又长于摄唾，故尤以治脾阳不振，摄纳失职，水液上溢之多唾，或肾阳虚衰，气化不行，水液上泛之多唾为宜，单用即可，或与附子、肉桂等温肾暖脾之品配伍。对中焦虚寒之泄泻，既能止泻，又能温中，可与补气、升阳的黄芪、升麻、柴胡等药同用。对脾肾虚寒之泄泻，宜与温补脾肾止泻的补骨脂、肉豆蔻等药同用。

菟丝子

【别名】豆寄生、无根草、黄丝、黄丝藤、无娘藤、金黄丝子。

【性味】味甘，性辛。

【归经】肝经、肾经。

【功效】补肾益精，养肝明目。

【主治】腰膝酸痛，遗精，消渴，尿有余沥，目暗等。

【心悟】

朱良春大师

朱大师认为该药在男科及妇科病的治疗中有著效。

不育症：精子数稀少为男性不育症中最常见的原因之一，为肾气不足所致。患者可自感乏力，头晕耳鸣，腰膝酸软，毛发不荣，有的可见阳痿、早泄、遗精等肾气不足的表现。有些医生常滥用温肾壮阳之品，往往欲速而不达。朱大师认为，肾藏精，主生长发育、生殖，为先天之本，充盛的肾精是精子数充足的物质基础，故求子必先充实肾精。菟丝子是一味阴阳并补之品，擅长补肾益精，助阴而不腻，温阳而不燥。朱大师常用菟丝子、淫羊藿、熟地黄、黄芪、枸杞子、覆盆子、车前子、王不留行等施治。

闭经：《本草正义》云："菟丝子养阴通络上品……皆有宣通百脉，温运阳和之意。"朱大师常重用菟丝子 20～30g 治疗闭经，取其宣通百脉之功，促使月经来潮。常用方：菟丝子 20g，加四物汤、淫羊藿、制香附、川牛膝。

子宫发育不良：菟丝子能补肝肾，益精气。现代药理研究证实：菟丝子能加强性腺功能，增加子宫质量，具有雌激素样活性，对下丘脑－垂体－性腺（卵巢）轴功能有兴奋作用。朱大师在辨证的基础上重用菟丝子治愈多例子宫发育不良而不孕的患者。

黄带：黄带多因经脉亏虚，带脉失约，湿热之邪乘虚而入所致，"补任脉之虚，兼清肾中之火"乃常规大法，然对缠绵难愈的黄带往往难于取效，朱大师则重用菟丝子 30g 以上，疗效大增，并认为该药善入奇经，能峻补任脉之虚，而达固束带脉之功。

乳汁缺乏：菟丝子可治乳汁缺乏，文献中鲜于记载，但朱大师认为经、乳同源，皆为肾精所化生，对产后缺乳症，除用补气血、通乳汁药外，应加入补肾精药菟丝子，可使乳汁大增。

血液病：因菟丝子具补髓填精、强筋健骨之功，朱大师常重用菟丝子，配鹿角胶、骨碎补、鸡血藤等壮骨药物，治疗再生障碍性贫血等血液病，使之深入直达，刺激骨髓，外周血可见网织红细胞计数上升，血红蛋白亦随之上升。

类风湿关节炎：临床观察发现，在常规辨证治疗基础上加菟丝子 30～50g，能明显消肿止痛，对类风湿因子的转阴亦有明显的促进作用。

便秘：大剂量使用该药还能润肠通便，对老年习惯性便秘有效。

菟丝子性味较平，具温而不燥、补而不滞之优势，故能重用、久用。但亦发现，对个别患者有轻微致呕作用，减少用量或辅以和胃止呕之品，如半夏、陈皮等，微呕即可消失。

参考文献

[1] 干祖望. 干祖望医话 [M]. 北京：人民卫生出版社，1996：238

[2] 黄煌，史欣德.名中医论方药：国家级名中医临证经验实录 [M]. 南京：江苏科学技术出版社，2005：915–916

[3] 李绍军.刘柏龄教授常用补肾治骨类中药选粹 [J]. 中国社区医师，2011，13(15)：171

[4] 胡劲松，邱德华，石仰山.石氏伤科用药特色 [J]. 中国中医骨伤科杂志，2002，10(3)：58–60

[5] 李艳.国医大师临床经验实录：国医大师李济仁 [M]. 北京：中国医药科技出版社，2011：40–45

[6] 张勉之.张大宁谈肾病与肾保健 [M]. 北京：中国医药科技出版社，2013：126–130

[7] 朱良春.国医大师临床经验实录：国医大师朱良春 [M]. 北京：中国医药科技出版社，2011：89–91，94

第三节　补血药

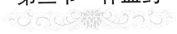

熟地黄

【别名】大熟地黄、熟地黄、熟地黄炭。

【性味】味甘，性微温。

【归经】心经、肝经、肾经。

【功效】养血滋阴，补精益髓。

【主治】肝肾阴虚，腰膝酸软，骨蒸潮热，盗汗遗精，内热消渴，血虚萎黄，心悸怔忡，月经不调，崩漏下血，眩晕耳鸣，须发早白。

【心悟】

刘柏龄大师

本品甘温味厚，质地柔润，既补精血，又益肝肾，为骨伤科常用的补益肝肾之药，补阴诸方中均以本品为主药。常用量为 10～30g。宜与健脾胃药如砂仁、陈皮等同用。用于骨质疏松症，配骨碎补、续断、鸡血藤、牡蛎、陈皮等。用于坐骨神经痛，配桂枝、没药、牛膝、白术、郁金、地骨皮、生姜、甘草、生茶叶、茄子花、公鸡 1 只，将上药用纱布包好和公鸡一起入砂锅中，加水淹没为度，用火煮熟，食肉喝汤。用于损伤后气虚血滞证，配党参、香附。用于骨质增生，配肉苁蓉、骨碎补、鹿衔草、鸡血藤、淫羊藿、莱菔子 (骨质增生丸)。

当归

【别名】干归、马尾当归、秦哪、马尾归、云归。

【性味】味甘、辛，性温。

【归经】肝经、心经、脾经。

【功效】补血活血，止痛润肠。酒当归活血通经。

【主治】血虚萎黄，眩晕心悸，月经不调，经闭痛经，虚寒腹痛，肠燥便秘，风湿痹痛，跌仆损伤，痈疽疮疡。

【心悟】

班秀文大师

当归常配以补气药治疗血虚引起的各种证候，如当归补血汤适用于治疗各种血虚之证。当归、川芎、白芍、熟地黄组成之四物汤为妇科调经之基础方。当归辛温，除补血活血之外，尚有温通经脉，散寒止痛之功。如经行腹痛可用四物汤加香附、延胡索等以补血活血，行气止痛；而产后血虚腹痛或虚寒腹痛者，则可用当归生姜羊肉汤或当归建中汤治之，以补虚散寒止痛。

但须注意，当归虽有补血活血之功，但当归之气味俱厚，行则有余，守则不足，辛窜之力强，久用有动火伤阴之弊。妇女血本不足，因此临床使用常选用当归身以取其补血之功，而活血破血之力平缓。并常选白芍与之相配，以白芍补血敛阴柔肝，取其性静而主守，防当归辛窜太过。

李济仁大师

本品五体痹凡属血瘀血虚者均宜用之。

当归既能补又能通，关键在配伍。痹每兼瘀，久瘀必有虚，当归既养血又活血，通补兼备，实为补虚祛瘀的理想之药。特别是虫类破瘀之药，易伤气破血，尤应注意配伍当归、地黄、芍药等药。一般说来，"归身主守，补固有功，归尾主通，逐瘀自验"，补血用归身，活血用归尾，攻补并施可用全当归。常用量为 6～12g。当归滑肠，用量不宜过大，脾虚者尤应慎用。

颜德馨大师

当归其味甘而重，故专能补血；其气轻而辛，故又能行血。补中有动，行中有补，为血中之气药、圣药。凡血虚而滞，寒湿凝结，筋骨疼痛、拘急，不能得汗者，以此温通之。

临床用于气血两虚之眩晕、心悸，常配伍黄芪、人参等，如十全大补汤；用于气血瘀滞之眩晕、心悸，则常配川芎、白芷；用于气滞血瘀之胸痛，常配合郁金、香附等；如因里虚内寒，常配桂枝、白芍等；另外常与其他活血化瘀药，如桃仁、红花、三棱、莪术等同用，治疗老年性痴呆，有改善患者表情呆滞的作用。

临床一般生用，为加强活血则酒炒用；补血用当归身，活血用当归尾，和血用全当归。当归性虽润，然其大温，如对阴虚燥热，肝胃火冲者，仍须慎用；便溏者少用。

白芍

【别名】芍药、金芍药。

【性味】味苦、酸，性微寒。

【归经】肝经、脾经。

【功效】养血敛阴，柔肝止痛，平抑肝阳。

【主治】肝血亏虚，月经不调；肝脾不和，胸胁脘腹疼痛，四肢挛急疼痛；肝阳上亢，头痛眩晕。

【心悟】

李今庸大师

白芍，古作"芍药"。《神农本草经》卷二谓其"除血痹""破喉结""利小便"。是芍药为通利药，而非补寒药无疑，故《伤寒论》和《金匮要略》中，举凡腹痛，多有加白芍以治之者，以其除痹塞通血脉而止痛也。小青龙汤，本为发汗逐饮之方，服后小便亦利者，乃是白芍之效力。附子汤、真武汤中用白芍，正是取其利小便，使附子发挥治疗作用后，其毒从小便而去，不留体中为患。白芍尚有通利大便之效，故《伤寒论》中麻仁丸用之。《伤寒论·辨太阴病脉证并治篇》说："本太阳病，医反下之，因而腹满时痛者，属太阴也，桂枝加芍药汤主之；大实痛者，桂枝加大黄汤主之"。是太阳病误下表证未去而邪又内陷于里，结而为痛。其结痛之势，一为"腹满时痛"，一为"大实痛"，乃邪结在里之微甚，故一用"白芍"，一用"大黄"。白芍、大黄均为通利药类，只是力有缓峻之殊。上引《伤寒论》同篇中"太阳为病，脉弱，其人续自便利，设当行大黄、芍药者，宜减之，以其人胃气弱，易动故也"之文，可证。唯因白芍有通利动胃之害，故《伤寒论》中凡下利者，每去之。真武汤方，症见下利，去白芍加干姜，是其例。至于《伤寒论》中下利而未去白芍者，《伤寒论·少阴病篇》有四逆散证，以其"泄利下重"，欲利而利又不爽，气滞不通，故用白芍以通利之。而黄芩汤、麻黄升麻汤用白芍以治下利，前者为少阳病方，后者为厥阴病方，二者亦当为"泄利下重"，欲利而不爽，《伤寒论》未言者，省文耳，如《厥阴病篇》说："下利，欲饮水者，以有热故也，白头翁汤主之"，"下利，谵语者，有燥屎也，宜小承气汤"。其白头翁汤证，为血热痢疾；小承气汤证，疑为后世所谓之"奇恒痢疾"，二者亦省去"下重"二字。麻黄升麻汤，今人已少用，而黄芩汤一方，今人则正用以治疗下利脓血，里急后重之痢疾。后世治痢疾之芍药汤，以白芍为君，正是取其通利之效。

参考文献

[1] 李绍军.刘柏龄教授常用补肾治骨类中药选粹 [J]. 中国社区医师，2011，13(15)：171

[2] 班胜，黎敏.国医大师临床经验实录：国医大师班秀文 [M].北京：中国医药科技出版社，2011：34

[3] 李艳.国医大师临床经验实录：国医大师李济仁 [M].北京：中国医药科技出版社，2011：41

[4] 颜德馨.国医大师临床经验实录：国医大师颜德馨 [M].北京：中国医药科技出版社，2011：72

[5] 李今庸.李今庸临床经验辑要 [M].北京：中国医药科技出版社，1998：57

第四节　补阴药

黄精

【**别名**】鸡头黄精、黄鸡菜、笔管菜、爪子参、老虎姜、鸡爪参。

【**性味**】味甘，性平。

【**归经**】脾经、肺经、肾经。

【**功效**】补气养阴，健脾润肺。

【**主治**】脾胃虚弱，体倦乏力，口干食少，肺虚燥咳等。

【**心悟**】

王琦大师

王大师喜用黄精填精生髓以种子。王大师认为，黄精用于男科，尤有"填精生髓"之功。

王大师认为，黄精得坤土之粹，土为万物之母，母得其养，则水火既济，木金交合，而精髓自充。古人多将其视为延年益寿上品，常将其载于神仙方中，如《太平圣惠方》中即有"神仙服黄精十一法"。《道藏》中关于黄精的用法则更多。因为古人将黄精视为神仙保健之品，在治病时用之并不多，今人常以为其效不如黄芪。现代研究证明，黄精含糖类、赖氨酸等11种氨基酸，人体必需的8种微量元素及黄酮类等有效成分，能促进机体蛋白及能量合成、提高免疫功能、改善微循环、抗衰老等多种功效。据此，王大师将黄精用于男科治疗精亏髓少之"少精症""弱精症"等最为有效，临床常与枸杞子、何首乌等配伍使用，常用量为10～15g。

女贞子

【别名】 爆格蚤、冬青子。

【性味】 味甘、苦，性凉。

【归经】 肝经、肾经。

【功效】 滋补肝肾，明目。

【主治】 肝肾阴虚证，阴虚内热证，视力减退，目暗不明。

【心悟】

张大宁大师

张大师临证应用总结如下：

肝肾阴虚证，阴虚内热证：本品味甘性凉，善补肝肾之阴，为清补之品。治疗肝肾阴虚所致头晕目眩、视物昏花、须发早白、腰膝酸软等症，可单用泡酒或熬膏服用，或与其他滋补肝肾之品配伍，如《医方集解》二至丸，其与墨旱莲同用。在治疗慢性肾脏疾病的临床实践中，常以二至丸配合其他药同用，获得较满意的效果。本品甘补苦泄，功能滋阴退虚热。治疗阴虚内热，症见潮热，心烦，常与生地黄、熟地黄、青蒿、地骨皮等滋阴退虚热之品配伍。

视力减退，目暗不明：本品滋补肝肾而明目。治疗肝肾亏虚所致的视力减退、目暗不明之症，常与熟地黄、枸杞子、墨旱莲等补肝肾明目药配伍。

朱良春大师

朱大师临证应用总结：

降压、减肥：《神农本草经》言女贞子："主补中……久服肥健，轻身不老。"高脂血症、肥胖症、糖尿病、高血压病，同属代谢紊乱所致的疾病，对心脑血管构成严重的威胁，因而与心脑血管疾病的产生密切相关。"女贞子久服肥健，轻身不老"，其中"肥健"指强壮健体，而非增肥增胖；"轻身"即减肥身轻也。因此，朱大师形容女贞子是清除体内垃圾，延缓衰老的延寿之品。现代药理研究证实，女贞子富含亚油酸、亚麻仁油酸，能降低血脂，改善心肌供血，故拟"泄浊轻身茶方"：女贞子5g，荷叶5g，紫丹参5g，普洱茶5g，甘杞子5g，生黄芪5g，泡饮代茶。坚持长期饮用，对降低血脂、血糖、肥胖，预防关节病有效。

清热蠲痹：女贞子用于补阴，然而清热之功未必尽人重视。《本草正》言其："养阴气，平阴火，解烦热骨蒸。"女贞子的补阴，与生地黄不同的是补而不腻，女贞子的清热，与黄连不同的是清中带润。朱大师从长期的实践中观察到，女贞子既能除骨蒸劳热，又能清络中之郁热。对热邪炽阴的关节红肿疼痛、皮肤烘热或隐现红斑、口干潮热、大便干燥等症，有清热蠲痹之功，非苦寒之品所能及，常配伍生地黄、忍冬藤、寒水石、萆草、秦艽等，病情能得到有效的控制。

扶正升白：女贞子对体质虚弱者有明显的扶正功效，女贞子伍用炙黄芪对预防呼吸道感染，增强体质，疗效确切。用于白细胞减少症，常与制何首乌、油松节、鸡血藤加入辨证方中，收效满意。现代药理证实女贞子能调节免疫，升高白细胞，促进造血功能。

润肠通便：女贞子30g，生何首乌15g，煎汤代茶饮服，是老年性便秘保健方。老年性便秘多系虚秘，一般因肝肾亏虚、津液耗伤所致，女贞子甘润而滑，有补肾阴、生津液、润肠道之效。

墨旱莲

【别名】墨旱莲、水旱莲、莲子草、白花蟛蜞草、墨斗草、野向日葵、墨菜、黑墨草、墨汁草、墨水草、乌心草。

【性味】味甘、酸，性寒。

【归经】肝经、肾经。

【功效】滋补肝肾，凉血止血。

【主治】肝肾阴虚证，出血证。

【心悟】

张大宁大师

张大师临证应用总结：

肝肾阴虚证：本品甘酸性寒，功善滋补肝肾之阴，多用于治疗肝肾阴虚所致头晕目眩、视物昏花、须发早白、腰膝酸软等症，可单用，如古有单味药的旱莲膏；或与其他滋补肝肾之品配伍。如《医方集解》二至丸，与女贞子同用。

出血证：本品性质寒凉，既滋阴清热，又凉血止血，常用于血热或阴虚血热所致的各种出血证。单用有效，或鲜品绞汁，或干品水煎。亦可与生地黄、阿胶、白茅根、蒲黄等滋阴凉血止血之品配伍。鲜品捣烂外敷，止外伤出血。

参考文献

[1] 王东坡，张凯麟．王琦男科用药经验撷粹 [J]．中医杂志，2003，44(5)：343-345

[2] 张勉之．张大宁谈肾病与肾保健 [M]．北京：中国医药科技出版社，2013：143-144

[3] 朱良春．国医大师临床经验实录：国医大师朱良春 [M]．北京：中国医药科技出版社，2011：106

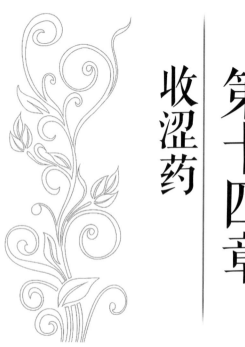

第十四章

收涩药

海蛤壳

【别名】海蛤、蛤壳。

【性味】味咸，性平。

【归经】手足太阳经、手足阳明经、心经、肾经。

【功效】清热化痰逐湿，软坚散结，制酸止痛。

【主治】热痰喘嗽，水肿，淋病，瘿瘤，积聚，血结胸痛，血痢，痔疮，崩漏，带下。

【心悟】

王琦大师

王大师临证见痰湿瘀阻之前列腺增生症、阳痿，多投海蛤壳一味。王大师谓，今之城市人，生活安逸，甚少劳力，而多膏粱厚味，更有甚者，烟酒无度，故临证痰湿患者并非少见。海蛤壳，咸寒，功擅化痰利水、软坚散结，质重味厚，性善下趋，能导痰湿从下窍泄，故用于治疗痰湿瘀阻之前列腺增生症、阳痿，甚为相合。临证常合桂枝茯苓丸或苍莎导痰丸加减治疗。常用量为 20g 左右。

刺猬皮

【别名】偷瓜畜、偷瓜罐皮、猬皮、猬鼠皮、毛刺皮。

【性味】味苦、甘，性平。

【归经】胃经、大肠经、肾经。

【功效】行瘀止痛，止血，固精。

【主治】皮痹，胃脘疼痛，子宫出血，便血，痔疮，遗精，遗尿。

【心悟】

李济仁大师

《证治准绳》用猬皮丸治疗皮肤变黑、痛痒如虫行、手足顽麻或两肘如绳缚的乌癞病，《医宗金鉴》用苦参酒治疗乌癞，均取刺猬皮以皮行皮、软化皮肤之性。皮痹常以刺猬皮配地骨皮、五加皮、海桐皮等以及活血化瘀之品，如穿山甲、桃仁、红花、川芎、地龙等。一般用量：煎汤为 6～9g，或入丸散剂。

五味子

【别名】玄及、会及、五梅子、山花椒、壮味、五味、南五味子、南五味、北五味子、北五味、华中五味子、面藤子、血藤子。

【性味】味酸、甘，性温。

【归经】肺经、心经、肾经。

【功效】收敛固涩，益气生津，补肾宁心。

【主治】肺虚喘咳，口干口渴，自汗，盗汗，劳伤羸瘦，梦遗滑精，久泻久痢。

【心悟】

何任大师

何大师重用五味子收敛固涩之效用于治疗少年遗泻，症见神情萎顿、少言懒语，每夜遗精，无梦而泄，腰肢倦乏，时感头昏目暗，饮食尚常，舌质淡，苔薄，脉弦紧。遗泄之症，昔医谓"梦而后泄者，相火之强为害；不梦自遗者，心肾之伤为多"。何大师通过临床实践，认为以"有梦治心，无梦治肾"为简要提挈之法。

缫丝

【别名】蚕衣、茧黄、蚕茧壳、蚕茧。

【性味】味甘，性温。

【归经】脾经。

【功效】止血，止渴，解毒。

【主治】便血，尿血，血崩，消渴，反胃，痔疮，痈肿。

【心悟】

任继学大师

任大师用缫丝治疗消渴病。消渴病乃积年沉疴，缠绵难愈，至慢性期则整体阴阳虚竭失衡，任大师认为当以调理阴阳，固护本元为要。寻常药力每恐不逮，而擅用血肉有情之品，同类相求，直补脏腑气血，作用迅捷持久。任大师称缫丝甘温和缓，温而不燥，补而不腻，以血肉有情之身，善补精气至虚至损；以虫药善行之体，使脏腑寓补于通，培元固本，益气生津，于平淡中见神奇。实为治疗消渴至善妙药。任大师自拟温化滋胰汤，以缫丝为君药，用量可至50g，用缫丝煎汤代水再入他药。

山茱萸

【别名】山茱萸、芋肉、于肉、山萸萸、生山茱萸、酒山萸、炙山萸、蒸山萸、枣皮等。

【性味】味酸、涩，性微温。

【归经】肝经、肾经。

【功效】补益肝肾，收敛固涩。

【主治】腰膝酸软，头晕耳鸣，阳痿，遗精滑精，遗尿尿频，崩漏，月经过多，大汗，体虚欲脱。

【心悟】

李士懋大师

李大师认为益气温阳，易致虚阳浮越，用山茱萸以敛之。李大师在用补阳还五汤、可保立苏汤治疗阳虚气弱、虚风萌动之重症时，黄芪的用量可达百克，然阳主升主动，大量补气之品加入易致虚阳浮越，故此时李大师必用山茱萸以佐之。一则收敛真气，防止厥脱；二则防黄芪大补之元气升无制而浮动。

阴虚不摄阳，阳浮越，用山茱萸以摄之：若出现发热、咳喘、心悸、腰酸背疼，舌红绛无苔，脉阳洪大、尺细数者，李大师用三甲复脉以滋阴潜阳，此时更加山茱萸一味，既补肝肾之阴，又借其酸敛以助三甲潜阳。

阳虚阴盛，温阳防格拒，以山茱萸佐之：在阳虚阴盛，出现发热、阵燥热，汗出等症状时，李大师认为此为真寒假热之象，此时之火不可以水灭，不可直折，法当引火归原。然若只知温阳，又恐阴寒过盛而出现格拒，故此时采用山茱萸以反佐，防脉暴起，阳暴脱。这与伤寒白通加猪胆汁汤以人尿、猪胆汁为反佐，真武汤取白芍反佐是一个道理。

参考文献

[1] 廖敦. 王琦男科用药经验举隅 [J]. 中医杂志，2004，45(1)：17–20

[2] 李艳. 国医大师临床经验实录：国医大师李济仁 [M]. 北京：中国医药科技出版社，2011：46

[3] 何若苹. 何任治疗疑难病医案 3 则 [J]. 世界中医药，2006，1(1)：34

[4] 刘朝圣，曾顺，毛武塬. 名医用药佳话 [M]. 北京：中医古籍出版社，2008：154-155

[5] 郝宪恩. 李士懋用附子温扶心阳验案举隅 [J]. 上海中医药杂志，2008，42(08)：10-11

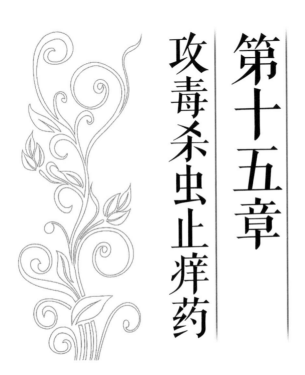

第十五章

攻毒杀虫止痒药

硫黄

【别名】石硫磺、硫矿、黄英、将军、倭硫、昆仑黄、白硫磺、天生黄、光明硫磺、舶硫、留黄、西土。

【性味】味酸，性热。有毒。

【归经】肾经、大肠经。

【功效】解毒杀虫，壮阳通便。

【主治】阳痿，腰膝冷痛，虚寒泻痢，大便冷秘；外用治疥癣，湿疹，癫疮，皮肤瘙痒。

【心悟】

刘尚义大师

刘大师用硫黄治疗肾阳衰惫、沉寒痼冷之急性脊髓炎。

刘大师早年喜读张锡纯的《医学衷中参西录》，其中的"服硫黄法"曾亲尝以验其毒性，几经尝试体验，证明其无毒，指出"其毒也即其热也"，"其功胜桂附"，施之于人，"生硫磺其效更捷"。当下即用此纯阳之药，以愈彼纯阴之证，不必投鼠忌器，"离照当空，阴霾自散"。又参考张景岳："善补阳者，必于阴中求阳，则阳得阴助而生化无穷"之告诫，用熟地黄、桑椹、沙苑子、白芍、黄精、玉竹、牛膝煎汤，每次吞服生硫黄约3g，取其"由阴引阳"之意，牛膝引药下行，直趋病所。

蛇床子

【别名】蛇栗、蛇米、虺床、马床。

【性味】味辛、苦，性温。

【归经】肾经。

【功效】温肾助阳，祛风，燥湿，杀虫。

【主治】男子阳痿，阴囊湿痒，女子带下阴痒，子宫寒冷不孕，风湿痹痛，疥癣湿疮。

【心悟】

王琦大师

王大师认为蛇床子燥湿止汗止痒，前人言之甚详。如《罗氏会约医镜》云："蛇床子，去脾经之湿，补肾经之虚，益阳滋阴，治阴汗，疗男子阴囊湿痒。"王大师谓蛇床子，苦能燥湿，温能散寒，辛能祛风止痒，常与荆芥、白芷等同用，治疗慢性前列腺炎之阴囊湿痒或阴汗不止等症，并可监制过用苦寒之弊，常用量为10g。

朱良春大师

朱大师认为，蛇床子功用颇奇，内外俱可施治，在一些疑难杂症的治疗中常可出奇制胜。其主要临床应用如下：

外阴白色病变：又称"外阴白斑"，是外阴皮肤黏膜营养障碍所致组织变性及色素减退的疾病。临床以外阴奇痒为主症，伴有外阴糜烂、皲裂、溃疡或粗糙、萎缩，皮肤黏膜变白变薄，失去弹性，患者非常痛苦。因"肾司二阴""肝脉绕阴器"，故朱大师认为该病应责之于肝肾亏损，外阴失养，复受风邪侵袭，湿浊下注所致。蛇床子是治疗该病的首选药物，因其入肾经，内服能温肾壮阳，外用燥湿杀虫止痒，量可用至30g以上，再配入补肾精的何首乌、菟丝子，养肝血的熟地黄、当归、白芍，祛风止痒的僵蚕、地肤子，可达滋肾益精、养肝润燥、止痒消斑之效。

脉管炎：属脱疽范畴，因元气不足，脏腑功能失调，痰瘀凝聚，阻滞经脉，肢端失养所致。临床可见下肢麻木、冷痛、漫肿，皮肤呈紫或灰黑色，局部可溃烂如败絮状，见大量渗出物。朱大师认为在常规大法乏效时，可重用蛇床子30～40g，每能取得逆转之功。朱大师重用蛇床子治疗虚寒性脱疽，不仅取其温阳燥湿之性，更在于宣痹，托旧生新，活血祛瘀，使旧血去而新血生。此药实乃治疗脱疽不可多得的一味良药。

咽喉炎：见咽喉部不适，常咽痒即咳，甚者咳声频频，憋得面红耳赤。朱大师认为咽喉痒是风邪侵袭咽喉所致，受蛇床子具祛风止痒功效的启示，常在辨证治疗的基础方中加入蛇床子一味，往往取得满意的疗效。故凡见喉痒甚而咳者，无论新病久病，均可加上蛇床子10g。

哮喘：蛇床子具止咳平喘功效，历代医书鲜有记载。朱大师根据蛇床子辛温入肾经，具有温肾壮阳、固肾纳气作用，用其治疗哮喘。对哮喘每至秋冬季节即发作加重者，常加蛇床子15～20g，能使哮喘明显减轻，且能减少复发。

露蜂房

【别名】蜂肠、蜂窠、百穿、紫金沙、蜂叶子、野蜂房。

【性味】味微甘，性平。小毒。

【归经】肝经、胃经、肾经。

【功效】祛风止痛，杀虫止痒，攻毒消肿。

【主治】风温痹痛，喉舌肿痛，风虫牙痛，风疹瘙痒。

【心悟】

李济仁大师

《乾坤生意秘韫》用露蜂房治疗手足风痹，黄蜂窠大者1个，小者三四个(烧灰),独头蒜1碗,百草霜4.5g,同捣敷患处。应用时忌生冷荤腥。李大师认为:蜂房"对顽痹之关节肿僵疼痛,甚则变形者,乃必用之药"。李大师常将露蜂房与全蝎、蜈蚣、蟋螂虫、地鳖虫、地龙、乌梢蛇等虫类药配伍应用。汤剂用量为3～6g,或入丸散。

朱良春大师

朱大师认为,蜂房带子者效佳,既能内服,又可外敷。其主要功用如下:

痹证:朱大师认为,痹证是包括风湿性关节炎、类风湿关节炎及增生性脊柱炎等。此等疾患凡属病情较重、叠治缠绵不愈者,必须益肾壮督以扶正治本,蠲痹通络而祛邪治标,方能收到好的效果。朱大师的"益肾蠲痹汤(丸)"(熟地黄15g,当归9g,蜂房9g,淫羊藿9g,鹿衔草9g,淡苁蓉9g,炙僵蚕9g,炙乌梢蛇9g,炙地鳖虫9g,炙蜈蚣1.5g,炙全蝎1.5g,甘草3g,上为1日量,煎服)就是根据这个原则制定的。服用上方5剂后,按上方10倍量研细末,另用生地黄150g,鸡血藤150g,老鹳草150g,寻骨风150g,桑枝150g,苍耳子150g,煎取浓汁泛丸如绿豆大,早、晚食后各服6g,妇女妊娠或经期勿服用。

带下清稀:蜂房治疗带下清稀为朱大师之首获。凡带下清稀如水,绵绵如注,用固涩药乏效者,朱大师于辨证方中加入蜂房,屡奏良效。朱大师认为:"带下清稀,乃肾气不足,累及奇经,带脉失束,任脉不固,湿浊下注所致。利湿泄浊之品,仅能治标,而温煦肾阳,升固奇经,才是治本之图。"遂用蜂房,每伍以鹿角霜、小茴香等通补奇经之品,即是此意。

阳痿不举:朱大师认为,阳痿者,多属精血亏损、下元不足而致,创订"蛛蜂丸"(花蜘蛛30只,炙蜂房60g,紫河车60g,淫羊藿60g,淡苁蓉60g,熟地黄90g,共研细末,蜜丸绿豆大,每次6g,每日2次,开水送服)治疗此症,收效甚佳。现花蜘蛛难寻,改用锁阳9g,亦效。

慢性支气管炎:朱大师认为,蜂房治疗慢性支气管炎久咳不已,不仅高效而且速效,乃一味价廉物美的止咳化痰佳药。每取蜂房末3g(小儿酌减),鸡蛋1枚(去壳),放锅内混合,不用油盐炒熟,于餐后一次服用,每日1～2次,连服5～7日可获得满意效果。

参考文献

[1] 刘尚义.南方医话[M].北京:科学技术出版社,1996:91-95

[2] 廖敦.王琦男科用药经验举隅[J].中医杂志,2004,45(1):17-20

[3] 朱良春 . 国医大师临床经验实录：国医大师朱良春 [M]. 北京：中国医药科技出版社，
　　2011：81-82，87-89

[4] 李艳 . 国医大师临床经验实录：国医大师李济仁 [M]. 北京：中国医药科技出版社，
　　2011：48

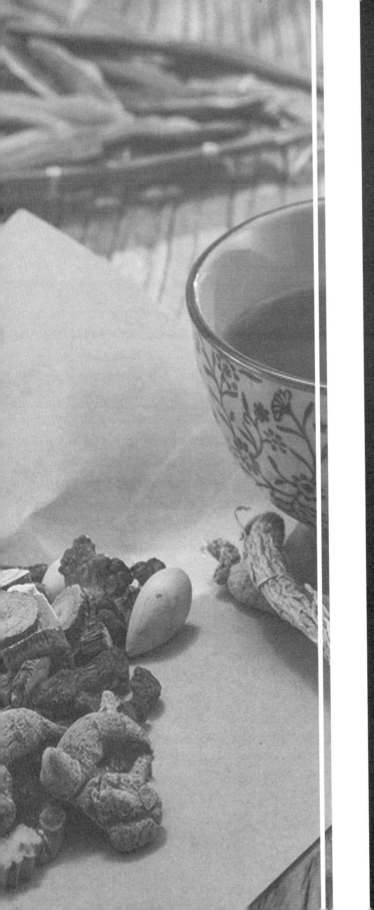

【第四部分·药对心悟】

桂枝　甘草

桂枝辛甘而温，温通心阳；炙甘草补益心气利血脉。桂枝配甘草是最原始的治疗心悸药对，《伤寒论》有桂枝甘草汤，"治发汗过多，其人叉手自冒心，心下悸，欲得按者"。发汗过多，外亡其液，内虚其气，气液两伤，中空无倚，心下惕惕然不能自主，以叉手冒心来形容欲得按，是自求庇护之状。投以桂枝甘草补阳以缓急，生津而摄气。治疗心悸的炙甘草汤亦本于此二味药，是治疗脉结代的要方，程知注解："曰脉结代，心动悸，则是血虚而真气不相续也，故峻补其阴以生血，更通其阳以散寒，无阳则无以缩摄微阴"，其意甚明。

常用量：桂枝 3～6g，甘草 6～15g。

苍术　黄柏

阳明为诸筋总会，彼为湿困则筋纵，不能束骨，湿郁酿热，妨肾水之化源；少阴藏精，精不足则相火妄动，消烁筋骨，相火蒸湿，阳明脉衰，两者互为因果，遂成痿躄沉疴。《内经》上讲"治痿独取阳明"，也可从此二味药中体会到：苍术祛阳明有余之湿治其本，黄柏除少阴不足之火治其标，二药相伍，相须为用，清热燥湿，消肿止痛。

常用量：苍术 6～9g，黄柏 6～9g。

附子　羚羊角

附子与羚羊角同用，古方资寿解语汤有之，后世用之不多。然附子、羚羊角同用颇有深义。附子为回阳救逆之妙品，羚羊角为平肝潜阳之要药，二药合伍，一寒一温，一动一静，肝肾同治，交济阴阳，有扶阳生阴、熄风通络之效，对于肝旺于上、肾亏于下之证有平衡阴阳之殊功。昔祝味菊尝谓："羚羊角治脑，附子强心，体虚而有脑部症状者最宜。"临证体会，对阳虚生风所致高血压病见头眩头痛者，用之最宜。

常用量：附子 6～15g，羚羊角（研末吞服）0.3～0.5g。

蒲黄　葛根

《本草汇言》称蒲黄："血之上者可清，血之下者可利，血之滞者可行，血之行者可止。凡生用则性凉，行血而兼消。"《本经》谓蒲黄"消瘀血"。故常用生蒲黄以活血消瘀，清利通络。且其品乃为香蒲科草本植物香蒲之天花粉，质轻味馨郁，主入血分，取其清扬上升之性。葛根，性味甘凉，除用以解肌退热、升津止渴外，其有升发清阳之特殊用效，因其能疏通督脉，清透邪热，用于治疗伤寒项背强痛。生蒲黄与葛根配伍应用，能祛瘀活血而通络，精髓上养的巧妙药物组合，使络通髓满，灵性复开，可治疗气血瘀阻之健忘、头晕。

常用量：蒲黄（布包煎）9～18g，葛根6～15g。

半夏　夏枯草

此治不寐之药对，虽未见诸经传，然则颇有深意。李时珍说："《礼记·月令》谓：'五月半夏生，盖当夏至半也'，故名。"而其采根当在八月，此物秉火之气而生，得金之气而成，由阳渐入阴中，但凡阳不入阴之疾俱可疗之，如胸中痰满、寒饮内发、头眩眉棱骨痛，均可得其气而破阴入阳。夏枯草生于冬末，长于三春，是正得水木之气，遇夏则枯，木当火令，其气萎顿，故用以退泻肝胆两经之火，功效甚卓。《冷庐医话》载有"阴阳违和，二气不交，以半夏三钱，夏枯草三钱，浓煎服之，即得安睡"。临床治疗痰火扰胆之不寐，屡试不爽。

常用量：半夏6～9g，夏枯草6～9g。

生半夏　生姜

生半夏配生姜治疗呕吐，即仲景之止吐名方小半夏汤。生姜不仅能制生半夏之毒性，且能增加其和胃止呕之功，有一举两得之妙。颜大师临床习用此方加味治疗胃失和降之泛恶呕吐者，疗效确切，收效亦速。若痰湿弥漫，纳差呕恶，舌苔白腻者，每佐以玉枢丹芳香辟秽；痰湿化热，吞酸呕吐，舌苔黄腻者，则加入左金丸辛开苦降；消化系统梗阻性疾病、尿毒症，证属中阳衰微、虚多实少，出现面色苍白，四肢欠温，频频呕吐，竟无休止，舌淡脉细者，此证单用镇逆无效，宜取生半夏为君，以干姜易生姜为臣，佐以人参、附子，更使以伏龙肝煎汤代水，取其以土厚土之意，冀脾胃之阳振奋，寒浊得除，胃气和降，则呕恶自已。

生半夏　竹茹

生半夏配竹茹治疗胸痞。《名医别录》谓半夏"消心腹胸膈痰热满结，咳嗽上气，心下急痛、坚痞，时气呕逆"。生半夏味辛，善开胸痞，唯气温性燥，有动火劫阴之弊，故凡治疗湿热中阻，气机闭塞之胸痞，每与竹茹同用，此乃温胆汤之意。生半夏辛开通泄，功能燥湿祛痰，竹茹性凉微苦，专长轻清泻热，二者相使而用，可使胶腻之湿热得以分消，湿祛则热无所附而自除，气机自畅，胸痞即除。多用于冠心病、急慢性胃炎、肝胆病等湿热内阻，胸脘痞闷作痛者，若佐以枳壳、桔梗一升一降，以调畅气机，则收效更佳。

生半夏　葶苈子

生半夏配葶苈子治疗咳喘。生半夏为化痰妙品，配以苦寒之葶苈子，则可制其温燥之性而发挥其化痰之长，广泛应用于各型痰浊壅肺之咳喘证。若症见咳喘胸闷，痰多白沫，形寒神怯等寒痰内盛者，习以麻黄附子细辛汤投之，附子温里散寒，抑制麻黄之辛散，使麻黄宣肺而不伤正。但对久咳痰多难化者，仅用附子、麻黄温散，犹难中的，必须加生半夏祛逐痰浊，葶苈子直泻肺气，使大量之痰倾囊而出，方能收事半功倍之效；若症见咽痒咳喘，痰黏难出，舌红苔黄腻，脉滑数等，属燥痰热交犯者，则用麻杏石甘汤加生半夏、葶苈子，直泻肺金之痰热，一鼓而下，每每可立竿见影。

生半夏　菖蒲

生半夏配菖蒲治疗癫痫。生半夏为除痰要药，若配以菖蒲，则引药入心，专化蒙闭心窍之痰涎，用于痰迷心窍所致的癫痫、神昏、谵语等症，每能得心应手，奏桴鼓之效。痰迷心窍证有热痰、风痰、郁痰之异；若见哭笑无休、烦热不寐、口干唇燥、痰结如胶、脉洪等属热痰内盛者，则佐以黄芩、胆南星、莲子心之类；对于风痰所致的癫痫频作，兼有眩晕头痛、胸膈痞闷、舌苔白腻者，则加以天麻、白术、陈皮之属；若癫妄因思虑不遂，妄言妄见，神不守舍等瘀痰所致者，则参入郁金、香附、远志等品。

马钱子　地龙

马钱子配地龙，源自王清任《医林改错》中龙马自来丹，马钱子苦寒大毒，擅长止痛，故修治马钱子法甚讲究，配以地龙咸寒，长于通络，二者相配，通络止痛，对各种顽固性关节疼痛，效果甚好。原注云："吃斋人，去地龙亦可。"这说明马钱子单用就独擅其能。又云："治瘫腿，多用一分，服后以腿自动为准，不可再多。"说明过量毒性能妨人。据现代药理探明，马钱子主要成分为番木鳖碱，有兴奋脊髓神经作用。

常用量：香油 500g，铜锅熬滚，入马钱子 400g，待马钱子微有响爆之声，捞起候温，用刀剖成两半，看内里紫红为度，色嫩则毒性未除，色老则性味已退，研末用之。地龙 8 条，焙干为末，两药和匀，面糊为丸，

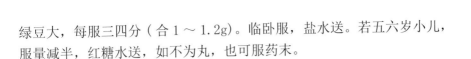

绿豆大，每服三四分（合 1～1.2g）。临卧服，盐水送。若五六岁小儿，服量减半，红糖水送，如不为丸，也可服药末。

桔梗　枳壳

桔梗色白得肺气之质，味辛得肺金之用，辛者主升，常用作舟楫之剂。枳壳味微苦，苦者主降，经说："肺苦气上逆，急食苦以泄之，故用枳壳泄至高之气。"两药配伍，辛开苦泄，一升一降，降已而还升，具开滞消痹、宣展气机之功。胸痹因痰湿内困，或因肝郁不舒，阻滞气机者，均可用以调畅气机。对肾炎蛋白尿、水肿而有肺脾气机不利，清浊不分者，用二药宣肺运脾，疏通壅滞，分别清浊，能使升降有常运脾安中。

常用量：桔梗 6～10g，枳壳 6～10g。

青礞石　大黄

青礞石系绿泥石化云母碳酸盐片岩，其味咸性平，具有坠痰、消结、下气、平肝功效，专治顽痰瘀积、癫狂惊痫、痰涎上涌诸症。《本草纲目》谓其"治积痰惊痫，咳嗽喘满"；《品汇精要》谓其能"坠痰消食"。配以大黄同用，取滚痰丸之意，则有坠痰泄热、泄下祛痰之功，用于治疗痰涎蒙闭心窍，或痰浊蒙阻脑窍而致之癫证。临床根据辨证灵活配伍。若痰迷心窍而癫者，可与菖蒲、远志、郁金、连翘心等清心开窍药配伍；若因痰浊蒙闭脑窍而癫者，可与水蛭、生蒲黄、菖蒲、葛根、川芎等活血开窍醒脑药配伍。

常用量：青礞石 10～20g，大黄 6～15g。

琥珀　羚羊角

琥珀味甘，性平，具镇静安神、散瘀止血、利水通淋之功效。多用于治疗惊风痫证、惊悸失眠、血淋血尿、产后瘀阻腹痛等症。《本草经疏》谓"琥珀，专入血分，心主血，肝藏血，入心、入肝，故能消瘀血也"。"从辛温药则行血破血，从淡渗药则利窍行水，从金石镇坠药则镇心安神。"痫证之发，多缘瘀血阻于脑络，脑窍蒙闭，神机不用而散，故取平肝熄风、镇痉安神功效的羚羊角配琥珀，既有化瘀通络之功，又能镇心安神，使神机归窍而用。

常用量：一般多以羚羊角粉、琥珀粉等量冲服，用量 1～3g。若直接吞服，每以 1g 为宜，若冲服，可用至 3g。

蜈蚣　全蝎

蜈蚣味微辛、性微温，走窜之力最速，内而脏腑，外而经络，凡气血凝聚之处皆能开之。张锡纯谓其尤善搜风，调安神经为特长。全蝎色青味咸、性微温，色青则属木，入肝经而搜风。两药相须为用，入络搜剔，使血不凝滞，气可宣通，性虽毒，专善解毒，是治疗顽固性头痛之常用药对。

常用量：蜈蚣 1～3g，全蝎 3～5g。

黄芪 葶苈子

黄芪味甘，性微温，功善补气升阳，气虚体弱、倦怠乏力、食少懒言等宗气不足之症，并可大补元气，使营卫畅达，水去湿蠲，亟如张锡纯所谓"三焦之气化不升则下降，小便不利者，往往因气化下陷，郁于下焦，滞其升降流行之机也，故用一切利小便之药不效，而投以升提之药，恒多奇效"。葶苈子质轻味淡，上行入肺，既可泻肺气之闭塞，又能宣肺布津以消肿。二药相配，攻补相兼，一升一降，升则补宗气以扶正，降则泻肺气以消水，用于治疗心水证喘息不得卧者，有固本清源之效。气虚者合用神效黄芪汤，阳虚者配以真武汤，气阴不足者参以生脉饮，随证而投，多能见功。

常用量：黄芪 10～15g，葶苈子 6～15g。

白术 泽泻

白术配泽泻，源出《金匮要略·痰饮咳嗽病脉证并治第十三》："心下有支饮，其人苦冒眩，泽泻汤主之。"查尤怡注本，"水饮之邪，上乘清阳之位，则为冒眩。冒者，昏冒而神不清，如有物冒蔽之也；眩者，目旋转而乍见眩黑也。泽泻泄水气，白术补土气，以胜水也"。意犹未尽，方仅两味药，其中泽泻量高达五两，白术为二两，说明泽泻在治疗眩晕时的作用相当倚重。支饮者，水饮在膈之上下也。白术是作奠定中州、斡旋中枢之用；泽泻有将"萝泽之水气，通调而下泻"的释名，善令水气从胸膈上下氤氲而上蒸，然后引之泄出，不但能将现存的支饮去掉，还能防止支饮的再度产生。临床使用泽泻必须大剂量，否则乏效，曾有批注者云泽泻汤是祛支饮轻剂，其实未必如此，究其无效原因，乃剂量不到位耳。

常用量：白术 6～15g，泽泻 10～30g。

熟地黄 磁石

《灵枢·决气》谓："精脱者耳聋"，《灵枢·海论》又说"髓海不足，则脑转耳鸣"。肾气通于耳，肾精充足，则耳闻能聪；若劳伤气血，风邪袭虚，使精脱肾惫，则生耳鸣耳聋。熟地黄色黑入肾，甘而微温，功效补精血、滋肾阴,《本草纲目》谓其"填骨髓,长肌肉,生精血,补五脏内伤不足,通血脉,利耳目";磁石质重性沉,专入肝肾,重镇而定神志,纳肾而平冲逆,具有平肝潜阳之功,聪耳明目之效,故古籍有绵裹磁石治疗肾虚耳聋之记载。二药相配,性专而力宏,补精血而能滋耳窍,平肝阳而能潜内风,使精血调和,肾气充足,可治肾水不足之耳鸣耳聋。

常用量:熟地黄 6～15g,磁石(打碎先煎)15～30g。

百合　酸枣仁

百合甘而寒,生津滋阴,既可润肺止咳,又能敛气养心、安神定魄。古人多用于神情恍惚,悲伤失眠之证。酸枣仁酸而温,滋补收敛,擅长养心益肝,又可滋补安神,为治疗虚烦惊悸失眠良药。酸甘化阴,相配则能解躁,善补心肺肝诸脏阴津而定魂魄,寒温相合,性趋和平,滋补而不妨运化,共奏养阴清热,宁心安神,使水壮而魂魄自宁,火清而神明自静。脏躁、百合病名异而证候相似,病机均为心肺阴亏,虚火躁动,临床习以二方(百合地黄汤、酸枣仁汤)合而投之,效果颇佳。或取生枣仁 15g,熟枣仁 15g,新鲜百合 250g,同煎取名枣仁百合汤,治疗脏躁、百合病,多有效验。

常用量:百合 10～30g,酸枣仁 10～30g。

裴沛然大师

桂枝　黄连

桂枝与黄连即所谓"桂连"药对,是裴大师临诊中的习惯用法。裴大师用桂枝加黄连用于强直性脊柱炎和骨质增生等骨骼疾病;放射治疗或化学药物治疗中白细胞减少的患者;咽喉炎、前列腺炎等炎症性疾病;心动过缓并心律失常患者。还将此用于高血压和血糖增高的患者。首先,此两药从性味上来看,一温一寒,一苦一甘,正因为性味互补,桂枝可用到 24g,黄连可用到 12g 而无顾忌。第二,两药从归经上来看,均以心经为主,故双管齐下,对于心经之疾能起协同作用,故疗心悸、心动过缓往往见之立效。第三,两药除对肝、胃(脾)、肺诸经有利外,还对膀胱、大肠经有效,故而二便调畅,诸症悉减,而可用于高血压、血糖升高等。

丹参　川芎　赤芍

张大师善用丹参、川芎、赤芍相伍为用。丹参苦微寒，活血调经、祛瘀止痛；川芎辛温，活血行气、祛风止痛，为血中之气药，上行头目；赤芍苦微寒，清热凉血、散瘀止痛。张大师认为三者可以"化心脑之瘀"。针对"毒瘀气"，凉血、活血、行气，其用量丹参15g，川芎10～15g，赤芍10g，为加强活血化瘀之效，常又加桃仁、红花、三七、水蛭、川牛膝之品。张大师对中风者先使用清脑通络汤，由丹参、川芎、赤芍加决明子、山楂、磁石、菊花、葛根、地龙、豨莶草、水蛭、川牛膝组成，清颅降压、活血通络；对中脏腑者使用脑窍通方，由丹参、川芎、赤芍加麝香、桃仁、白茅根、菖蒲、三七、川牛膝等10余味中药组成，活血开窍、利水醒脑；对后遗症者使用通脉舒络汤，由丹参、川芎、赤芍加炙黄芪、当归、红花、地龙、鸡血藤、桑寄生、川牛膝、路路通、生山楂组成，补气活血，益肾通络。

任继学大师

柴胡　泽泻

升降相因而利水。柴胡味辛，升举阳气，归肝、胆、心包、三焦经，《名医别录》指出柴胡可治"水胀"；泽泻甘淡性寒，归肾、膀胱经，功能利尿渗湿泄热，用于水肿胀满、小便不利、湿胜泄泻、肝胆及下焦湿热等证的治疗。任大师临床常用柴胡配伍泽泻，一升一降而渗湿利水。中医治病应当道法自然，燮理阴阳，用药物的配伍去模拟自然界的升降开阖，只有升降互寓，才可达到阴平阳秘。任大师用柴胡伍泽泻，升降相因而利水，意即病在下，取之于上，以升为降。柴胡味薄气升为阳，轻清辛散，能引清阳之气上升，通达经络，宣畅气血；泽泻"味咸性寒，气味俱厚，沉而降，阴也"（《医学启源》），功擅渗湿利水。二者配伍，实寓有"提壶揭盖"之意，用性善升提的柴胡配伍沉降利水的泽泻，且柴胡用量小于泽泻，降中有升，以降为主，举中气而通下焦之气，则上窍开而下窍自通。此正如《丹溪心法》所说："提其气，气升则水自降，盖气承载其水也。"故治疗水湿停留之证有捷效。

昆布　牡蛎

昆布配牡蛎，祛瘀化痰而泄浊。虚损性肾衰竭由于毒邪不解，命火受损，相火式微，下不能温肾，中不能煦脾养胃，上不能温润于肺，导致人体气化代谢功能障碍；又因邪毒久潜，损害肾之水、精、气，发生水精代谢失常，产生水毒、痰浊、浊毒等，蓄积于体内，不能正常排泄，血中肌酐、尿素氮异常增高，任大师常在辨证论治的基础上加用洗昆布、醋牡蛎，以祛瘀化痰、排泄浊毒。昆布、牡蛎皆属水族，上善若水，可荡污涤垢，其中牡蛎为"肾经血分药"，醋制后能酸涩敛阴软坚，且醋可"散瘀解毒"；昆布为消坚要品，入汤剂味咸而苦涩，任大师亲自尝试后决定水洗去咸而入药，牡蛎佐昆布则去水为多。二者攻坚软坚，以通络隧，祛瘀化湿，利水解毒，使瘀滞于经络中的痰浊涎毒能有出路而不致停积不化，对降低血肌酐、尿素氮有效。

周仲瑛大师

细辛　酒大黄

辛散苦降治郁火。细辛、酒大黄，为寒温同用之配伍。细辛性温味辛，芳香燥烈，清而不浊，有升浮之性，"善降浊气而升清气，故治头痛如神"（《本草新编》）。据现代药理研究证实，本品含多种挥发油，对动物有明显的镇痛、镇静作用。大黄大苦大寒，性禀直逐，长于下通，酒辛温而散，行血载药，大黄得酒之助，可上至巅顶，驱使火热下行。临证用于治疗肝旺火郁，风火上扰之头痛，取细辛辛开散郁，大黄清热泻火，二药相伍，辛散苦降，一温一寒，相反相成，而无燥烈伤阴之弊。

漏芦　功劳叶

解毒清热治疗湿热成毒之痹证。痹证既成，久郁易于化热，热甚则成毒。《医学入门》谓："痛风历节皆痛，痛无定处，久则变为风毒。"周大师认为关节痛剧，肿胀灼热者，邪毒已成，以清热解毒、通络开闭为急务，临证习用漏芦与功劳叶配入化湿通络、益气养阴之治痹方中。两者皆属苦寒之品，《本草经疏》谓漏芦"苦能下泄，咸能软坚，寒能除热，寒而通利之药也，故主皮肤热，恶疮疽痔，湿痹，下乳汁"。功劳叶滋阴清火，凉血解毒，兼行气分。两者配伍，苦而不燥，寒而不凝，诚为治疗邪毒瘀阻关节的佳品。三焦湿热甚者配虎杖，湿热下注者配苦参，关节不利者配土茯苓。

生地黄　白薇

养阴凉血退虚热。阴虚液亏，血液黏稠，运行缓慢，郁生内热者，可用生地黄、白薇养阴退热。生地黄鲜品有凉血止血作用，干品凉血而能活血，功能滋阴液，行血滞，除痹痛，清郁热。《本经》云其"除寒热积聚，除痹"。白薇苦咸寒，功能清热凉血，为血分要药，临床多用于阴虚液亏，潮热骨蒸，《名医别录》载白薇"疗伤中淋露，下水气，利阴气"。"利阴气"即很好地说明了白薇通血脉的作用，二药合用可治疗阴虚血热之中风，血痹，肢体疼痛，麻木不遂，低热，口干，舌质偏红等症。

松节　天仙藤

利水消肿治疗着痹。湿痰内滞，是痹证的重要病机，临床常表现为关节肿胀，甚至肢体浮肿。周大师治此常以松节、天仙藤配伍使用。天仙藤苦温，功能行气化湿，活血止痛，《本草从新》云其"凉血活血，去风利湿，走经络，兼治腰腿肿疼"。松节苦温，功能祛风除湿，活络止痛，《本草衍义补遗》谓"炒焦治骨间病，能燥血中之湿"。周大师认为痹证患者，湿邪是重要因素，如痰湿为主则多现关节畸形，水湿内停则多现肿胀，按之凹陷，治以松节燥湿，天仙藤利湿，参防己利关节，楮实子祛水湿，木瓜舒挛止痛，临证配合益气助阳、活血行瘀等方药治疗痹证关节僵肿、屈伸不利者多人，皆于短期内消肿止痛，红细胞沉降率下降，疗效较好。

路路通　天仙藤

疏通经隧利水湿。路路通配天仙藤，行气活血，为治疗络阻水停之要药。路路通苦平，功主祛风通络，利水除湿，能"通行十二经"，且可"搜逐伏水"（《纲目拾遗》）；天仙藤为青木香之藤，味苦性温，行气活血，通络利水，《本草正义》言其能"宣通经隧，导达郁滞"。二药并用，具行气活血，疏通经络，利水消肿之功。水湿潴留，面浮肢肿，淡渗利水是为常法；然面浮肢肿属气血不调，络阻水停者，并非淡渗利水所宜，高血压、中风后遗症、更年期综合征、心脏疾病等属气血不和，经络痹阻之浮肿，常需方中加入路路通、天仙藤疏通气血。若肝肾阴虚者，可配楮实子、稆豆衣；气血虚滞者，可配黄芪、鸡血藤；心营不畅，心脉不利者，可配木防己、泽兰。

秦艽　白薇

养阴清热治疗阴虚痹。痹证有阳虚者，也有阴亏者。《金匮要略》云："阳气不通则身冷，阴气不通则骨痛。"加之久用燥烈，耗伤阴精，痰瘀痹阻，气血不通，使不少患者出现阴伤血热表现。周大师治此常用秦艽、白薇养阴退热。秦艽味苦辛性平，功能祛风除湿、退虚热，《珍珠囊》谓本品"去阳明经风湿痹"，现代药理研究证实其所含秦艽碱甲的抗风湿作用和可的松相似，且有抗组胺、降低毛细血管渗透性等多方面作用。白薇味苦咸性寒，功能清热凉血，擅治阴虚潮热，《名医别录》谓其"疗伤中淋露，下水气，利阴气"。《本草经疏》释曰："水气亦必因于湿热，能除热则水道通利而下矣。"周大师尝云："秦艽偏于通经祛风湿，而白薇偏于养阴清血热，两者相伍，对寒湿痹证，久用温燥，行将化热，或关节红肿、风湿活动者，均较合适。"

陈莱菔英　大腹皮

行气除满消腹胀。陈莱菔英为地枯萝的地上叶，历代用之甚少，功似地枯萝而气偏轻灵，入胃肠行滞气，用于治疗胃肠气滞腹满，不同于地枯萝的专消有形食积。大腹皮为槟榔之果皮，功虽类同，而不似槟榔消积破气之猛，擅长于行气宽中、疏滞消胀。二药合用，对慢性胃肠疾患腹胀属实者殊效，虚实夹杂可配以补气之品如太子参、白术等消补兼施，但纯虚腹胀则非所宜。

穿山甲　鬼箭羽

活血通络治疗痹痛。穿山甲性味咸寒，活血善走，功擅通经络，行瘀血，消痈肿。鬼箭羽活血通经，散瘀止痛。二味合用，取其行血通脉，直达病所，化瘀生新，活血止痛，适用于久痹瘀血内阻，症见关节刺痛，局部肿胀僵硬，或皮肤红斑，舌质淡紫，脉细涩等症。

胆南星　白芥子

通络搜痰治疗痹证。痰是痹证的重要病理产物，寒痰既成，阻闭络脉，可致关节僵肿变形，肢体肿胀麻木，久则形成痰饮瘀血。周大师治疗寒痹，注重祛邪搜痰，通闭开结，常以制胆南星、白芥子配合使用。胆南星苦温，燥湿劫痰，《开宝本草》载其"主中风，除痰、麻痹，下气，破坚积，消痈肿，利胸膈，散血堕胎"。白芥子善搜经络，陶弘景谓本品"御恶气暴风，毒肿流四肢疼痛"。胆南星配白芥子，搜剔经络中寒痰，力专效宏。表寒重者配麻黄，里寒甚者配细辛，痰重者配白附子，寒痰凝滞、骨节冷痛者，常取阳和汤加减。

涂景藩大师

黄芩　蒲公英

二药均属清热药，胃病有热者宜之，唯其苦寒之性，黄芩甚于蒲公英。

肝经郁火，常用黄芩。胃阴虚而有热，常用蒲公英。肝胃俱热，二味同用。胃病兼肝胆湿热，湿偏重者可用蒲公英，热偏重者二药同用，并配茵陈、栀子。孕妇胃热，黄芩较好，兼能安胎。胃痛如用温药理气，可配以蒲公英，制其辛燥。胃阴不足，配用蒲公英，可防其里热滋生。

丁香　柿蒂

丁香与柿蒂习用于胃寒呃逆，主要作用为和胃降逆。胃病患者，胃气不和，常有气逆，故可用之。丁香且有理气定痛作用。嗳气较多，食后噫气而食物反流，味不酸者溢自食管下段，味酸者泛自胃中，只要没有明显的阴虚证，可用丁香、柿蒂配以赭石、半夏。胃寒脘痛，伴呃逆噫嗳，丁香、柿蒂配橘皮、白檀香，寒甚还可配肉桂。胃脘嘈杂，欲进酸食，得醋可缓者，可用小量丁香，促进胃酸分泌功能。胃镜检查，见有胆汁反流至胃，胃液反流至食管，可在辨证基础上加用丁香、柿蒂，可助于改善反流。

陈皮　香橼　佛手

三药均为理气药。胃痛且胀，多有气滞，不论虚证实证，均常用以配治。按其辛香气味，三药大致相似，唯其温燥之性，陈皮偏重，香橼次之，佛手又次之。胃脘胀宜陈皮，痛宜香橼，胀甚配佛手，痛甚配延胡索等。舌苔白腻宜陈皮。舌苔薄净，舌质微红，胃阴不足，佛手仍可参用。

白檀香　降香

白檀香与降香二药均辛温。白檀香祛脾胃之寒，理气温中定痛；降香祛寒理气，兼入血分。胃中寒凝气滞，胃脘冷痛，白檀香配高良姜或桂心，其效尤增。证兼血瘀，便血远血，可用降香。胃阴不足证候，原则上不宜运用，但值冬天胃中兼有冷痛，参用白檀香以缓其痛，短时用药，取效较良。胃中气滞，欲嗳不遂，胸闷脘痞，或兼腹中鸣响，可用白檀香，水磨服或研细末吞服，消其气滞。胃病卒然吐血，胃热伤络者，降香配黄连、黄芩；肝火犯胃者，降香配牡丹皮、栀子、黄芩。降香降气止血，属缪希雍"吐血三要法"中"降气"之品。

薤白　草豆蔻

二药均为温中行气之品，薤白宣通胸阳，草豆蔻理脾燥湿。薤白适用于胃寒且有停饮，脘痛且胀，胸膺痹阻，舌苔白或白腻，常配半夏、桂枝。胃脘冷痛及于脐周，食欲不振，舌苔白腻，寒湿中阻，脾胃阳气不运，宜用草豆蔻，常配干姜（或炮姜）、厚朴等。自胸膺至脐部均闷胀不适而属寒者，薤白与草豆蔻同用。一般湿阻之证，用苦温化湿（平胃散）或芳香化湿（藿香、佩兰），效不著时，均可加用草豆蔻。胃病口中多涎，口黏而不欲饮，亦可用草豆蔻。薤白系野蒜，如平素不吃大蒜，恶闻蒜味者，勿用之。

孙光荣大师

蔓荆子　藁本

蔓荆子体质轻浮，入肺经上行宣散，故能清利头目，解表疏风，通窍止痛。主治头面之风证，且入血分养血和肝，凉血散风。藁本性味俱升，善达巅顶，擅长治风寒侵犯的太阳证，症见巅顶痛甚者。二药合用，祛风止痛效果增强。孙大师用此对药治疗高血压头痛屡获良效，尤其是蔓荆子，孙大师认为此药有补脑之功，值得深入探讨。

谷精草　密蒙花

密蒙花甘以补血，寒以清热，养血明目，专在治本，目得血则能视，与谷精草之偏治风热不同。两药合用，标本同治，明目退翳。孙大师用此药对多用来治目疾，也用于高血压治疗。

蒲公英　金银花

蒲公英味甘、微苦，性寒，清热解毒，消肿散结。金银花味甘，性寒，归肺、心、胃经，清热解毒，疏散风热。两药配伍，消痈散结，治疗热毒壅结于肌肉所致的痈肿疮毒，高热不退。对乳痈有良效，能解毒散结通乳。

桑寄生　何首乌

桑寄生味苦、甘，性平。归肝、肾经。补肝肾，强筋骨，祛风湿，安胎元。何首乌味苦、甘、涩，性微温。归肝、肾经。补益肝肾，益精血，壮筋骨。两药合用，加强补益肝肾，强筋健骨之功。何首乌深得孙大师喜爱，作为补益药屡屡出现在孙大师处方中，用量多在 12g 左右。

小茴香　荔枝核

小茴香味辛，性温。归肝、肾、脾、胃经。温肾暖肝，散寒行气，止痛疗疝。荔枝核味辛、微苦，性温。归肝、胃经。行气散结，散寒止痛。

二药合用，行气破滞，可加强消痛止痛之效。

陈皮　半夏

陈皮味苦、辛，性温。归肺、脾经。理气健脾，燥湿化痰。半夏味辛，性温。归脾、胃、肺经。和胃降逆，燥湿化痰。二药合用，相互促进，使脾运复常则湿痰去，气机通畅则痞满除，胃气和降则呕恶止。本对药化痰湿之力强，善治湿痰，凡外感风寒或中焦湿痰上犯导致肺气不利而出现的咳嗽痰多，胸闷等症用为要药，可作为化痰的基本方随证加味，治疗一切痰嗽症。众多止咳化痰的方剂均含此对药。

枳壳　厚朴

枳壳味苦、辛，性凉。归肺、脾、大肠经。长于破泄胃肠结气，以消积导滞除痞为主，对实证或虚中夹实者均可配伍应用；厚朴味苦、辛，性温。归脾、胃、肺、大肠经。善散寒湿，偏于行气，以散满除胀为主。两药同用，散满消痞，可治疗胃腑实邪积滞、腹满胀疼痛、大便不畅等症。

白茅根　车前子

白茅根凉血止血，利尿通淋，兼能生津止渴。车前子清热利尿，渗湿通淋。二药合用，质淡味薄，渗利清热而无损正伤阴之弊。本对药甘寒滑利，利尿通淋，兼能凉血止血，为治疗热淋、血尿、水肿之要药，对湿热伤阴所致者尤为合拍。

乳香　没药

乳香味辛、苦，性微温。归心、肝、脾经。芳香走窜，行气活血，消肿止痛，生肌，偏入气分。没药味苦，性平。归肝、脾、心、肾经。散瘀活血，消肿定痛，生肌，偏入血分。两药性味相近，气味芳香，辛散走窜，相须为用，相互促进，活血止痛，消肿生肌功用相得益彰。为治疗疮疡痈肿、乳痈的常用对药。孙大师在治疗癌症、乳腺增生病时常用此对药。

郁金　佩兰

郁金味辛、苦，性寒。归肝、心、肺经。活血祛瘀，行气解郁，清心开窍。佩兰味辛，性平。归脾、胃、肺经。气香辛平，其醒脾化湿之功较强，并有一定的利水作用。孙大师擅用此对药祛湿解郁、化厚腻之舌苔。

龙骨　牡蛎

龙骨和牡蛎二者均有平肝潜阳，收敛固涩之功。龙骨尤善镇静安神，牡蛎长于软坚散结。临床常常相须为用，以治疗多种病证。以龙骨、牡蛎为主药，配伍于不同的方剂中，用以治疗眩晕、心悸、带下、不寐等病，均能取得较好疗效。此对药孙大师最常用，还用在妇科外洗方中。

眩晕：重用龙骨、牡蛎，重镇平肝，以潜浮阳，配以滋阴养液，清泻肝火之药，使肝有所养，肝阳得潜，肝火得泻，则眩晕自止。药用龙骨、牡蛎、夏枯草、龙胆、栀子、黄芩、沙参、麦冬、玉竹、川牛膝、木通、生地黄、泽泻、甘草。

心悸：镇惊定悸助化源，《丹溪心法·惊悸怔忡》篇指出："怔忡者血虚、血少者多。"故重用龙骨、牡蛎，镇惊定悸，与养血益气、升发清阳之药为伍，使化源充，气血足，则心有所养，心神得安而心悸诸症可平。药用龙骨、牡蛎、党参、黄芪、当归、白芍、熟地黄、大枣、桂枝、升麻、柴胡、陈皮、甘草。

带下：收敛固涩调任带，带下为病，与脾、肾二脏功能失调及湿热（毒）、热毒关系至为密切。重用龙骨、牡蛎收敛固涩以止带。诸药合用，使脾气健、清阳升、湿邪除，任、带二脉得固而收全功。药用龙骨、牡蛎、党参、薏苡仁、芡实、白芍、白术、茯苓、山药、陈皮、苍术、柴胡、甘草。

不寐：镇静安神藏心神，不寐临证，不外虚实两端。虚证多阴血不足，责之心脾肝肾；实证多肝郁化火，食滞痰浊，胃腑不和。不寐多属心血亏虚，血不养心，心不藏神而致。故重用龙骨、牡蛎镇静安神，更与益气养血药同伍，使气充血足，心有所养，神有所藏，则心神自宁，睡眠安稳。药用龙骨、牡蛎、党参、黄芪、茯苓、白术、白芍、当归、山药、鸡血藤、熟地黄、五味子、麦芽、甘草。

炒酸枣仁　制远志

酸枣仁味甘、酸，性平。归肝、胆、心经。养心肝阴血而安神。远志味苦、辛，性温。归心、肾、肺经。能开心气郁结，交通心肾而安神益智。二药合用，既滋养阴血，又交通心肾，宁心安神作用增强。用于肝血不足、心肾不交之失眠、惊悸胆怯、健忘。此药对孙大师常用，用量大多在 12g 左右。

失眠、惊悸、怔忡：对心肝血虚兼胆气虚怯所致者尤为适宜，可配伍白芍、何首乌、龙眼肉等。其中，属心脾两虚、气血不足者，常配伍人参、黄芪、白术、当归、龙眼肉等益气健脾、养血补心药同用。属心肾不足，阴虚血少者，可配伍熟地黄、天冬、柏子仁等药，如天王补心丹。

肾虚健忘：可配伍熟地黄、麦冬。

天麻　石决明

天麻熄风祛痰止痉，既能辛散外风，也能平熄内风，辛润不燥，通和血脉，为风药中之润剂。石决明偏于平肝，其质重，有一定的补肝作用。二药合用，平肝祛风，清肝通络止痛。

石菖蒲　郁金

石菖蒲芳香入心开窍，涤痰醒脑，去湿开胃。郁金活血祛瘀，行气解郁，清心开窍。二药合用，共奏开窍解郁，痰瘀并祛之效。用于痰热蒙蔽清窍之神志昏迷、惊痫、癫狂，气滞血瘀之胸痹心痛、脘腹胀满。

神昏：本对药为治痰浊蒙蔽清窍及热入心包之神昏谵语，惊狂，癫痫诸症的常用对药常与竹沥、竹叶、栀子等同用。

痛症、癫狂：常与远志、胆南星、僵蚕、全蝎、琥珀、龙齿等同用。

惊怔：惊怔乃痰瘀凝滞，神明被蒙饮浊攻心犯胆动肝所致，二药配合远志、胆南星痰瘀并祛。

胸痹心痛：治疗心绞痛因气虚而致者，用香砂六君汤加石菖蒲、郁金健脾益气，行气止痛。

开诸窍：通利胆窍以排石退黄；开精窍治疗射精障碍；利湿泄浊开窍治疗膀胱开阖失司，排尿不畅，尿闭；开胃窍治疗呕吐不进食。

九节菖蒲　磁石

九节菖蒲味辛，性温。归心、胃经。芳香化浊，行气开窍，以入心为主；灵磁石味辛，性寒。归肝、肾二经。益肾养肝，聪耳明目，平肝潜阳，重镇安神，以入肾为主。两药合用，交通心肾，一镇一开，益肾平肝，聪耳明目，开窍效果明显。肝肾阴虚者仍要配合六味地黄丸等以培本。孙大师用此对药对失眠和耳鸣疗效甚好。

山药　薏苡仁

山药味甘，性平。归脾、肺、肾经。补气健脾，补肺养阴，补肾固精，生津止渴。薏苡仁味甘，性凉。归脾、胃、肺经。健脾渗湿，利下焦之湿热。两药合用，加强健脾之功。

杜仲　川牛膝

杜仲补肝肾，强筋骨，安胎；牛膝补肝肾，强筋骨，活血通络，引火（血）下行，利水通淋。两药同入肝、肾，均有补肝肾，强筋骨之用，且肝主筋，肾主骨，肾充则骨强，肝充则筋健。杜仲主走下气分，长于补益肾气；牛膝主下血分，偏于益血通脉。二药为对，气血同调，肝肾同补，筋骨均滋，相须为用，相互促进，则补肝肾、强筋骨的功效加强。二药合用，可治疗肝肾不足所导致的腰膝酸软、下肢无力等病症。

熟地黄　生地黄

熟地黄味甘，性微温。归肝、肾经。生地黄味甘、苦，性寒。归心、肝、肾经。熟地黄滋补阴血，为填精补髓之品；生地黄清热凉血，养阴生津。二药合用，阴血兼顾，共奏养阴补血、清热凉血之效。熟地黄配生地黄为阴血双补之品，可用于阴虚血少精亏诸症，骨蒸潮热，头晕失眠，崩中漏下，月经不调等。孙大师对于癌症化学药物治疗患者的调理时，多会用以此药对。

墨旱莲　女贞子

墨旱莲味甘、酸，性寒。归肝、肾经。入肾补精，能益下而荣上，强阴而黑发，凉血止血。女贞子味甘、苦，性凉。归肝、肾经。补肾滋阴，养肝明目，性质平和，为清补之品。两药皆入肝、肾，然女贞子性平和，取效慢，兼能退虚热；而墨旱莲则味酸且寒性偏大，功擅凉血止血。二药为对，补肝肾、滋阴精、乌须发，顺应阴阳，相须为用，相互促进，相辅相成，功力倍增。可治疗肝肾阴虚之头晕目眩、腰膝酸软、须发早白等病症。孙大师常用于临床女性患者，用药剂量多在 10～15g。

金樱子　车前子

金樱子味酸、甘、涩，性平。归肾、膀胱、大肠经。重于收涩，为固精缩尿，涩肠止泻常用药。车前子味甘，微寒。归肝、肾、肺、小肠经。清热利尿，渗湿通淋。

防风　黄芪　白术

防风、黄芪与白术，此三药共组成的玉屏风散，具有益气固表止汗的功效。治疗表虚自汗，易感风寒。方中黄芪益气固表，为君药；白术健脾益气，助黄芪以加强益气固表之功，为臣药；二药合用，使气旺表实，则汗不能外泄，邪不易内侵，更配以防风走表祛风并御风邪，为佐使药。

黄芪得防风，固表而不留邪；防风得黄芪，祛邪而不伤正。补中有散，散中有补。此角药（所谓"角药"是指以中医基本理论为基础，以辨证论治为前提，以中药气味、性能、归经、七情为配伍原则，三味中药联合使用、系统配伍、配成一组，为三足鼎立，互为犄角，这种配伍，比起"药对"作用就比较复杂一些，名之曰"角药"。初看"角药"是由三味"药物"组合，但实际上它的组方意义远比"药对"广泛深厚。"角药"介于中药与方剂之间，在方剂中起主要或辅助作用，或独立成方，其在配伍应用中颇多巧妙，在临床应用中可起到减毒增效的作用。）孙大师处方并不大明显，但在孙大师临床治疗气虚感冒时，常会在例行"三角药"之后加防风、白术。

菊花 白芷 川芎

菊花平肝祛风清热、平肝明目，用于风热感冒、头痛眩晕、目赤肿痛、眼目昏花；白芷疏风散寒、燥湿、消肿、止痛，治疗头痛、眉棱骨痛、齿痛、鼻渊、寒湿腹痛、肠风痔漏、赤白带下、痛疽疮疡、皮肤燥痒、疥癣；川芎活血祛瘀、辛香善升，能上行头目巅顶，具有祛风止痛作用，可行血中之气，祛血中之风，为临床治疗外感头痛头风之要药。三药相合，祛风止痛明目之效更强。孙大师用此药治疗神经性疾病疗效甚好，高血压、情志性疾病也时有运用，此三味孙大师用量很小，大多用 10g 以下。

黄连 香薷 厚朴

黄连、香薷与厚朴，此三味药共同组成黄连香薷饮，具有清暑化湿的功效，主治冒暑、腹痛水泻、恶心。黄连清热燥湿、泻火解毒，泻心火兼泻中焦之火，用于湿热痞满、呕吐、泻痢、黄疸、高热神昏、心火亢盛、心烦不寐、血热吐衄、目赤、吞酸、牙痛、消渴、痈肿疔疮，外治湿疹、湿疮、耳道流脓；香薷发汗解暑、行水散湿、温胃调中，治疗夏月感寒饮冷、头痛发热、恶寒无汗、胸痞腹痛、呕吐腹泻、水肿、脚气；厚朴温中、下气、燥湿、消痰，治疗胸腹痞满胀痛、反胃、呕吐、宿食不消、痰饮喘咳、寒湿泻痢。三药相配，燥湿除满、行气止呕作用更强。孙大师在临床中，时有香薷仅用数克见奇效。

女贞子 墨旱莲 天花粉

女贞子补益肝肾、清虚热、明目，主治头昏目眩、腰膝酸软、遗精、耳鸣、须发早白、骨蒸潮热、目暗不明；墨旱莲凉血止血、补益肝肾，主治肝肾阴虚之头晕目眩、头发早白等症，以及阴虚血热而致的各种出血，

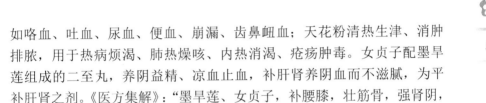

如咯血、吐血、尿血、便血、崩漏、齿鼻衄血；天花粉清热生津、消肿排脓，用于热病烦渴、肺热燥咳、内热消渴、疮疡肿毒。女贞子配墨旱莲组成的二至丸，养阴益精、凉血止血，补肝肾养阴血而不滋腻，为平补肝肾之剂。《医方集解》："墨旱莲、女贞子，补腰膝，壮筋骨，强肾阴，乌须发，治疗阴虚血虚头晕。"再伍以天花粉清热生津，滋阴除热之力更强。三药合用，共奏补肝肾、养阴血、滋阴清热生津之功。

黄柏　苍术　牛膝

黄柏、苍术与牛膝，此三味药组成的三妙丸，具有清热燥湿祛风、补肝肾的功效，专治下焦湿热的两脚麻木、麻痛、痿软无力。方中黄柏苦寒，寒以清热、苦以燥湿，且偏入下焦；苍术苦温，善能燥湿，二药相伍，合成清热燥湿之效。牛膝能祛风湿、补肝肾，且引药下行，三药相合，清热燥湿之力更强，下焦湿热得清。此三味药，孙大师临证并不局限在两下肢麻木、疼痛，而重在病机对证，值得细玩。

大黄　黄芩　黄连

大黄、黄芩与黄连，此三味药组成的泻心汤，具有泻火解毒、燥湿泄痞的功效，主治邪火内炽、迫血妄行，如吐血、衄血等症。方中大黄泻下攻积，清热泻火，凉血解毒，逐瘀通经；黄芩清肺热，泻上焦之火；黄连清热燥湿、泻火解毒，泻心火兼泻中焦之火，用于湿热痞满、呕吐、泻痢、黄疸、高热神昏、心火亢盛、心烦不寐、血热吐衄、目赤吞酸、牙痛、消渴、痈肿疔疮，外治湿疹、湿疮、耳道流脓。三药相伍，火热得泻，三焦通利。

大黄　附子　细辛

大黄、附子与细辛，此三味药组成的大黄附子汤，具有温阳散寒、泻结行滞之效，治疗寒积里实之腹痛便秘、胁下偏痛、发热、手足厥逆等症。大黄泻下攻积，清热泻火，凉血解毒，逐瘀通经；附子辛热，温阳以祛寒；佐以细辛除寒以散结，更借大黄之荡涤肠胃、泻除积滞。大黄、附子、细辛相配，变苦寒为温下，效殊意远。孙大师临床很少用大剂量药，对于大辛大热之附子，尤为慎重，多使用 10g 以下，与当今动辄几十克甚而成斤用附子形成强烈反差。

茯神　炒酸枣仁　炙远志

茯神宁心、安神、利水，用于心虚惊悸、健忘、失眠、惊痫、小便不利。炒酸枣仁养肝、宁心、安神、敛汗，治疗虚烦不眠、惊悸怔忡、烦渴、虚汗。炙远志安神益智、祛痰、消肿，用于心肾不交引起的失眠多梦、健忘惊悸、神志恍惚、咳痰不爽、疮疡肿毒、乳房肿痛。三味中药配伍，安神宁心功效更强，又能健脾益肾、消肿祛痰。孙大师临床常用剂量多为 10g 左右。

生晒参　黄芪　丹参

生晒参大补元气，补益脾肺，生津止渴，宁神益智。黄芪有益气固表、敛汗固脱、托疮生肌、利水消肿之功效。丹参活血调经，祛瘀止痛，凉血消痈，清心除烦，养血安神。《滇南本草》谓："丹参，味微苦，性微寒。色赤，入心经，补心，生血，养心，定志，安神宁心，健忘怔忡，惊悸不寐，生新血，去瘀血，安生胎，落死胎。一味可抵四物汤补血之功。"三药合用，气血共调，共奏补气健脾，养血活血之功。这三味药孙大师几乎方方不离，时常变的是三味药用量之比例和用药量之大小，最大量也很少超过 15g，彰显孙大师"重气血、调气血、畅气血"之基本临床思想。

杜仲　枸杞子　山茱萸

杜仲补肝肾、强筋骨、安胎，治疗腰脊酸痛、足膝软弱、小便余沥、阴下湿痒、胎漏欲堕、胎动不安、高血压。《本经》："主腰脊痛，补中益精气，坚筋骨，强志，除阴下痒湿，小便余沥。"北枸杞补肾益精、养肝明目、补血安神、生津止渴、润肺止咳，治疗肝肾阴亏、腰膝酸软、头晕目眩、目昏多泪、虚劳咳嗽、消渴、遗精。山茱萸补益肝肾、涩精固脱，用于眩晕耳鸣、腰膝酸痛、阳痿遗精、遗尿尿频、崩漏带下、大汗虚脱、内热消渴。此三味中药均有补肝肾、壮腰益精作用，孙大师合而用之，阴中有阳、阳中有阴，动静结合，技艺高超、构思巧妙。孙大师临床此三味药常用量多为 12g 左右。

王琦大师

荆芥　大黄

王大师习用荆芥、大黄治疗前列腺疾患之尿痛、尿滴沥、尿闭或尿频。原来，《普济方》有一倒换散："治癃闭不通，小便急痛，无问新久。荆芥、大黄为末等分，每温水服三钱。小便不通，大黄减半；大便不通，荆芥减半。"由此可见，荆芥、大黄配伍能活血止痛、通淋利窍排浊。王大师喜用制大黄与他药同煎，以缓其泻下之功，取活血祛瘀、泻毒排浊之力，并强调荆芥用量倍于大黄，常用量为荆芥 15g，制大黄 6g。

茯苓　芍药

淡渗利湿之茯苓与白芍相配，则利小便之力益彰，又不伤阴。仲景书中芍药与茯苓配伍的方剂共有 7 首，如桂枝去桂加茯苓白术汤主治汗下伤阴，又有水饮内停，郁遏太阳经气，并伴小便不利诸证。方用茯苓三两渗利水湿为君，又以芍药三两为臣，酸寒益阴，二者相伍，则小便利而水邪得去，津液得复。白术三两助茯苓健脾为佐药，又能燥湿，脾健能运则湿得化，水不生，含"以土制水"之意。生姜、大枣调理脾胃，亦为佐药。甘草和中调药为使。当归芍药散主治肝脾不和，水湿内停之妊娠腹痛。方中芍药一斤用量独重为君药，养肝阴，益阴血，柔肝舒筋，缓急止痛。川芎辛温，为血中气药，其性善走散，入肝经与芍药相伍则调肝气，和肝血。二者相配，正合"肝苦急，急食甘以缓之"，肝欲散，急食辛以散之之意，用量半斤为臣药。水湿邪气内留，可伴小便不利，足跗浮肿等，故又用半斤泽泻渗湿利水，亦为臣药。当归三两助芍药和川芎养血和血为佐药。茯苓与白术各四两健脾祛湿，脾健一则水湿易去，二则使木不克土，使肝脾调和则腹痛可止，共为佐药。方中君以芍药而佐以茯苓，含有调肝健脾，利水渗湿之意。

茯苓　半夏

茯苓配半夏利水祛痰。半夏味辛性温，归脾、胃、肺经，其性燥而能燥湿化痰，湿聚则为痰，《素问》有言："诸湿肿满皆属于脾。"故痰湿多由脾生，后世亦有"脾为生痰之源"之说。茯苓能健脾利湿，脾健则湿去，湿化则痰消，故健脾则能杜生痰之源。二者配伍可增强祛湿化痰之力，常常相须为用。

桑枝　秦艽

宣散配伍就是功效以宣透发散为主的药物配合在一起使用，如桑枝与秦艽的配伍。《本草征要》云："桑枝，味微苦，性平，无毒。入肝脾二经，祛风湿，利关节。肩臂酸疼，肌肤麻木。"《本草从新》有关桑枝的记载："通关节，行津液，祛风利水，治风寒湿痹诸痛，桑枝能够祛风通络治疗风湿痹痛。"秦艽能够祛风湿止痹痛，《神农本草经》对此记载："味苦，平。主寒热邪气，寒湿，风痹，肢节痛，下水，利小便。"两者配伍相须为用，增强了祛风除湿清热的作用。

生姜　半夏

升降配伍就是用药性升浮的药与药性沉降的药配伍使用，利用药物之间的升降关系，更好地调畅气机。比如生姜和半夏的配伍，香砂二陈汤运用这个药对治疗腹痛。《本草新编》认为："生姜，味辛、辣，大热。通畅神明，辟疫病，且助生发之气。"生姜性温，入脾胃二经，可温中阳而升发脾胃之气。《新修本草》记载半夏："味辛，平，性微寒，熟温，有毒。主伤寒寒热，心下坚，下气，喉咽肿痛，头眩，胸胀……心下急痛坚痞。"半夏降逆止呕、消痞散结，可治疗心下痞满。生姜与半夏一个是升发脾胃之气，另一个可降胃气散结滞，两者一升一降，使脾胃呆滞之气机通畅。

茯苓　泽泻

除湿配伍是由具有祛湿利水功效的药物在方中配伍使用，如茯苓和泽泻。茯苓在《本草经集注》中记载："味甘，平，无毒……咳逆，止口焦舌干，利小便。止消渴唾，大腹淋沥，膈中痰水，水肿淋结，开胸腑，调脏气，伐肾邪。"现代一般认为茯苓利水渗湿治疗各种水肿。《证类本草》称泽泻："味甘、咸，寒，无毒。主风寒湿痹，乳难，消水……除五脏痞满，起阴气，止泄精、消渴、淋沥，逐膀胱三焦停水。"中药学教材认为泽泻利水渗湿能治疗小肿、小便不利、泄泻等。泽泻以其甘淡，直达肾与膀胱，利水渗湿。茯苓淡渗可助泽泻利水渗湿之力，且茯苓尚可健脾益气而制水。所以两者相须为用可明显增强利水渗湿之效。

陈皮　香附

理气配伍就是调理气机的药物配伍使用，以增强疏理气机的作用，比如陈皮和香附配伍。《汤液本草》谓陈皮："气温，味微苦。辛而苦，味厚，阴也……能益气……去滞气，推陈致新。"陈皮理气健脾、燥湿化痰，主治脾胃气滞所致的脘腹胀痛、恶心呕吐、泄泻和湿痰、寒痰咳嗽。《本草易读》称香附："甘，苦，微寒，无毒。足厥阴手少阴药也。理一切气血，止诸般疼痛，解情思之结郁，除胸腹之客热。"香附有疏肝理气、解郁调经止痛之功效，可治疗肝郁气滞引起的胁痛、腹痛、月经不调、乳房胀痛等。两药相伍，增强了彼此疏畅气机之效，且香附能领陈皮入肝经治疗肝郁气滞的胁痛、腹痛，陈皮引香附入脾胃经可治脾胃气滞的脘腹胀痛、胀满、呕吐、呃逆等。

白术　白芍

气分药和血分药配伍使用就是气血配伍。因为气血之间关系密切，经常是气血同病，而且病情多复杂，所以这种形式的药物配伍临证时经常使用，适应证有气血俱虚、气滞血瘀、气虚血瘀、气血俱热、气血俱寒等。白术和白芍的配伍就是其中一例。《本草征要》谓白术："味苦、甘，性温，无毒。入脾、胃二经……得土之冲气，补脾胃之良药也。脾胃健于转输，新谷善进，宿谷善消。"脾胃乃后天之本，气血生化之源，脾虚则水谷精微不能化生，继而气血俱不足。白芍养血调经，是临床治疗血虚常用药。两者相伍，白术健脾益气使气血生化有源，可助白芍滋阴养血；白芍养阴和血又能佐制白术之苦燥。白术和白芍一气一血，既补血又有益于血之化生，实为临床补血之良配。

山药　茯苓

补泻配伍是以祛邪为主的药物与扶正为主的药物配合使用，起到扶正祛邪、攻补兼施的作用，山药和茯苓就是如此。山药可滋补肺脾肾之阴。茯苓利水渗湿、健脾安神。《新修本草》谓其能"利小便……调脏气，伐肾邪，长阴"。肾为水脏，若肾阴不足影响蒸腾气化水湿功能，则可有湿浊内生。两者能补肾脏不足之阴，又可泄水湿，而且山药与茯苓相伍避免了滋腻太过。所以说这个药对补中有泻，泻中有补，实为滋补肾阴之良药。

当归　川芎

理血配伍就是能治疗血分病变的药物配伍使用，如当归和川芎。在《本草新编》中记载："川芎，味辛，气温，升也……入手、足厥阴二经。功专补血。治头痛有神，行血海，通肝经之脏，破癥结宿血，产后去旧生新，凡吐血、衄血、溺血、便血、崩血，俱能治之。"古人谓川芎为血中气药，与人参、黄芪、白术等同用则有补气之效，与补血之药合用则补血力增，清代医家陈士铎称之"若与当归、熟地黄、山茱萸、麦冬、白芍以补血，未必不生血以生精也"。血虚之人若仅滋阴补血，血生而不动易为瘀滞，配伍辛香之理气药又恐辛散太过耗伤阴血。补血之药唯有与既补养新血又具辛散之川芎为伍，补血之效更甚且能补而不滞。

牛蒡子　木蝴蝶

牛蒡子配木蝴蝶利咽止咳。牛蒡子有疏散风热，透疹利咽，解毒散肿之功。洪大师临床上常用于治疗咳嗽、咽喉肿痛、音哑等症。木蝴蝶又名千张纸、玉蝴蝶，苦寒无毒，具有润肺、疏肝、和胃、生肌功效。用于肺热咳嗽，喉痹，音哑，肝胃气痛。与牛蒡子相配伍更能增强清咽利窍，止痒除嗽效果。

小牙皂　法半夏

此药对出自《妇人良方》，是从《金匮要略》皂荚丸方演化而来，《金匮要略》云："咳逆上气，时时吐浊，但坐不得眠，皂荚丸主之。"皂荚始载于《本经》，为豆科植物皂荚的果实或不育果实，前者称为皂荚，后者称为猪牙皂。该药味辛、咸，性温，有毒。能开壅塞之肺气，软化稠厚之顽痰。《经方实验录》也强调指出："夫甘遂之破水饮，葶苈之泻肺胀，与皂荚之消胶痰，可称鼎足而三。"洪大师在临床上常用于顽痰壅塞，喘咳气急之症，药量以6g为宜。

牡荆子　鬼箭羽

牡荆子有祛风化痰，下气，止痛之功。临床研究认为牡荆子有化痰止喘作用，能促进呼吸道炎症分泌物的吸收，但抗菌力不强。对下呼吸道疾病如肺炎所引起的咳嗽，可以减轻症状。鬼箭羽又名卫矛，系卫矛科植物，味苦，性寒，有散风邪破瘀通经之功效，且具有抗过敏作用，洪大师常用于治疗过敏性鼻炎，尤其在改善鼻通气和鼻痒流涕症状方面效果更为突出。

紫菀　款冬花

紫菀配款冬花治疗久咳。紫菀有润肺化痰止咳之功。款冬花有润肺化痰止咳之功。紫菀、款冬花同具润肺化痰止咳之效，然前者化痰之功尤甚，后者止咳之力尤存，临床上洪大师常将两者相互配伍应用治疗咳喘或久咳之证，可收消痰下气之效。

矮地茶　天浆壳

矮地茶配天浆壳治疗咳嗽痰多。洪大师常用于慢性支气管炎咳喘痰多者（无论肺寒肺热均可）或者肺结核、支气管扩张的咳嗽咯血患者，既可镇咳又能止血。天浆壳为萝藦科植物萝藦的果壳。性温味甘而辛，入肺、肝经。具有宣肺化痰、止咳平喘透疹功效，洪大师常用于肺气不宣、咳嗽痰多气喘等症，与矮地茶相伍，止咳效果更佳。

锁阳　山茱萸

锁阳配山茱萸涩精固脱。锁阳具有补肾阳，益精血，润肠通便之功。最新医学研究发现：锁阳能够促进人体细胞再生和新陈代谢，增强免疫调节能力，具有明显的防癌抗病毒和延缓衰老作用。洪大师一般用量为15～30g。山茱萸具补益肝肾，涩精固脱之功。二者是洪大师创制的补元汤中的代表药，一起合用以补肾壮元，使宗气生成注入生机和活力。

吕景山大师

柴胡　枳实

柴胡质轻而散，升发清阳，疏肝解郁；枳实质重而沉，降泻而下气消痞。二者一升一降，疏肝理脾。若便溏者，减枳实用量，或用性缓之枳壳；便秘则用枳实，行气通便。此对药用以治疗脘腹或胸脘痞满胀痛，属气滞者效佳。

柴胡　白芍

肝藏血，主疏泄，体阴而用阳，柴胡性辛散，疏泄肝气；白芍性酸柔，濡养肝血，柴胡得白芍之柔，不至疏散太过，白芍得柴胡之散，不至阻滞气机。四逆散、逍遥散、柴胡疏肝散等名方中均有此对药，该对药治疗证属肝气犯胃、肝脾不和之慢性胃炎、功能性消化不良、胃或十二指肠溃疡及慢性肠炎、肠易激综合征等有较好疗效。

蒲公英　夏枯草

两药均为苦寒清热之品，前者归胃、肝经，清热解毒，善清胃热，亦可散瘀消肿，治疗胃肠黏膜红肿、糜烂及溃疡；后者归肝、胆经，善清肝火，可治肝火犯胃。此对药用于治疗肝胃郁热之胃脘痛、胃及十二指肠炎症或溃疡，尤以治疗幽门螺杆菌感染相关性胃炎及消化性溃疡，效果显著。

苍术　白术

苍术健脾平胃，燥湿化浊，升阳散郁，祛风湿；白术补脾燥湿，益气生血，和中安胎。苍术苦温辛烈，燥湿力胜，散多于补，偏于平胃燥湿；

白术甘温性缓，健脾力强，补多于散，善于补脾益气止汗。二药伍用，一散一补，一胃一脾，则中焦得健，脾胃纳运如常，水湿得以运化。该对药治疗脾胃湿盛者常有捷效。

厚朴花　代代花

厚朴花利湿宽中，化湿解郁，健胃，止痛；代代花理气宽胸，疏肝和胃，开胃止呕。二药伍用，相互促进，香气浓郁，升发之性倍增，芳香化浊，理气宽中，醒脾开胃，增进食欲之力益彰，用于小儿厌食效果良好。

青皮　橘皮

同为橘的果实，幼果为青皮，成熟的果皮为橘皮。因老嫩不同，而功效有异。橘皮辛散升浮，偏理脾肺气分，长于行气健胃，燥湿化痰；青皮苦辛酸烈，沉降下行，偏于疏肝胆气分，兼能消积化滞。二药伍用，青皮行气于左，橘皮理气于右，左右兼顾，升降调和，共奏疏肝和胃，理气止痛，调中快膈之效。

枳实　枳壳

系同一物种，未成熟的果实为枳实，成熟的果实为枳壳。枳实破气消积，泻痰除痞；枳壳理气消胀，开胸快膈。枳壳性缓，枳实性烈；枳壳性浮，枳实性沉；枳壳主上，枳实主下；高者主气，下者主血；枳壳行气于胸，枳实行气于腹。二药伍用，气血双调，直通上下，行气消胀，消积除满益彰。

枳实　白术

枳实破气消积单用则开泄力大，虽能消痞满而易伤正气，气伤则反为虚痞矣；而白术专主健脾，为脾虚之专药，治疗脾虚效大力宏，但单用则补多行少而易致气机塞滞，反易增痞。二药合用，枳实得白术之补则行气而不伤正，白术得枳实之通则补脾而不助壅，用于治疗痞满则虚实皆宜，疗效增加。

枳实　厚朴

两药均为行气除满要药，枳实偏寒，专破胃肠结气，消积导滞，以除痞为主；厚朴偏温，善降胃肠之气，宽中化滞，厚肠运脾，以除胀为主。两药配用，用治寒热虚实所致之脘腹痞满胀痛、矢气、便秘，属胃肠气滞不行者，均有良效。

鸡内金 丹参

鸡内金甘平，生发胃气，健脾消食，固摄缩尿，养胃阴，生胃津，化结石，消食积；丹参活血化瘀，去瘀生新，消肿止痛，养血安神。《医学衷中参西录》云："鸡内金，鸡之胃也。中有瓷石、铜、铁皆能消化，其善化瘀积可知。"《本草汇言》谓："丹参，入血分，去滞生新，调经顺脉之药也。"《重庆堂随笔》说："丹参，降而行血，血热而有滞者宜之。"由此可见，鸡内金以化积为主，丹参以祛瘀为要。二药伍用，祛瘀生新，散结化积，开胃口，增食欲，止疼痛之力颇强，用于饥不能食，食则胃痛者有良效。

三七 白及

三七既止血，又能活血，具有"止血不留瘀，活血不动血"之效，为止血良药，内服外用均可；白及收敛止血，生肌护膜，配成对药加强止血之功，治疗消化道出血者宜研粉生用，冷开水调服效更佳，促进胃肠黏膜上皮生长作用。现代药理研究提示，该对药有止血活血，促进胃肠黏膜上皮生长的作用。

半夏 麦冬

法半夏辛温，燥湿和胃，止呕消痞；麦冬甘润微寒，滋阴养胃。一润一燥，用以治疗痰湿困脾兼胃阴不足之干呕、呃逆、饥不欲食者，使脾湿得除，而不致温燥；胃阴得养，而不致滞腻，体现出用药贵在平衡之道。该对药貌似矛盾，实则各有所指，半夏祛困脾之湿邪，麦冬补失养之胃阴，扶正与祛邪并举，故常有佳效。

赭石 旋覆花

赭石苦寒，归肝经，平肝潜阳，重镇降逆；旋覆花苦微寒，归胃、脾、大肠经，降气止呕，"诸花皆升，旋覆独降"。两药相须为用是治疗肝气犯胃，胃气上逆致呕吐、嗳气、呃逆之常用对药。此对药亦是旋覆代赭汤的核心药味。

乌梅 木瓜

乌梅为梅树未成熟的果实（青梅）经加工蒸制，待变为乌黑色即成。本品味酸而涩，为清凉收涩之品，既能敛肺涩肠、和胃生津，又有止咳、止血、止渴之功，又因"蛔得酸则伏"，故可安蛔止呕；木瓜味酸，得木之正气，酸能入肝，以舒筋活络，温香入脾，能醒脾和胃化湿，生胃津，助消化，用于治疗湿痹脚气、足胫肿大、腰膝酸痛、关节肿痛、筋挛足疾。二药伍用，其功益彰，疏肝和胃，理脾化湿，养胃阴，生胃津，开胃口，增进食欲之力颇强，亦是治疗小儿厌食症的常用药对。

海螵蛸　浙贝母

海螵蛸味咸微温，制酸和胃；浙贝母苦寒，生肌和胃，并借其清热缓泻之功，以制海螵蛸收敛涩肠之弊。此对药适用于胃脘胀痛、反酸，无论胃寒、胃热证，均可随证应用，是治疗胃酸过多之佳品。

石仰山大师

柴胡　香附

柴胡、香附药对是石大师用于治疗内伤疾患之要药。伤科内伤初成皆由卒然身受，其症状除疼痛胀滞者外，依其部位在头、胸、腹、会阴等处而诸变百出，但总由阴气不舒（气滞），阳气不达（气郁）所为。石大师认为"头胸腹之内伤，不论其新伤宿损，或虚实之证，总与肝经相系。"治疗以疏泄肝胆三焦之气血郁滞最为适宜，往往使用肝经之药。石大师施治时多以柴胡与香附相须为用。柴胡，味苦，性微寒而质轻，为厥少阴二经的引经药，按足少阳经的循行是由上至下，足厥阴经则由下至上，故可随经气上下，能升能降，具升清阳、降浊阴之功。石仰山曾言："柴胡能升能降，因而得着一个'和'字，只要善于用，不论病在上、中、下哪一部，都很适宜，其是治伤科内伤的一味有效良药。"香附，味微苦甘，性辛，入肝、三焦之经。《本草纲目》曰："香附之气平而不寒，香而能窜，其味多辛能散，微苦能降；微甘能和。生则上行胸膈，外达皮肤，熟则下走肝肾，外彻腰足。"柴胡香附药对，在脏主血，在经主气，以之治脏是血中之气药，以之治经，是气分之药。只要配伍得宜，自能开郁、散滞而通达上下，用治伤科内伤瘀阻气滞诸证，确有良效。代表方如石氏胸胁内伤方。

草乌　磁石

草乌、磁石药对常被石大师用于治疗伤科临床疼痛之患，且应用范围十分广泛，如骨折、脱臼、伤筋、劳损、宿伤、杂病等。草乌性热，味辛，宣通血脉，搜风胜湿，散寒止痛。磁石性平，味辛咸，活血化瘀，消肿镇痛，补肾益精。草乌、磁石配伍应用可通利血脉，消肿止痛，并且磁石之辛凉可制约草乌之峻烈，草乌之辛烈又可起启磁石之阴寒，两药相辅相成，相得益彰，故石大师每每用之。其家传名方固腰汤就是以草乌、磁石为君药组成的。

《诸病源候论》所言"由体虚受于风邪，风邪随气血行，气虚之时邪气则胜，与正气交争相击，痛随虚而生。而追痛之本，在于气血痰湿等阻滞脉道，正所谓不通则痛"。故石大师在治病本，治兼夹的同时，重视通利之品的运用。方中制草乌、磁石即是起到通达脉道气血，从而开结痰瘀湿痹之患，其中两药与桂枝、川芎、天龙、地龙相配行血畅脉，与细辛、威灵仙结合调气化滞，与牛蒡子、制胆南星、泽漆相伍化痰湿、祛邪滞。由此，使外邪得除，正气得存，疼痛得减。

地鳖虫 地龙

石大师理伤倡导痰瘀相关理论，认为伤科之疾每每导致人体气血不和，运行失畅，而气血窒滞，常常引发津液凝结，聚积成痰。痰浊形成的同时，又必然加重气血运行失畅，以致痰瘀交凝而使顽疾不去。临床上表现为：局部疼痛，肌肤麻木、皮下结块不化，关节活动受限。如颈椎病、腰腿痛、头胸腹内伤。肩肘关节粘连症、骨折脱臼等病程较久或预计病情易于缠绵者，治疗时需逐瘀破积与化痰通络同用才能使痰瘀得化，顽疾得除。清代周学海指出："治痰必用破瘀。"亦是此论之明证。石大师在治疗此类疾病伴有痰瘀互阻时，擅长运用地鳖虫、地龙化痰破瘀。地鳖虫又名䗪虫，具有很好的逐瘀破积、通络理伤功效，专治跌打损伤、瘀血阻滞经络。《长沙药解》言："䗪虫善化瘀血，最补损伤。"地龙又名蚯蚓，具有解痉镇痛、化痰通络作用，地鳖虫性烈，地龙性柔，二药相配，一者破瘀，一者化痰，一阴柔，一阳刚，互制互用，共奏化痰破瘀之功，而无阴阳寒热之偏。临床上两药往往与理气活血化痰药合用，如牛蒡子、僵蚕、制胆南星、桃仁、红花、陈皮、香附之类共奏化痰破瘀，疏通络脉之效，使气机宣畅，顽疾去矣。代表方如石氏外用名方损伤风湿膏。

南星 防风

祛风解痉。石大师宗前贤之法，在治疗颈椎病时经常运用此方，收到了良好疗效。玉真散由天南星和防风两药组成。《本经》载有南星主"筋痿拘缓"，李时珍总结此药能够"治风散血"。《魏氏家藏方》用其"治风痰头痛不可忍"。《本草经疏》认为防风为治风通用之药，能升发而散，主治"大风头眩痛"。李杲说："凡脊痛项强不可回顾正当用防风。"古人认为，天南星用防风配伍，可制约南星之毒，服之不麻人。石大师指出，南星既可行血祛滞，又能化痰消积，防风导气行血，畅通经脉，两药相合，行无形之气，化有形之郁，使痰瘀化散，气血流通，从而病症得解。

白术　芡实

肾衰与心、肺、脾、肾脏关系密切，白术苦温，燥湿利水，为补气健脾之佳品。苦温燥湿，为脾脏所喜。脾司运化，得阳则运，能升则健。脾阳不振、运化失职、水湿不化致成水肿。脾健则化源充足，燥湿利水。药理研究认为白术具有明显持久的利尿作用，且可降低血糖，临证用于脾虚纳差、肾气不固、水运失职之小便不利、肾虚水肿等。芡实为滋养收涩之药，能固肾益精，补脾祛湿，以收敛之功为长，适用于肾虚小便失禁、遗尿等证。两药配伍，健脾益气，固肾益精，利水消肿疗效倍增。

黄精　当归

肾衰病久多有气血双亏，临证采用调气以补血，补血以益气、行气，注重增强机体免疫功能，激活内在抵抗力。气血药同用，气血双调。黄精甘平滋润，补脾益气，润肺滋肾，既可补气又可补阴，归肾经能填精生髓，强壮固本，为久服补益之佳品（主静）。当归性温，甘补辛散，苦泄温通，既能补血，又能活血，以养血为主，补中有行，行中有补（主动）。现代药理研究认为，该药有改善微循环和扩血管作用及对免疫系统影响，减轻肾损害，促进肾小管病变的恢复，对肾脏有一定的保护作用，有利尿、抗炎作用。两药配伍，一气一血，动静结合，动而不过，静而不凝，气血双补，养血补血，行气活血，活血化瘀效果显著。

砂仁　莱菔子

张大师认为辨证论治的目的主要在于纠正整个机体的失调。肾衰临证多伴有纳差甚或纳呆、呕吐、痞满、食积不化等证，或脾肾两虚之证，采用健脾益气药物，一可健脾补肾、利水消肿；二可运脾升阳，使谷消、胃开、食积化。砂仁性温而不太燥，行气而不破气，调中而不伤中，能醒脾消食、开胃。现代药理研究认为砂仁能促进胃液分泌，排出消化道积气。莱菔子性平，入脾、胃、肺经，行滞消食，降气祛痰，消食导滞，下气消积，健胃消食。两药相配，健脾和胃，消食化滞，可除中积，使理气导滞功效增强。

柴胡 三棱 莪术

张大师认为治血必先行气，气行血自行。柴胡为疏散升清之品，疏肝解郁，升阳举陷。现代药理研究认为柴胡可抗肾炎，其中柴胡皂苷对动物膜性肾炎有抑制作用，可使肾小球毛细血管壁颗粒样沉积明显减少。三棱性平，既走血分又走气分，善破血行气、消积化瘀。莪术能行气止痛，温通行滞。三棱与莪术均能破血祛瘀、行气消积，但莪术长于破气中之血，破气之力大于破血，破气以消积；三棱功擅破血中之气，破血之力大于破气。三药相伍多用于气滞血瘀之重证，升阳解郁、破血行气、消积化瘀可获良效。

败酱草 蒲公英 半枝莲

临证根据瘀毒之轻重，认为清热解毒排脓、散结消痈亦是降浊的重要治法。败酱草苦泄，微寒清热，既能清热解毒排脓，又可活血散结消痈，活血止痛，对葡萄球菌、链球菌有抑制作用。蒲公英苦以降泄，甘以解毒，寒能清热兼散滞气，为清热解毒、消痈散结之佳品，临证用于热淋涩痛。半枝莲苦寒，长于清热解毒，活血化瘀，利尿，用于湿热小便不利。三药相配活血化瘀、消痈、清热解毒、散结利尿，使热清、结散、肿消，降浊之力更猛。

桑白皮 大腹皮 车前子

水肿之证多与肺失肃降有关，临证注重宣肺，降肺气，肺肾同调，人体水液的运行，有赖于脏腑的气化。桑白皮以寒为用，以清为功，肃降肺气，通调水道，使小便自利而肿消。故有泄肺平喘、利水消肿之效。大腹皮性微温，宣发力强，既散无形之气滞，又泄有形之水湿，有行气导滞、利水消肿之功。行气利水，通腑降浊。车前子甘寒滑利，性专降泄，有通利水道、渗泄湿热之功，故对热结下焦之热淋、血淋、石淋、子淋等均可使用，而尤以湿热蕴结下焦所致之小便淋漓涩痛为宜。三药相伍，功用互补互助，以达降泻浊热、渗泄湿热、清热解毒、行气导滞、利水消肿之功。

徐经世大师

葛根 赭石

徐大师认为葛根尚具有醒脾和胃，除烦止呕，蠲痹止痛，调节内环境，平衡升降之效。赭石味苦，入肝、胃、心经，具有平肝潜阳，重镇降逆，凉血止血之功。此二味皆是一药多效之良品。徐大师常把二者相伍用于治疗胆汁反流性胃炎，取其一升一降，俾使脾胃健而御肝乘，肝不乘而诸病愈。此正乃升清可以降浊，欲降必先升之也。另外，徐大师在用葛根时必用煨葛根，《本经逢源》云"葛根轻浮，生用壮阳生津，熟用（煨）鼓舞胃气。"且用量大，为 30 ～ 50g，超过教科书常用量的 2 ～ 3 倍，未见任何不良反应。只要配伍得当，则平药亦可见奇功。

黄连　红豆蔻

黄连配红豆蔻止呕逆、吐酸。徐大师在临床上治疗慢性胃炎、消化性溃疡等疾病，若患者出现呕逆或吐酸水之证，喜用黄连配红豆蔻。《素问·至真要大论》云"诸逆冲上，皆属于火"，"诸呕吐酸，暴注下迫，皆属于热"，由此可见，呕逆吐酸证皆为火热上冲所致。黄连性味苦寒，入心、肝、胃、大肠经；红豆蔻辛温，归脾、胃经，《别录》载其"主温中，心腹痛，呕吐，去口臭气"。徐大师假借左金之意，取红豆蔻散寒燥湿、醒脾和胃，佐黄连以辛通苦降，抑制肝木，如是寒温相配，则呕逆吐酸可止。临证中凡遇到患者因胃热出现呕逆吐酸之证，必用红豆蔻 10g，黄连 3g，疗效非常好。当然，须配合其他药物辨证施治。

凤尾草　车前草

凤尾草用治急慢性尿路感染，既清热解毒、活血化瘀，又可协调诸药，成为方中之使。徐大师临证，必伍以车前草，《本经》载车前草"主气癃，止痛，利水道小便……"二药合用，起到清热利窍、收效快捷之功，每每用之，得心应手。徐大师以此二药为主伍以别药，治疗急慢性尿路感染，无问新久辄用之，皆取效良可。

沉香　枳壳

按"六腑以通为用"之原则，徐大师在治疗不同病因所引起的不完全幽门梗阻时，取枳壳 15g，沉香 6g，合力使气得降，而梗阻可解。另外，徐大师在治疗此症时往往结合外治法，内外结合，双管齐下，起效甚殊。然沉香性温易燥，每证取用不宜过量，以 6 ～ 10g 为度。

琥珀　芦荟

琥珀性味甘平，入心、肝二经，具有镇静安神、散瘀止血之功，《别录》载其"安五脏，定魂魄……消瘀血，通五淋"。芦荟苦寒，归大肠经，《本草汇言》谓其"味极苦，气极寒，诸苦药无出其右者"。其功力主消不主补，因内热气强者可用。徐大师临床上遇到患者兼有忧郁性便秘（气秘）时，常用琥珀9g，芦荟3g以开郁，屡用屡验，但应注意芦荟量宜小，并嘱咐患者泻下为度，以防伤其正气。

远志　竹茹

远志入经有说心肾，有言心脾，徐大师认为从功效而论，归于肾经是有实践依据的。因为肾为先天之本，安治五脏当先图之于肾，所以可说其应用之广，功效之多，归纳起来可概括为安神益智、芳香开郁、通行气血、理肺化痰、举陷摄精、交接水火。而引起失眠的原因众多，治疗首当交通水火，制约相火，使水火相济，开郁畅怀，远志用于治疗可说颇为切题。同时远志还有安脏腑之功，脏腑和谐则失眠大多可愈。然不足之处是往往可引起轻度恶心，故徐大师配用姜竹茹以和胃气。古语"胃不和则卧不安"，今五脏六腑既和则安卧可期矣。

石斛　竹茹

在临床中有许多慢性胃炎的患者，临床表现为胃脘隐隐作痛，烦渴欲饮，口燥咽干，食少便秘，舌红少苔，脉细数等一派胃阴不足之象。石斛性味甘平，入肺、胃、肾三经，功效如《本草》所说"其性轻清和缓，有从容分解之妙"。竹茹性微寒而味甘，既入胆胃二腑，又入心肺两脏，为上中二焦之要药。其性寒而微滑，徐大师认为其寒能清热，滑能利窍，可无郁遏客邪之虑。二药相伍，滋而不腻，补而不滞，治疗胃阴亏虚颇为切体，可收和缓取胜之效。

夏桂成大师

黄连　肉桂

黄连苦寒，善清心火。肉桂辛甘大热，温中补阳。二者伍用，既能清心火，又能温肾水，二药一寒一热，一阴一阳，相反相成，可使肾水和心火升降协调，起到水火既济，阴阳交泰之功，即为交泰丸之立意。此方对心肾不交所致心悸不寐，效如桴鼓。

牡丹皮　赤芍

牡丹皮辛苦性寒，苦寒以清血热，辛散以行瘀血，功善凉血祛瘀，具有凉血而不留瘀，活血而不动血之特点。赤芍苦寒，以凉血散瘀止痛见长。二药合用，相须配对，凉血活血之功倍增，使血热得清而不妄行，血流畅顺而不留瘀，具有凉血不妨祛瘀，活血不碍止血的特点。夏大师多在月经病中使用，常云"经行以通畅为顺，留得一份瘀，便影响一份新生"。

酸枣仁　浮小麦

酸枣仁甘酸性平，既能养血益肝，又能安神敛汗。浮小麦甘凉入心经，能益气除热止汗。二者伍用，相使相助，养心敛汗之力更著。夏大师常将之用于治疗阴虚火旺型更年期综合征及其失眠患者，在其自拟的滋肾清心汤中即用到此二药。

白术　黄芩

白术苦甘温，功能健脾益气，又善安胎。黄芩苦寒，清热燥湿，止血安胎。二者伍用，为安胎圣药。两药相配，一补一泻，一温一寒，相互制约，调和气血，使气血平和，胎动自安。夏大师在临床上常将之与杜仲、菟丝子、桑寄生配伍，用于治疗胎漏、胎动不安诸症，确有良效。

川续断　菟丝子

川续断味苦，性温，善补肝肾。菟丝子味辛、甘，归肝、肾经。二者伍用能加强补肝肾之力。夏大师治妇科病以补肾调经见长。妇科病总不离乎肝肾，川续断与菟丝子伍用，属相须之配，起协同作用。在滋阴药中使用，能提高滋阴的功能，特别是月经、生育之属疾病时尤宜用之。

当归　白芍

当归辛甘而温，补血调经活血。白芍苦酸微寒，养血敛阴，柔肝止痛。当归辛香性走，走而不守；白芍酸性收敛，守而不走。二药合用，辛而不过散，酸而不过敛；一开一合，一阴一阳，动静相宜，阴阳结合。此乃四物之缩剂，具有四物之功用，补血而不滞血，行血而不耗血，养血补血之功最良，运用之广，非他方药之所能及。夏大师在其自拟的滋肾生肝饮、滋水清肝饮、补肾促排卵汤、助孕汤等方中均以此为基础，并扩展其应用到胎产、带下、癥瘕诸症中。

熟地黄　砂仁

熟地黄甘温，为补血要药，又善滋阴，妇女以血为本，以血为用，故在治疗妇科病中常用熟地黄，但其性滋腻，可碍胃滞脾。为克服此一问题，夏大师每将熟地黄与砂仁配合应用，以砂仁之辛散调理脾胃，既能有效地发挥熟地黄的滋补作用，又能克服其碍胃滞脾之弊。前人常有此例，可仿此用之。

干祖望大师

黄连　人参

黄连和人参为清补配对。凡正虚邪实的病，非人参峻补阳气、急扶中土则不足以扶正。无黄连清热燥湿、速除疫毒不足以祛邪。且黄连苦降止呕，又可引人参入中。两者一清一补，相济相佑。朱丹溪谓之"下痢胃热噤口者，用黄连人参煎汤，终日呷之"。方有升阳益胃汤。

黄连　知母

黄连和知母为润燥配对，是一种辛香苦燥药与一种阴柔滋润药配合成对。黄连性燥，虽可除湿，但易伤阴。知母性润而黏，但易留邪，且有一定的滋阴润燥作用。两药相合、相须为用，就能更好地发挥其滋阴润燥作用，使清热降火作用增强，润燥兼施，扬长避短，由各走极端而位居泰和中庸。

刘尚义大师

鳖甲　莪术

二者配伍，寒温并用，能增强软坚散结，破血化瘀消癥之力，多用于治疗各种肿瘤。现代药理研究证明鳖甲能抑制结缔组织增生，故可消除肿块，有防止细胞突变的作用，故可抗肿瘤。莪术中主要有挥发油类成分。莪术挥发油制剂对多种癌细胞既有直接破化作用，又能通过免疫系统使特异性免疫增强而获得明显的免疫保护效应，从而具有抗癌作用。鳖甲（或龟甲）配莪术，为"相使"，即在药物方面有某些共性而以一种药物为主，另一种药物为辅助冀能提高主药的药效。对某些病辨证为"气阴两虚，痰瘀交阻"用鳖甲滋阴散结，莪术活血化瘀增强了鳖甲的滋阴作用，而又发挥了散结化瘀功能。

生地黄　熟地黄

生地黄用于治疗温病发热，舌绛口渴，阴虚发热，热性病后期，低热不退，消渴，吐血，尿血，便血，崩漏下血，月经不调，胎动不安。熟地黄用于治疗血虚引起的诸证以及肝肾阴虚之证。生地黄以养阴为主，熟地黄以滋阴为要，生地黄以凉血止血为主，熟地黄以补血为安。二药伍用相得益彰，刘大师习以生熟地黄并用，临床上多用于辨证为肝肾阴虚的患者。对于肿瘤患者多用于肿瘤术后，化学药物治疗后阴虚的患者，配以消瘀散结，破血化瘀之品取得奇效。生地黄、熟地黄伍用，出自《景岳全书》二黄散，生地黄、熟地黄各等份，研为细末。

百合　薏苡仁

百合用于阴虚燥咳，劳嗽久咳，痰中带血，还可用于阴虚有热之心神不安，失眠多梦及百合病。现代药理研究证明，百合所含秋水仙碱具有雌激素样作用，能抑制痛风的发作，抑制癌细胞的有丝分裂，阻止癌细胞的增殖。薏苡仁用于水肿，脚气，淋浊，泄泻，带下，湿温，风湿痹痛，筋脉拘挛等症，现代药理研究证明，薏苡仁有较好的抗癌作用，薏苡仁煎剂，醇及丙酮提取物对癌细胞有明显抑制作用，早期认为薏苡仁酯为抗癌的有效成分，现分析证实不饱和脂肪酸（亚油酸）为主要的抗癌成分。薏苡仁还是有效的抗癌促进剂。二者配伍，相得益彰，增强抗癌的作用，且既能养阴又能除湿，相辅相成，临床广泛用于阴虚兼湿邪的各种恶性肿瘤，尤其对肺癌的效果更为显著。临床上常用的抗癌制剂康莱特即为薏苡仁的提取物。

百合　桃仁

百合用于阴虚燥咳，劳嗽久咳，痰中带血，还可用于阴虚有热之心神不安，失眠多梦及百合病。桃仁为治疗多种瘀血阻滞病症的常用药，本品还可用于肺痈，肠痈，肠燥便秘，咳嗽气喘。现代药理研究证明，桃仁提取液能明显增加脑血流量，增加犬股动脉血流量，降低血管阻力，改善血流动力学状况。桃仁水煎剂及提取物还有一定的抗菌，镇痛，抗过敏，抗氧化，抗肿瘤作用。百合配桃仁养阴活血，祛瘀，多用于阴虚兼瘀血的各种肿瘤。临床可见舌红，少苔，舌质紫暗，舌底脉络瘀紫患者。或肿瘤放化疗后伴疼痛，或伴便秘，或伴咳嗽，气喘者。

冬凌草　猫爪草

冬凌草性寒，功能清热解毒，是河南民间用于治疗肿瘤的草药，具有清热解毒，消肿散结之功。现代药理研究证明，冬凌草提取物冬凌草甲素、乙素、丙素等化合物具有一定的抗癌活性，长期服用无毒副作用。猫爪草味甘、辛，性微温。入肝、肺经。功能化痰散结，解毒消肿，多用于治疗痰湿郁结之瘰疬痰核肿瘤。二者配伍能增强消肿散结之功，用于治疗各种肿瘤，特别是对肺癌术后的患者效果更佳。

生地黄　熟地黄　山茱萸

生地黄以养阴为主，熟地黄以滋阴为要，生地黄以凉血止血为主，熟地黄以补血为安。山茱萸，味酸，性微温，归肝、肾经，补益肝肾，收涩固脱。质润，温而不燥，补而不峻，益精助阳为平补阴阳之要药，常用于肝肾不足引起的腰膝酸软，眩晕耳鸣。本品还可补益肾精，固精缩尿，用于遗精，滑精，遗尿、五更泻、自汗、盗汗、女子崩漏等症。刘大师习用生地黄、熟地黄配山茱萸，用于临床辨证肝肾阴虚的各种恶性肿瘤，以及肿瘤患者放化疗后阴虚患者。药理研究本品对非特异性免疫功能有增强作用，体外实验能抑制腹水癌细胞。

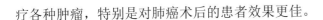

吴咸中大师

大黄　牡丹皮　金银花

吴大师运用角药大黄、牡丹皮、金银花治疗肠痈。吴大师提出治疗急腹症治疗九法，即通里攻下法、清热解毒法、理气开郁法、活血化瘀法、清热利湿法、渗湿利水法、温中散寒法、健脾和胃法、补气养血法。对急性阑尾炎的治疗常用大黄、牡丹皮、金银花。大黄攻下泻毒、牡丹皮清热凉血、金银花清热解毒。大黄、牡丹皮、金银花三药伍用，解毒凉血攻下并举，使毒清、血凉、邪下。对肠痈的瘀滞期，治以行气活血，清热解毒，方用阑尾化瘀汤，由角药大黄、牡丹皮、金银花加川楝子、延胡索、木香、桃仁组成；对肠痈的蕴热期，治以清热解毒为主，辅以活血化瘀，方用阑尾清化汤，由角药大黄、牡丹皮、金银花加蒲公英、川楝子、赤芍、桃仁、甘草组成；对肠痈的毒热期，治以清热解毒、通里散结，方用阑尾清解汤，由角药大黄、牡丹皮、金银花加蒲公英、冬瓜子、川楝子、木香、甘草组成。

李士懋大师

附子　肉桂

附子为阳中之阳，其性浮而不沉，其用走而不守，通行十二经脉。肉桂专补命门之火，守而不走，其妙更在引龙雷之火下行，以安肾脏。附子得肉桂坚守命门之性，虽通行三焦而不能飞越；肉桂得附子之走散，除脏腑之沉寒，三焦之厥逆，温补而不呆滞。两者既走又守，李士懋大师用之相配，可谓珠联璧合，相得益彰。

参考文献

[1] 颜乾麟. 国医大师临床经验实录：国医大师颜德馨 [M]. 北京：中国医药科技出版社，2011：80-81，85-89

[2] 季伟苹，张怀琼. 上海市中医药传承经验荟萃 [M]. 上海：上海科学技术出版社，2010：13-14

[3] 朱富华. 中医中药角药研究：名医名方验方祖药配伍技巧 [M]. 西安：陕西科学技术出版社，2009：18

[4] 刘朝圣，曾顺，毛武源. 名医用药佳话 [M]. 北京：中医古籍出版社，2008：149-150，166-168

[5] 周仲瑛. 跟名师学临床系列丛书：周仲瑛 [M]. 北京：中国医药科技出版社，2010：295-296

[6] 浙江中医杂志社. 百家名医临证经验 [M]. 杭州：浙江科学技术出版社，2006：143-144

[7] 单书健，陈子华，徐杰. 古今名医临证金鉴：胃痛痞满卷上 [M]. 北京：中国中医药出版社，2011：277-279

[8] 杨建宇，奕珊，李彦知，等. 孙光荣教授常用对药经验浅析 [J]. 中国中医药现代远程教育，2011，9(1)：10-12

[9] 杨建宇，孙文政，李彦知，等. 孙光荣大师临床善用"角药"经验点滴 [M]. 北京：中国中医药现代远程教育，2011：23-25

[10] 廖敦. 王琦男科用药经验举隅 [J]. 中医杂志，2004，45(1)：17-20

[11] 王世友，段富津. 经方中茯苓配伍刍议 [J]. 中医药信息，2012，29(3)：61-63

[12] 钱旭武，蒋婴，张冉，等. 浅论《医学心悟》药对运用 [J]. 中医药信息，2012，29(3)：120-121

[13] 叶超，高琦，钟发明，等. 洪广祥治疗肺系病药对探析 [J]. 江西中医学院学报，2011，23(5)：11-12

[14] 文雅. 吕景山治疗脾胃病用药经验举要 [J]. 山西中医，2011，27(12)：8-10

[15] 胡劲松，邱德华，石仰山. 石氏伤科用药特色 [J]. 中国中医骨伤科杂志，2002，10(3)：58-60

[16] 桂璟，李浩钢，邱德华，等. 中药治疗踝关节骨折术后顽固性肿胀 136 例报告 [J]. 中国医药指南，2005，3(6)：660-662

[17] 王艳玲，多秀瀛，张大宁. 张大宁教授治疗肾衰常用药对举隅 [J]. 天津中医药，

2005，(02)：98-100

[18] 侯浩彬 . 徐经世常用药对 [J]. 世界中医药，2009，4(2)：84-85

[19] 夏桂成 . 夏桂成教授药对应用举隅 [J]. 中国民间疗法，2003，(09)：4-5

[20] 干祖望 . 干祖望医书三种 [M]. 济南：山东科学技术出版社，2002：198-199

[21] 卫蓉 . 刘尚义教授巧用对药抗肿瘤的体会 [J]. 贵阳中医学院学报，2011，33(4)：2-4

[22] 朱富华，杨志春，樊平 . 中医中药角药研究：名医名方验方组药配伍技巧 [M]. 西安：
陕西科学技术出版社，2009：07

[23] 张静 . 李士懋用药经验点滴 [N]. 中国中医药报，2012-11-29(005)

图书在版编目（CIP）数据

国医大师方药心悟 / 何清湖，刘建和总主编;刘建和，王建国主编. — 长沙:湖南科学技术出版社,2021.10

（国医大师独特临床精粹丛书）

ISBN 978-7-5357-9479-6

Ⅰ. ①国… Ⅱ. ①何… ②刘… ③王… Ⅲ. ①中药学—临床药学—经验—中国—现代 Ⅳ. ①R285.6

中国版本图书馆 CIP 数据核字(2017)第 213737 号

GUOYI DASHI FANGYAO XINWU

国医大师方药心悟

总 主 编：何清湖 刘建和

主 编：刘建和 王建国

策划编辑：梅志洁

责任编辑：唐艳辉

出版发行：湖南科学技术出版社

社 址：长沙市芙蓉中路一段 416 号泊富国际金融中心

网 址：http://www.hnstp.com

湖南科学技术出版社天猫旗舰店网址：

http://hnkjcbs.tmall.com

邮购联系：本社直销科 0731-84375808

印 刷：长沙艺铖印刷包装有限公司

（印装质量问题请直接与本厂联系）

厂 址：长沙市宁乡高新区金洲南路 350 号亮之星工业园

邮 编：410604

版 次：2021 年 10 月第 1 版

印 次：2021 年 10 月第 1 次印刷

开 本：710mm×1000mm 1/16

印 张：35

字 数：667 千字

书 号：ISBN 978-7-5357-9479-6

定 价：118.00 元